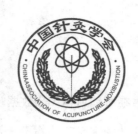

团 体 标 准

循证针灸临床实践指南·针灸疗法

U0346865

中 国 针 灸 学 会 发布

图书在版编目（CIP）数据

循证针灸临床实践指南·针灸疗法/中国针灸学会编 . —北京：
中国中医药出版社，2019.12
ISBN 978 - 7 - 5132 - 5944 - 6

Ⅰ.①循⋯　Ⅱ.①中⋯　Ⅲ.①针灸疗法 - 指南　Ⅳ.①R245 - 62

中国版本图书馆 CIP 数据核字（2019）第 272546 号

中国针灸学会
循证针灸临床实践指南·针灸疗法

*

中国中医药出版社出版
北京经济技术开发区科创十三街 31 号院二区 8 号楼
邮政编码　100176
网址 www. cptcm. com
传真 010 - 64405750
河北省武强县画业有限责任公司印刷
各地新华书店经销

*

开本 880×1230　1/16　印张 19　字数 555 千字
2019 年 12 月第 1 版　2019 年 12 月第 1 次印刷

*

书号 ISBN 978 - 7 - 5132 - 5944 - 6　定价 98.00 元

*

社长热线　010 - 64405720
购书热线　010 - 89535836
维权打假　010 - 64405753

微信服务号　zgzyycbs
微商城网址　https://kdt. im/LIdUGr
官方微博　http://e. weibo. com/cptcm
天猫旗舰店网址　https://zgzyycbs. tmall. com

如有印装质量问题请与本社出版部联系（010 - 64405510）

目　次

ICS 11. 120
C 05

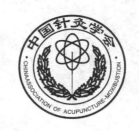

团 体 标 准

T/CAAM 0013—2019

循证针灸临床实践指南
艾灸疗法

Evidence – based guidelines of clinical practice
Moxibustion therapy

2019－11－13 发布

2019－12－31 实施

中 国 针 灸 学 会 发布

前　言

　　《循证针灸临床实践指南·针灸疗法》包括艾灸、电针、火针、拔罐、刺络放血、穴位贴敷、针刀等常用针灸方法的循证针灸临床实践指南。

　　本部分为《循证针灸临床实践指南　艾灸疗法》。

　　本部分由中国针灸学会提出。

　　本部分由中国针灸学会标准化工作委员会归口。

　　本部分主要起草单位：安徽中医药大学第二附属医院。

　　本部分主要起草人：储浩然。

　　本部分参加起草人：王婧吉、胡进、李难、刘云、夏焕娟、吴克宇、陈志蕊、孙熙洋、孙杨、祝金豹、吴立斌、仝理。

　　本部分指导专家：杨骏、赵宏、韩颖、杨金洪、吴中朝、梁繁荣、张维、刘炜宏、杨金生、余曙光、詹思延、刘建平、杨华元、石现、王富春、余晓阳、高希言、常小荣、张洪涛、吕明庄、王玲玲、宣丽华、翟伟。

　　本部分审议专家：刘保延、喻晓春、武晓冬、贾春生、麻颖、郭义、赵京生、赵吉平、王麟鹏、房繁恭、彭唯娜、董国锋。

引　言

　　循证针灸临床实践指南是根据针灸临床优势，针对特定临床情况，参照古代文献、名医经验以及现代最佳临床研究证据，结合患者价值观和意愿，系统研制的帮助临床医生和患者做出恰当针灸处理的指导性意见。

　　循证针灸临床实践指南制定的总体思路是：在针灸实践与临床研究的基础上，遵循循证医学的理念与方法，紧紧围绕针灸临床的特色优势，综合专家经验、目前最佳证据以及患者价值观，将国际公认的证据质量评价和推荐方案分级规范，与古代文献及现代、当代名老针灸专家临床证据相结合，并将临床研究证据与大范围专家共识相结合，旨在制定出能保障针灸临床疗效和安全性，并具有科学性与实用性的可有效指导针灸临床实践的指导性意见。

　　循证针灸临床实践指南推荐等级主要采用世界卫生组织（WHO）等推荐的 GRADE（Grading of Recommendations Assessment，Development and Evaluation）系统，即推荐分级评价、制定与评估系统，其中推荐等级分为强推荐与弱推荐两级。强推荐的方案是估计变化可能性较小、个性化程度低的方案，而弱推荐方案则是估计变化可能性较大、个性化程度高、患者价值观差异大的方案。

　　循证针灸临床实践指南的证据质量分级和推荐等级如下：

◇ 证据质量分级（GRADE 分级）

　　证据质量高：　　A

　　证据质量中：　　B

　　证据质量低：　　C

　　证据质量极低：　D

◇ 推荐强度等级

　　支持使用某项干预措施的强推荐：　1

　　支持使用某项干预措施的弱推荐：　2

　　《循证针灸临床实践指南·针灸疗法》是用于指导和规范针灸疗法在临床应用的系列规范性文件。根据针灸实践、学科发展与市场化需求，中国针灸学会标准化工作委员会在广泛调研与征集专家意见的基础上，经过筛选，对艾灸、电针、火针、拔罐、刺络放血、穴位贴敷、针刀 7 种常用针灸疗法的临床实践指南提案开展了立项评审，该 7 种常用针灸疗法循证临床实践指南提案经中国针灸学会立项后，历经 3 年完成了研制工作。

　　区别于针灸技术操作规范、病症循证针灸临床实践指南、针灸养生保健服务规范，循证针灸临床实践指南突出不同针灸疗法的临床优势，以常用针灸疗法为手段，以临床优势病种为目标，将针灸技术操作规范与临床病症相衔接，指导临床医师正确使用不同针灸疗法治疗其优势病种，促进针灸疗法临床应用规范化，提高临床疗效与安全性，使之更好地为人民大众健康服务。

　　《循证针灸临床实践指南·针灸疗法》的编写，凝聚着全国针灸标准化科研人员和管理人员的辛勤汗水，是参与研制各方集体智慧的结晶，是辨证论治的个体化诊疗模式与循证医学有机结合的创造性探索。《循证针灸临床实践指南·针灸疗法》在研制过程中，得到了四川大学华西临床医学院循证医学与临床流行病学中心吴泰相教授、兰州大学循证医学中心刘雅丽副教授在方法学上的大力支持和帮助，在此深表感谢。同时，还要感谢各位专家的通力合作。

循证针灸临床实践指南 艾灸疗法

1 推荐方案摘要

1.1 治疗原则

艾灸临床应用应在明确疾病诊断的基础上，对症治疗。总体治疗原则：以辨病为主，结合辨证，针对患者的主要症状，确定病变部位和所涉及经络，病、证、症、位相结合，选穴以局部取穴为主，结合循经远端取穴、辨证取穴、随症取穴为原则，对相应腧穴施以艾灸治疗。

1.2 主要推荐意见

推荐意见	推荐强度等级
1.2.1 运动系统疾病 **1.2.1.1 腰椎间盘突出症** a）对于各种类型的腰椎间盘突出症患者，均宜采用温针灸治疗	强推荐
b）对于轻型腰椎间盘突出症患者，可采用温灸器灸。对于有腿部放射痛的患者，可临症加用足阳明胃经及足少阳胆经腧穴悬灸	弱推荐
c）对于反复发作的难治性腰椎间盘突出症患者，可采用热敏灸	弱推荐
1.2.1.2 膝关节骨性关节炎 a）对于寒湿阻络型以及急性期疼痛较剧的膝关节骨性关节炎患者，宜采用温针灸	强推荐
b）对于痛点游走不定，感受风邪为重的膝关节骨性关节炎患者，可采用热敏灸	弱推荐
c）对于肝肾亏虚型的膝关节骨性关节炎患者，可采用隔附子饼灸	弱推荐
d）对于疼痛、肿胀程度轻的缓解期膝关节骨性关节炎患者，可采用温灸器灸	弱推荐
1.2.1.3 肩关节周围炎 a）对于急性期疼痛剧烈或慢性期风寒湿型、气血虚型肩关节周围炎患者，宜采用温针灸	强推荐
b）对于痛处不固定、局部痛点多或沿经络循行压痛的肩关节周围炎患者可采用热敏灸，不适用于对灸法刺激不敏感的患者	弱推荐
1.2.2 生殖系统疾病 **1.2.2.1 原发性痛经** a）对于各种证型的原发性痛经患者，均宜采用温针灸，尤其适用于寒凝血瘀型原发性痛经的患者	强推荐
b）对于寒湿凝滞型原发性痛经患者，宜采用神阙隔盐灸、关元隔姜灸	强推荐
c）对于轻型原发性痛经患者，可采用温和灸	弱推荐
1.2.2.2 慢性盆腔炎 a）对于各种类型的慢性盆腔炎患者，均宜采用温针灸治疗	强推荐
b）对于气滞血瘀型慢性盆腔炎患者，可采用隔药饼灸	弱推荐
c）对于湿热瘀结型慢性盆腔炎患者，可采用热敏灸	弱推荐
1.2.2.3 胎位不正 a）孕28周以上，胎位为横位或臀位的孕妇，宜采用至阴穴温和灸。对于非妊高征的患者宜采用温和灸至阴穴配合胸膝卧位治疗	强推荐

推荐意见	推荐强度等级
1.2.3　泌尿系统疾病 **1.2.3.1　尿失禁** 　　a）对于各种原因所致压力性尿失禁患者，均宜采用温和灸治疗	强推荐
b）对于肾气虚衰型尿失禁患者，宜采用隔药饼灸	强推荐
1.2.3.2　尿潴留 　　a）对于因手术、脑卒中等各种原因导致的急性期尿潴留患者，宜采用温针灸治疗	强推荐
b）由于麻醉导致的排尿反射受抑制而出现的尿潴留，症状较轻或者发病时间短者，可采用神阙隔盐灸、关元隔姜灸。对于术前尿潴留的预防，亦可采取此疗法	弱推荐
c）对于虚证患者，难以接受针刺治疗或刺激强度大的针灸治疗者，宜采用温和灸，并可配合热敷、听流水声等常规疗法。对于术后尿潴留的高危人群，可采用温和灸预防尿潴留	弱推荐
1.2.4　消化系统疾病 **1.2.4.1　溃疡性结肠炎** 　　a）对于各种证型的溃疡性结肠炎患者，均宜采用温和灸，尤其适用于脾胃虚寒型的溃疡性结肠炎患者	强推荐
b）对于脾肾阳虚型溃疡性结肠炎患者，宜采用隔药饼灸	强推荐
c）对于溃疡性结肠炎急性发作期患者，可采用温针灸	弱推荐
1.2.4.2　小儿腹泻 　　a）对于脾胃虚弱、病程较短患儿，宜采用温和灸	强推荐
b）对于脾肾阳虚泻、风寒泻患儿，可采用隔药饼灸	弱推荐
c）对于各种证型的小儿腹泻均可使用点灸，尤其适用于不能耐受其他疗法的患儿	弱推荐
1.2.4.3　肠易激综合征 　　a）对于虚寒型肠易激综合征患者，宜采用隔姜灸	强推荐
b）对于脾虚型肠易激综合征患者，宜采用隔药饼灸	强推荐
c）对于腹痛、腹胀等腹部症状较明显者，宜采用温针灸	强推荐
1.2.5　其他疾病 **1.2.5.1　过敏性鼻炎** 　　a）对于肺气虚，卫表不固患者，宜采用温针灸，尤其适用于每遇气候转变，或体质虚弱，易感风邪反复发作的患者	强推荐
b）对于各种证型的过敏性鼻炎患者，均可采用热敏灸治疗	弱推荐
1.2.5.2　Bell 麻痹 　　a）对于急性早期风寒、风热型 Bell 麻痹患者，推荐使用温针灸	强推荐
b）对于风寒型 Bell 麻痹患者，推荐采用隔姜灸，该疗法对处于恢复期的 Bell 麻痹患者亦能起到良好的治疗效果	强推荐

2　简介

2.1　艾灸疗法概述

2.1.1　术语和定义

艾灸疗法 Moxibustion therapy

　　艾灸疗法是以艾绒或以艾绒为主要成分制成的灸材为燃烧材料，点燃后悬置或放置在穴位或病变部位，进行烧灼、温熨，借灸火的热力以及药物的作用，达到治病、防病和保健目的的一种外治方法。

2.1.2 文献记载

2.1.2.1 现代文献

现代文献一般认为，艾灸疗法主要具有温经通络、祛湿散寒、升阳举陷、回阳固脱、消瘀散结、拔毒泄热的功效，可以预防疾病，保健强身。灸法的适应证广泛：可以治疗体表病症，也可治疗脏腑病症；既擅长治疗慢性疾病，也能治疗部分急危病症；能治疗大部分虚寒证，也能治疗一部分热证。总体治疗原则为阴证、里证、虚证、寒证的治疗宜多灸，阳证、表证、实证、热证的治疗宜少灸。

现代文献报道以艾灸结合其他疗法的综合治疗为主，涉及的艾灸疗法包括悬灸、隔物灸、铺灸、温针灸、热敏灸、麦粒灸、瘢痕灸、温灸器灸等。

2.1.2.2 古代文献

古代文献中艾灸疗法多为瘢痕灸，而且认为发灸疮与否和疗效密切相关，而现代文献对瘢痕灸记录较少；古代文献中记录隔物灸的间隔材料种类较多，以蒜为主，现代间隔材料种类减少，以姜、中药为主；古今文献有关灸量的界定要素复杂多样，各有侧重。

2.1.2.3 名医经验

在名医经验的文献记载中，多以腧穴处方的形式出现。文献多出现在名医专著、经验集及教材中，有完整的施灸方法和疗程等内容，部分文献详细记载了辨证取穴。

2.2 本标准制定的目标和目的

2.2.1 制定目标

基于循证医学方法研究及专家意见共识，为临床医生提供艾灸技术临床应用方案。

2.2.2 制定目的

规范艾灸技术临床应用，为临床医生提供艾灸治疗疾病的可靠证据，确保治疗的安全性和有效性。

2.3 本标准的适用人群和应用环境

本标准的适用人群主要为执业中医师、执业助理中医师、经过艾灸相关培训的非针灸专业医务人员和中医保健行业从业人员。

本标准适用的目标环境包括中国内地的各级医院针灸科门诊部或住院部、有针灸专业医师的基层医院、各针灸相关的科研及评价机构。

2.4 本标准适用的疾病范围

本标准主要选取七个中英文数据库（中国知网、维普网、万方医学期刊数据库、中国生物医学文献数据库、Pubmed、The Cochrane Library、Embase），以"灸"或"Moxibustion"为关键词检索与灸相关文献，通过对文献进一步的筛选和归纳，整理出以灸为主治疗的中西医病症共110种，进一步以古代文献及现代名医经验为支撑，并召开专家会议及发放专家问卷，最终确定了各系统中文献数目最多、临床报道最常见及临床医生最关注的13种疾病，包括运动系统疾病（腰椎间盘突出症、膝关节骨性关节炎、肩关节周围炎）、生殖系统疾病（原发性痛经、慢性盆腔炎、胎位不正）、泌尿系统疾病（尿失禁、尿潴留）、消化系统疾病（溃疡性结肠炎、小儿腹泻、肠易激综合征）、其他疾病（过敏性鼻炎、Bell麻痹）。

3 艾灸疗法操作规范

3.1 施术前准备

3.1.1 灸材准备

a）艾条灸应选择合适的清艾条或药艾条，检查艾条有无霉变、潮湿，包装有无破损。

b）艾炷灸应选择合适的清艾绒，检查艾绒有无霉变、潮湿。

　　c）隔物灸应准备好所选用的药材，检查药材有无变质、发霉、潮湿，并适当处理成合适的大小、形状、平整度、气孔等。

　　d）温针灸除准备好清艾绒外，还应准备适当尺寸的毫针。

　　e）温灸器灸应选择合适的温灸器，如灸架、灸筒、灸盒等。

3.1.2　辅助工具准备

准备好艾条点火器等点火工具，以及治疗盘、镊子、灭火管等辅助工具。

3.1.3　穴位选择及定位

　　a）穴位的选择依据各疾病的诊疗标准，根据病症选取适当的穴位或治疗部位。

　　b）穴位的定位应符合 GB/T12346 及 GB/T13734 的规定。

3.1.4　体位选择

选择患者舒适，操作者便于操作的体位。

3.1.5　环境要求

应注意环境清洁卫生，避免污染，并能保护患者隐私。

3.1.6　消毒

3.1.6.1　针具消毒

应用温针灸时所使用的针具可选择高压消毒法，建议选择一次性针具。

3.1.6.2　针刺部位消毒

应用温针灸时所选用的针刺部位可用含75%乙醇或0.5%～1%碘伏的棉球在施术部位由中心向外做环形擦拭。

3.1.6.3　术者消毒

术者双手应用肥皂水清洗干净，再用含75%乙醇棉球擦拭或手消毒液清洗。

3.2　施术方法

3.2.1　艾条灸法

3.2.1.1　悬起灸法

3.2.1.1.1　温和灸

将艾条的一端点燃，悬于施灸部位上距皮肤2～3cm处，灸至病人有温热舒适无灼痛的感觉、皮肤稍有红晕的灸法，为温和灸。

3.2.1.1.2　回旋灸

将艾条的一端点燃，悬于施灸部位上距皮肤2～3cm处，平行往复回旋熏灸，使皮肤有温热感而不至于有灼痛感的灸法，为回旋灸。

3.2.1.1.3　雀啄灸

将艾条的一端点燃，悬于施灸部位上距皮肤2～3cm处，对准施灸部位，上下移动，使之像鸟雀啄食样，一起一落，忽近忽远的施灸法，为雀啄灸。

3.2.2　隔物灸法

将选定备好的中药材放置于施灸部位，再把艾炷放在药物上，自艾炷尖端点燃艾炷；艾炷燃烧至局部皮肤潮红，病人有痛觉时，可将间隔药材稍许上提，使之离开皮肤片刻，旋即放下，再行灸治，反复进行。需刺激量轻者，可在艾炷燃至2/3时即移去艾炷，或更换另一艾炷续灸，直至灸足应灸的壮数；需刺激量重者，可在艾炷燃至2/3时术者用手在施灸穴位的周围轻轻拍打或抓挠，以分散患者注意力，减轻施灸时的痛苦，待艾炷燃毕，再更换另一艾炷续灸，直至灸足应灸的壮数。

3.2.3　温针灸法

首先在选定的腧穴上针刺，毫针刺入穴位得气并施行适当的补泻手法后，在留针时将2～3g艾绒包裹于毫针针柄顶端并捏紧成团状，或将1～3cm长短的艾条段直接插在针柄上，点燃施灸，待艾绒

8

或艾条燃尽无热度后除去灰烬。艾灸结束，将针取出。

3.2.4 温灸器灸法

3.2.4.1 灸架灸

将艾条点燃后插入灸架顶孔，对准穴位固定好灸架；操作者可通过上下调节插入艾条的高度以调节艾灸温度，以皮肤感到温热略烫可耐受为宜；灸毕移去灸架，取出艾条并熄灭灰烬。

3.2.4.2 灸盒灸

将灸盒安放于施灸部位的中央，点燃艾条段或艾绒后，放置于灸盒内中下部的铁纱上，盖上盒盖。灸至皮肤有温热舒适无灼痛的感觉、皮肤稍有红晕为度。如感到灼烫，可先略打开盒盖或抬起艾盒，使之离开皮肤片刻，旋即放下，再行灸治，反复进行，直至灸足应灸量；灸毕移去灸盒，取出艾灰并熄灭灰烬。

3.2.5 热敏灸法

3.2.5.1 探感定位施灸

热敏灸以灸感定位法确定热敏腧穴。热敏腧穴即施灸过程中产生了热敏灸感的腧穴（热敏灸感包括：透热、扩热、传热、局部不热或微热远部热、表面不热或微热深部热、非热觉等6类特殊灸感，并伴有舒适喜热感。艾灸该类腧穴邻近部位或其他某个体表部位时，被灸者仅出现局部与表面的热感，不产生这类特殊感觉）。艾灸距离体表约3cm，以传统腧穴定位为中心，在其上下左右范围内施以循经、回旋、雀啄、温和组合手法进行悬灸探查，热感强度适中而无灼痛，被灸者出现6类热敏灸感中的1类或1类以上的部位，即为热敏腧穴，不拘是否在传统腧穴的标准位置上施灸。

3.2.5.2 辨敏施灸

辨敏施灸是通过辨别热敏腧穴的灸感特点，从而选取最优热敏腧穴施灸。选优原则按下列顺序：以出现非热觉的热敏腧穴为首选热敏腧穴；以出现热敏灸感指向或到达病所的热敏腧穴为首选热敏腧穴；以出现较强的热敏灸感的热敏腧穴为首选热敏腧穴。

3.2.5.3 量因人异施灸

行热敏灸时，每穴每次施灸时间以热敏灸感消失为度，因病因人因穴不同而不同，平均施灸时间约为40min，这是热敏腧穴的最佳个体化单次施灸时间量。

3.2.5.4 敏消量足

只要与疾病相关的热敏腧穴存在，就需要进行疗程施灸，直至所有与该病症相关的热敏腧穴消敏，这是治疗该病症的充足疗程。

3.2.6 点灸

采用"万应点灸笔"，先将药纸含药一面平整紧贴穴位，再用点燃的"万应点灸笔"对准穴位如雀啄之状，一触即起，每穴点灸5~6次，以局部皮肤潮红为度。

3.3 施术后处理

施灸后，皮肤多有红晕灼热感，不需处理，可自行消失。灸后如对表皮基底层以上的皮肤组织造成灼伤可发生水肿或水疱。如水疱直径在1cm左右，一般不需任何处理，待其自行吸收即可；如水疱较大，可用消毒针剪刺破或剪开疱皮放出水疱内容物，并剪去疱皮，暴露被破坏的基底层，涂搽消炎膏药以防止感染，创面的无菌脓液不必清理，直至结痂自愈。灸疱皮肤可以在5~8d内结痂并自动脱落，愈后一般不留瘢痕。

灸后有时会破坏皮肤基底层或真皮组织，发生水肿、溃烂、体液渗出，甚至形成无菌性化脓。轻者仅破坏皮肤基底层，受损伤的皮肤在7~20d内结痂并自动脱落，留有永久性浅在瘢痕；重者真皮组织被破坏，创面在20~50d结厚痂自动脱落，愈后留有永久性瘢痕，即古代医著所记载的灸疮。在灸疮化脓期间，不宜从事体力劳动，要注意休息，严防感染。若感染发生，轻度发红或红肿，可在局部做消炎处理，一般短时间内可消失；如出现红肿热痛且范围较大，在做上述处理的同时口服或外用消炎药物；化脓部位较深，则应请外科医生协助处理。

3.4　注意事项

a）艾灸火力应先小后大，灸量先少后多，以使病人逐渐适应。

b）直接灸操作部位应注意预防感染。

c）注意晕灸的发生。如发生晕灸现象，应立即停止艾灸并对症处理。

d）患者在精神紧张、大汗后、劳累后或饥饿时不适宜应用本疗法。

e）注意防止艾灰脱落或艾炷倾倒而烫伤皮肤或烧坏衣被。幼儿患者更应认真守护观察，以免发生烫伤。

f）艾条灸毕后，应将剩下的艾条套入灭火管内或将燃头浸入水中，以彻底熄灭，防止再燃。如有绒灰脱落床上，应清扫干净，以免复燃烧坏被褥等物品。

3.5　禁忌症

a）颜面、心前区、大血管部和关节、肌腱处不可用瘢痕灸；乳头、外生殖器官不宜直接灸。

b）中暑、高血压危象、肺结核晚期大量咯血等不宜使用艾灸疗法。

c）妊娠期妇女腰骶部和少腹部不宜用瘢痕灸。

4　艾灸疗法临床应用优势病种及推荐方案

4.1　运动系统疾病

4.1.1　总体治疗原则及选穴处方规律

总体治疗原则：活血通络，柔筋止痛。

总体选穴处方规律：以局部经穴、阿是穴为主，可结合辨证及循经远端取穴。

4.1.2　腰椎间盘突出症

4.1.2.1　疾病简介

腰椎间盘突出症是指腰椎间盘退行性病变后，在暴力作用下，纤维环破裂，髓核突出于纤维环之外，刺激或压迫脊髓、马尾、血管或神经根而产生的腰腿痛综合征。腰椎间盘突出症属于中医"腰痛""腰腿痛""痿证""痹证"的范畴。该病是由于风寒湿等邪气滞留腰部及下肢筋脉、肌肉，或因禀赋不足、肾亏腰府失养导致外邪侵袭腰部、下肢，使得气血运行不畅，产生的腰脊、脊旁、下肢酸痛为主要症状的一种病症。

4.1.2.2　推荐方案

4.1.2.2.1　温针灸

主穴：肾俞、大肠俞、关元俞、秩边、次髎、环跳、承山、委中、阳陵泉、病变部位对应的夹脊穴、阿是穴。以上诸穴除腰部穴取双侧外，余穴均取患侧穴。

配穴：辨证配穴：血瘀加血海、三阴交、后溪；寒湿加腰阳关、气海、足三里；肾阴虚加太溪；肾阳虚加命门、腰阳关。对症配穴：疼痛剧烈者加刺后溪、悬钟，大腿后侧疼痛者加殷门，大腿外侧疼痛者加风市，小腿疼痛者加昆仑、飞扬。

操作：患者取俯卧位，穴位皮肤常规消毒后，针刺环跳穴用3寸毫针直刺，快速进针后，予提插捻转手法至产生下肢放射感；针刺委中穴有酸胀麻电感向下放射至足为佳；其他穴取2寸毫针快速直刺进针1～1.5寸，以得气为度。每次可酌情选取腰部穴位2～4个，腿部穴位1～2个，留针时将2cm左右的艾条段插在针柄上，点燃施灸，待艾条燃尽无热度后除去灰烬，艾灸结束，将针取出。

灸量：以燃尽2段约为2cm的艾条为度。

疗程：每日1次或隔日1次，10次为1个疗程；疗程间休息3天进入下一疗程，一般治疗1～3个疗程。

『推荐』

推荐建议：对于各种类型的腰椎间盘突出症患者，均宜采用温针灸治疗。[GRADE 1C]

解释：本标准小组共纳入相关文献25篇，经综合分析，温针灸治疗腰椎间盘突出症，通过针刺和艾灸的双重作用，调节大脑皮层兴奋性，提高痛阈，促进脊髓功能恢复，调节周围神经系统，改善组织营养、代谢和血液循环，消除神经根水肿，从而缓解腰椎间盘突出症的临床症状，改善患者生活质量。

4.1.2.2.2 温灸器灸

主穴：肾俞、腰阳关、腰部夹脊穴、腰部阿是穴。

操作：患者取俯卧位，将3条艾条段（约5cm）两端点燃后放入艾箱内的纱网上，后将艾箱放置在垫有毛巾的腰部相应穴位处熨灸，待艾段烧完后可更换一次，以患者局部皮肤有灼热感为度。

灸量：施灸时间40min左右。

疗程：每日治疗1次，每周5次，10次为1个疗程，一般治疗2~3个疗程。

『推荐』

推荐建议：对于轻型腰椎间盘突出症患者，可采用温灸器灸。对于有腿部放射痛的患者，可临症加用足阳明胃经及足少阳胆经腧穴悬灸。[GRADE 2D]

解释：本标准小组共纳入相关文献2篇，经综合分析，温灸器灸治疗腰椎间盘突出症，通过艾叶的温热作用及抗炎、抗过敏和镇痛作用，能有效缓解轻型腰椎间盘突出症患者的疼痛，并可缓解其焦虑状态，提高其生活质量。

4.1.2.2.3 热敏灸法

取穴：在腰背部及下肢热敏化高发区寻找热敏穴实施灸疗，初始多在易出现热敏现象的足太阳膀胱经、督脉、带脉等经脉上，如至阳、关元俞、委中、委阳、环跳、阳陵泉、昆仑、阿是穴等穴附近或皮下有硬结、条索状物等反应物部位行灸疗。

操作：患者选取舒适、充分暴露病位的体位，进行热敏腧穴的探查，探查后选择1~3个最敏感穴位，分别在每个热敏点上施行回旋灸2min，雀啄灸1min，往返灸1min，再行温和灸直至透热现象消失，为1次施灸剂量。

灸量：施行温和灸直至热敏现象消失为一次施灸剂量。

疗程：每日1次或隔日1次，7次为1个疗程，一般治疗1~2个疗程。

『推荐』

推荐建议：对于反复发作的难治性腰椎间盘突出症的患者，可采用热敏灸。[GRADE 2D]

解释：本标准小组共纳入相关文献11篇，经综合分析，热敏灸治疗腰椎间盘突出症，极易激发感传，使得气至病所，具有较好的远期疗效，且疗效稳定，可减轻疼痛和改善患者运动能力，复发率低。但该疗法操作较为复杂，治疗时间较长，适用于能保证充足治疗时间的患者使用。

4.1.3 膝关节骨性关节炎

4.1.3.1 疾病简介

膝关节骨性关节炎是膝关节软骨退变和继发性骨质增生所引起的一种慢性、进展性膝关节疾病，中医学属"痹证"范畴。中医认为，人至中年后肝肾渐亏，骨节失养，膝关节局部劳损瘀阻，复加风寒湿侵袭，经络不畅，气血痹阻而发病，临床上常表现为膝周疼痛、关节肿胀变形、僵硬和不同程度的功能障碍等。

4.1.3.2 推荐方案

4.1.3.2.1 温针灸

主穴：犊鼻、内膝眼、血海、梁丘、阳陵泉、阴陵泉、阿是穴。

配穴：阳虚寒凝者加命门、关元；脾肾两虚，甚或肿胀者加肾俞、三阴交；筋脉瘀滞，关节功能受限者加肾俞、承山。

操作：患者取坐位或仰卧位，选择1.5寸或2寸的毫针，腧穴进行常规消毒，针刺以上诸穴得气后，选取2～4个穴位，留针时将2cm左右的艾条段插在针柄上，点燃施灸，待艾条燃尽无热度后除去灰烬，艾灸结束，将针取出。

灸量：以燃尽2段约为2cm的艾条为度。

疗程：每日1次或隔日1次，10次为1个疗程，疗程之间要休息2～3天，一般治疗2～3个疗程。

『推荐』

> 推荐建议：对于寒湿阻络型以及急性期疼痛较剧的膝关节骨性关节炎患者，宜采用温针灸。〔GRADE 1D〕

解释：本标准小组共纳入相关文献11篇，经综合分析，温针灸治疗膝关节骨性关节炎，针灸并用能够较快速缓解膝关节的局部疼痛、晨僵、肿胀等症状，明显改善膝关节的功能活动度。对于寒湿阻络导致的膝关节功能障碍、急性期疼痛剧烈的患者，可明显改善其症状。

4.1.3.2.2 热敏灸

取穴：在膝关节骨性关节炎的热敏化高发区寻找热敏腧穴。多数出现在膝关节周围如犊鼻、内膝眼、阴陵泉、阳陵泉、血海、梁丘、鹤顶等穴区。

操作：患者选取舒适、充分暴露病位的体位，进行热敏腧穴的探查，探查后选择1～3个最敏感穴位，分别在每个热敏点上施行回旋灸2min，雀啄灸1min，往返灸1min，再行温和灸直至透热现象消失，为1次施灸剂量。

灸量：施行温和灸直至热敏现象消失为一次施灸剂量。

疗程：每天1次，每周5次。一般治疗2～3周。

『推荐』

> 推荐建议：对于痛点游走不定，感受风邪为重的膝关节骨性关节炎患者，可采用热敏灸。〔GRADE 2D〕

解释：本标准小组共纳入相关文献8篇，经综合分析，热敏灸治疗膝关节骨性关节炎，能够准确且灵活地找出膝关节局部的疼痛点或热敏点，对于以感受风邪为重，疼痛游走不定的患者有独特的疗效。

4.1.3.2.3 隔附子饼灸

主穴：犊鼻、内膝眼、阴陵泉、阳陵泉、血海、梁丘、鹤顶、肝俞、肾俞。

操作：患者选取舒适、充分暴露病位的体位，将生附子研成粉末，用黄酒调和成糊状，做成直径约3cm、厚0.5～0.8cm的附子饼，中间针刺数个小孔，每次选取2～4个穴位，将附子饼放置于腧穴上，再把艾炷放在附子饼上，自艾炷尖端点燃艾炷；艾炷燃烧至局部皮肤潮红，病人有痛觉时，可将附子饼稍许上提，使之离开皮肤片刻，旋即放下，再行灸治，反复进行。

灸量：每穴灸5壮，以使皮肤红润而不起疱为度。

疗程：每日1次，连续灸5次，休息1～2天，10次为1个疗程，一般治疗2个疗程。

『推荐』

> 推荐建议：对于肝肾亏虚型的膝关节骨性关节炎患者，可采用隔附子饼灸。[GRADE 2D]

解释：本标准小组共纳入相关文献 4 篇，经综合分析，隔附子饼灸治疗膝关节骨性关节炎，凭借附子的药理作用及背俞穴的配伍，具有补肝肾强筋骨的作用，可有效地改善膝关节骨性关节炎证属肝肾亏虚型患者的临床症状。

4.1.3.2.4 温灸器灸

主穴：犊鼻、内膝眼、足三里、阳陵泉、阿是穴。

操作：患者取仰卧位，自然摆放患侧下肢，将艾灸盒置于膝关节上，对准所取穴位，各垂直放入 4cm 长艾段于盒内，点燃端靠近皮肤，待艾段烧完后可更换一次。

灸量：以患者局部皮肤有灼热感为度。

疗程：隔日 1 次，7 次为 1 个疗程，一般治疗 2~4 个疗程。

『推荐』

> 推荐建议：对于疼痛、肿胀程度轻的缓解期膝关节骨性关节炎患者，可采用温灸器灸。[GRADE 2D]

解释：本标准小组共纳入相关文献 7 篇，经综合分析，温灸器灸治疗膝关节骨性关节炎，操作简易，其灸量较为缓和，对于膝关节骨性关节炎缓解期疼痛不剧烈、关节活动受限较轻的患者有效，可提高其生活质量。

4.1.4 肩关节周围炎

4.1.4.1 疾病简介

肩关节周围炎是指肩关节囊及关节周围软组织出现的慢性无菌性炎性反应，引起肩部肌肉、肌腱、关节囊、韧带等水肿、炎性物质浸润，导致患者出现肩周肌肉萎缩痉挛、关节活动障碍，属中医"痹证"范畴，俗称"五十肩""漏肩风""冻结肩"等。中医认为，本病内因肝肾精亏，气血不足，筋失所养；外因感受风寒湿邪、慢性劳损或肩部外伤而导致经络气血痹阻致筋脉不通、气血凝滞而痛。主要临床表现为肩部疼痛及肩关节功能障碍。

4.1.4.2 推荐方案

4.1.4.2.1 温针灸

主穴：肩髃、肩髎、臂臑、阿是穴。

配穴：辨证配穴：风寒湿型，配大椎、阴陵泉；瘀滞型，配间使、三阴交；气血虚型，配足三里、合谷。根据疼痛部位配穴：手太阴肺经，配尺泽、孔最；手阳明大肠经，配肩井、曲池、合谷；手少阳三焦经，配清冷渊、外关、中渚；手太阳小肠经，配天宗、肩贞、养老。

操作：患者取坐位，选择 1.5 寸毫针，腧穴进行常规消毒，针刺以上诸穴得气后，选取 2~4 个穴位，留针时将 2cm 左右的艾条段插在针柄上，点燃施灸，待艾条燃尽无热度后除去灰烬，艾灸结束，将针取出。

灸量：以燃尽 2 段约为 2cm 的艾条为度。

疗程：每日 1 次或隔日 1 次，每个疗程 7 天，共治疗 2~4 个疗程，疗程之间要休息 1 天。

『推荐』

> 推荐建议：对于急性期疼痛剧烈或慢性期风寒湿型、气血虚型的肩关节周围炎患者，宜采用温针灸。[GRADE 1C]

解释：本标准小组共纳入相关文献 19 篇，经综合分析，温针灸治疗肩关节周围炎，针灸并用能够较快速地减轻肩关节周围的疼痛，明显改善肩关节的功能活动度。对于急性期疼痛、关节活动受限及慢性期风寒湿型、气血虚型的患者，可明显改善其症状，提高其生活质量。

4.1.4.2.2 热敏灸

取穴：在肩关节周围的热敏化高发区寻找热敏点。多数出现在肩关节周围、上肢部的肩髃、肩髎、臂臑、天井、天宗、尺泽、曲池、外关、养老、手三里等穴区。

操作：患者选取舒适、充分暴露病位的体位，进行热敏腧穴的探查，探查后选择 1 ~ 3 个最敏感穴位，分别在每个热敏点上施行回旋灸 2min，雀啄灸 1min，往返灸 1min，再温和灸直至透热现象消失，为 1 次施灸剂量。

灸量：施行温和灸直至热敏现象消失为一次施灸剂量。

疗程：每日 1 次，10 次为 1 个疗程，一般治疗 1 ~ 2 个疗程。

『推荐』

推荐建议：对于痛处不固定、局部痛点多或沿经络循行压痛的肩关节周围炎患者可采用热敏灸，不适用于对灸法刺激不敏感的患者。[GRADE 2D]

解释：本标准小组共纳入相关文献 2 篇，经综合分析，热敏灸治疗肩关节周围炎，能够准确且灵活地找出肩关节局部的疼痛点或热敏点，对于以感受风邪为重，疼痛游走不定的患者有独特的疗效，可明显提高其生活质量。

4.2 生殖系统疾病

总体治疗原则：调理冲任胞宫气血。

总体选穴处方规律：以任脉穴及足太阴脾经穴位为主。

4.2.1 原发性痛经

4.2.1.1 疾病简介

原发性痛经是指经期或行经前后出现的周期性小腹疼痛，或痛引腰骶，甚则剧痛昏厥，又称"经行腹痛"。中医认为与肝、脾、肾、气血、冲任二脉和胞宫等密切相关。中医学认为痛经的发病机制主要是气血运行不畅，导致"不通则痛"；气血虚弱或肝肾受损，导致胞宫"不荣则痛"，发为此病。

4.2.1.2 推荐方案

4.2.1.2.1 温针灸

主穴：三阴交、关元、地机、气海。

操作：患者取仰卧位，选择 1.5 寸或 2 寸的毫针，腧穴进行常规消毒，针刺以上诸穴得气后，上述 4 个穴位，留针时将 2cm 左右的艾条段插在针柄上，点燃施灸，待艾条燃尽无热度后除去灰烬，艾灸结束，将针取出。

灸量：以燃尽 2 段约为 2cm 的艾条为度。

疗程：每日 1 次，每个月经周期经前 3 天开始温针灸，连续治疗 3 天，3 个月经周期为 1 个疗程。

『推荐』

推荐建议：对于各种证型的原发性痛经患者，均宜采用温针灸，尤其适用于寒凝血瘀型原发性痛经的患者。[GRADE 1D]

解释：本标准小组共纳入相关文献 7 篇，经综合分析，温针灸治疗寒凝血瘀型原发性痛经，通过经络和神经的传感、传递作用，缓解子宫平滑肌痉挛，调节内分泌，以此达到温经散寒，活血调经，散结镇痛的治疗目的。

4.2.1.2.2　隔物灸

主穴：神阙（隔盐灸）、关元（隔姜灸）。

操作：患者取仰卧位，将纯净干燥食盐填于神阙穴中，使之与脐平，再将制备好的新鲜姜片，分别置于神阙、关元，然后上置艾炷点燃施灸，当艾炷燃尽后，再换新的艾炷，直至规定壮数。施灸中若患者感觉灼痛时，可上下移动姜片，以防烫伤。

灸量：选用统一制作的艾炷（重2g左右），根据痛经的程度决定施灸的壮数，一般轻度者4壮，中度者6壮，重度者8壮。

疗程：第1个疗程于月经来潮疼痛时开始，每日1次，连续治疗3天；第2~3个疗程均于月经前3天开始施灸，每日1次，连续治疗6天。每个月经周期治疗1个疗程，连续治疗3疗程。

『推荐』

> 推荐建议：对于寒湿凝滞型原发性痛经患者，宜采用神阙隔盐灸、关元隔姜灸。［GRADE 1D］

解释：本标准小组共纳入相关文献4篇，经综合分析，隔盐灸治疗原发性痛经，既有艾绒燃烧后所引起的温热效应，又有生姜透皮吸收后在体内发挥的药理作用。通过在生姜上施灸，利用艾灸热加强生姜辛温散寒、温中止痛的药性，气至病所，故能迅速缓解痛经的症状，特别是能有效改善患者四肢厥冷、面色青白等寒凝症状。

4.2.1.2.3　温和灸

主穴：关元、地机。

操作：取仰卧位，放松腰带，将艾条的一端点燃，悬于施灸部位上距皮肤2~3cm处，灸至病人有温热舒适无灼痛的感觉、皮肤稍有红晕为度。

灸量：一般施灸30min左右，每穴灸10~15min。

疗程：于月经来潮前5~7天开始治疗，灸至月经来潮第3天停止，每日一次。一般治疗三个月经周期。

『推荐』

> 推荐建议：对于轻型原发性痛经患者，可采用温和灸。［GRADE 2D］

解释：本标准小组共纳入相关文献13篇，经综合分析，温和灸可减慢神经的兴奋传递，提高痛阈，具有较强的镇痛效应，且操作简便，故对于轻型原发性痛经的患者，能够发挥明显的止痛之效。

4.2.2　慢性盆腔炎

4.2.2.1　疾病简介

慢性盆腔炎是指以下腹部疼痛或坠胀痛，痛连腰骶，或伴痛经、带下增多等为主要临床表现的慢性炎症性疾病，中医学属"带下病""月经不调""瘕"等范畴，中医认为，慢性盆腔炎症状表现复杂，其主要病机是正气未复，余邪未尽，风寒湿热，虫毒之邪乘虚内侵，致气机不畅，瘀血阻滞，蕴结胞宫，反复进退，耗伤气血，缠绵难愈。

4.2.2.2　推荐方案

4.2.2.2.1　温针灸

主穴：关元、气海、中极、归来、子宫、足三里、三阴交。

操作：患者排尿后，取仰卧位，选择1.5寸或2寸的毫针，腧穴进行常规消毒，针刺以上诸穴得气后，选取 2~4 个穴位，留针时将 2cm 左右的艾条段插在针柄上，点燃施灸，待艾条燃尽无热度后除去灰烬，艾灸结束，将针取出。

灸量：以燃尽 2 段约为 2cm 的艾条为度。

疗程：从月经干净第一天后开始治疗，每日 1 次，10 次为 1 个疗程，每个疗程中间休息 2~3 天，经期暂停。

『推荐』

> 推荐建议：对于各种类型的慢性盆腔炎患者，均宜采用温针灸治疗。［GRADE 1D］

解释：本标准小组共纳入相关文献 4 篇，经综合分析，温针灸治疗慢性盆腔炎患者，能够扩张血管和淋巴管，抑制血管通透性升高，减少炎症渗出，同时加速炎症渗出物的吸收，起到消除炎症的作用，因此对于各种类型慢性盆腔炎患者均具有良好疗效。

4.2.2.2.2 隔药饼灸

主穴：关元、归来、子宫、次髎。

操作：患者选取舒适、充分暴露病位的体位，药饼选用制附子、赤丹参、酒元胡、川楝子、红藤（临床可随症加减）以 3∶2∶1∶1∶1 的比例打粉后，以 20% 乙醇调和，用特制模具制作成药饼，中间针刺数个小孔，每次选取上述 4 个穴位，将药饼放置于腧穴上，再把艾炷放在药饼上，自艾炷尖端点燃艾炷；艾炷燃烧至局部皮肤潮红，病人有痛觉时，可将药饼稍许上提，使之离开皮肤片刻，旋即放下，再行灸治，反复进行。

灸量：选用统一制作的艾炷（重 2g 左右），根据盆腔炎的程度决定施灸的壮数，一般 3~6 壮不等。

疗程：月经干净后一天开始治疗，经期暂停。隔日治疗 1 次，15 天为 1 个疗程。一般治疗 2~3 个疗程。

『推荐』

> 推荐建议：对于气滞血瘀型慢性盆腔炎患者，可采用隔药饼灸。［GRADE 2D］

解释：本标准小组共纳入相关文献 1 篇，经综合分析，隔药饼灸治疗慢性盆腔炎，能有效促进盆腔积液的吸收，改善局部血液循环，最终减轻患者临床症状，改善患者生活质量。

4.2.2.2.3 热敏灸法

取穴：在盆腔炎的热敏化高发区寻找热敏点，以下腹部及腰骶部为高发区，多出现在关元、三阴交、肾俞、腰阳关、子宫、中极、阴交、足三里等腧穴。

操作：患者选取舒适、充分暴露病位的体位，进行热敏腧穴的探查，探查后选择 1~3 个最敏感穴位，分别在每个热敏点上施行回旋灸 2min，雀啄灸 1min，往返灸 1min，再行温和灸直至透热现象消失，为 1 次施灸剂量。

灸量：施行温和灸直至热敏现象消失为一次施灸剂量。

疗程：每日 1 次，于每次月经干净后 3 天开始艾灸，灸 10 天为 1 个疗程，经期暂停施灸。

『推荐』

> 推荐建议：对于湿热瘀结型慢性盆腔炎患者，可采用热敏灸。［GRADE 2D］

解释：本标准小组共纳入相关文献 1 篇，经综合分析，热敏灸可以促进盆腔组织血液循环，改善组织营养，以利炎症的吸收和消散，起到清热利湿、活血化瘀的作用。

4.2.3 胎位不正

4.2.3.1 疾病简介

胎位不正即胎位异常，是指妊娠28周后，胎儿在子宫腔内先露部分不是头部，因而导致宫缩乏力，产程延长、子宫破裂、胎儿窘迫及新生儿窒息等并发症，严重影响孕妇及胎儿的身体健康，发现胎位不正时应及时采取措施纠正胎位，如若无效，需行剖宫产。其在中医属"难产"范畴。《妇人大全良方·难产门》曰："妇人以血为本，气顺则血和，胎安则产顺，今富贵之家，过于安逸，以致气滞而胎不能转动，皆致难产。"即说明了胎位不正与气血虚弱、气滞有密切关系，治宜调补气血，使气行则血行，血行则气畅，气血通畅而胎位自然转正。

4.2.3.2 推荐方案

4.2.3.2.1 温和灸

主穴：至阴。

操作：嘱患者于施灸前饮1000mL红糖热开水，排尽小便，取仰卧屈膝位，松解腰带，令患者全身心放松，点燃艾条两支，两侧至阴穴同时进行，艾火距穴位3cm左右进行熏烤，施温和灸。

灸量：每次15～20min，以孕妇感觉温热但不灼痛为宜。

疗程：7天为一个疗程，若患者经过1个疗程的治疗胎位转正且不再回复者，则仅需治疗1个疗程。若患者经过1个疗程的治疗后胎位转正但其后又复转为原位者，再重复治疗1个疗程。若患者经过2个疗程的治疗后胎位未见转正者，停止治疗。

注意事项：如在矫正期间出现胎动不安、腹痛、阴道出血等情况，应立即停止矫正，随时到医院就诊。

『推荐』

> 推荐建议：孕28周以上，胎位为横位或臀位的孕妇，宜采用至阴温和灸。对于非妊高征的患者宜采用温和灸至阴配合胸膝卧位治疗。[GRADE 1C]

解释：本标准小组共纳入相关文献6篇，经综合分析，温和灸治疗胎位不正，可温通经脉，振奋阳气，调整肾的功能，改变子宫的活动，促使胎动增加。且操作简便，易于被产妇接受，能有效转正胎位，降低产妇剖宫产率，减少难产率。

4.3 泌尿系统疾病

4.3.1 尿失禁

4.3.1.1 疾病简介

尿失禁是指在清醒状态下尿液不能控制而自行流出的一种病症，可发生于任何年龄，但以老年人和女性为多。尿失禁属中医"小便不禁""遗溺""遗尿""膀胱不约"的范畴，其病因病机主要是病后气虚、劳伤、老年肾亏等，使下元不固，膀胱失约而致。虚则补之，故中医治疗尿失禁着重益气固摄，温阳补肾。

4.3.1.2 艾灸治疗原则及选穴规律

治疗原则：益气温阳，固摄膀胱。

选穴规律：以任脉、足太阳膀胱经穴为主，结合辨证取穴。

4.3.1.3 推荐方案

4.3.1.3.1 温和灸

主穴：关元、中极、气海。

操作：取仰卧位，放松腰带，点燃艾灸条一端，距离相应穴位皮肤约3cm，艾灸过程中需要根据自身情况随时调整艾条高度。每次施灸时间30min左右。

灸量：一般施灸 30min 左右，每穴 10～15min，以患者局部皮肤有红晕、灼热感为度。

疗程：每天 1 次，每周 5 次，3 周为 1 个疗程。

『推荐』

推荐建议：对于各种原因所致压力性尿失禁患者，均宜采用温和灸治疗。[GRADE 1D]

解释：本标准小组共纳入相关古代文献 5 篇，现代文献证据较少，因温和灸具有补益肾气，培肾固本，调节下焦，助膀胱气化，调节膀胱的功能，因此对于各种原因所致压力性尿失禁患者均可使用，临床可酌情配合电针或盆底肌功能锻炼综合治疗。

4.3.1.3.2 隔药饼灸

主穴：神阙。

操作：患者取仰卧位，脐部常规消毒，将桑螵蛸、芡实、山萸肉、金樱子、山药（临床可随症加减）打粉研末加黄酒调成厚糊状，做成直径约 3cm、厚 0.5～0.8cm 的药饼，中间针刺数个小孔，将药饼放置于神阙穴上，再把艾炷放在药饼上，自艾炷尖端点燃艾炷；艾炷燃烧至局部皮肤潮红，病人有痛觉时，可将药饼稍许上提，使之离开皮肤片刻，旋即放下，再行灸治，反复进行。

灸量：选用统一制作的艾炷（重 2g 左右），连续灸 3 壮。

疗程：隔天 1 次，每周 3 次，4 周为 1 个疗程。

『推荐』

推荐建议：对于肾气虚衰型尿失禁患者，宜采用隔药饼灸。[GRADE 1D]

解释：本标准小组共纳入相关文献 1 篇，经综合分析，艾灸具有固托收摄肾气、温通补益下焦元气之功，配合药粉之药性，引火归原，强肾固本。临床除隔药饼灸，亦常以盐填于脐、上置姜片行灸，故可根据所需进行加减配伍，亦可配合电针或盆底肌功能锻炼综合治疗。

4.3.2 尿潴留

4.3.2.1 疾病简介

尿潴留是指膀胱内充满尿液而不能排出，常由于排尿困难发展到一定程度引起。多见于老年男性或产后妇女及腹部术后患者，或患有水肿、淋证、消渴等病，迁延日久不愈之病人。尿潴留在中医学属于"癃闭"范畴。中医学认为，癃闭的发病机制是膀胱气化功能失调，其病位主要在膀胱，与肝、脾、肺、肾密切相关。其病理因素有湿热、热毒、气滞、痰瘀及肾虚。中医治疗尿潴留，应首辨虚实，辨证施治。

4.3.2.2 艾灸治疗原则及取穴规律

治疗原则：调理膀胱，行气利尿。

取穴规律：以足太阳膀胱经俞募穴及足太阴脾经穴为主。

4.3.2.3 推荐方案

4.3.2.3.1 温针灸

主穴：三阴交、关元、中极、气海、水道。

操作：嘱患者平卧放松，对于导尿患者在治疗前宜放开尿管，将尿液排空。选择 1.5 寸毫针，腧穴进行常规消毒，针刺以上诸穴得气后，上述 5 个穴位，留针时将 2cm 左右的艾条段插在针柄上，点燃施灸，待艾条燃尽无热度后除去灰烬，艾灸结束，将针取出。

灸量：以燃尽 2 段约为 2cm 的艾条段为度。

疗程：每日治疗 1 次，5 天为 1 个疗程，每个疗程之间休息 2 天，一般治疗 2～4 个疗程。

注意事项：关元、中极、气海、水道等穴位可直刺，视患者胖瘦，进针深度在 0.5～1 寸，不可深刺，以防刺破膀胱，孕妇不宜。对于导尿患者，治疗结束后拔出尿管，观察患者排尿情况，如仍然不能排尿，且当膀胱残尿量大于600mL时，建议应立即予导尿治疗。

『推荐』

> 推荐建议：对于因手术、脑卒中等各种原因导致的急性期尿潴留患者，宜采用温针灸治疗。[GRADE 1D]

解释：本标准小组共纳入相关文献2篇，经综合分析，急性期尿潴留患者使用温针灸，既可发挥针刺的疏通经络之功，又能发挥艾灸的温经散寒之效，达到松弛局部肌肉，有效缩短首次排尿时间，减轻腹部坠胀疼痛症状的目的。针与灸结合可以使温热效应更好地深入肌肉深层，从而更好地发挥其疏导小便之功效。

4.3.2.3.2　隔物灸

主穴：神阙（隔盐灸）、关元（隔姜灸）。

操作：患者取仰卧位，将纯净干燥食盐填于神阙穴中，使之与脐平，再将制备好的新鲜姜片，分别置于神阙、关元穴，然后上置艾炷点燃施灸，当艾炷燃尽后，再换新的艾炷，直至规定壮数。施灸中若患者感觉灼痛时，可上下移动姜片，以防烫伤。

灸量：选用统一制作的艾炷（重2g左右），连续灸3~5壮。

疗程：对于术前预防尿潴留介入时机，以术前3天或术后2小时为宜。每日1次，3天为一疗程。对于慢性尿潴留患者每日治疗1次，5天为1个疗程，每个疗程之间休息2天，一般治疗2~4个疗程。

注意事项：治疗后观察患者排尿情况，如治疗后仍然不能排尿，且当膀胱残尿量大于600mL时，建议立即予导尿治疗。

『推荐』

> 推荐建议：由于麻醉导致的排尿反射受抑制而出现的尿潴留，症状较轻或者发病时间短者，可采用神阙隔盐灸、关元隔姜灸。对于术前尿潴留的预防，亦可采取此疗法。[GRADE 2D]

解释：本标准小组共纳入相关文献8篇，经综合分析，隔盐灸治疗尿潴留，借生姜之辛热，盐味之咸，入肾补肝，借灸之力，生姜之功，可增加局部血液循环，促进损伤神经的修复和反射弧的重建作用，增加传导功能，兴奋膀胱括约肌，促进膀胱收缩，使排尿顺畅。

4.3.2.3.3　温和灸

主穴：中极、水道、关元、三阴交。

操作：患者取仰卧位，放松腰带，暴露腹部及小腿，点燃艾条一端，距离相应穴位皮肤约3cm，艾灸过程中需要根据患者自身情况随时调整艾条高度。

灸量：一般施灸30min左右，每穴10~15min，以患者局部皮肤有灼热感而无灼痛为度。

疗程：对于术前预防尿潴留介入时机，以术前3天或术后2小时为宜。每日1次，3天为一疗程。对于慢性尿潴留患者每日治疗1次，5天为1个疗程，每个疗程之间休息2天，一般治疗2~4个疗程。

注意事项：治疗后观察患者排尿情况，如治疗后仍然不能排尿，且当膀胱残尿量大于600mL，建议立即予导尿治疗。

『推荐』

> 推荐建议：对于虚证患者，难以接受针刺治疗或刺激强度大的治疗方法者，宜采用温和灸。并可配合热敷、听流水声等常规疗法。对于术后尿潴留的高危人群，可采用温和灸预防尿潴留。[GRADE 2D]

解释：本标准小组共纳入相关文献 3 篇，经综合分析，温和灸治疗尿潴留，可使膀胱括约肌松弛，缓解尿潴留患者的症状，达到治疗尿潴留的目的。

4.4 消化系统疾病

总体治疗原则：温补脾胃，升阳举陷。

总体选穴处方规律：多选取足阳明胃经与足太阴脾经穴，配合任脉穴位、特定穴等。

4.4.1 溃疡性结肠炎

4.4.1.1 疾病简介

溃疡性结肠炎（UC）是一种主要累及直肠、结肠黏膜和黏膜下层的慢性非特异性炎症，属于炎症性肠病（IBD）范畴，临床主要表现为腹痛、腹泻、黏液脓血便等，属中医"泄泻""腹痛""痢疾""肠澼"等范畴。中医学认为，本病多因外感时邪、饮食不节（洁）、情志内伤、素体脾肾不足所致，病位在大肠，涉及脾、肝、肾、肺诸脏。病机为本虚标实，本虚主要包括脾虚运化失职、脾肾俱虚及阴血亏虚，治法上当健运脾胃、温补脾肾及养阴和血；标实主要包括湿热、瘀血、积滞之邪滞留大肠，治法上当清利湿热，活血祛瘀，消积导滞。

4.4.1.2 推荐方案

4.4.1.2.1 温和灸

主穴：神阙、天枢、关元、足三里、三阴交、上巨虚。

操作：患者取仰卧位，暴露施灸部位，选取上述 6 个穴位，点燃艾条一端，距离相应穴位皮肤约 3cm，艾灸过程中需要根据自身情况随时调整艾条高度。

灸量：一般施灸 30min 左右，每穴 10 ~ 15min，以患者局部皮肤有灼热感为度。

疗程：每日治疗 1 次，10 次为 1 个疗程，一般为 2 ~ 3 个疗程。

『推荐』

> 推荐建议：对于各种证型的溃疡性结肠炎患者，均宜采用温和灸，尤其适用于脾胃虚寒型的溃疡性结肠炎患者。［GRADE 1D］

解释：本标准小组共纳入相关文献 3 篇，经综合分析，温和灸治疗溃疡性结肠炎，能够健运脾胃、散寒止痛、化湿止泻，有效调节免疫功能，修复充血水肿的肠黏膜，缓解患者腹痛、黏液脓血便等症状，提高生活质量。

4.4.1.2.2 隔药饼灸

主穴：中脘、神阙、天枢、气海、关元。

操作：患者取仰卧位，将附子、肉桂、丹参、红花、木香（临床可随症加减）打粉研末加黄酒调成厚糊状，用药饼模具按压成直径 2 ~ 3cm、厚度 0.5cm 大小，选取上述 5 个穴位，将药饼放置于腧穴上，再把艾炷放在药饼上，自艾炷尖端点燃艾炷；艾炷燃烧至局部皮肤潮红，病人有痛觉时，可将药饼稍许上提，使之离开皮肤片刻，旋即放下，再行灸治，反复进行。

灸量：选用统一制作的艾炷（重 2g 左右），每穴灸 3 ~ 6 壮，以皮肤红晕而不起疱为度。

疗程：每日灸 1 次，10 次为一个疗程，疗程间隔 3 天。

『推荐』

> 推荐建议：对于脾肾阳虚型溃疡性结肠炎患者，宜采用隔药饼灸。［GRADE 1D］

解释：本标准小组共纳入相关文献 2 篇，经综合分析，隔药饼灸治疗溃疡性结肠炎，能通过透皮吸收及经络传导迅速进入脏腑组织，温通经脉，祛除脏腑沉寒痛冷，扶阳固脱，促进消化液分泌，抑杀消化系统的多种致病菌，从而快速改善肠道功能，修复炎性病变。

4.4.1.2.3 温针灸

主穴：中脘、关元、天枢、足三里、上巨虚。

操作：患者取仰卧位，选择1.5寸或2寸的毫针，腧穴进行常规消毒，针刺以上诸穴得气后，上述5个穴位，留针时将2cm左右的艾条段插在针柄上，点燃施灸，待艾条燃尽无热度后除去灰烬，艾灸结束，将针取出。

灸量：以燃尽2段约为2cm的艾条为度。

疗程：每日治疗1次，10次为一疗程，每疗程结束后休息2~3天，一般治疗2~3个疗程。

『推荐』

> 推荐建议：对于溃疡性结肠炎急性发作期患者，可采用温针灸。［GRADE 2D］

解释：本标准小组共纳入相关文献3篇，经综合分析，温针灸先通过针刺穴位以扶正祛邪，疏通气血，调理脾胃之升降气机，纠正大小肠之功能，缓解急性发作时症状，再以艾灸熏蒸体表，将热力沿着针身深入体内，温经散寒，扶阳固脱，促进受损黏膜修复，提高临床疗效。

4.4.2 小儿腹泻

4.4.2.1 疾病简介

小儿腹泻是由多病源、多因素引起的以大便次数增多，粪质稀薄甚或如水样为特点的儿科常见病，属中医"泄泻"范畴。婴幼儿因形气未充，脾常不足，易于感受外邪，内伤乳食，导致脾病湿盛而发生泄泻。故治疗以健脾强胃、除湿止泻为基本治法。

4.4.2.2 推荐方案

4.4.2.2.1 温和灸

主穴：神阙、足三里、关元、气海。

操作：患儿取仰卧位，暴露施灸部位，选取上述4个穴位，点燃艾条一端，距离相应穴位皮肤2~3cm，艾灸过程中需要根据患儿耐受情况随时调整艾条高度。

灸量：一般施灸10~20min，灸至腹部皮肤潮红。年幼儿宜在睡眠时施灸，时间宜短，年长儿适当延长施灸时间。

疗程：每日治疗1次，10次为1个疗程，一般为2~3个疗程。

『推荐』

> 推荐建议：对于脾胃虚弱、病程较短患儿，宜采用温和灸。［GRADE 1D］

解释：本标准小组共纳入相关文献1篇，经综合分析，温和灸通过对经络腧穴的温热刺激起到温中散寒、健脾益气、渗湿止泻的作用，提升小儿正气，调整脏腑阴阳平衡。

4.4.2.2.2 隔药饼灸

主穴：神阙。

操作：患儿取仰卧位，辨证取方将药物研末加黄酒调成厚糊状，用药饼模具按压成直径2~3cm、厚度0.5cm大小，将药饼放置于神阙穴上，再把艾炷放在药饼上，自艾炷尖端点燃；艾炷燃烧至局部皮肤潮红，病人有痛觉时，可将药饼稍许上提，使之离开皮肤片刻，旋即放下，再行灸治，反复进行。

灸量：选用统一制作的艾炷（重2g左右），每穴灸3~6壮，以皮肤红晕而不起疱为度。

疗程：每日灸1次，10次为1个疗程，疗程间隔3天。

『推荐』

> 推荐建议：对于脾肾阳虚泻、风寒泻患儿，可采用隔药饼灸。［GRADE 2D］

解释：本标准小组共纳入相关文献 2 篇，经综合分析，隔药饼灸依据患者情况选取方药，神阙属任脉经穴，能激发各经经气，脐部皮肤最薄，易穿透弥散而迅速进入血液作用于胃肠，温通元阳、健运肠胃气机、化寒消滞，起到收敛止泻之功效。

4.4.2.2.3 点灸

主穴：耳尖、水分、阴交、天枢。

配穴：风寒加列缺、小肠俞、公孙、三阴交、阴陵泉，湿热加合谷、大肠俞、龟尾，脾虚加脾俞。

操作：患儿取坐位，采用周楣声教授创制的"万应点灸笔"，先将药纸含药一面平整紧贴穴位，再用点燃的"万应点灸笔"对准穴位如雀啄之状，一触即起，以局部皮肤潮红为度。

灸量：每穴点灸 5~6 次。

疗程：每日灸 1 次，1 次 3~5min，3 次为 1 个疗程。

『推荐』

> 推荐建议：对于各种证型的小儿泄泻均可使用点灸，尤其适用于不能耐受其他疗法的患儿。
> ［GRADE 2D］

解释：本标准小组根据周楣声教授经验和相关文献 1 篇，经综合分析，点灸笔操作便捷，顺应小儿"脏气清灵，随拨随应"特点，治疗时间短，起效快，且免除小儿注射疼痛以及难以喂药之困难，患儿易于接受。

4.4.3 肠易激综合征

4.4.3.1 疾病简介

肠易激综合征是常见的消化系统疾病，是一组以腹痛、腹胀、排便习惯和大便性状改变为主要临床表现，持续或间歇发作，但缺乏明显形态学和生化异常改变的综合征，其病因和发病机制尚不清楚。中医学对肠易激综合征没有明确的病名，根据本病临床表现，应归属中医学"泄泻""腹痛""便秘"或"肠郁"等范畴。

4.4.3.2 推荐方案

4.4.3.2.1 隔姜灸

主穴：神阙。

操作方法：患者取仰卧位，将鲜姜切成直径 1~2cm，厚 0.2~0.3cm 的薄片，中间以针穿刺数个小孔，将姜片放置于神阙穴上，再把艾炷放在姜片上，自艾炷尖端点燃艾炷；艾炷燃烧至局部皮肤潮红，病人有痛觉时，可将姜片稍许上提，使之离开皮肤片刻，旋即放下，再行灸治，反复进行。

灸量：灸 5~10 壮，以皮肤红晕而不起疱为度。

疗程：隔姜灸每日灸 1 次；以 2 周为一个疗程，疗程间隔 3 天。

『推荐』

> 推荐建议：对于虚寒型肠易激综合征患者，宜采用隔姜灸。［GRADE 1D］

解释：本标准小组共纳入相关文献 2 篇，经综合分析，艾灸具有温通经络、温中健脾止泻等作用；生姜，性味辛温，既能温通经络，又能直达病所。故艾灸神阙具有温中健脾、温肾壮阳之功，适用于虚寒型肠易激综合征患者。

4.4.3.2.2 隔药饼灸

主穴：神阙。

操作方法：将白术、山药、茯苓、丁香、五倍子（临床可随症加减）等打粉后备用。另以温开水调面粉成圆饼状（直径约 8cm，厚约 2cm），面饼的周边高出 1cm，面饼中间挖一圆孔，大小略大于患者脐孔（直径约 2cm），形成面圈备用。令患者取仰卧位，充分暴露脐部，常规消毒后将面圈置于脐部，使肚脐与面圈的孔对齐，然后取上述药末适量（8~10g），将面圈塞满、塞实，将艾炷置于药末上，点燃艾炷。待艾炷完全燃尽，更换艾炷连续施灸。施灸结束后用医用胶布固封脐中药末，2天后自行揭下，并用温开水清洗脐部。

灸量：灸 5~10 壮，以皮肤红晕而不起疱为度。

疗程：每周灸 2 次，以 2 周为一个疗程，疗程间隔 3 天。

『推荐』

> 推荐建议：对于脾虚型肠易激综合征患者，宜采用隔药饼灸。[GRADE 1D]

解释：本标准小组共纳入相关文献 2 篇，经综合分析，肚脐具有高通透性和高敏感性的特点，将药物置于脐部，上予以艾炷，借助艾之火力，可加速药物被人体吸收，并迅速进入血液循环，从而直达病所，有效缓解患者临床症状。临床可根据患者症状进行药物的加减配伍。

4.4.3.2.3 温针灸

主穴：天枢、关元、足三里。

操作方法：患者取仰卧位，选择 1.5 寸或 2 寸的毫针，腧穴进行常规消毒，针刺以上诸穴得气后，上述 3 个穴位，留针时将 2cm 左右的艾条段插在针柄上，点燃施灸，待艾条燃尽无热度后除去灰烬，艾灸结束，将针取出。

灸量：以燃尽 2 段约为 2cm 的艾条为度。

疗程：每日 1 次，每个疗程 7 天，共治疗 3 个疗程，疗程之间要休息 1 天。

『推荐』

> 推荐建议：对于腹痛、腹胀等腹部症状较明显者，宜采用温针灸。[GRADE 1D]

解释：本标准小组共纳入相关文献 8 篇，经综合分析，温针灸治疗肠易激综合征，能明显减轻患者腹部疼痛程度，缓解腹胀等腹部不适症状，提高其生活质量。

4.5 其他疾病

4.5.1 过敏性鼻炎

4.5.1.1 疾病简介

过敏性鼻炎即变应性鼻炎，是指特应性个体接触变应原后，主要由 IgE 介导的介质（主要是组胺）释放，并有多种免疫活性细胞和细胞因子等参与的鼻黏膜非感染性炎性疾病。过敏性鼻炎属于中医"鼻鼽"范畴，主要由于肺气亏虚，卫表不固，腠理疏松，又感受外邪，肺脏失去清肃功能，致邪滞鼻窍，阻遏气血，而见鼻塞、流涕、鼻痒等症。隋代巢元方《诸病源候论》认为，肺脏虚是发病的主要原因，指出"肺气通于鼻，其脏有冷，冷气入乘于鼻，故使津液不能自收"而发为病。

4.5.1.2 艾灸治疗原则及选穴规律

治疗原则：以扶正祛邪，宣肺通窍为原则。

选穴规律：以鼻周局部穴、肺之背俞穴及手阳明大肠经、足阳明胃经腧穴为主。

4.5.1.3 推荐方案

4.5.1.3.1 温针灸

取穴：足三里、迎香、口禾髎、印堂、肺俞、阿是穴。

操作：患者取坐位，选择 1.5 寸的毫针，腧穴进行常规消毒，针刺以上诸穴得气后，选取足三里、肺俞穴，留针时将 2cm 左右的艾条段插在针柄上，点燃施灸，待艾条燃尽无热度后除去灰烬，艾灸结束，将针取出。

灸量：以燃尽2段约为2cm的艾条为度。

疗程：每日1次，每个疗程7天，一般治疗3个疗程，疗程之间要休息1天。

『推荐』

> 推荐建议：对于肺气虚，卫表不固患者，宜采用温针灸，尤适用于每遇气候转变或体质虚弱，易感风邪反复发作的患者。[GRADE 1D]

解释：本标准小组共纳入相关文献1篇，经综合分析，温针灸对于易受风寒体虚及鼻炎反复发作之人有着良好的治疗效果，可降低患者的复发率，增强患者的局部免疫功能。

4.5.1.3.2　热敏灸

取穴：选取头面部、腹部、腰背部为热敏高发区，如大椎、上印堂、风池、迎香、神阙等出现热敏现象穴位进行灸疗。

操作：选取舒适、充分暴露病位的体位，进行热敏腧穴的探查，探查后选择1~3个最敏感穴位，分别在每个热敏点上施行回旋灸2min，雀啄灸1min，往返灸1min，再温和灸直至透热现象消失，为1次施灸剂量。

灸量：施行温和灸直至热敏现象消失为一次施灸剂量。

疗程：每日1次，10次为1个疗程，共治疗2个疗程。

『推荐』

> 推荐建议：对于各种证型的过敏性鼻炎患者，均可采用热敏灸治疗。[GRADE 2D]

解释：本标准小组共纳入相关文献3篇，经综合分析，热敏灸对于各种证型的过敏性鼻炎患者均起到良好的治疗效果，并且疗效稳定，无痛苦，极大程度地减少患者的心理负担。

4.5.2　Bell麻痹

4.5.2.1　疾病简介

Bell麻痹指面神经运动纤维发生病变所造成的面瘫，又称急性特发性周围性面神经麻痹、周围性神经麻痹。由于其为病因不明的急性单侧面部的轻瘫（麻痹）或瘫痪，故又称为特发性面神经麻痹，为临床发生面瘫的最常见原因。临床症状为耳后疼痛、前额皱纹消失、眼闭合不全、泪液外溢、鼻唇沟变浅、口角歪向健侧、露齿，苦笑时更明显。中医属"口眼㖞斜"范畴，认为其发病机制主要是脉络空虚，感受风寒、风热侵袭而致瘀血阻络，筋肌纵缓不收而发生本病。由于本病多由风寒、风热之邪入侵，筋脉失养引起，所以治疗应以疏风散寒、活血通络为主；恢复期以养血活血兼化痰祛风为主。

4.5.2.2　艾灸治疗原则及选穴规律

治疗原则：急性期以祛风通络，疏调经筋为主；恢复期以养血活血为原则。

选穴规律：以面部穴及足阳明胃经、手阳明大肠经腧穴为主。

4.5.2.3　推荐方案

4.5.2.3.1　温针灸

主穴：阳白、四白、颧髎、地仓、颊车、牵正、翳风、合谷、足三里（以上穴位除合谷取对侧外均选取患侧）。

配穴：风寒加风池，风热加大椎、外关，人中沟歪斜配水沟，鼻唇沟浅配迎香，舌麻味觉减退配廉泉，目合困难配鱼腰，抬眉困难配攒竹。

操作：患者取仰卧位，选取1.5寸的毫针，腧穴进行常规消毒，行平补平泻手法至有得气感，面部以平刺为主（早期患者患侧面部酌情精简取穴，浅刺激，不施针刺手法）；选取翳风、牵正、足三里穴，留针过程中将2cm左右的艾条段插在针柄上，点燃施灸，待艾条燃尽无热度后除去灰烬，艾灸结束，将针取出。

灸量：以燃尽2段约为2cm的艾条为度。

疗程：每日1次，连续治疗6次为一疗程，休息1天继续下一疗程；连续治疗4个疗程。

『推荐』

推荐建议：对于急性早期风寒、风热型Bell麻痹患者，推荐使用温针灸。［GRADE 1D］

解释：本标准小组共纳入相关文献7篇，经综合分析，温针灸治疗Bell麻痹，对症治疗结合辨证治疗，可快速促进局部炎症水肿消退，修复面神经微循环障碍。对于急性早期风寒、风热型的Bell麻痹的患者，针灸的早期介入能快速改善患者的临床症状及减轻患者心理负担，改善患者生活质量。

4.5.2.3.2 隔姜灸

取穴：地仓、颊车、阳白、下关。

操作：患者取仰卧位，将鲜姜切成直径1~2cm，厚0.2~0.3cm的薄片，中间以针穿刺数个小孔，选取上述4个穴位，将姜片放置于腧穴上，再把艾炷放在姜片上，自艾炷尖端点燃；艾炷燃烧至局部皮肤潮红，病人有痛觉时，可将姜片稍许上提，使之离开皮肤片刻，旋即放下，再行灸治，反复进行。

灸量：选用统一制作的艾炷（重2g左右），每次灸3~5壮。

疗程：每日1次，连续治疗6次为一疗程，休息1天继续下一疗程；连续5个疗程。

『推荐』

推荐建议：对于风寒型Bell麻痹患者，推荐采用隔姜灸，该疗法对于处于恢复期的Bell麻痹患者亦能起到良好的治疗效果。［GRADE 1D］

解释：本标准小组共纳入相关文献2篇，经综合分析，隔姜灸治疗Bell麻痹，既有艾绒燃烧后所起的温热效应，又有生姜透皮吸收后在体内发挥的药理作用。通过在生姜上施灸，具有温煦气血、通达经络的作用，气至病所，故能迅速缓解Bell麻痹症状，对风寒型面神经麻痹起到良好的治疗效果。

参 考 文 献

[1] GB/T 21709.1—2008，针灸技术操作规范 第 1 部分：艾灸 [S].

[2] 周坤容．温针灸法治疗 100 例腰椎间盘突出症患者的疗效观察 [J]．按摩与康复医学（中旬刊），2012（11）：370.

[3] 徐凯，高海燕，秦小红，等．温针灸治疗腰椎间盘突出症的临床研究 [J]．按摩与康复医学，2013（12）：78 – 79，80.

[4] 杨海涛，黄凡，邝伟川，等．腰夹脊穴温针灸治疗腰椎间盘突出症临床观察 [J]．按摩与康复医学，2014（5）：47 – 48.

[5] 黄佳颖．针灸治疗腰椎间盘突出症的临床研究 [J]．现代养生，2014（6）：239.

[6] 孟宪玲．温针灸治疗腰椎间盘突出症疗效观察 [J]．中国中医药咨讯，2010（3）：83.

[7] 吴芸，栗庆山．温针灸治疗腰椎间盘突出症 60 例 [J]．中国中医药咨讯，2011（17）：174.

[8] 欧阳观．温针灸佐治腰椎间盘突出症应用价值探讨 [J]．亚太传统医药，2014，10（23）：53 – 54.

[9] 孙恒聪．温针灸治疗腰椎间盘突出症疗效观察 [J]．四川中医，2014，32（11）：150 – 151.

[10] 易建良，杨帆，冯新国，等．温针治疗腰椎间盘突出症疗效观察及对血 IL – 1a、CGRP 的影响 [J]．上海针灸杂志，2014，33（7）：662 – 664.

[11] 武洪魁．温针灸治疗腰椎间盘突出症临床观察 [J]．亚太传统医药，2014，10（8）：104 – 105.

[12] 易建良，袁锦波，杨帆，等．温针夹脊穴治疗腰椎间盘突出症的临床疗效观察 [J]．中医临床研究，2013，5（18）：53 – 55.

[13] 李峰彬，郑世江．温针灸治疗腰椎间盘突出症疗效观察 [J]．山西中医，2013，29（3）：31 – 32.

[14] 方云添，李兆文．"温肾通督法"治疗腰椎间盘突出症疼痛 30 例 [J]．福建中医药，2012，43（2）：22 – 23.

[15] 曹强．温针灸治疗腰椎间盘突出症疗效观察 [J]．上海针灸杂志，2011，30（11）：753 – 754.

[16] 郭芝娟．温针灸治疗腰椎间盘突出症 65 例 [J]．中医外治杂志，2010，19（6）：53.

[17] 黄莉，谢惺．温针灸治疗腰椎间盘突出症 48 例 [J]．实用中医药杂志，2010，26（7）：498 – 499.

[18] 吴雪梅．温针灸治疗腰椎间盘突出症 43 例临床观察 [J]．河北中医，2010，32（2）：239.

[19] 谢松林，廖小艳，刘绍梅．温针灸治疗腰椎间盘突出症疗效观察 [J]．针灸临床杂志，2010，26（1）：34 – 35.

[20] 吴艳荣，张海山，高希言，等．温针齐刺法治疗腰椎间盘突出症 93 例临床研究 [J]．中医杂志，2009，50（12）：1096 – 1099.

[21] 范晔，薛连峰，孟学峰．温针灸治疗腰椎间盘突出症疗效分析 [J]．中国中医药现代远程教育，2009，7（6）：114 – 115.

[22] 牛琦云．温针灸治疗腰椎间盘突出症 78 例 [J]．中医研究，2009，22（5）：59 – 60.

[23] 耿萍．温针灸治疗腰椎间盘突出症疗效观察 [J]．针灸临床杂志，2008（10）：29 – 30.

［24］ 杨冰．温针灸治疗腰椎间盘突出症的临床观察［J］．内蒙古中医药，2008（14）：20－21．

［25］ 何兴伟，黄建华，曾利元．温针灸治疗腰椎间盘突出症疗效观察［J］．中国针灸，2007（4）：264－266．

［26］ Li X, Han Y, Cui J, et al. Efficacy of warm needle moxibustion on lumbar disc herniation：A meta－analysis［J］. Journal of Evidence－based Eomplementary & Alternative Medicine, 2016, 21（4）：311－319.

［27］ 徐华．艾箱灸对腰椎间盘突出症护理干预［J］．长春中医药大学学报，2013，29（3）：493－494．

［28］ 成惠娣，王宝玉，徐星星．灸法改善风寒湿型腰突症患者疼痛和焦虑的临床研究［J］．中华中医药学刊，2013，31（10）：2301－2302．

［29］ 肖慧华，张翠蓉，李林．热敏灸治疗腰椎间盘突出症的临床研究［J］．当代医学，2015，21（31）：154－155．

［30］ 付勇，章海凤，熊俊，等．热敏灸治疗腰椎间盘突出症临床研究［J］．南京中医药大学学报，2014，30（2）：120－123．

［31］ 李浩，肖宇，周俊灵．运用热敏灸治疗腰椎间盘突出症30例疗效观察［J］．四川中医，2012，30（1）：112－114．

［32］ 唐福宇，梁柱，王继，等．热敏灸治疗腰椎间盘突出症60例［J］．江西中医药，2011，42（3）：53－55．

［33］ 唐福宇，黄承军，陈日新，等．热敏灸治疗腰椎间盘突出症临床研究［J］．江西中医学院学报，2009，21（1）：25－27．

［34］ 贺建平，黄宜红．热敏灸治疗腰椎间盘突出症临床研究［J］．亚太传统医药，2008，4（12）：69－70．

［35］ 丛国红，方昕．新灸法治疗腰椎间盘突出症的体会［J］．中国厂矿医学，2007（6）：674－675．

［36］ 唐福宇，黄承军，陈日新，等．热敏灸治疗腰椎间盘突出症疗效观察［J］．柳州医学，2010（1）：27－29．

［37］ 熊俊，陈日新，付勇，等．热敏灸治疗腰椎间盘突出症随机对照试验的系统评价［J］．江西中医药，2011，42（3）：48－51．

［38］ Chen R, Chen M, Su T, et al. A 3－Arm, randomized, controlled trial of heat－sensitive moxibustion therapy to determine superior effect among patients with lumbar disc herniation［J］. Evidence－based Complementary and Alternative Medicine, 2014. Article ID 154941, 7 pages.

［39］ Chen R, Chen M, Xiong J, et al. Influence of the Deqi sensation by suspended moxibustion stimulation in lumbar disc herniation：Study for a multicenter prospective two arms cohort study［J］. Evidence－based Complementary and Alternative Medicine, 2013. Article ID 718593, 6 pages.

［40］ 程蓉．温针灸治疗膝关节骨性关节炎疗效观察［J］．实用中医药杂志，2012，28（7）：571．

［41］ 黄毅，陈睿姣．温针灸治疗寒湿性膝关节炎76例观察［J］．实用中医药杂志，2012，28（9）：773．

［42］ 于波．老年性膝骨关节骨性关节炎采用温针灸治疗的效果分析［J］．中医临床研究，2015，7（22）：109－110．

[43] 王建国，何丽娟．温针灸治疗膝骨关节炎疗效观察［J］．中国针灸，2007（3）：191－192.

[44] 黄朝曦．温针灸治疗膝关节骨性关节炎52例［J］．福建中医药，2007（5）：23.

[45] 吴明霞，李俐，洪昆达，等．温针灸治疗膝骨性关节炎30例［J］．福建中医学院学报，2007（6）：37－39.

[46] 李志宏，李冬梅．温针灸治疗膝关节骨性关节炎55例［J］．中医外治杂志，2010，19（5）：32－33.

[47] 裘胜．温针灸治疗膝关节骨性关节炎随机平行对照研究［J］．实用中医内科杂志，2013，27（14）：86－87.

[48] 赵敏．温针灸治疗膝关节骨性关节炎35例临床观察［J］．陕西中医，2014，35（3）：359－360.

[49] 潘震．温针灸治疗膝骨性关节炎临床疗效研究［J］．基层医学论坛，2011，15（31）：1050－1051.

[50] 丁明晖，张宏，李燕．温针灸治疗膝关节骨性关节炎随机对照研究［J］．中国针灸，2009，29（8）：603－607.

[51] 毛湄，周晓平．热敏灸结合针刺治疗膝关节骨性关节炎的临床观察［J］．内蒙古中医药，2015，34（5）：114－115.

[52] 于丹，谢洪武，张波，等．艾灸不同状态腧穴治疗膝骨性关节炎的临床疗效观察［J］．针刺研究，2013，38（6）：497－501.

[53] 蔡国伟，李静．热敏灸对急性膝关节痛患者疼痛及血清IL－8的影响［J］．中国康复，2013，28（1）：55－56.

[54] 陈二海，余安胜．热敏点温灸盒灸治疗膝骨性关节炎27例［J］．中医外治杂志，2013，22（1）：40－41.

[55] 谢洪武，陈日新，徐放明，等．热敏灸治疗膝骨性关节炎疗效对照研究［J］．中国针灸，2012，32（3）：229－232.

[56] 黄曙晖，冯碧君，于鹏，等．热敏灸治疗膝关节骨性关节炎35例临床观察［J］．新中医，2009，41（5）：86－87，88.

[57] 迟振海，熊俊，焦琳，等．热敏灸治疗膝关节骨性关节炎的灸位热敏规律—一项探索性RCT研究［J］．中国中医药现代远程教育，2016，14（4）：104－106.

[58] Chen R，Chen M，Xiong J，et al. Comparative effectiveness of the Deqi sensation and non－deqi by moxibustion stimulation：A multicenter prospective cohort study in the treatment of knee osteoarthritis［J］. Evidence－based Complementary and Alternative Medicine，2013. Article ID 906947，7 pages.

[59] 孙奎，杨骏，沈德凯．隔附子饼灸治疗肝肾不足型膝原发性骨关节炎［J］．中国针灸，2008（2）：87－90.

[60] 孙奎，杨永晖，周忠良，等．隔附子饼灸治疗肝肾不足型膝骨关节炎的临床观察［J］．上海针灸杂志，2008（4）：9－10.

[61] 鲍学梅，孙奎．隔附子饼灸治疗肝肾不足型膝原发性骨关节炎的作用机制分析［J］．中医药临床杂志，2013，25（9）：797－798.

[62] 李辉莲．隔附子饼灸治疗膝关节炎的临床护理［J］．现代医院，2013，13（11）：82－84.

［63］赵海音，孔静婧，鲁望，等．针灸治疗膝关节骨性关节炎的临床疗效观察［J］．上海中医药大学学报，2013，27（2）：45－47．

［64］周艳丽，李璟，侯文光，等．艾灸治疗膝骨关节炎临床观察［J］．上海针灸杂志，2014，33（12）：1086－1088．

［65］张前进，曹烈虎，李卓东，等．艾灸与塞来昔布治疗膝骨性关节炎临床效果及安全性观察［J］．中国中医骨伤科杂志，2011，19（1）：13－15．

［66］袁训林．艾炷灸治疗膝关节退行性骨关节炎的疗效观察［J］．针灸临床杂志，2011，27（5）：41－42．

［67］李艳玲．艾灸治疗膝关节骨性关节炎临床疗效［J］．中外医疗，2012，31（2）：130．

［68］Song GM，Tian X，Jin YH，et al. Moxibustion is an alternative in treating knee osteoarthritis［J］．Medicine（United States），2016，95（6）．

［69］Li A，Wei，Z J，Liu Y et al.，Moxibustion treatment for knee osteoarthritis［J］．Medicine（United States），2016，95（14）．

［70］石慧．不同针灸疗法治疗肩周炎疗效评价［A］．中国针灸学会（China Association of Acupuncture-Moxibustion）．2011 中国针灸学会年会论文集（摘要）［C］．中国针灸学会（China Association of Acupuncture-Moxibustion），2011：7．

［71］王玲玲，贾卫华，刘梅举，等．齐刺温针肩内俞治疗粘连前期肩周炎临床观察［J］．中国中医急症，2009，18（10）：1607－1608．

［72］周晓平．温针灸对肩周炎的镇痛作用研究［J］．实用医学杂志，2007（1）：127－128．

［73］尹卫新．温针灸法治疗肩周炎 48 例临床疗效观察［J］．中医药导报，2009，15（5）：64－65．

［74］游璐．温针灸与电针治疗肩关节周围炎的疗效对比［J］．求医问药（下半月），2011，9（11）：342－343．

［75］徐远红，杨凤翔，王刚，等．温针灸与体外冲击波治疗肩周炎疗效比较［J］．中国中医急症，2010，19（10）：1688－1689．

［76］尚进．温针灸治疗 218 例肩周炎患者疗效分析［J］．中外医疗，2012，31（13）：123．

［77］黄开云，蒲椿，王林，等．温针灸治疗肩周炎 128 例［J］．中医外治杂志，2013，22（6）：38－39．

［78］李丽．温针灸治疗肩周炎 22 例疗效分析［J］．内蒙古中医药，2012，31（4）：43－44．

［79］邓建春，黄富献．温针灸治疗肩周炎 56 例疗效观察［J］．中外医疗，2008（23）：89．

［80］乜莲凤．温针灸治疗肩周炎 60 例的疗效观察［J］．求医问药（下半月），2011，9（9）：219．

［81］王鹏．温针灸治疗肩关节周围炎的临床研究［J］．世界最新医学信息文摘，2015，15（17）：126－127．

［82］宋治国，代亮，胡永春，等．温针灸治疗肩周炎疗效观察［J］．实用中医药杂志，2014，30（6）：542－543．

［83］陈迎春，冯祯根，黄国琪．温针灸治疗肩关节周围炎的随机对照临床观察（英文）［J］．Journal of Acupuncture and Tuina Science，2015，13（5）：324－327．

［84］许爱群．温针灸治疗肩关节周围炎临床观察［J］．按摩与康复医学，2014（10）：45－46．

［85］宋明霞，刘丰，邓超，等．温针灸治疗肩周炎 56 例疗效观察［J］．医药与保健，2013

（11）：56.

[86] 唐永春，金小英，彭珂．温针灸治疗肩周炎60例疗效观察［J］．健康必读（中旬刊），2012（12）：13.

[87] 蔡琦英．温针灸治疗肩周炎的疗效观察［J］．中国中医药咨讯，2011（8）：178，446.

[88] 李明，朱珊珊．温针灸治疗肩周炎临床疗效观察［J］．中国保健营养（中旬刊），2013（1）：238-239.

[89] 赵义造，郑士立，宋丰军．热敏点灸对肩周炎急性期患者CRP、NO水平及疗效的影响［J］．福建中医药，2010，41（2）：26-28.

[90] 金仁奎，吴永昌，郑英，等．热敏灸与温针灸治疗肩周炎临床疗效比较研究［J］．上海中医药杂志，2014，48（5）：86-88.

[91] 高燕，黄臻．温针灸治疗原发性寒凝血瘀型痛经疗效分析［J］．亚太传统医药，2014，10（14）：60-61.

[92] 袁文龙，孙艳霞，贾庆红．原发性寒凝血瘀型痛经行温针灸治疗的疗效分析［J］．当代医学，2013，19（29）：157-158.

[93] 张昶，张怡，徐伟，等．温针灸治疗寒凝血瘀型原发性痛经的临床疗效评价［J］．北京中医药，2013，32（4）：284-286.

[94] 李秀娟．温针灸治疗寒凝血瘀型原发性痛经的临床疗效观察［D］．广州中医药大学，2012.

[95] 薛海峰．温针灸治疗寒凝血瘀型原发性痛经30例临床观察［J］．中国中医药科技，2009，16（5）：377.

[96] 王慧．温针灸治疗寒凝血瘀型痛经30例疗效观察［J］．长春中医药大学学报，2008，24（6）：718.

[97] 吴艳荣，乔敏，高希言．温针灸治疗原发性寒凝血瘀型痛经的临床观察［J］．国际中医中药杂志，2008（5）：363.

[98] 张鸿宇．隔姜灸关元穴治疗大学生原发性痛经的即时止痛观察［D］．泸州医学院，2013.

[99] 樊纯华．隔姜灸治疗寒凝血瘀型痛经的临床研究［D］．广州中医药大学，2014.

[100] 朱现民，陈煦，胡兴旺．隔姜灸治疗寒湿凝滞型痛经46例临床观察［J］．四川中医，2010.28（12）：106-107.

[101] 张欣，尚坤．隔姜灸治疗原发性痛经（寒湿凝滞型）36例临床观察．辽宁中医杂志2010.37（9）：1795-1796.

[102] 王理臻．隔物灸治疗原发性痛经的系统评价［D］．成都中医药大学，2016.

[103] 赵莉，李沛，林莺等．艾灸关元治疗原发性痛经30例［J］．福建中医药大学学报，2012，22（1）：63-64.

[104] 李蔚江，王安迪，曹晓雯，等．艾灸地机穴治疗原发性痛经的腹部红外热像特征研究［J］．上海针灸杂志，2012.31（9）：659-661.

[105] 黄冬梅，司瑞超．艾灸对原发性痛经患者的护理疗效观察［J］．中医临床研究，2015.7（3）：130-131.

[106] 黄婵梅．艾灸在初高中女生痛经治疗中的体会［J］．中国中医药咨讯，2011，3（18）：511.

[107] 朱畅．艾灸治疗寒凝血瘀型原发性痛经［J］．湖北中医杂志，2011.33（1）：65-67.

[108] 张乐伟，尚学东，李擎，等．艾灸治疗优秀乒乓球运动员痛经疗效观察［J］．中国运动医学杂志，2011，30（9）：845 - 849．

[109] 侯咪，张卫华．艾灸治疗原发性痛经 35 例临床研究［J］．现代中医药，2016，36（2）：50 - 53．

[110] 方丽．艾灸治疗原发性痛经的临床疗效观察［J］．医学美学美容临床研究，2015（3）：108．

[111] 井鑫鑫，刘佳，尹航．艾灸治疗原发性痛经的效果和护理措施［J］．生物技术世界，2015（9）：139 - 140．

[112] 文欣如．艾灸治疗原发性痛经的临床研究［D］．成都中医药大学，2013．

[113] Edhy Listijo．艾灸疗法治疗原发性痛经有效性的系统评价［D］．广州中医药大学，2014．

[114] Xu T, Hui L, Juan YL, et al. Effects of moxibustion or acupoint therapy for the treatment of primary dysmenorrhea：a meta - analysis［J］. Alternative Therapies in Health and Medicin，2014，20（4）：33 - 42．

[115] Gou C, Gao J, Wu C, et al. Moxibustion for primary dysmenorrhea at different interventional times：A systematic review and meta - analysis［J］. Evidence - based Complementary and Alternative Medicine，2016. Article ID 6706901，8 pages.

[116] 张素荣．温针灸治疗慢性盆腔炎的临床疗效观察［J］．内蒙古中医药，2014，33（23）：63．

[117] 刘宏俊，李晋霞，郭志芳．温针灸治疗慢性盆腔炎 30 例［J］．中医外治杂志，2013，22（6）：46．

[118] 李其英，费萍，王瑛．温针灸治疗慢性盆腔炎 46 例临床护理［J］．齐鲁护理杂志，2009，15（1）：56 - 57．

[119] 甄洪亮，王瑛，刘贤菊．温针灸治疗寒湿凝滞型慢性盆腔炎疗效观察［J］．中国针灸，2008（10）：736 - 738．

[120] 陈玉飞，汪慧敏，杨婷，等．隔药饼灸治疗气滞血瘀型慢性盆腔炎临床观察［J］．上海针灸杂志，2013，32（10）：833 - 836．

[121] 汪小春，胡小荣，封俊光．腧穴热敏化艾灸治疗慢性盆腔炎 30 例［J］．河南中医，2008（10）：70 - 71．

[122] 陈英，杨卫杰，曹晶晶．纯艾条温和灸治疗胎位不正 100 例［J］．光明中医，2010，25（5）：816 - 817．

[123] 杨伟伟，郑雯．艾条温和灸矫正胎位不正 126 例观察［J］．浙江中医药大学学报，2008（3）：386，392．

[124] 艾霞，高强强．艾灸治疗纠正胎位异常临床观察［J］．湖北中医药大学学报，2013，15（5）：61．

[125] 陈英．艾灸至阴穴治疗胎位不正 80 例［J］．陕西中医，2007（3）：334 - 335．

[126] 杨运宽，茅敏，胡幼平，等．艾灸至阴穴矫治胎位不正的多中心随机对照临床研究［J］．中医杂志，2007（12）：1097 - 1098，1121．

[127] Coyle ME, Smith CA, Peat B. Cephalic version by moxibustion for breech presentation：Cochrane database of systematic reviews. Cochrane Database Syst Rev，2012（5）：CD003928．

[128] 李会．隔药灸脐疗法治疗女性压力性尿失禁（肾气不固型）的临床研究［D］．山东中医药大

学，2016.

[129] 张现豪，冯国湘，文宁．温针灸治疗中风后尿潴留患者的临床观察［J］．湖南中医药大学学报，2011，31（3）：72－74.

[130] 李岩，王洁．温针灸治疗脑卒中后尿潴留患者的临床观察［J］中医临床研究，2012，4（23）：49－50.

[131] 张省青，董明翠，郭云霞．食盐隔姜灸治疗产后尿潴留36例［J］．陕西中医，2013，34（7）：782.

[132] 陈慧君．神阙穴隔盐隔姜灸治疗痔疮手术后尿潴留30例［J］．浙江中医杂志，2009，44（7）：517.

[133] 乔秀兰，靳文学，王竹行，等．神阙穴隔物灸治疗中风后尿潴留的临床研究［J］．中国中医急症，2013，22（9）：1496－1497.

[134] 王爱红，侯桂红，李志红．隔姜灸中极穴干预腰椎手法复位后尿潴留49例效果观察［J］．湖南中医杂志，2015，31（11）：125－126.

[135] 韩照红，李宝珠，冯先兰．隔姜灸治疗肛肠病术后尿潴留的临床观察［J］．国际医药卫生导报．2013，19（7）：981－983.

[136] 刘敏．隔姜灸治疗产后尿潴留［J］．浙江中医杂志，2008，43（3）：165.

[137] 梁莹．隔姜灸关元穴治疗心脏介入术后尿潴留的疗效观察［J］．广西中医药，2013，36（3）：30－31.

[138] 高明清，吴林瑾．隔姜隔盐灸治疗剖宫产后尿潴留的临床观察［J］．内蒙古中医药，2008（5）：14－15.

[139] 邓晓蓉，刘勇，张娟．温和灸治疗肛肠病术后尿潴留患者的疗效观察［J］．中国实用医药，2012，7（18）：50－51.

[140] 陈晓洁，汪永坚，严红妹．穴位温灸法治疗妇科术后尿潴留疗效观察［J］．上海针灸杂志，2010，29（8）：519－520.

[141] Tan Z, Zhu X, LI B, et al. Meta－analysis of effectiveness of moxibustion in treatment of postoperative urinary retention［J］. World Journal of Acupuncture － Moxibustion, 2016, 26（1）：64－70.

[142] 慈洪飞，吕宁．艾盒灸神阙穴治疗非特异性溃疡性结肠炎疗效观察［J］．现代医药卫生，2010，26（8）：1205－1206.

[143] 王秋芳．温和灸治疗慢性溃疡性结肠炎临床分析［J］．中国中医药现代远程教育，2013，11（9）：51－52.

[144] Lee DH, Kim JI, Lee MS, et al. Moxibustion for ulcerative colitis：A systematic review and meta－analysis［J］. BMC Gastroenterology, 2010（10）：36.

[145] 张焕平．隔药饼灸治疗慢性溃疡性结肠炎60例疗效观察［J］．内蒙古中医药，2012，31（7）：79.

[146] 吴焕淦，施征，朱毅，等．隔药灸治疗溃疡性结肠炎的临床研究［J］．上海针灸杂志，2007（4）：3－4.

[147] 王众．温针灸治疗溃疡性结肠炎50例的疗效观察［J］．中外医疗，2013，32（34）：126，128.

［148］李冰．温针灸治疗溃疡性结肠炎的临床观察［D］.黑龙江省中医药科学院，2016.

［149］黄志刚．温针灸治疗慢性结肠炎疗效观察［J］.中国针灸，2008（11）：795－797.

［150］唐英，尚清．艾灸法治疗小儿慢性腹泻20例［J］.中医研究，2011，24（10）：70－72.

［151］范东英，刘惠玲．隔姜悬起灸神阙穴治疗轻症小儿腹泻并发腹胀的疗效观察［J］.中国优生优育，2014，20（1）：59－60.

［152］崔明辰，李成宏．神阙穴隔药灸治疗小儿秋季腹泻临床观察［J］.中国针灸，2008（3）：194－196.

［153］蔡圣朝，徐祖传．点灸治疗婴幼儿腹泻321例疗效观察［J］.安徽中医学院学报，1998（4）：42－43.

［154］张云波，颜春艳，谢胜．神阙穴隔姜灸治疗腹泻型肠易激综合征30例［J］.江西中医药，2007（8）：69－70.

［155］Ma Y, Liu X, Liu C, et al. Randomized clinical trial：The clinical effects of herb－partitioned moxibustion in patients with diarrhoea－predominant irritable bowel syndrome［J］. Evidence－based Complementary and Alternative Medicine，2013.

［156］陈晟，杜冬青，马玉侠，等．隔药灸神阙治疗脾气虚型肠易激综合征的临床研究（英文）［J］. Journal of Acupuncture and Tuina Science，2011，9（5）：265－268.

［157］刘骁，郭刚，马玉侠，等．隔药灸脐法对脾虚型肠易激综合征患者脑肠肽的影响［J］.山东中医药大学学报，2013，37（4）：289－291.

［158］毕龙腾．通元法治疗腹泻型肠易激综合征（肝郁乘脾型）临床研究［D］.广州中医药大学，2016.

［159］李克嵩．温针灸治疗肠易激综合征（肝郁脾虚型）的临床疗效观察［D］.山东中医药大学，2015.

［160］储浩然，李难，程红亮．温针灸治疗肝郁脾虚型肠易激综合征疗效观察［J］.上海针灸杂志，2015，34（5）：424－425.

［161］武建华．温针灸治疗腹泻型肠易激综合征疗效观察［J］.中国中医药信息杂志，2014，21（11）：98－99.

［162］盖娟娟，曾科学，Zhou D. 温针灸治疗60例腹泻型肠易激综合征疗效观察（英文）［J］. World Journal of Acupuncture－Moxibustion，2013，23（4）：43－45，51.

［163］牟建蛟．温针灸治疗腹泻型肠易激综合征（肝郁乘脾型）临床疗效观察［D］.成都中医药大学，2013.

［164］邓琼．温针灸治疗60例腹泻型肠易激综合征疗效分析［J］.中国现代药物应用，2012，6（9）：119－120.

［165］郭光丽，鲍虎豹，张亚滨．热敏灸治疗过敏性鼻炎的临床疗效观察［J］.江西中医药，2011.1（1）：59－60.

［166］玛依努尔·木拉提．温针灸治疗过敏性鼻炎68例疗效观察［J］.新疆中医药，2011，29（1）：24－25.

［167］蔡加，曾繁华．热敏灸迎香、风池治疗过敏性鼻炎的临床研究［J］.赣南医学院学报，2014.34（6）：942－943.

［168］吕敏，范新华．热敏灸与药物治疗过敏性鼻炎疗效对比观察［J］．上海针灸杂志，2013.32
　　　　（12）：1020－1021．

［169］张波，迟振海，付勇，等．热敏灸治疗过敏性鼻炎的临床疗效观察［J］．江西中医药，2011.1
　　　　（1）：59－60．

［170］李双．温和灸治疗持续性变应性鼻炎的临床疗效观察［D］．北京中医药大学，2016．

［171］刘兴勤．温针灸为主治疗周围性面瘫50例［J］．针灸临床杂志，2009.25（8）：10．

［172］郭琴．温针灸与常规针刺治疗周围性面瘫风寒证型的疗效对比［J］．世界最新医学信息文摘，
　　　　2015，15（76）：86．

［173］刘艺琴．单一针刺与针灸治疗风寒型Bell面瘫的临床对比研究［D］．成都中医药大学，2012．

［174］韩国引．温针灸治疗风寒型周围性面瘫的临床观察［D］．南京中医药大学，2012．

［175］张丽华．温针灸治疗周围性面瘫38例疗效观察［J］．针灸临床杂志，2007（10）：39．

［176］刘志良．温针与单纯针刺治疗面瘫360例疗效观察［J］．针灸临床杂志，2001（8）：38－39．

［177］李永丽．温针灸治疗周围性面瘫58例疗效观察［J］．大理医学院学报，1995（4）：41－42．

［178］宁晓军，陈瑛．隔姜灸治疗难治性面瘫［J］．中国民间疗法，2009，17（8）：13．

［179］王雷．隔姜灸治疗顽固性面瘫42例［J］．陕西中医，1998，19（4）：168．

ICS 11.120
C 05

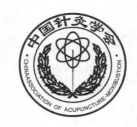

团 体 标 准

T/CAAM 0014—2019

循证针灸临床实践指南
火针疗法

Evidence – based guidelines of clinical practice
Fire needling therapy

2019–11–13 发布

2019–12–31 实施

中 国 针 灸 学 会 发布

前　　言

　　《循证针灸临床实践指南·针灸疗法》包括艾灸、拔罐、刺络放血、电针、火针、穴位贴敷、针刀等。

　　本部分为《循证针灸临床实践指南　火针疗法》。

　　本部分按照 GB/T 1.1—2009 给出的规则起草。

　　本部分由中国针灸学会提出。

　　本部分由中国针灸学会标准化工作委员会归口。

　　本部分主要起草单位：首都医科大学附属北京中医医院。

　　本部分参与起草单位：江西中医药大学附属医院、河北省中医院、湖南中医药大学第一附属医院、重庆市中医院、北京中医药大学、北京中医药大学东直门医院、北京中医药大学附属护国寺中医医院、辽宁中医药大学附属医院、济南市中医医院、杭州市红十字会医院、黑龙江省中医药科学院。

　　本部分主要起草人：王麟鹏、张涛、李彬、贺林、杜鑫、王桂玲、刘慧林、孙敬青。

　　本部分参与起草人：郭静、薛立文、胡俊霞、刘存志、周炜、曹丽娟、海英、车戬、冯树军、万红棉、金亚蓓、刘承浩、白妍、付勇、章薇、李金香、袁军、王竹行、王军。

　　本部分指导专家：刘保延、武晓冬、贾春生、赵宏、房繄恭、吴泰相、郭义、高树中、王富春、杨金生、赵吉平、赵京生、杨骏、刘雅丽。

　　本部分审议专家：刘保延、喻晓春、武晓冬、贾春生、麻颖、郭义、赵京生、赵吉平、房繄恭、彭唯娜、董国锋。

引　言

循证针灸临床实践指南是根据针灸临床优势，针对特定临床情况，参照古代文献、名医经验以及现代最佳临床研究证据，结合患者价值观和意愿，系统研制的帮助临床医生和患者做出恰当针灸处理的指导性意见。

循证针灸临床实践指南制定的总体思路是：在针灸实践与临床研究的基础上，遵循循证医学的理念与方法，紧紧围绕针灸临床的特色优势，综合专家经验、目前最佳证据以及患者价值观，将国际公认的证据质量评价和推荐方案分级规范，与古代文献及现代、当代名老针灸专家临床证据相结合，并将临床研究证据与大范围专家共识相结合，旨在制定出能保障针灸临床疗效和安全性，并具有科学性与实用性的可有效指导针灸临床实践的指导性意见。

循证针灸临床实践指南推荐等级主要采用世界卫生组织（WHO）等推荐的 GRADE（Grading of Recommendations Assessment，Development and Evaluation）系统，即推荐分级评价、制定与评估系统，其中推荐等级分为强推荐与弱推荐两级。强推荐的方案是估计变化可能性较小、个性化程度低的方案，而弱推荐方案则是估计变化可能性较大、个性化程度高、患者价值观差异大的方案。

循证针灸临床实践指南的证据质量分级和推荐等级如下：

◇ 证据质量分级（GRADE 分级）

证据质量高：　　A

证据质量中：　　B

证据质量低：　　C

证据质量极低：　D

◇ 推荐强度等级

支持使用某项干预措施的强推荐：　1

支持使用某项干预措施的弱推荐：　2

《循证针灸临床实践指南·针灸疗法》是用于指导和规范针灸疗法在临床应用的系列规范性文件。根据针灸实践、学科发展与市场化需求，中国针灸学会标准化工作委员会在广泛调研与征集专家意见的基础上，经过筛选，对艾灸、电针、火针、拔罐、刺络放血、穴位贴敷、针刀 7 种常用针灸疗法的临床实践指南提案开展了立项评审，该 7 种常用针灸疗法循证临床实践指南提案经中国针灸学会立项后，历经 3 年完成了研制工作。

区别于针灸技术操作规范、病症循证针灸临床实践指南、针灸养生保健服务规范，循证针灸临床实践指南突出不同针灸疗法的临床优势，以常用针灸疗法为手段，以临床优势病种为目标，将针灸技术操作规范与临床病症相衔接，指导临床医师正确使用不同针灸疗法治疗其优势病种，促进针灸疗法临床应用规范化，提高临床疗效与安全性，使之更好地为人民大众健康服务。

《循证针灸临床实践指南·针灸疗法》的编写，凝聚着全国针灸标准化科研人员和管理人员的辛勤汗水，是参与研制各方集体智慧的结晶，是辨证论治的个体化诊疗模式与循证医学有机结合的创造性探索。《循证针灸临床实践指南·针灸疗法》在研制过程中，得到了四川大学华西临床医学院循证医学与临床流行病学中心吴泰相教授、兰州大学循证医学中心刘雅丽副教授在方法学上的大力支持和帮助，在此深表感谢。同时，还要感谢各位专家的通力合作。

循证针灸临床实践指南 火针疗法

1 推荐方案摘要

1.1 治疗原则

火针临床应用应在明确疾病诊断的基础上，对症治疗。总体治疗原则：以辨病为主，结合辨证，针对患者的主要症状，确定病变部位、反应点及所涉及的经络，病、证、症、位相结合，选穴以局部取穴为主，结合循经远端取穴、辨证取穴、随症取穴为原则，对相应腧穴及阿是穴施以火针治疗。

建议根据患者病因病机、主要症状，可选择火针结合其他针灸疗法等中医外治疗法或联合中药等干预措施进行综合治疗，以减轻疾病症状，延缓疾病发展，改善患者生活质量为治疗的主要目标。

1.2 主要推荐意见

推荐意见	推荐强度等级
1.2.1 皮肤疾病 **1.2.1.1 痤疮** 患者宜采用局部火针点刺治疗，可结合毫针针刺、电针、刺络拔罐、间接灸法、氦氖激光等治疗	强推荐
1.2.1.2 带状疱疹 患者宜采用局部火针点刺治疗，可结合毫针针刺、电针、局部刺络拔罐、间接灸法、红外线照射、半导体激光照射等治疗	强推荐
1.2.1.3 静脉曲张 患者宜采用局部火针刺络放血疗法治疗。总出血量控制在 50mL 以内，血流自止后用乙醇棉球清理血渍并消毒针孔	强推荐
1.2.1.4 湿疹 患者宜采用火针疗法治疗，可结合皮损局部行刺络拔罐、艾灸等治疗	强推荐
1.2.1.5 白癜风 患者可采用火针疗法治疗，可结合皮损局部外用药及艾灸等治疗	弱推荐
1.2.1.6 神经性皮炎 伴皮肤瘙痒、苔藓样变者，可采用火针疗法治疗，可结合艾灸、拔罐、穴位埋线、穴位注射及耳穴压豆疗法治疗	弱推荐
1.2.1.7 静止期寻常型银屑病 辨证为血瘀证者，可采用火针疗法治疗，可结合毫针针刺及刺络拔罐治疗	弱推荐
1.2.2 骨关节疾病 **1.2.2.1 膝骨关节炎** 宜采用火针疗法，可结合毫针针刺、温针、电针、艾灸或刺络放血疗法治疗。膝关节积液可参照本病治疗	强推荐
1.2.2.2 肩周炎 宜采用火针疗法，可结合毫针、电针及拔罐疗法治疗	强推荐
1.2.2.3 肱骨外上髁炎 宜采用火针疗法，可结合毫针针刺治疗	强推荐
1.2.2.4 下腰痛 宜采用火针疗法，可结合毫针针刺、芒针针刺、电针、拔罐、艾灸及局部理疗疗法治疗	强推荐

推荐意见	推荐强度等级
1.2.2.5 颈椎病 颈型、神经根型、椎动脉型颈椎病宜采用火针疗法治疗，可结合毫针针刺及电针疗法治疗	强推荐
1.2.3 风湿免疫疾病 **1.2.3.1 类风湿关节炎** 宜采用火针疗法止痛，以局部阿是穴为主，可配合毫针针刺、刺络拔罐及埋线治疗	强推荐
1.2.3.2 强直性脊柱炎 可采用火针疗法治疗，以局部阿是穴为主，可配合毫针针刺、电针、刺络拔罐及艾灸治疗	弱推荐
1.2.3.3 痛风 可采用火针疗法治疗，以局部阿是穴为主，可配合刺络放血及艾灸治疗	弱推荐
1.2.4 神经系统疾病 **1.2.4.1 脑卒中** 合并肩手综合征、卒中后痉挛状态者，宜采用局部火针点刺治疗，可结合毫针针刺、电针等治疗	强推荐
1.2.4.2 偏头痛 患者可采用局部火针点刺治疗，可结合毫针针刺、电针等治疗	弱推荐
1.2.4.3 面肌痉挛 患者可采用局部火针点刺治疗，可结合毫针针刺、电针、间接灸法、穴位注射及耳穴压豆等治疗	弱推荐
1.2.4.4 特发性面神经麻痹 静止期（发病8～14天）及恢复期（发病15～90天）可采用局部火针点刺治疗，可结合毫针针刺、电针、艾灸、拔罐、刺络放血及耳穴压豆等治疗。但急性期（发病1～7天）面部取穴应少，刺激量应小，不推荐面部使用火针疗法	弱推荐
1.2.5 妇科疾病 **1.2.5.1 乳腺增生症** 伴局部疼痛不适者，可采用火针疗法治疗，可结合毫针针刺治疗。施术时应注意严格控制针刺深度	弱推荐
1.2.5.2 急性乳腺炎 急性乳腺炎及化脓性乳腺炎患者，可采用火针结合刺络放血治疗。术后规律换药，或配合药线引流	弱推荐

2 简介

2.1 疗法概述

2.1.1 术语和定义

下列术语和定义适用于本标准。

2.1.1.1

火针 Fire needle

用耐受高温并对人体无损伤的金属材料为针体，专用于烧红针体后刺入人体的针具。又称燔针、焠针。

［GB/T 30232—2013 针灸学通用术语］

2.1.1.2

火针疗法 Fire needling therapy

将火针加热至针体通红，按一定刺法迅速刺入人体选定部位的治疗方法。

［GB/T 30232—2013 针灸学通用术语］

2.1.2　火针疗法文献记载

火针疗法，古称燔针、焠刺、烧针、煨针，为中国古代"九针"之一，作为针灸疗法中的重要组成部分已有数千年的历史。

首次记载火针疗法的古籍是《内经》。全书中虽无"火针"二字，但可见"燔针""焠刺"或"烧针"等名词，如《灵枢·官针》："九曰焠刺，焠刺者，刺燔针则取痹也。"《内经》中对针具、主治作用及禁忌也做了论述。如《灵枢·九针十二原》："九曰大针，长四寸……大针者，尖如挺，针锋微圆……"此处所谓的大针，即为火针疗法的专用针。因火针疗法的针具需耐高温，能速刺，所以要求针体粗大，针尖微圆，否则在操作时针具很容易弯曲、折断，不能达到治疗疾病的目的。《内经》中提到火针疗法的适应证有四种：痹证、寒证、经筋证、骨病。此外也提到热证是火针疗法的禁忌证。如《灵枢·官针》云："热则筋纵不收，无用燔针。"综上所述，可认为火针疗法创立于《内经》。火针疗法到汉代应用普遍，如张仲景在《伤寒论》中多次提到火针疗法，肯定了火针疗法的治疗作用，强调了应用火针须严格掌握适应证，提出火针出针后针孔的护理操作。宋代以后，火针疗法有了很大发展。临床针灸家王执中所著的《针灸资生经》是最早将火针疗法用于治疗内脏疾病的著作，扩展了火针疗法的适应证。明代为火针疗法发展的鼎盛时期，代表著作有《针灸大成》《针灸聚英》《名医类案》等，从火针针具、加热、刺法到临床应用和禁忌证等都做了全面精细的论述与内容的更新，奠定了火针疗法的理论体系。清代至民国年间，中医药事业的衰落使火针疗法的发展也有所停滞。国医大师贺普仁教授从 20 世纪 60 年代起首先发起和倡导了火针疗法的临床使用，在火针疗法的适应证及治病机制方面做了尝试和探讨，在临床实践中坚持使用火针治疗各种病症，取得了显著的疗效，并于 20 世纪 80 年代初将火针、毫针、三棱针为主的针法提升为独具特色的针灸治疗体系——"贺氏针灸三通法"，以火针为主的温通理论体系是"贺氏针灸三通法"的主要组成之一，继《内经》《千金方》《针灸聚英》后又一次全面总结了火针疗法的病机学说，规范了火针操作方法，归纳了注意事项和禁忌证等，扩大了火针疗法的临床适应证。贺普仁教授将多年的临床实践经验加以总结，对火针疗法进行了发展，丰富了火针疗法的病机学说，突破热病不用火针的禁忌；扩大了火针施术的部位，突破了面部不用火针的禁忌；归纳了火针刺法，突破火针不留针的禁忌；突破治疗病种范围，扩大了火针疗法临床适应证；规范了火针疗法的操作过程，并研制了贺氏火针针具，制作出一系列适用于不同临床疾病的火针，制定了成熟稳定的制作工艺。

现代相关的临床研究指出，以火针刺激病位及反射点，能迅速消除或改善局部组织水肿、充血、渗出、粘连、钙化、挛缩、缺血等病理变化，从而加快局部微循环，改善代谢，使受损组织和神经重新恢复。火针点刺具有消坚散肿、促进慢性炎症吸收的作用，可将病变组织破坏，激发自身对坏死组织的吸收。火针携高温直达病所，针体周围微小范围内的病变瘢痕组织被灼至炭化，粘连的组织得到疏通松解，局部血液循环状态随之改善。通过多次散刺及每次治疗后一段时间的休整，机体对灼伤组织充分吸收、代谢，条索状的筋结组织逐渐缩小直至消失。经火针治疗前后的红外热像图观察表明：火针治疗后，病变部位的平均温度升高 0.2397℃，局部血液循环得到改善，局部组织代谢加强，有利于炎症等病理反应的消失和肌肉皮肤等正常组织的营养。也有研究认为火针对机体的轻度灼伤会使机体产生一系列应激反应，其结果包括使血液中抗体增强，使血清皮质醇升高、白介素 1 降低，改善针刺周围组织血液循环和新陈代谢，降低组织肿胀，同时可促进白细胞的渗出并提高其吞噬功能，使炎症局限化，并有助于炎症消退。

经初步文献检索发现，火针治疗疾病的范围较广，从骨科、神经科、内科和外科，扩展到妇科、皮肤科、肿瘤科、五官科、风湿免疫科、肛肠科等，但火针治疗优势病种主要集中在皮肤科、骨科、风湿免疫科、神经科及妇科疾病。临床研究表明，火针疗法多用于治疗带状疱疹、痤疮、疣类疾病、湿疹、银屑病、神经性皮炎、淋巴结核、口腔溃疡、颈椎病、膝骨关节病、肩周炎、软组织损伤、下腰痛、类风湿关节炎、强直性脊柱炎、痛风、脑血管病、面神经炎、面肌痉挛、头痛、乳腺增生、乳腺炎等疾病。单病种分析结果显示，火针对脑血管病的临床研究高居火针治疗优势病种榜首，其次为带状疱疹和颈椎病。按照不同系统疾病进行文献统计，皮肤科疾病涉及带状疱疹、痤疮、疣类疾病、湿疹、神经性皮炎、皮肤瘙痒症、白癜风、荨麻疹、掌跖脓疱病、黄褐斑、斑秃、银屑病、寒冷性多形红斑、胎记、结节性痒疹等；骨关节疾病涉及颈椎病、膝骨关节病、肩周炎、腕踝关节损伤、腱鞘囊肿、足跟痛、腰椎间盘突出症、膝关节滑膜炎、肱骨外上髁炎、坐骨神经痛、腰肌劳损、急性腰扭伤、髌骨软化症、膝内侧副韧带炎、腱鞘炎、腰三横突综合征、肩胛肋骨综合征、棘突炎、腓肠肌痉挛、肩背筋膜炎、软组织损伤等；风湿免疫疾病涉及类风湿关节炎、风湿性关节炎、强直性脊柱炎、肌肉风湿病、痛风性关节炎；神经系统疾病涉及脑血管病、面神经炎、面肌痉挛、头痛、股外侧皮神经炎、三叉神经痛、带状疱疹后遗神经痛、脊髓损伤、癔病性瘫痪、低钾性周期性麻痹、椎基底动脉供血不足、睡眠障碍、臀上皮神经痛、麻风病后遗神经痛、头痛等；妇科疾病涉及外阴白斑、乳腺增生、卵巢囊肿、子宫肌瘤、痛经、乳腺囊肿、附件炎、功能性子宫出血、月经不调、慢性盆腔炎、不孕症、乳腺炎等；外科疾病涉及静脉曲张、下肢丹毒、冻疮、急性静脉炎、粉瘤、小儿血管瘤、鸡眼、淋巴结核、脂肪瘤、褥疮、甲状腺瘤、腘窝囊肿等；五官科疾病涉及咽喉炎、扁桃体炎、流行性腮腺炎、眼外肌不全麻痹、颞颌关节功能紊乱、口腔溃疡、翼状胬肉等。

2.2 本标准制定的目标和目的

根据现有的临床证据、古代文献证据及临床专家经验，制定出临床实用性较强的火针临床实践指南。促进国内火针技术应用的规范化，为火针技术的临床实践提供可靠证据，确保治疗的安全性和有效性。

2.3 本标准的适用人群和应用环境

本标准适用于中国境内的针灸从业者、医学院校的教师和学生、针灸科学研究者。

本标准适用的环境包括中国各级医院针灸科门诊部或住院部、有针灸专业医师的基层及社区医院、有针灸专业的大学或学院、各针灸相关的科研及评价机构。

2.4 本标准适用的疾病范围

本标准工作组对古今文献进行广泛检索，对文献记载的火针疗法适应证进行总结归纳，共涉及324种疾病，涵盖皮肤科、骨科、风湿免疫科、神经科、妇科、内科、外科、肿瘤科、五官科、肛肠科等专业。根据文献出现频数及权重分析发现，火针疗法治疗优势病种主要集中在皮肤科疾病，肌肉、骨关节疾病，风湿免疫疾病，神经科疾病，妇科疾病等。经多次专家论证及问卷咨询对火针疗法治疗优势病种进行筛选与纳入，最终确定本标准适用的21个优势病种。

3 火针疗法操作规范

3.1 操作者要求

操作者应具备中华人民共和国中医执业医师资格证书。

3.2 施术前准备

3.2.1 操作器具选择

3.2.1.1 针具选择

选择以钨基高比重硬质合金材料制作的医用火针或一次性不锈钢无菌针灸针。针尖应圆利、无倒钩；针体应光滑、无锈蚀；针柄与针体缠绕应牢固，无松动。火针针具的结构、材质、规格参见国家标准 GB/T 21709.12—2009 相关规定，一次性不锈钢无菌针灸针参见国家标准 GB 2024—94、GB/T 21709.20—2009 相关规定。

临床上根据不同病症、不同部位及不同穴位的操作需要，选择不同规格的针具。临床常用火针分为细火针、中粗火针、粗火针、平头火针、多头火针、三棱火针、毫火针七类。

细火针：直径为0.5mm以下的火针。主要用于面部的腧穴；肌肉菲薄的部位；老人、儿童以及体质虚弱的患者。

中粗火针：直径0.7~0.8mm的火针。适用范围较广泛，除面部腧穴及肌肉菲薄部位外，其他部位包括四肢、躯干、压痛点和病灶周围均可使用。

粗火针：直径1.1mm以上的火针。主要用于针刺病灶局部，如窦道、淋巴结核、乳腺炎、腱鞘囊肿、皮肤病变部位等。

平头火针：主要用于灼烙浅表组织，如疣类等皮肤疾病等。

多头火针：以三头火针多见。刺激面积较大，可免除普通火针反复点刺的烦琐。多用于疣类皮肤疾病、黏膜溃疡等。

三棱火针：具有火针与三棱针的双重特点。主要用于疣类等皮肤疾病。

毫火针：以直径0.3~0.4mm的一次性不锈钢无菌针灸针作为针具进行火针操作。主要用于面部的腧穴；肌肉菲薄的部位；老人、儿童以及体质虚弱的患者。

3.2.1.2 烧针工具选择

打火机或火柴用于点火；酒精灯或用其他安全方式（如酒精棉火把、电加热等）进行针体加热。

3.2.2 部位选择

根据适应证及病情需要可选取腧穴、血络、体表病灶或病灶周围组织等部位，并在选定的针刺部位加以标记（如用指甲在针刺部位皮肤表面掐个"十"字），以确保火针操作的准确性。

3.2.3 体位选择

根据病情及针刺部位，可选择施术者能够正确取穴、施术方便，受术者舒适安全并能持久保持的体位。受术者常用的体位有卧位和坐位。

3.2.4 环境要求

治疗环境应清洁卫生，避免污染，远离易燃物，并注意避风。

3.2.5 消毒

3.2.5.1 施术者消毒

施术者双手应先用肥皂或洗手液清洗干净，再用75%酒精擦拭。

3.2.5.2 针刺部位消毒

可用75%酒精或0.5%~1%碘伏棉球在针刺部位消毒，施术部位由中心向外直径5cm范围环行擦拭。施术前每部位消毒1~2遍。待酒精或碘伏干后方可施术。

3.2.5.3 火针针体消毒

点燃酒精灯或酒精棉火把，从针根沿针体到针尖连续移动烧红火针，对施术前针体进行消毒。一次性不锈钢无菌针灸针无需烧红消毒，从包装中取出后直接用于火针操作。

3.3 施术方法

3.3.1 针体加热

用火焰外焰烧红针尖及针体，根据针刺深度，决定针体烧红长度，以烧红针体为度。

3.3.2 进针

针体烧红后，应迅速、准确地刺入针刺部位。

3.3.3 火针常用刺法

3.3.3.1 点刺法

在腧穴或病灶部位施以单针点刺的方法。

a）根据临床表现辨证辨经，在经穴上施以火针点刺，适用于内科疾病。针具以毫火针、细火针、中粗火针为主。进针的深度较毫针针刺相对较浅。

b）在病灶部位寻找最明显的压痛点，施以火针点刺，适用于肌肉、关节及各种神经痛，针具以毫火针、细火针、中粗火针为主。进针深度要掌握适度。

c）在凸出体表的皮肤或浅表组织病灶处，施以火针点刺，适用于疣类等皮肤疾病。针具以细火针、中粗火针、平头火针为主。进针深度要掌握适度，以火针针尖透过皮肤病变组织，而又刚接触到正常组织的深度为宜。

3.3.3.2　围刺法

围绕体表病灶周围施以多针刺激的方法，针刺点在病灶与正常组织交界处。适用于皮肤科、外科疾病，进针的间隔距离 1～1.5cm。一般选用中粗火针。进针深度应视病灶深浅而定，病灶深则针刺亦深，病灶浅则针刺亦浅。

3.3.3.3　留针法

以火针刺入穴位或病灶部位并短时间留针后再出针的方法。留针时间为 1～5min（表面碳化）。适用于淋巴结核、囊肿及皮肤科相关疾病。一般选用中粗火针、粗火针。进针深度应视病灶深浅而定。

3.3.3.4　刺络法

用火针刺入体表血液瘀滞的血络，放出适量血液的方法。适用于静脉曲张、痛症及肌肉骨关节疾病。一般选用三棱火针或中粗火针。进针深度以体表血络出血为度。

3.3.4　出针

针体达到治疗深度后出针。备好消毒干棉球，用于出血、出脓液处擦拭或按压。

3.4　施术后处理

3.4.1　消毒针具

为避免由针体产生的交叉感染，火针应重新用酒精灯或酒精棉火把从针根沿针体到针尖连续移动烧红，并用75%酒精棉球擦拭消毒备用。一次性不锈钢无菌针灸针进行一次火针操作后直接弃入医疗利器盒，不再重复使用。废针处理参照中华人民共和国国务院令第380号《医疗废物管理条例》。

3.4.2　处置针孔

为减轻疼痛，促进愈合，应妥善处置针孔。

a）可用无菌棉球或棉签按压针孔；

b）针孔如有出血或渗出物，可用无菌棉球或棉签擦拭按压；

c）火针刺络出血后，待出血停止后，再用无菌棉球擦拭按压，所出血液应作为医疗垃圾，参照中华人民共和国国务院令第380号《医疗废物管理条例》处理。

3.5　注意事项

a）施术时应注意安全，远离易燃、易爆物及氧气管路，防止烧伤及火灾等事故发生。

b）进行火针操作前，应先征得受术者同意。

c）火针操作时注意避开动脉及神经干，背部、腹部等邻近重要脏器的部位注意针刺深度，勿损伤内脏和重要器官。

d）面部应用火针需慎重，为避免留瘢痕，宜选用细火针浅刺。

e）孕妇、产妇及婴幼儿慎用。

f）基础状况较差的糖尿病患者、瘢痕体质或过敏体质者慎用。

g）精神过于紧张、饥饿、疲劳的患者不宜用。

h）火针施术后须向受术者交代针刺部位的维护事项，保持施术部位清洁干燥，避免搔抓。施术部位24小时避免沾水，以防局部感染。

3.6　不良反应及异常情况的处理

施术后如有针刺异常情况出现则应按照国家标准 GB/T 33415—2016 的规定进行处理。

3.7 禁忌

a）不明原因的肿块部位慎用。

b）人体的大血管、内脏、头面部重要器官禁用火针疗法。

c）严重失血、有自发性出血倾向、凝血功能障碍的受术者禁用火针疗法。

4 火针疗法临床应用优势病种及推荐方案

4.1 皮肤科疾病

4.1.1 概述

火针治疗皮肤科疾病应在明确病因的基础上，对症治疗。疗效优势：刺激量大，缩小皮损面积，改善皮损形态及严重程度，减轻皮损瘙痒、疼痛等不适感，阻止和延缓疾病的发展，改善生活质量。治疗原则：燥湿止痒、泻热解毒、通络止痛。选穴以皮损局部取穴为主，可结合辨证及循经远端取穴。

火针可作为治疗皮肤疾病的基础疗法，根据不同发病时期、症状及皮损程度，决定火针刺激量。可结合每种针灸疗法的特点，选择几种针灸治疗措施综合使用。

4.1.2 痤疮

4.1.2.1 疾病简介

痤疮，是一种毛囊皮脂腺的慢性炎症性皮肤病。发病机制仍未完全阐明。遗传、雄激素诱导的皮脂大量分泌、毛囊皮脂腺导管角化、痤疮丙酸杆菌繁殖、炎症和免疫反应等因素都可能与之相关。病程慢性，部分患者可遗留瘢痕，对其身心健康造成较大影响，尤其对青少年的心理和社交影响超过了哮喘和癫痫。属中医学的"肺风粉刺"范畴。结合患者病史、症状、皮损表现可明确诊断。

4.1.2.2 取穴

以皮损局部取穴为主，可结合辨证及循经取穴。

主穴：皮损局部。

配穴：肺俞、膈俞、脾俞、肾俞、大肠俞、大椎、命门、心俞、肝俞、气海、胃俞、关元、合谷、曲池、内庭、三阴交；耳穴：耳尖、肺、脾、内分泌、交感、面颊、额区等。

4.1.2.3 操作方法

主穴：采用毫火针、细火针，行点刺法操作，可配合局部刺络拔罐、间接灸法、氦氖激光治疗机治疗。若皮损为丘疹、黑头、脓疱，常点刺一次即可，其深度以针尖刺至基底部为度，用无菌粉刺挤压针稍加挤压，把皮损局部的黑头粉刺或脓疱分泌物、脓栓、脓血清除；若皮损为结节坚硬者，应在其中心和周围多处点刺，其深度以针尖透过皮肤病变组织，刺入结节中部为宜；若为囊肿，刺破囊壁时则有落空感，然后用无菌粉刺针轻轻挤出囊内容物。无论何种皮损点刺时都应先浅后深，深度在2mm以内为宜，每个穴位点刺操作不超过3次。操作完毕后于皮损局部外用碘消毒剂或外用抗生素预防感染。

配穴：采用毫火针或细火针点刺、毫针针刺、电针、艾灸、穴位埋线、刺络拔罐、耳穴压丸及耳尖放血等方法。

4.1.2.4 治疗频次

治疗过程中可根据患者皮损变化，3~7天行火针治疗1次。

『推荐』

> 推荐建议：痤疮患者宜采用局部火针点刺治疗，可结合毫针针刺、电针、刺络拔罐、间接灸法、氦氖激光等治疗。［GRADE 1C］

解释：本标准小组共搜集纳入相关文献104篇，其中RCT文献54篇。经综合分析形成证据体发现，火针疗法治疗痤疮，对症治疗为主，能促进皮损消退，降低皮损积分，改善皮损局部症状。证据体质量等级经 GRADE 评价后，因其纳入文献设计质量不高，最终证据体质量等级为低。综合利弊平衡、受术者意愿、资源消耗与成本分析及专家意见共识，并结合临床实际，对本治疗方案进行强推荐。本推荐方案出自文献证据及专家共识，请根据临床实际情况酌情使用。

4.1.3 带状疱疹

4.1.3.1 疾病简介

带状疱疹，是一种由水痘－带状疱疹病毒（VZV）引起的，以沿单侧周围神经分布的红斑、水疱，并常伴明显的神经痛为特征的病毒性皮肤病，是皮肤科的常见疾病。VZV 初次感染引起水痘，愈合后残留的病毒潜伏于脊神经后根及颅神经的神经节中，当 VZV 特异性的细胞免疫下降时，病毒重新复活发生带状疱疹。中医学属"蛇串疮"等范畴。结合患者病史、症状、皮损表现可明确诊断。

4.1.3.2 取穴

以皮损局部阿是穴为主，可结合辨证及循经取穴。

主穴：皮损局部及阿是穴（疱疹皮损局部、水疱、龙头、龙眼、龙腰、龙尾），对应脊神经节段的夹脊穴。

配穴：曲池、支沟、内关、外关、后溪、合谷、天枢、足三里、阴陵泉、阳陵泉、三阴交、太溪、大椎、肺俞、心俞、膈俞、肝俞、脾俞、肾俞、命门；耳穴：耳尖、肺、大肠、内分泌、内生殖、风溪、缘中、面颊等。

4.1.3.3 操作方法

主穴：采用细火针、中粗火针、多头火针，行点刺法、围刺法及刺络法操作，可配合毫针、电针、局部刺络拔罐、间接灸法、红外线照射、半导体激光照射治疗。火针针刺深度以针尖刺至皮损基底部为度。操作后用消毒棉球或棉签以适当力度按压挤出疱液，用消毒棉球或棉签拭干，稍作按压，术毕于皮损局部外用碘消毒剂或外用抗生素预防感染。操作部位 24 小时内避免洗浴，针孔处勿搔抓，以防感染。

配穴：采用细火针点刺、毫针针刺、电针、间接灸法、刺络拔罐、耳穴压丸及耳尖放血等方法。

4.1.3.4 治疗频次

治疗过程中可根据患者皮损变化及疼痛消退情况调整，1 ~ 3 天行火针治疗 1 次；一周 3 ~ 5 次；连续治疗 1 ~ 3 个月。

『推荐』

> 推荐建议：带状疱疹前驱期、疱疹期、结痂期及后遗神经痛期均宜采用局部火针点刺治疗，可结合毫针针刺、电针、局部刺络拔罐、间接灸法、红外线照射、半导体激光照射等治疗。
> ［GRADE 1B］

解释：参照 ZJ/T E001—2014，经综合分析形成证据体发现，火针疗法治疗带状疱疹，对症治疗为主，能促进皮损结痂消退，降低疼痛强度 VAS 疼痛评分，改善皮损局部瘙痒、灼烧感等症状，改善夜间睡眠情况等。证据体质量等级经 GRADE 评价后，因其纳入文献存在偏倚风险及不精确性等因素，最终证据体质量等级为中等。综合利弊平衡、受术者意愿、资源消耗与成本分析及专家意见共识，并结合临床实际，对本治疗方案进行强推荐。本推荐方案出自文献证据及专家共识，请根据临床实际情况酌情使用。

4.1.4 下肢静脉曲张

4.1.4.1 疾病简介

下肢静脉曲张，是由隐－股静脉瓣膜和（或）隐－腘静脉瓣膜功能不全导致的下肢浅静脉返流引起的下肢慢性静脉疾病。本病以患者站立时浅静脉直径≥3mm 为临床特征，多伴有沉重、肿胀、疼痛等症状以及水肿、皮肤营养障碍等并发症，可不同程度降低患者的生存质量。属中医学"筋瘤"

范畴。结合患者病史、症状、皮损表现可明确诊断。

4.1.4.2 取穴

以静脉曲张局部取穴为主，可结合辨证及循经取穴。

主穴：静脉曲张局部。

配穴：血海、阴陵泉、地机、足三里、阳陵泉、丰隆、太溪、三阴交、合阳、承筋、承山、昆仑等。

4.1.4.3 操作方法

主穴：采用中粗火针，行刺络法操作，可配合刺络拔罐。针刺深度2～4mm，每条曲张静脉点刺最多不超过15次，总出血量控制在50mL以内。

配穴：采用细火针点刺、毫针针刺、电针、艾灸及刺络拔罐等方法。

4.1.4.4 治疗频次

治疗过程中可根据患者皮损变化，3～7天行火针刺络放血治疗1次。

『推荐』

> 推荐建议：静脉曲张患者宜采用局部火针刺络放血疗法治疗。总出血量控制在50mL以内，血流自止后用乙醇棉球清理血渍并消毒针孔。[GRADE 1D]

解释：本标准小组共搜集纳入相关文献22篇，其中RCT文献3篇。经综合分析形成证据体发现，火针疗法治疗静脉曲张，对症治疗为主，能改善患肢压迫感、肿胀感、疼痛及瘙痒症状，改善患者静脉疾病临床严重程度评分（RVCSS）、静脉功能不全生活质量问卷（VEINESQOL/Sym）及静脉曲张严重程度评分量表（HVVSS）评分。证据体质量等级经GRADE评价后，因其纳入文献设计质量不高，最终证据体质量等级为极低。综合利弊平衡、受术者意愿、资源消耗与成本分析及专家意见共识，并结合临床实际，对本治疗方案进行强推荐。本推荐方案出自文献证据及专家共识，请根据临床实际情况酌情使用。

4.1.5 湿疹

4.1.5.1 疾病简介

湿疹，是一种由多种内外因素引起的具有明显渗出倾向的炎症性皮肤病，伴有明显的瘙痒症状，易复发，严重影响患者的生活质量。本病是皮肤科常见病，属中医学"湿疮""浸淫疮"范畴。结合患者病史、症状、皮损表现可明确诊断。

4.1.5.2 取穴

以皮损局部取穴为主，可结合辨证取穴。

主穴：湿疹皮损局部。

配穴：肺俞、心俞、膈俞、肝俞、脾俞、肾俞、中脘、下脘、天枢、气海、关元、水道、曲池、风市、血海等。

4.1.5.3 操作方法

主穴：采用细火针、中粗火针或多头火针，行点刺法、围刺法操作，可配合局部刺络拔罐、灸法。

配穴：采用火针点刺、毫针针刺、刺络拔罐、艾灸疗法。

4.1.5.4 治疗频次

治疗过程中可根据患者皮损变化，2～7天行火针治疗1次。

『推荐』

> 推荐建议：湿疹患者宜采用火针疗法治疗，可结合皮损局部行刺络拔罐、艾灸等治疗。[GRADE 1D]

解释：本标准小组共搜集纳入相关文献 24 篇，其中 RCT 文献 11 篇。经综合分析形成证据体发现，火针疗法治疗湿疹，对症治疗结合辨证治疗，能改善湿疹皮损面积及严重度指数评分（EASI 评分），减小皮损面积，改善皮损形态，减轻皮损瘙痒程度。证据体质量等级经 GRADE 评价后，因其纳入文献设计质量不高，最终证据体质量等级为极低。综合利弊平衡、受术者意愿、资源消耗与成本分析及专家意见共识，并结合临床实际，对本治疗方案进行强推荐。本推荐方案出自文献证据及专家共识，请根据临床实际情况酌情使用。

4.1.6　白癜风

4.1.6.1　疾病简介

白癜风，为一种局限性或泛发性色素脱失性皮肤病。传统中医学属"白癜""斑驳"等范畴，现中西医同名，统称为白癜风。结合患者病史、症状、皮损表现可明确诊断。

4.1.6.2　取穴

以皮损局部取穴为主，可结合辨证取穴。

主穴：皮损局部。

配穴：风池、曲池、内关、列缺、合谷、期门、肝俞、肾俞、血海、阳陵泉、阴陵泉、足三里、三阴交、行间、太冲等。

4.1.6.3　操作方法

主穴：采用毫火针、细火针，行点刺法、围刺法操作，可配合艾灸及局部外用药。

配穴：采用毫火针、细火针点刺、毫针针刺、艾灸疗法。

4.1.6.4　治疗频次

治疗过程中可根据患者皮损变化，3～14 天行火针治疗 1 次。

『推荐』

> 推荐建议：白癜风患者可采用火针疗法治疗，可结合皮损局部外用药及艾灸等治疗。〔GRADE 2D〕

解释：本标准小组共搜集纳入相关文献 24 篇，其中 RCT 文献 12 篇。经综合分析形成证据体发现，火针疗法治疗白癜风，对症治疗结合辨证治疗，能缩小皮损面积，改善皮损形态。证据体质量等级经 GRADE 评价后，因其纳入文献设计质量不高，最终证据体质量等级为极低。综合利弊平衡、受术者意愿、资源消耗与成本分析及专家意见共识，并结合临床实际，对本治疗方案进行弱推荐。本推荐方案出自文献证据及专家共识，请根据临床实际情况酌情使用。

4.1.7　神经性皮炎

4.1.7.1　疾病简介

神经性皮炎，又称慢性单纯性苔藓，是一种慢性炎症性皮肤神经功能障碍性皮肤病，其主要特征是自觉的阵发性剧烈瘙痒和皮肤肥厚苔藓样变。是皮肤科的常见病、多发病之一。中医学属"牛皮癣""摄领疮""顽癣""癣疮"等范畴。结合患者病史、症状、皮损表现可明确诊断。

4.1.7.2　取穴

以局部取穴为主，可结合辨证取穴。

主穴：皮损局部。

配穴：肺俞、肝俞、脾俞、曲池、阳陵泉、足三里、血海、风市等。

4.1.7.3　操作方法

主穴：采用毫火针、细火针、中粗火针或多头火针，行点刺法、围刺法、留针法或刺络法操作，可配合拔罐、艾灸疗法。

配穴：采用毫针针刺配合穴位埋线、穴位注射及耳穴压豆疗法。

4.1.7.4 治疗频次

治疗过程中可根据患者的瘙痒程度、皮损愈合程度，2～5 天行火针治疗 1 次。

『推荐』

> 推荐建议：神经性皮炎伴皮肤瘙痒、苔藓样变者，可采用火针疗法治疗，可结合艾灸、拔罐、穴位埋线、穴位注射及耳穴压豆疗法治疗。[GRADE 2D]

解释：本标准小组共搜集纳入相关文献 30 篇，其中 RCT 文献 13 篇。经综合分析形成证据体发现，火针疗法治疗神经性皮炎，对症治疗结合辨证治疗，能改善患者皮肤瘙痒程度，减小皮损面积及厚度，改善患者生活质量。证据体质量等级经 GRADE 评价后，因其纳入文献设计质量不高，最终证据体质量等级为极低。综合利弊平衡、受术者意愿、资源消耗与成本分析及专家意见共识，并结合临床实际，对本治疗方案进行弱推荐。本推荐方案出自文献证据及专家共识，请根据临床实际情况酌情使用。

4.1.8 寻常型银屑病（静止期）

4.1.8.1 疾病简介

银屑病，是一种常见的慢性复发性炎症性皮肤病，典型皮损为鳞屑性红斑。本病病程较长，病情易反复，缠绵难愈，给患者的身心健康带来严重的不良影响。银屑病临床分 4 种类型，包括寻常型、红皮病型、脓疱型和关节病型，其中以寻常型最常见，占全部患者的 97% 以上。中医学属"白疕"范畴。结合患者病史、症状、皮损表现可明确诊断。

4.1.8.2 取穴

以皮损局部取穴为主，可结合辨证取穴。

主穴：银屑病皮损局部。

配穴：膈俞、肝俞、肾俞、华佗夹脊、委中、曲池等。

4.1.8.3 操作方法

主穴：采用毫火针、细火针或中粗火针，行点刺法、围刺法、刺络法操作，可配合刺络拔罐及中药内服。

配穴：采用火针点刺、毫针针刺、刺络拔罐疗法。

4.1.8.4 治疗频次

治疗过程中可根据患者皮损变化，5～10 天行火针治疗 1 次。

『推荐』

> 推荐建议：静止期寻常型银屑病辨证为血瘀证者，可采用火针疗法治疗，可结合毫针针刺及刺络拔罐放血治疗。[GRADE 2D]

解释：本标准小组共搜集纳入相关文献 11 篇，其中 RCT 文献 8 篇。经综合分析形成证据体发现，火针疗法治疗血瘀型静止期寻常型银屑病，对症治疗结合辨证治疗，能改善银屑病皮损面积和严重指数（PASI）评分、中医证候评分、瘙痒等级评分、生活质量评分。证据体质量等级经 GRADE 评价后，因其纳入文献设计质量不高，最终证据体质量等级为极低。综合利弊平衡、受术者意愿、资源消耗与成本分析及专家意见共识，并结合临床实际，对本治疗方案进行弱推荐。本推荐方案出自文献证据及专家共识，请根据临床实际情况酌情使用。

4.2 骨关节疾病

4.2.1 概述

火针治疗骨关节疾病应在明确病因的基础上，对症治疗。疗效优势：缓解疼痛，保护关节功能，改善关节活动度，阻止和延缓疾病的发展，改善生活质量。治疗原则：舒筋利节、活络止痛。选穴以阿是穴及局部经穴为主，可结合辨证及循经远端取穴。

火针可作为治疗骨关节疾病的基础疗法，应用于疾病发生、发展的各期，根据不同发病时期及症状，决定火针刺激量。可结合每种针灸疗法的特点，选择几种针灸治疗措施综合使用。

4.2.2 膝骨关节炎

4.2.2.1 疾病简介

膝骨关节炎，属于骨性关节炎的一种。是指膝关节关节面软骨发生原发性或继发性退变及结构紊乱，伴随软骨下骨质增生、软骨剥脱，从而使关节逐渐破坏、畸形，最终发生膝关节功能障碍的一种退行性疾病。为骨科临床常见病，又称为膝关节增生性关节炎、退行性关节炎、肥大性关节炎等。中医学属"膝痹病"范畴。结合患者病史、症状、体征及影像学检查可明确诊断。

4.2.2.2 取穴

以阿是穴为主，可结合辨证及循经远端取穴。

主穴：内膝眼、犊鼻、鹤顶、足三里、膝周阿是穴。

配穴：后溪、膈俞、肾俞、环跳、风市、梁丘、血海、委中、曲泉、膝阳关、阳陵泉、阴陵泉、承山、丰隆、三阴交、太溪等。

4.2.2.3 操作方法

主穴：采用细火针、中粗火针，行点刺法操作。

配穴：采用毫针针刺、温针、电针、灸法或刺络放血拔罐疗法。

4.2.2.4 治疗频次

火针治疗隔日治疗1次，5次为1个疗程。疗程之间休息5天。

『推荐』

> 推荐建议：膝骨关节炎表现为膝关节功能受限、疼痛、晨僵、挛缩、屈膝畸形明显，证属阳虚寒凝、筋脉瘀滞、痰瘀交阻者，宜采用火针疗法，可结合毫针针刺、温针、电针、艾灸或刺络放血疗法治疗。膝关节积液可参照本病治疗。［GRADE 1D］

解释：本标准参照 ZJ/T E014—2015，经综合分析形成证据体发现，火针疗法治疗膝骨关节炎，能改善患者局部疼痛程度，改善 WOMAC 量表评分。证据体质量等级经 GRADE 评价后，因其纳入文献设计质量不高，最终证据体质量等级为极低。综合利弊平衡、受术者意愿、资源消耗与成本分析及专家意见共识，并结合临床实际，对本治疗方案进行强推荐。本推荐方案出自文献证据及专家共识，请根据临床实际情况酌情使用。

4.2.3 肩周炎

4.2.3.1 疾病简介

肩周炎，又称为肩关节周围炎，是肩关节周围肌肉、肌腱、韧带、滑囊、关节囊等软组织因慢性劳损、退行性变而引起的关节周围软组织、关节囊的一种慢性无菌性炎症。广义的概念包括肱二头肌长头腱及其腱鞘炎、冈上肌肌腱炎、纤维断裂、肩峰下滑囊炎、肩袖破裂、喙突炎、肩锁关节病变等多种疾患；狭义的概念仅指冻结肩。根据肩周炎的发病特点，可分为原发性和继发性两类。原发性肩周炎又称为特发性肩周炎，明确病因尚不明。继发性肩周炎为继发于患侧上肢创伤和手术之后的肩痛和关节僵硬。中医学属"肩痹病""五十肩""漏肩风""肩凝症"等范畴。结合患者病史、症状、体征及影像学检查可明确诊断。

4.2.3.2 取穴

以阿是穴及局部经穴为主，可结合辨证及循经远端取穴。

主穴：肩部阿是穴、肩髃、肩髎、肩贞、肩前、天宗。

配穴：大椎、肩井、巨骨、肩后、臂臑、臑会、手五里、曲池、手三里、外关、后溪、合谷、阳陵泉、足三里、条口、血海、三阴交等。

4.2.3.3 操作方法

主穴：采用毫火针、细火针或中粗火针，行点刺法操作。

配穴：采用毫针针刺、电针疗法或刺络拔罐疗法。

4.2.3.4 治疗频次

火针治疗隔 1 ~ 3 日 1 次；一周 2 ~ 3 次。

『推荐』

推荐建议：肩周炎宜采用火针疗法，可结合毫针、电针及拔罐疗法治疗。［GRADE 1C］

解释：本标准小组共搜集纳入相关文献 61 篇，其中 RCT 文献 32 篇。经综合分析形成证据体发现，火针疗法治疗肩周炎，对症治疗结合辨证治疗，能改善患者肩部疼痛等不适症状，改善肩关节活动度。证据体质量等级经 GRADE 评价后，因其纳入文献设计质量不高，最终证据体质量等级为低。综合利弊平衡、受术者意愿、资源消耗与成本分析及专家意见共识，并结合临床实际，对本治疗方案进行强推荐。本推荐方案出自文献证据及专家共识，请根据临床实际情况酌情使用。

4.2.4 肱骨外上髁炎

4.2.4.1 疾病简介

肱骨外上髁炎，又称网球肘，是以肘部外侧筋肉局部微热、压痛，做伸腕、握物并前臂旋后活动时肱骨外上髁部疼痛等为主要表现的慢性损伤性疾病。现代医学对于肱骨外上髁炎的确切发病机理不明确，目前普遍认为本病为肱骨外上髁肌群附着处局部变性、机化、粘连等，形成无菌性炎症，其病理变化为伸肌总腱的撕裂、瘢痕形成，伸肌总腱腱下滑囊炎，肱骨外上髁骨膜炎、骨炎，肱桡关节滑膜皱襞增生、肥厚，血管神经束筋膜嵌顿，环状韧带变性等。属中医学"肘痛""肘劳"范畴。结合患者病史、症状、体征及影像学检查可明确诊断。

4.2.4.2 取穴

以阿是穴及局部经穴为主，可结合辨证及循经远端取穴。

主穴：阿是穴，手三里，曲池。

配穴：天宗、臑俞、手五里、肘髎、上廉、外关、合谷、膝阳关、阳陵泉、阴陵泉、冲阳等。

4.2.4.3 操作方法

主穴：采用毫火针、细火针或中粗火针，行点刺法操作。

配穴：采用毫针针刺疗法。

4.2.4.4 治疗频次

火针治疗隔 1 ~ 3 日 1 次；一周 2 ~ 3 次。

『推荐』

推荐建议：肱骨外上髁炎宜采用火针疗法，可结合毫针疗法治疗。［GRADE 1C］

解释：本标准小组共搜集纳入相关文献 72 篇，其中 RCT 文献 29 篇。经综合分析，形成证据体发现，火针疗法治疗肱骨外上髁炎，对症治疗结合辨证治疗，能改善患者肘关节疼痛及关节活动度。证据体质量等级经 GRADE 评价后，因其纳入文献设计质量不高，最终证据体质量等级为低等。综合利弊平衡、受术者意愿、资源消耗与成本分析及专家意见共识，并结合临床实际，对本治疗方案进行强推荐。本推荐方案出自文献证据及专家共识，请根据临床实际情况酌情使用。

4.2.5 下腰痛

4.2.5.1 疾病简介

下腰痛，是由肌肉韧带扭伤或拉伤，椎间盘突出或其他原因引起的腰骶部的急性或慢性疼痛。下腰痛包括：下背痛、腰背痛、下背劳损；腰痛伴有坐骨神经痛；腰和其他椎间盘疾患伴有神经根病；其他特指的椎间盘移位引起的腰痛；腰和其他椎间盘疾患伴有脊髓病。中医学属"腰痛""腰脊痛""腰脢痛""腰脚痛"等范畴。结合患者病史、症状、体征及影像学检查可明确诊断。

4.2.5.2 取穴

以阿是穴为主，可结合辨证及循经远端取穴。

主穴：阿是穴、肾俞、大肠俞、腰阳关、气海俞、关元俞、腰夹脊穴。

配穴：人中、外关、后溪、腰痛穴、命门、白环俞、次髎、秩边、环跳、委中、承山、昆仑、申脉、太溪等。

4.2.5.3 操作方法

主穴：采用毫火针、细火针或中粗火针，行点刺法操作。

配穴：采用毫针、芒针针刺，电针，刺络拔罐，灸法或局部理疗疗法。

4.2.5.4 治疗频次

火针治疗隔 1~3 日 1 次；一周 2~3 次。

『推荐』

> 推荐建议：下腰痛宜采用火针疗法，可结合毫针、芒针针刺，电针，拔罐，灸法及局部理疗疗法治疗。[GRADE 1C]

解释：本标准小组共搜集纳入相关文献 72 篇，其中 RCT 文献 46 篇。经综合分析形成证据体发现，火针疗法治疗下腰痛，能改善患者局部疼痛程度。证据体质量等级经 GRADE 评价后，因其纳入文献设计质量不高，最终证据体质量等级为低等。综合利弊平衡、受术者意愿、资源消耗与成本分析及专家意见共识，并结合临床实际，参考 ZJ/T E008—2014，对本治疗方案进行强推荐。本推荐方案出自文献证据及专家共识，请根据临床实际情况酌情使用。

4.2.6 颈椎病

4.2.6.1 疾病简介

颈椎病，是颈椎椎间盘退行性改变及其继发病理改变累及其周围组织结构（神经根、脊髓、椎动脉、交感神经等），出现相应的临床表现。仅有颈椎的退行性改变而无临床表现者则称为颈椎退行性改变。根据受累组织和结构的不同，颈椎病分为：颈型（又称软组织型）、神经根型、脊髓型、交感型、椎动脉型、其他型（目前主要指食道压迫型）。如果两种以上类型同时存在，称为"混合型"。属中医学"项痹病"范畴。结合患者病史、症状、体征及影像学检查可明确诊断。

4.2.6.2 取穴

以阿是穴及局部经穴为主，可结合辨证及循经远端取穴。

主穴：颈肩部阿是穴、颈夹脊、风池、颈百劳、天柱、大杼。

配穴：头维、太阳、率谷、大椎、肩井、肩髃、天宗、曲池、外关、后溪、合谷、肾俞、足三里、太冲等。

4.2.6.3 操作方法

主穴：采用毫火针、细火针或中粗火针，行点刺法操作。

配穴：采用毫针针刺或电针疗法。

4.2.6.4 治疗频次

火针治疗隔 1~3 日 1 次；一周 2~3 次。

『推荐』

推荐建议：颈型、神经根型、椎动脉型颈椎病宜采用火针疗法治疗，可结合毫针针刺及电针疗法治疗。［GRADE 1C］

解释：本标准小组共搜集纳入相关文献34篇，其中RCT文献24篇。经综合分析形成证据体发现，火针疗法治疗颈椎病，对症治疗结合辨证治疗，能改善患者颈肩臂部疼痛等不适症状，改善颈部及肢体活动度，改善眩晕症状，提高生活质量。证据体质量等级经GRADE评价后，因其纳入文献设计质量不高，最终证据体质量等级为低等。综合利弊平衡、受术者意愿、资源消耗与成本分析及专家意见共识，并结合临床实际，对本治疗方案进行强推荐。本推荐方案出自文献证据及专家共识，请根据临床实际情况酌情使用。

4.3 风湿免疫疾病

4.3.1 概述

火针治疗风湿免疫疾病（类风湿关节炎、强直性脊柱炎、痛风），应在明确病因的基础上对症治疗。疗效优势：刺激量大，可改善病变局部症状、关节炎症指数、生活质量。治疗原则：舒筋利节、活络止痛、以热引热、消肿散结。选穴以阿是穴及局部取穴为主，可结合辨证及循经远端取穴。

火针可作为治疗风湿免疫疾病（类风湿关节炎、强直性脊柱炎、痛风）的基础疗法，应用于疾病发生、发展的各期，根据不同发病时期及症状，决定火针刺激量。可结合每种针灸疗法的特点，选择几种针灸治疗措施综合使用。

4.3.2 类风湿关节炎

4.3.2.1 疾病简介

类风湿关节炎，是一种以侵蚀性关节炎为主要表现的全身性自身免疫病。本病以女性多发。男女患病比例约1:3。本病可发生于任何年龄，以30～50岁为发病的高峰。表现为以双手和腕关节等小关节受累为主的对称性、持续性多关节炎。病理表现为关节滑膜的慢性炎症、血管翳形成，并出现关节的软骨和骨破坏，最终可导致关节畸形和功能丧失。此外，患者尚可有发热及疲乏等全身表现。血清中可出现类风湿因子（RF）及抗环瓜氨酸多肽（CCP）抗体等多种自身抗体。属中医学"风湿痹病"范畴。结合患者病史、症状、体征、辅助检查，可明确诊断。

4.3.2.2 取穴

以局部阿是穴为主，可结合辨证取穴、循经远端取穴。

主穴：患病关节局部阿是穴。

配穴：夹脊穴、曲池、外关、阳池、合谷、大椎、大杼、命门、肝俞、肾俞、脾俞、气海、关元、鹤顶、犊鼻、血海、阴陵泉、阳陵泉、足三里、三阴交、太溪、太冲等。

4.3.2.3 操作方法

主穴：采用毫火针、细火针，行点刺法、围刺法操作。

配穴：采用毫针针刺、火针点刺，可配合刺络拔罐及埋线治疗等。

4.3.2.4 治疗频次

治疗过程中可根据患者耐受程度、皮损愈合程度，3～10天行火针治疗1次。

『推荐』

推荐建议：类风湿关节炎宜采用火针疗法止痛，以局部阿是穴为主，可配合毫针针刺、刺络拔罐及埋线治疗。［GRADE 1D］

解释：本标准小组共搜集纳入相关文献21篇，其中RCT文献12篇。经综合分析形成证据体发现，火针疗法治疗类风湿关节炎，能改善患者关节炎症指数（AI）及疼痛程度自测评分（VAS）。证据体质量等级经 GRADE 评价后，因其纳入文献设计质量不高，最终证据体质量等级为极低。但综合利弊平衡、受术者意愿、资源消耗与成本分析及专家意见共识，并结合临床实际，对本治疗方案进行强推荐。本推荐方案出自文献证据及专家共识，请根据临床实际情况酌情使用。

4.3.3 强直性脊柱炎

4.3.3.1 疾病简介

强直性脊柱炎，是一种结缔组织疾病，主要侵犯骶髂关节、脊柱关节、椎旁软组织及外周关节，可伴发关节外表现，严重者可发生脊柱畸形和关节强直。病变特点是从骶髂关节开始，沿脊椎缓慢向上进展，或同时向下蔓延，累及双侧髋关节和膝关节，累及上肢关节少见。早期病理性标志为骶髂关节炎，脊柱受累晚期的典型表现为"竹节样改变"。发病年龄通常在 13 ~ 31 岁，高峰发病年龄为 20 ~ 30 岁，40 岁以后及 8 岁以前发病者少见。从初次出现慢性症状到确诊一般要经过 5 ~ 10 年。控制病情进展、降低致残率的关键在于早期诊断及合理、及时的治疗。本病可与中医学"骨痹""腰痹""龟背风""竹节风"等相对应。结合患者病史、症状、体征、辅助检查，可明确诊断。

4.3.3.2 取穴

以局部阿是穴为主，可结合辨证取穴、循经远端取穴。

主穴：病变局部阿是穴、夹脊穴。

配穴：风池、风府、大椎、风门、至阳、筋缩、中枢、脊中、悬枢、命门、腰阳关、膈俞、肝俞、胆俞、脾俞、胃俞、三焦俞、肾俞、气海俞、大肠俞、关元俞、小肠俞、秩边、承扶、环跳、阳陵泉等。

4.3.3.3 操作方法

主穴：采用细火针或中粗火针，行点刺法操作。

配穴：采用毫针针刺、火针点刺，可配合电针、刺络拔罐及艾灸疗法等。

4.3.3.4 治疗频次

治疗过程中可根据患者耐受程度、皮损愈合程度，2 ~ 7 天行火针治疗 1 次。

『推荐』

> 推荐建议：强直性脊柱炎可采用火针疗法治疗，以局部阿是穴为主，可配合毫针针刺、电针、刺络拔罐及艾灸治疗。［GRADE 2D］

解释：本标准小组共搜集纳入相关文献 15 篇，其中 RCT 文献 4 篇。经综合分析形成证据体发现，火针疗法治疗强直性脊柱炎，能改善患者病变局部症状，降低疼痛程度自测评分（VAS），改善 Bath 强直性脊柱炎疾病功能指数（BASFI）及 Bath 强直性脊柱炎疾病活动指数（BASDAI）。证据体质量等级经 GRADE 评价后，因其纳入文献设计质量不高，最终证据体质量等级为极低。但综合利弊平衡、受术者意愿、资源消耗与成本分析及专家意见共识，并结合临床实际，对本治疗方案进行弱推荐。本推荐方案出自文献证据及专家共识，请根据临床实际情况酌情使用。

4.3.4 痛风

4.3.4.1 疾病简介

痛风，是一种单钠尿酸盐沉积所致的晶体相关性关节病，与嘌呤代谢紊乱及（或）尿酸排泄减少所致的高尿酸血症直接相关，属代谢性风湿病范畴。痛风特指急性特征性关节炎和慢性痛风石疾病，可并发肾脏病变，重者可出现关节破坏、肾功能受损，常伴发高脂血症、高血压病、糖尿病、动脉粥样硬化及冠心病等。痛风患者最主要的就诊原因是关节痛，其次为乏力和发热。男性患者最主要为饮酒诱发，其次为高嘌呤饮食和剧烈运动。女性患者最主要为高嘌呤饮食诱发，其次为突然受冷和剧烈运动。属于中医学"痹病""肢体痹""白虎历节病"等范畴。结合患者病史、症状、体征、辅助检查,可明确诊断。

4.3.4.2 取穴

以局部阿是穴为主,可结合辨证取穴、循经取穴。

主穴:痛风局部阿是穴。

配穴:太冲、内庭、行间、地五会、足临泣、太白、丘墟、太溪、昆仑、三阴交、丰隆、阴陵泉、阳陵泉、足三里、地机、血海等。

4.3.4.3 操作方法

主穴:采用细火针,行点刺法或围刺法操作,可配合刺络放血疗法。

配穴:采用毫针针刺、火针点刺,可配合刺络放血及艾灸疗法等。

4.3.4.4 治疗频次

治疗过程中可根据患者耐受程度、皮损愈合程度,2~7 天行火针治疗 1 次。

『推荐』

> 推荐建议:痛风可采用火针疗法治疗,以局部阿是穴为主,可配合刺络放血及艾灸治疗。
> [GRADE 2D]

解释:本标准小组共搜集纳入相关文献 31 篇,其中 RCT 文献 14 篇。经综合分析形成证据体发现,火针疗法治疗痛风,能改善患者病变局部肿痛症状,降低疼痛程度自测评分(VAS),缩短病程,降低血尿酸指标。证据体质量等级经 GRADE 评价后,因其纳入文献设计质量不高,最终证据体质量等级为极低。但综合利弊平衡、受术者意愿、资源消耗与成本分析及专家意见共识,并结合临床实际,对本治疗方案进行弱推荐。本推荐方案出自文献证据及专家共识,请根据临床实际情况酌情使用。

4.4 神经系统疾病

4.4.1 概述

火针治疗神经系统疾病(面肌痉挛、特发性面神经麻痹、偏头痛、脑卒中),应在明确病因的基础上,对症治疗。疗效优势:改善面肌功能,减轻头痛症状,延长发作间隔时间,降低肌张力,改善肢体运动功能,改善生活质量。治疗原则:舒筋利节、通络止痛。选穴以局部取穴为主,可结合辨证及循经远端取穴。

火针可作为治疗神经系统疾病(脑卒中、偏头痛、面肌痉挛、特发性面神经麻痹)的辅助治疗,根据不同发病时期及症状,决定火针刺激量。可结合每种针灸疗法的特点,选择几种针灸治疗措施综合使用。

4.4.2 脑卒中

4.4.2.1 疾病简介

卒中为脑血管疾病的主要临床类型,包括缺血性卒中和出血性卒中,以突然发病、迅速出现局限性或弥散性脑功能缺损为共同特征,为一组器质性脑损伤导致的脑血管疾病。属中医学"中风""类中风"等范畴。结合患者病史、症状、体征、辅助检查,可明确诊断。

4.4.2.2 取穴

以肢体局部取穴为主,可结合辨证取穴、循经远端取穴。

主穴:肩髃、臂臑、曲池、手三里、合谷、阳池、外关、八邪、八风、足三里、阳陵泉、委中、痉挛局部或上肢肿痛的阿是穴等。

配穴:百会、四神聪、风池、臑会、内关、环跳、风市、血海、丰隆、三阴交、太溪、照海、太冲等。

4.4.2.3 操作方法

主穴：采用毫火针、细火针或中粗火针，行点刺法或围刺法操作，可配合毫针、电针及康复训练。

配穴：采用毫火针、细火针或中粗火针点刺，毫针针刺，电针疗法等。

4.4.2.4 治疗频次

治疗过程中可根据患者耐受程度、皮损愈合程度，3～5天行火针治疗1次。一周2～3次。

『推荐』

推荐建议：脑卒中合并肩手综合征、卒中后痉挛状态者，宜采用局部火针点刺治疗，可结合毫针针刺、电针等治疗。［GRADE 1C］

解释：本标准小组共搜集纳入相关文献52篇，其中RCT文献43篇。经综合分析形成证据体发现，火针疗法治疗脑卒中、并发肩手综合征及肢体痉挛状态者，能改善改良Ashworth评分（MAS）、Fugl－Meyer评分（FMA）、日常生活能力量表评分（ADL）、临床痉挛指数（CSI），降低肌张力，减轻患肢肿胀程度，改善患肢肿痛VAS评分。证据体质量等级经GRADE评价后，因其纳入文献设计质量不高，最终证据体质量等级为低。综合利弊平衡、受术者意愿、资源消耗与成本分析及专家意见共识，并结合临床实际，对本治疗方案进行强推荐。本推荐方案出自文献证据及专家共识，请根据临床实际情况酌情使用。

4.4.3 偏头痛

4.4.3.1 疾病简介

偏头痛是一种常见的慢性神经血管性疾病，其病情特征为反复发作、一侧或双侧搏动性的剧烈头痛且多发生于偏侧头部，可合并自主神经系统功能障碍如恶心、呕吐、畏光和畏声等症状，约1/3的偏头痛患者在发病前可出现神经系统先兆症状。偏头痛除疾病本身可造成损害外，还可以导致脑白质病变、认知功能下降、后循环无症状性脑梗死等。偏头痛还可与多种疾病诸如焦虑、抑郁共患。属中医学"头痛""头风""脑风""首风"等范畴。结合患者病史、症状、体征、辅助检查，可明确诊断。

4.4.3.2 取穴

以局部阿是穴为主，可结合辨证取穴、循经远端取穴。

主穴：头痛发作部位阿是穴、头维（患侧）、率谷（患侧）。

配穴：百会、四神聪、上星、颔厌、悬颅、丝竹空、太阳、风池、风府、印堂、阳白、列缺、内关、合谷、膈俞、肾俞、血海、阳陵泉、足三里、丰隆、三阴交、太溪、太冲等。

4.4.3.3 操作方法

主穴：采用细火针或中粗火针，行点刺法操作。

配穴：采用细火针点刺，毫针针刺，电针疗法等。

4.4.3.4 治疗频次

治疗过程中可根据患者疼痛程度及耐受程度，2～3天行火针治疗1次。

『推荐』

推荐建议：偏头痛患者可采用局部火针点刺治疗，可结合毫针针刺、电针等治疗。［GRADE 2D］

解释：参照ZJ/T E005—2014，经综合分析形成证据体发现，火针疗法治疗偏头痛，能降低患者疼痛VAS评分，改善生活质量评分（SF－36），减轻头痛症状，延长复发时间。证据体质量等级经

GRADE 评价后，因其纳入文献设计质量不高，最终证据体质量等级为极低。综合利弊平衡、受术者意愿、资源消耗与成本分析及专家意见共识，并结合临床实际，对本治疗方案进行弱推荐。本推荐方案出自文献证据及专家共识，请根据临床实际情况酌情使用。

4.4.4 面肌痉挛

4.4.4.1 疾病简介

面肌痉挛，是指一侧或双侧面部肌肉（眼轮匝肌、表情肌、口轮匝肌）反复发作的阵发性、不自主的抽搐，在情绪激动或紧张时加重，严重时可出现睁眼困难、口角歪斜以及耳内抽动样杂音。面肌痉挛包括典型面肌痉挛和非典型面肌痉挛两种，典型面肌痉挛是指痉挛症状从眼睑开始，并逐渐向下发展累及面颊部表情肌等下部面肌，而非典型面肌痉挛是指痉挛从下部面肌开始，并逐渐向上发展最后累及眼睑及额肌。临床上非典型面肌痉挛较少。面肌痉挛好发于中老年，女性略多于男性，但发病年龄有年轻化的趋势。面肌痉挛虽然大多位于一侧，但双侧面肌痉挛也并非罕见。属中医学"面瞤""目瞤""瘛疭"范畴。结合患者病史、症状、体征、辅助检查，尤其是神经电生理检查及卡马西平治疗试验，可明确诊断。

4.4.4.2 取穴

以局部取穴为主，可结合辨证取穴、循经远端取穴。

主穴：局部痉挛跳动处。

配穴：攒竹、阳白、瞳子髎、丝竹空、太阳、四白、颧髎、下关、牵正、迎香、地仓、颊车、风池、翳风、太冲、三阴交、阴陵泉、肝俞、血海、照海；耳穴：面颊、风溪、肾上腺、交感、脾、肝等。

4.4.4.3 操作方法

主穴：采用毫火针、细火针，行点刺法，每次治疗一般点刺 5 ~ 10 个穴。

配穴：采用毫火针或细火针点刺，毫针针刺，电针疗法，穴位注射，肉毒素注射，间接灸疗法，耳穴压丸等。

4.4.4.4 治疗频次

治疗过程中可根据患者耐受程度、皮损愈合程度，2 ~ 7 天行火针治疗 1 次。

『推荐』

> 推荐建议：面肌痉挛患者可采用局部火针点刺治疗，可结合毫针针刺、电针、间接灸法、穴位注射及耳穴压豆等治疗。[GRADE 2D]

解释：本标准小组共搜集纳入相关文献 18 篇，其中 RCT 文献 8 篇。经综合分析形成证据体发现，火针疗法治疗面肌痉挛，能改善患者面部牵拉抽动程度，缩短抽动时间，延长间歇时间。证据体质量等级经 GRADE 评价后，因其纳入文献设计质量不高，最终证据体质量等级为极低。综合利弊平衡、受术者意愿、资源消耗与成本分析及专家意见共识，并结合临床实际，对本治疗方案进行弱推荐。本推荐方案出自文献证据及专家共识，请根据临床实际情况酌情使用。

4.4.5 特发性面神经麻痹

4.4.5.1 疾病简介

特发性面神经麻痹，也称 Bell 麻痹，是常见的脑神经单神经病变，为面瘫最常见的原因。本病确切病因未明，可能与病毒感染或炎性反应等有关。临床特征为急性起病，多在 3 日左右达到高峰，表现为单侧周围性面瘫，无其他可识别的继发原因。按病情不同阶段分为：急性期（发病 1 周以内）、亚急性期（发病后 1 ~ 3 周以内）、恢复期（发病后 3 周 ~ 6 个月）、后遗症期（发病 6 个月以上）。该病具有自限性，但早期合理的治疗可以加快面瘫的恢复，减少并发症。属中医学"口僻"范畴对称"口喎""口目僻""面瘫""卒口僻""口眼喎斜"。结合患者病史、症状、体征、辅助检查，尤其是与继发性面神经麻痹进行鉴别，可明确诊断。

4.4.5.2 取穴

以局部取穴为主，可结合辨证取穴、循经远端取穴。

主穴：攒竹、阳白、鱼腰、太阳、迎香、颧髎、四白、下关、颊车、牵正、地仓、口禾髎、人中、承浆、翳风、风池、合谷、足三里等。

配穴：百会、四神聪、头维、印堂、率谷、风府、外关、血海、阳陵泉、三阴交、内庭、太冲；耳穴：面颊、风溪、神门、肾上腺、交感、心、肺、肝、脾、肾、耳尖、耳后静脉等。

4.4.5.3 操作方法

主穴：急性期面部取穴宜少，刺激量宜小，应以辨证取穴及循经远端取穴为主，不推荐急性期在面部使用火针疗法。亚急性期、恢复期及后遗症期可采用毫火针或细火针，行点刺法操作，每次治疗一般点刺 3~8 个穴位，可配合局部悬灸疗法、面部按摩、电针疗法、穴位注射及红外线照射等疗法。

配穴：采用毫火针或细火针点刺，毫针针刺，电针疗法，穴位注射，艾灸疗法，拔罐疗法，刺络放血疗法，耳穴压丸及红外线照射等。

4.4.5.4 治疗频次

治疗过程中可根据患者耐受程度、皮损愈合程度，隔日或 3~5 天行火针治疗 1 次。

『推荐』

> 推荐建议：特发性面神经麻痹患者，静止期（发病 8~14 天）及恢复期（发病 15~90 天）可采用局部火针点刺治疗，可结合毫针针刺、电针、艾灸、拔罐、刺络放血及耳穴压豆等治疗。但急性期（发病 1~7 天）面部取穴应少，刺激量应小，不推荐面部使用火针疗法。[GRADE 2D]

解释：本标准小组共搜集纳入相关文献 33 篇，其中 RCT 文献 15 篇。经综合分析形成证据体发现，火针疗法治疗特发性面神经麻痹，能改善患者 Sunnybrook 评分、面部残疾指数（FDI）及 House - Brackmann（H - B）面神经功能分级量表评分，改善面肌功能，减轻面瘫症状。证据体质量等级经 GRADE 评价后，因其纳入文献设计质量不高，最终证据体质量等级为极低。综合利弊平衡、受术者意愿、资源消耗与成本分析及专家意见共识，参考《中国循证临床实践指南 针灸》，并结合临床实际，对本治疗方案进行弱推荐。本推荐方案出自文献证据及专家共识，请根据临床实际情况酌情使用。

4.5 妇科疾病

4.5.1 概述

火针治疗妇科疾病（乳腺增生、乳腺炎），应在明确病因的基础上，对症治疗。疗效优势：刺激量大，减轻疼痛等不适症状，减小乳房肿块及脓肿体积，阻止和延缓疾病的发展，改善生活质量。治疗原则：以热引热、祛邪外出、通络止痛、消肿散结。选穴以皮损局部经穴为主，可结合辨证及循经远端取穴。

火针可作为治疗妇科疾病（乳腺增生、乳腺炎）的基础疗法，应用于疾病发生、发展的各期，根据不同发病时期及症状，决定火针刺激量。可结合每种针灸疗法的特点，选择几种针灸治疗措施综合使用。

4.5.2 乳腺增生症

4.5.2.1 疾病简介

乳腺增生症，是乳腺正常发育和退化过程失常导致的一种良性乳腺疾病，本质上是由于乳腺主质和间质不同程度地增生及复旧不全所致的乳腺正常结构紊乱。其病理学形态多样、复杂，故临床命名不统一。《疾病和有关健康问题的国际统计分类第 10 次修订版》（ICD - 10）称之为乳腺囊肿、慢性囊性乳腺病、乳腺囊性增生病、乳房纤维硬化症、乳腺增生等。属中医学"乳癖"范畴。结合患者病史、症状、体征、辅助检查，尤其是病理学检查，可明确诊断。

4.5.2.2 取穴

以局部阿是穴为主，可结合辨证取穴、循经远端取穴。

主穴：增生局部组织及阿是穴。

配穴：肩井、天宗、屋翳、膻中、乳根、关元、期门、脾俞、胃俞、肝俞、肾俞、内关、血海、足三里、丰隆、三阴交、照海、太溪、足临泣、太冲等。

4.5.2.3 操作方法

主穴：采用细火针或中粗火针，行点刺法、围刺法、留针法操作。

配穴：采用毫针针刺，四肢腧穴可配合细火针点刺。

4.5.2.4 治疗频次

治疗过程中可根据患者耐受程度、皮损愈合程度，2～7 天行火针治疗 1 次。月经期间停止治疗。

『推荐』

> 推荐建议：乳腺增生症伴局部疼痛不适者，可采用火针疗法治疗，可结合毫针针刺治疗。施术时应注意严格控制针刺深度。[GRADE 2D]

解释：本标准小组共搜集纳入相关文献 18 篇，其中 RCT 文献 6 篇。经综合分析形成证据体发现，火针疗法治疗乳腺增生症，能改善患者乳房疼痛等不适症状，减小乳房肿块体积，降低乳腺增生症复发率。证据体质量等级经 GRADE 评价后，因其纳入文献设计质量不高，最终证据体质量等级为极低。但综合利弊平衡、受术者意愿、资源消耗与成本分析及专家意见共识，并结合临床实际，对本治疗方案进行弱推荐。本推荐方案出自文献证据及专家共识，请根据临床实际情况酌情使用。

4.5.3 乳腺炎

4.5.3.1 疾病简介

乳腺炎，是一组病因不明、良性、非特异性炎症性疾病，包括乳腺导管扩张症（MDE）/导管周围乳腺炎（PDM）、肉芽肿性小叶乳腺炎（GLM）。近年来该病发病率呈明显上升趋势，虽然是一组良性疾病，但常规抗生素治疗效果不佳，多次手术后仍易复发，脓肿反复破溃形成窦道、瘘管或溃疡，严重影响生活质量，对广大女性身心健康造成伤害。属中医学"乳痈"范畴。结合患者病史、症状、体征、辅助检查，可明确诊断。

4.5.3.2 取穴

以局部阿是穴为主，可结合辨证取穴、循经远端取穴。

主穴：肿块及脓肿局部阿是穴。

配穴：肩井、膻中、乳根、曲池、内关、鱼际、少泽、足三里、行间等。

4.5.3.3 操作方法

主穴：采用细火针、中粗火针，或粗火针（主要用于排脓），行点刺法、围刺法、刺络放血法操作。

配穴：采用毫针针刺，四肢腧穴可配合细火针点刺。

4.5.3.4 治疗频次

治疗过程中可根据患者耐受程度、皮损愈合程度 3～7 天行火针治疗 1 次。月经期间停止治疗。

『推荐』

> 推荐建议：急性乳腺炎及化脓性乳腺炎患者，可采用火针结合刺络放血治疗。术后规律换药，或配合药线引流。[GRADE 2D]

解释：本标准小组共搜集纳入相关文献 15 篇，其中 RCT 文献 2 篇。经综合分析形成证据体发现，火针疗法治疗急性乳腺炎及化脓性乳腺炎，能改善患者乳房疼痛等不适症状，减小乳房肿块及脓肿体积。证据体质量等级经 GRADE 评价后，因其纳入文献设计质量不高，最终证据体质量等级为极低。但综合利弊平衡、受术者意愿、资源消耗与成本分析及专家意见共识，并结合临床实际，对本治疗方案进行弱推荐。本推荐方案出自文献证据及专家共识，请根据临床实际情况酌情使用。

参 考 文 献

[1] 中华人民共和国国家质量监督检验检疫总局，中国国家标准化管理委员会．GB/T 30232 - 2013.
    针灸学通用术语［S］．北京：中国标准出版社，2013.

[2] 程宝书．针灸大辞典［M］．北京：北京科学技术出版社，1988：101.

[3] 谢新才．国医大师贺普仁［M］．北京：中国医药科技出版社出版社，2011：15 - 20.

[4] 贺普仁．针灸三通法临床应用［M］．北京：科学技术文献出版社，2002：3 - 10.

[5] 周建英，李梦，朱林林，等．火针作用机理及临床应用概况［J］．辽宁中医药大学学报，2016，
    04（18）：139 - 141.

[6] 吴峻，沈蓉蓉．火针治疗慢性软组织损伤的实验研究［J］．中国针灸，2002，22（1）：31.

[7] 崔芮．贺氏针灸三通法［M］．北京：中国医药科技出版社，1995：162 - 163.

[8] 张晓霞，吴之煌，董明霞．火针疗法治病机理初探［J］．北京中医，2007，26（9）：576 - 578.

[9] 李晖，邓春雷．火针对类风湿关节炎模型大鼠血清皮质醇和IL - 1B 的影响［J］．上海针灸杂志，
    2006，25（2）：37.

[10] 中华人民共和国国家质量监督检验检疫总局，中国国家标准化管理委员会．GB/T 21709.12 -
    2009 针灸技术操作规范 第12 部分：火针［S］．北京：中国标准出版社，2009.

[11] 中华人民共和国国家质量监督检验检疫总局，中国国家标准化管理委员会．GB 2024 - 2016 针
    灸针［S］．北京：中国标准出版社，2016.

[12] 中华人民共和国国家质量监督检验检疫总局，中国国家标准化管理委员会．GB/T 21709.20 -
    2009 针灸技术操作规范 第20 部分：毫针基本刺法［S］．北京：中国标准出版社，2009.

[13] 中华人民共和国国务院．医疗废物管理条例［J］．新法规月刊，2003（8）：23 - 29.

[14] 中华人民共和国国家质量监督检验检疫总局，中国国家标准化管理委员会．GB/T 33415 - 2016.
    针灸异常情况处理［S］．北京：中国标准出版社，2016.

[15] 王玮蓁，曾宪玉，中华中医药学会皮肤科分会．痤疮（粉刺）中医治疗专家共识［J］．中国中
    西医结合皮肤性病学杂志，2017（4）：382 - 384.

[16] 任韶凯，朱华，刘晓玲，等．火针治疗结节囊肿性痤疮1 例［J］．广西中医药，2016，39（4）：
    40 - 41.

[17] 王润和，王解，张正森，等．火针联合阿达帕林凝胶治疗轻中度痤疮疗效评价［J］．实用皮肤
    病学杂志，2016，9（4）：273 - 275.

[18] 张敏，杨月，王丽．火针联合耳穴压籽治疗痤疮的疗效观察［J］．中医药信息，2016，33
    （4）：97 - 98.

[19] 齐沐夤，林彬彬，谢中练，等．火针焠刺治疗34 例青少年囊肿型痤疮临床观察［J］．中国美容
    医学，2016，25（6）：92 - 94.

[20] 杨茜．中药汤剂联合火针治疗囊肿性痤疮的临床疗效观察［D］．哈尔滨：黑龙江中医药大
    学，2016.

[21] 殷红武，张理梅．中医辨证分型配合火针治疗痤疮的疗效观察［J］．中国现代医生，2016，54
    （15）：119 - 122.

[22] 刘继洪，陈月娥，宋少英，等．多功能火针配合耳穴贴压治疗中重度寻常性痤疮疗效观察 [J]．上海针灸杂志，2016，35（5）：555－557．

[23] 刘晶晶．六味地黄丸加减结合火针治疗女性青春期后痤疮 45 例疗效观察 [J]．四川中医，2016，34（5）：149－150．

[24] 邓树广，邢英，刘月霞．火针配合中药内服外用治疗痤疮 76 例 [J]．世界最新医学信息文摘，2016，16（36）：184．

[25] 杨素清，杨茜，张晴，等．火针联合甘草锌颗粒治疗轻中度寻常型痤疮临床观察 [J]．山东中医杂志，2016，35（5）：424－426．

[26] 刘芳．火针联合拔罐治疗囊肿及结节型痤疮临床观察 [J]．实用中医药杂志，2016，32（4）：365－366．

[27] 郑洪华，付天明．刺血拔罐－火针－埋线－雷火灸－中药内服"五联法"辨证分型治疗痤疮随机平行对照研究 [J]．实用中医内科杂志，2016，30（5）：30－33．

[28] 张瑞，陈浩．异维 A 酸配合火针治疗 IV 级痤疮临床观察 [J]．实用中医药杂志，2016，32（3）：234．

[29] 李景春，王莉，刘颖．火针联合中药面膜治疗痤疮的临床疗效 [J]．中国医疗美容，2016，6（3）：74－76．

[30] 张姗．毫火针治疗肺胃蕴热型痤疮随机对照开放式优效性研究 [D]．乌鲁木齐：新疆医科大学，2016．

[31] 侯亚飞，黄蜀．火针疗法治疗结节囊肿性痤疮研究进展 [J]．亚太传统医药，2016，12（4）：81－82．

[32] 沈斌．火针加红蓝光治疗痤疮 60 例疗效观察 [J]．皮肤病与性病，2016，38（1）：64－65．

[33] 周彩云．中药配合火针拔罐治疗寻常型痤疮临床疗效观察 [J]．四川中医，2016，34（2）：153－155．

[34] 赵汗青，李晶．火针治疗痤疮疗效的系统评价 [J]．中华针灸电子杂志，2016，5（1）：9－12．

[35] 樊玉．火针治疗痤疮的临床疗效评价 [J]．中国实用医药，2016，11（3）：275－276．

[36] 陈革修，王艳秋，杨波，等．中医火针火罐联合阿维 A 胶囊治疗结节囊肿性痤疮的疗效观察 [J]．世界最新医学信息文摘，2015，15（A1）：213，236．

[37] 张洁．肿痛安胶囊配合火针治疗结节囊肿型痤疮 85 例疗效观察 [J]．湖南中医杂志，2015，31（11）：85－87．

[38] 姜敏，姜琨，曾宪玉，等．火针配合药物治疗囊肿型痤疮疗效观察 [J]．上海针灸杂志，2015，34（11）：1082－1084．

[39] 杨徐．自拟消痤汤结合火针治疗囊肿型痤疮疗效观察 [J]．光明中医，2015，30（11）：2347－2348．

[40] 赵盼，宋业强．五味消毒饮加减配合火针疗法治疗痤疮 98 例 [J]．实用中医药杂志，2015，31（9）：818．

[41] 杨素清，刘阳阳，王珊珊，等．应用王玉玺教授经验方联合火针治疗痤疮临床观察 [J]．四川中医，2015，33（9）：134－135．

［42］李爽，王秀方．中药联合火针治疗囊肿型痤疮 108 例［J］．四川中医，2015，33（9）：139－140.

［43］刘娟，沈宝贤，张琳玲，等．火针联合 LED 红蓝光治疗痤疮疗效观察［J］．罕少疾病杂志，2015，22（4）：45－47.

［44］陈桂升，魏娜，翟晓翔．红蓝光合桑白皮面膜、火针治疗痰湿瘀滞型痤疮 57 例［J］．福建中医药，2015，46（3）：30－31.

［45］王洋洋．枇杷清肺饮联合火针治疗寻常痤疮的临床观察［D］．哈尔滨：黑龙江中医药大学，2015.

［46］陶毛冰怡．火针治疗阳虚质囊肿结节型痤疮的临床研究［D］．广州：广州中医药大学，2015.

［47］李虹．火针治疗痤疮的临床研究［A］．中国中西医结合学会皮肤性病专业委员会．2015 全国中西医结合皮肤性病学术年会论文汇编［C］．长沙：中国中西医结合学会皮肤性病专业委员会：中国中西医结合学会，2015：204.

［48］张群．毫火针治疗重症痤疮的疗效观察［A］．中国中西医结合学会皮肤性病专业委员会．2015 全国中西医结合皮肤性病学术年会论文汇编［C］．长沙：中国中西医结合学会皮肤性病专业委员会：中国中西医结合学会，2015：77.

［49］薛玉洁．复方黄柏液湿敷联合三皮消痤汤及火针治疗对脓疱型痤疮（湿热证）的临床疗效观察［D］．成都：成都中医药大学，2015.

［50］胡成想．火针联合电针治疗痤疮的临床研究［D］．广州：广州中医药大学，2015.

［51］武海燕，王建修，唐贝．火针联合中药面膜及红蓝光照射治疗结节囊肿型痤疮疗效观察［J］．中国美容医学，2015，24（5）：76－77.

［52］杨素清，王洋洋．枇杷清肺饮联合火针治疗肺经风热型寻常痤疮的临床观察［J］．中医药学报，2015，43（1）：115－116.

［53］王俊志，温家宝，刘畅，等．解毒消痤饮配合毫火针治疗痤疮（痰湿凝滞证）的临床观察［J］．光明中医，2015，30（2）：321－322.

［54］李云霞．火针联合自拟平痤汤治疗寻常性痤疮疗效观察［J］．中国美容医学，2015，24（3）：67－69.

［55］李冠豪，余晓英，彭宣军．火针配合闪罐治疗寻常性痤疮临床疗效观察［J］．四川中医，2015，33（1）：156－158.

［56］胡志飞，王风云．火针结合自拟消痤汤治疗寻常型痤疮疗效观察［J］．现代诊断与治疗，2015，26（1）：51－52.

［57］蒋友琼．中医辨证分型配合火针治疗痤疮 168 例临床疗效观察［J］．亚太传统医药，2014，10（22）：43－44.

［58］崔明航．清热解毒饮联合火针治疗热毒瘀结型痤疮临床观察［J］．广西中医药，2014，37（5）：55－56.

［59］洪玉兰．火针治疗痤疮的临床效果［A］．中华中医药学会、贵州省针灸学会．中华中医药学会第十次全国中医外治学术会议贵州省针灸学会 2014 年学会年会论文集［C］．贵阳：中华中医药学会、贵州省针灸学会：中华中医药学会，2014：439.

［60］周京．中药石膏倒膜联合火针治疗 32 例囊肿结节型痤疮的疗效观察及护理［A］．中华中医药

学会 . 中华中医药学会皮肤科分会第十一次学术年会论文集 [C]. 北京：中华中医药学会，2014：340.

[61] 石年 . 积雪苷片联合火针治疗中重度寻常性痤疮的临床观察 [A]. 中华中医药学会 . 中华中医药学会皮肤科分会第十一次学术年会论文集 [C]. 北京：中华中医药学会，2014：268.

[62] 泥吉娟，张晓杰 . 消毒饮配合火针治疗痤疮85例 [J]. 实用中医药杂志，2014，30（8）：711.

[63] 姜敏，曾宪玉，王玮蓁 . 火针治疗中重度寻常型痤疮疗效观察 [J]. 中国针灸，2014，34（7）：663 - 666.

[64] 王丽娜，钱方，杨玉峰，等 . 火针疗法配合口服中药治疗囊肿型痤疮的疗效观察及对外周血白介素 - 2 的影响 [J]. 湖北中医杂志，2014，36（7）：13 - 14.

[65] 吴玲 . 消痤饮联合火针治疗结节囊肿型痤疮临床观察 [D]. 武汉：湖北中医药大学，2014.

[66] 金香花 . 毫火针配合针罐治疗痤疮的临床研究 [D]. 北京：北京中医药大学，2014.

[67] 黄蜀 . 火针治疗结节性囊肿性痤疮技术 [J]. 中国乡村医药，2014，21（9）：86 - 87.

[68] 李宜欣 . 火针结合电针法治疗痤疮的临床研究 [D]. 广州：广州中医药大学，2014.

[69] 周京，姜昆，刘晓峥，等 . 中药石膏倒模联合火针治疗囊肿结节型痤疮32例 [J]. 中医外治杂志，2014，23（2）：30 - 31.

[70] 周京，姜昆，刘晓峥 . 中药石膏倒膜联合火针治疗囊肿结节型痤疮32例 [A]. 中国中西医结合学会皮肤性病专业委员会 . 2014 全国中西医结合皮肤性病学术年会论文汇编 [C]. 南昌：中国中西医结合学会皮肤性病专业委员会：中国中西医结合学会皮肤性病专业委员会，2014：118.

[71] 徐满意，甄伟，易松柏，等 . 火针疗法联合红蓝光治疗寻常性痤疮疗效观察 [A]. 中国中西医结合学会皮肤性病专业委员会 . 2014 全国中西医结合皮肤性病学术年会论文汇编 [C]. 南昌：中国中西医结合学会皮肤性病专业委员会：中国中西医结合学会皮肤性病专业委员会，2014：146 - 147.

[72] 苏莠詥 . 火针治疗结节囊肿性痤疮的临床研究 [D]. 广州：广州中医药大学，2014.

[73] 王娇 . 高频电针对比火针治疗轻中度寻常型痤疮的临床观察 [D]. 成都：成都中医药大学，2014.

[74] 王薇，李菊莲，宋志靖 . 毫火针治疗12 ~ 18岁青少年痤疮的临床观察 [J]. 中国优生优育，2014，20（3）：196 - 197.

[75] 邓丽娟，马晓薇，伦志坚 . 火针配合隔附子片灸治疗阳虚型痤疮的临床研究 [J]. 中医临床研究，2014，6（4）：51 - 52.

[76] 杨素清，刘成祥 . 火针联合中药治疗寻常型痤疮（痰湿瘀滞型）60例 [J]. 中医外治杂志，2014，23（1）：9 - 10.

[77] 田立红，陈自盈，张超，等 . 火针疗法联合氦氖激光照射治疗面部寻常性痤疮220例总结 [J]. 中医药导报，2014，20（1）：72 - 73.

[78] 付昱，姜敏，孙洁 . 火针联合果酸治疗痤疮疗效观察 [J]. 中国美容医学，2014，23（1）：63 - 65.

[79] 沈金耀 . 自拟平痤汤配合火针治疗寻常型痤疮 [J]. 海峡药学，2013，25（11）：124 - 125.

[80] 姜敏，曾宪玉，王玮蓁 . 火针治疗中重度寻常型痤疮的临床疗效分析 [A]. 中华中医药学会皮

肤病分会．2013 中华中医药学会皮肤病分会第十次学术交流大会暨湖南省中西医结合皮肤性病第八次学术交流大会论文汇编［C］．长沙：中华中医药学会皮肤病分会：中华中医药学会，2013：411－413.

［81］杨登科，王军．毫火针加中药内服治疗痤疮 60 例疗效观察［J］．内蒙古中医药，2013，32（30）：83.

［82］才吉甫，向红芬．中药加火针治疗 156 例寻常痤疮的临床观察［J］．中国伤残医学，2013，21（7）：305－306.

［83］刘晓峥，李琳，殷俏，等．1540nm 点阵激光联合火针治疗结节囊肿型痤疮 40 例的观察及护理措施［J］．贵阳中医学院学报，2013，35（3）：113－114.

［84］于光．清热消痤汤配合火针治疗痤疮 95 例［J］．内蒙古中医药，2013，32（8）：13－14.

［85］轩俊丽，任雷生．火针治疗痤疮 574 例临床疗效观察［J］．中医临床研究，2012，4（23）：44－45.

［86］黄文平，谢扬．火针疗法联合中药治疗寻常痤疮的疗效观察［J］．现代诊断与治疗，2012，23（10）：1642－1644.

［87］王莹．火针治疗痤疮技术规范化方案的临床评价研究［D］．泸州：泸州医学院，2012.

［88］杨茜．火针联合消痤饮治疗痰瘀结聚型痤疮的临床疗效观察［D］．泸州：泸州医学院，2012.

［89］莫钰君，潘文宇．电针配合火针治疗寻常痤疮 1 例［J］．内蒙古中医药，2011，30（21）：76.

［90］李岩，何亮，刘保红，等．火针配合阳和汤治疗阳虚型痤疮的临床研究［J］．针灸临床杂志，2011，27（4）：11－13.

［91］王晓庆．火针加艾灸治疗痤疮后色素沉着疗效观察［D］．成都：成都中医药大学，2011.

［92］郭奕妤，全小荣，秦秋荣．火针联合克拉霉素治疗囊肿型痤疮 65 例临床观察［J］．江苏中医药，2011，43（1）：63－64.

［93］王晓庆，张金生，周源，等．火针治疗痤疮后色素沉着 20 例［J］．中国民间疗法，2010，18（9）：13.

［94］彭和根，刘理，苏风波，等．仙方活命饮加减配合面膜、火针治疗重度痤疮 27 例［J］．当代医学，2010，16（18）：157－158.

［95］郑雪梅．"毫火针"局部点刺配合背腧穴刺络拔罐治疗痤疮 330 例［J］．陕西中医，2010，31（6）：727－728.

［96］樊玉．火针治疗痤疮的临床评价研究［D］．成都：成都中医药大学，2010.

［97］王银花．消痤汤配合面膜、火针治疗重度痤疮 60 例［J］．光明中医，2010，25（2）：249－250.

［98］顾春英，卢文，任虹．埋线、火针、耳针综合疗法治疗寻常痤疮 136 例［J］．南京中医药大学学报，2009，25（6）：476－477.

［99］杨帆，夏庆梅．火针配合中药面膜治疗结节囊肿型痤疮的临床疗效观察［J］．天津中医药，2009，26（3）：239.

［100］米建平，余焯燊，张紫君，等．腹针配合火针治疗痤疮临床观察［J］．上海针灸杂志，2009，28（2）：85－87.

［101］白芬兰，杨雁，王正，等．三棱针、毫针加火针治疗顽固性痤疮 1 例［J］．白求恩军医学院学

报，2008（3）：126.

[102] 张燕梅．火针、走罐、艾灸配合体针治疗痤疮 32 例［J］．中国中医药信息杂志，2008，15（6）：67.

[103] 黄蜀，周建伟，张颜，等．火针疗法治疗痤疮 1068 例临床研究［J］．上海针灸杂志，2008，27（2）：10－13.

[104] 王荣莉．穴位埋线加火针治疗脓毒型痤疮 1 例报道［J］．中国民间疗法，2006，14（11）：48.

[105] 黄蜀，陈纯涛，张颜，等．火针治疗结节囊肿性痤疮的多中心临床疗效评价［J］．国际中医中药杂志，2006，28（5）：303－306.

[106] 黄蜀．火针治疗结节囊肿性痤疮的多中心临床疗效评价［A］．中国中西医结合学会皮肤性病专业委员会．2006 中国中西医结合皮肤性病学术会议论文汇编［C］．上海：中国中西医结合学会皮肤性病专业委员会：中国中西医结合学会，2006：436－437.

[107] 孙福顺，王树春，王延龄，等．电火针治疗痤疮 52 例临床观察［J］．辽宁中医杂志，2006，33（7）：865.

[108] 刘洁．火针疗法治疗中、重度寻常型痤疮临床疗效观察［D］．广州：广州中医药大学，2006.

[109] 黄蜀，陈纯涛，廖忠蓉，等．火针治疗痤疮的多中心临床观察［J］．四川中医，2006，24（3）：99－100.

[110] 陈纯涛，黄蜀，郑蓉，等．火针治疗痤疮 1148 例［J］．中医外治杂志，2006，15（1）：38－39.

[111] 吴祖兰，黄时燕．火针加中药面膜治疗痤疮疗效观察［J］．江西中医药，2005，36（12）：63.

[112] 任幼红，张文平，陈竹碧．火针配合刺络拔罐治疗痤疮 58 例［J］．上海针灸杂志，2005，24（4）：16－17.

[113] 黄蜀．火针治疗结节囊肿性痤疮与迪维霜对比研究［A］．中华中医药学会皮肤科分会．中华中医药学会皮肤科分会学术会议、全国中医药防治皮肤病成果与技术交流大会、全国中西医结合皮肤科治疗新技术临床推广应用高级研修班文献汇编［C］．武汉：中华中医药学会皮肤科分会：中华中医药学会糖尿病分会，2004：76－78.

[114] 丁原全，董瑞祥，张信．火针治疗痤疮 50 例［J］．中国针灸，2000，20（2）：20.

[115] 刘小冀．火针配合耳穴贴压治疗痤疮 73 例［J］．上海针灸杂志，1998（1）：20.

[116] 张艳玲，王秀华．火针加体针治疗脓性痤疮 35 例［J］．中国针灸，1994（S1）：323.

[117] 黄淑英，王志岩．火针治疗痤疮 60 例疗效观察［J］．中国针灸，1994（S1）：323.

[118] 火针加耳穴贴压治痤疮［J］．江苏中医，1994，15（4）：47.

[119] 黄蜀，张艳，陈纯涛，等．火针治疗结节囊肿性痤疮的临床研究附：128 例病例报告［J］．成都中医药大学学报，2004，27（4）：13－35.

[120] 周冬梅，陈维文，中华中医药学会皮肤科分会．蛇串疮中医诊疗指南（2014 年修订版）［J］．中医杂志，2015，56（13）：1163－1168.

[121] 中国中医药出版社．ZJ/T E001－2014 循证针灸临床实践指南 带状疱疹（修订版）［S］．北京：中国中医药出版社，2014

[122] Gloviczki P，Comerota AJ，Dalsing MC，et al. The care of patients with varicose veins and associated chronic venous diseases：clinical practice guidelines of the Society for Vascular Surgery and the Ameri-

can Venous Forum. J Vasc Surg. 2011 May；53（5 Suppl）：2S-48S.

[123] 敖其尔，姚哈斯．蒙医火针放血治疗下肢静脉曲张技术推广应用分析［J］．中国民族医药杂志，2016，22（8）：24-26.

[124] 贾元媛，王利然，李颜飞．温针灸结合火针治疗下肢静脉曲张39例［J］．中国民间疗法，2016，24（6）：34.

[125] 王丽晨，储开昀，曾琳，等．贺氏火针疗法治疗原发性下肢静脉曲张：随机对照研究［J］．中国针灸，2016，36（3）：231-236.

[126] 田亚振，张静，田永辉．火针放血治疗老年下肢静脉曲张的疗效分析［J］．中国卫生标准管理，2016，7（1）：149-150.

[127] 艾诗奇．针刺配合火针放血治疗下肢静脉曲张的疗效分析［J］．中国继续医学教育，2015，7（17）：169-170.

[128] 郭春艳，李绍荣．火针放血治疗下肢静脉曲张的临床疗效观察［A］．中国针灸学会针灸临床分会．中国针灸学会临床分会2014年年会暨第二十一次全国针灸临床学术研讨会论文集［C］．重庆：中国针灸学会针灸临床分会：中国针灸学会，2014：48-49.

[129] 郭春艳，李绍荣．火针放血治疗下肢静脉曲张的疗效观察［A］．中国针灸学会实验针灸分会、《上海针灸杂志》编辑部、Journal of Acupuncture and Tuina Science 编辑部．第十七届针灸对机体功能的调节机制及针灸临床独特经验研讨会会议论文集［C］．兰州：中国针灸学会实验针灸分会、《上海针灸杂志》编辑部、Journal of Acupuncture and Tuina Science 编辑部：中国针灸学会，2014：42-43.

[130] 陈会．火针治疗单纯性下肢静脉曲张的临床研究［D］．广州：广州中医药大学，2014.

[131] 徐娇，张兆星，杜旭，等．火针治疗难治性下肢静脉曲张1例［J］．中医外治杂志，2014，23（2）：27.

[132] 沈威，张新斐，汤海蓉．火针放血在下肢静脉曲张中的应用［J］．中医外治杂志，2013，22（6）：17.

[133] 赵鸿，王硕．火针治疗不同分级单纯性下肢静脉曲张疗效观察［J］．针灸临床杂志，2013，29（6）：61-62.

[134] 李亚敏．贺氏火针治疗下肢静脉曲张20例临床观察［J］．内蒙古中医药，2013，32（7）：66-67.

[135] 张洪涛，赵霞，刘文霞．火针放血治疗下肢静脉曲张30例［J］．中医研究，2012，25（12）：62-63.

[136] 李娟，李春佐．火针放血疗法治疗下肢静脉曲张［A］．甘肃省中医药学会．2011年甘肃省中医药学会学术年会论文集［C］．白银：甘肃省中医药学会：甘肃省中医药学会，2011：452-454.

[137] 张晓红，元新华，奇建华．火针与中药相结合治疗下肢静脉曲张疗效观察［J］．疾病监测与控制，2011，5（5）：306-307.

[138] 符健，张丽，罗道珊，等．火针结合中药泡洗治疗下肢静脉曲张临床观察［J］．内蒙古中医药，2010，29（10）：26-27.

[139] 耿志国．火针治疗下肢静脉曲张65例临床体会［J］．辽宁中医杂志，2010，37（S1）：

257－258.

[140] 袁训林. 火针治疗下肢静脉曲张 24 例临床观察 [J]. 云南中医中药杂志，2010，31（3）：40－41.

[141] 童丹丹，黄蜀，吴艳，等. 火针艾灸配合中药治疗下肢静脉曲张性溃疡 42 例 [J]. 中国针灸，2009，29（2）：122.

[142] 徐敏旌. 火针治疗下肢静脉曲张 20 例 [J]. 河北中医，2003（7）：527.

[143] 张晓霞，马淑惠. 火针治疗静脉曲张 42 例 [J]. 中国针灸，2000（8）：34.

[144] 夏淑文. 下肢静脉曲张的独特治疗方法——火针疗法 [J]. 现代养生，2013（5）：12－13.

[145] 中华医学会皮肤性病学分会免疫学组. 湿疹诊疗指南（2011 年）[J]. 中华皮肤科杂志，2011，44（1）：5－6.

[146] 刘璐，谌莉媚，廖涛，等. 火针治疗钱币状湿疹 32 例临床观察 [J]. 中国民族民间医药，2016，25（9）：69，71.

[147] 贾海玲，金泽. 火针治疗慢性湿疹临床观察 [J]. 针灸临床杂志，2016，32（3）：58－59.

[148] 孙亮. 火针联合刺络拔罐治疗慢性湿疹的效果研究 [J]. 中国卫生标准管理，2016，7（3）：126－127.

[149] 王军，肖云，杨登科，等. 中药配合火针疗法辨证治疗慢性局限性湿疹 68 例临床观察 [J]. 云南中医中药杂志，2015，36（11）：53－54.

[150] 高晖，焦召华，李瑞超，等. 火针联合刺络放血对慢性湿疹瘙痒程度影响的研究 [J]. 中国中西医结合皮肤性病学杂志，2015，14（5）：276－278.

[151] 王小琴，刘善会，王津，等. 火针治疗 60 例慢性湿疹的临床观察 [J]. 国际检验医学杂志，2015，36（14）：2099－2101.

[152] 焦召华，高晖，田苑，等. 火针点刺联合三棱针刺络治疗慢性湿疹的临床研究 [J]. 针灸临床杂志，2015，31（6）：20－24.

[153] 郑勇. 火针结合艾灸治疗慢性湿疹的临床研究 [D]. 成都：成都中医药大学，2015.

[154] 彭敏. 火针放血治疗 66 例静脉曲张性湿疹临床效果观察 [J]. 当代医学，2014，20（33）：153－154.

[155] 程杨，周小勇，曾宪玉，等. 火针治疗亚急性、慢性湿疹临床观察 [J]. 上海针灸杂志，2014，33（10）：903－905.

[156] 张颜，黄蜀，陈纯涛，等. 火针加灸法联合窄谱中波紫外线治疗掌跖角化性湿疹的临床疗效观察 [J]. 中国皮肤性病学杂志，2014，28（8）：846－848.

[157] 侯加运，易伟民，陈柳丹. 火针围刺治疗慢性湿疹 30 例临床观察 [J]. 中国民间疗法，2014，22（7）：19.

[158] 程杨，周小勇，曾宪玉，等. 火针治疗亚急性、慢性湿疹 114 例的临床观察 [A]. 中国中西医结合学会皮肤性病专业委员会. 2014 全国中西医结合皮肤性病学术年会论文汇编 [C]. 南昌：中国中西医结合学会皮肤性病专业委员会：中国中西医结合学会皮肤性病专业委员会，2014：1.

[159] 陈富梅. 火针治疗 38 例慢性湿疹患者的疗效观察 [A]. 中国中西医结合学会皮肤性病专业委员会. 2014 全国中西医结合皮肤性病学术年会论文汇编 [C]. 南昌：中国中西医结合学会皮

肤性病专业委员会：中国中西医结合学会皮肤性病专业委员会，2014：1.

［160］王蒙蒙．火针配合刺络拔罐治疗慢性湿疹的临床研究［D］．泸州：泸州医学院，2014.

［161］任飞．火针配合拔罐放血治疗下肢静脉曲张引起的皮下组织硬结伴湿疹1例［J］．中医药临床杂志，2012，24（6）：536.

［162］王国兴．火针治疗慢性湿疹的临床疗效观察［D］．成都：成都中医药大学，2011.

［163］钟润芬，黄石玺，苏俊娥．火针配合温和灸治疗湿疹临床观察［J］．上海针灸杂志，2010，29（10）：646-647.

［164］马占松．火针放血治疗静脉曲张性湿疹31例［J］．上海针灸杂志，2009，28（6）：371.

［165］廖欢，黄蜀，吴艳，等．火针联合冰黄肤乐软膏治疗慢性湿疹50例［J］．中国针灸，2007，27（11）：796.

［166］黄蜀，姚戎，陈纯涛，等．火针治疗慢性湿疹的临床研究［J］．四川中医，2004，22（12）：86-87.

［167］潘小霞．多头火针围刺治疗湿疹［J］．中国针灸，2003，23（4）：33.

［168］周震，齐崇玲，李岩．火针结合其他疗法治疗皲裂性湿疹28例［J］．天津中医药，2003，20（2）：43-44.

［169］吴乃桐．火针半刺法治疗四肢湿疹58例［J］．中国针灸，1994（S1）：325.

［170］中国中西医结合学会皮肤性病专业委员会色素病学组．白癜风诊疗共识（2014版）［J］．中华皮肤科杂志，2014，47（1）：69-71.

［171］张彩荣．毫火针结合针刺治疗白癜风1例［J］．中国民间疗法，2016，24（8）：42-43.

［172］孙永建，张少坡，何耀闯．毫火针浅刺联合窄谱紫外线治疗局限型白癜风36例［J］．中医外治杂志，2016，25（4）：30-31.

［173］顿耿，任雷生，边珍珍．火针联合308nm准分子光治疗白癜风临床研究［J/OL］．中华临床医师杂志（电子），2016，10（4）：81-82：［2016-08-10］．http：//kns.cnki.net/kcms/detail/11.9147.R.20160810.1518.030.html.

［174］黄莉宁，王天晶，任盈盈，等．火针治疗白癜风自身对照临床研究［J］．新中医，2016，48（7）：149-150.

［175］王喜．基于络病理论的中药汤剂联合火针治疗白癜风的临床观察［D］．哈尔滨：黑龙江中医药大学，2016.

［176］罗光浦，王天晶，任盈盈，等．火针联合卤米松乳膏治疗白癜风的临床观察［J］．皮肤性病诊疗学杂志，2016，23（2）：89-92.

［177］任雷生，付旭辉，王慧娟，等．火针联合308nm准分子光治疗稳定期白癜风疗效观察［J］．中国医疗美容，2016，6（3）：76-78.

［178］陈用军，石年，邱煊，等．增色丸联合火针治疗气滞血瘀型白癜风临床研究［J］．湖北中医药大学学报，2015，17（6）：87-88.

［179］孙永建，张少坡，何耀闯，等．中药联合毫火针、紫外线光疗治疗白癜风45例临床观察［J］．湖南中医杂志，2015，31（10）：56-58.

［180］荆鲁华，曲云，刘政兰，等．中药颗粒联合毫火针治疗稳定期局限型白癜风临床疗效观察［J］．临床医药文献电子杂志，2015，2（25）：5264-5265.

[181] 刘江娇．如意黑白散联合火针治疗局限型稳定期白癜风的临床观察［D］．哈尔滨：黑龙江中医药大学，2015.

[182] 严炯，闵仲生．毫火针联合他克莫司软膏及中药补肾活血方治疗白癜风 30 例临床观察［A］．中国中西医结合学会皮肤性病专业委员会．2015 全国中西医结合皮肤性病学术年会论文汇编［C］．长沙：中国中西医结合学会皮肤性病专业委员会：中国中西医结合学会，2015：77.

[183] 赵阳，邹存清，张毅，等．火针与中药联合治疗气血瘀滞型白癜风 39 例疗效观察［J］．贵阳中医学院学报，2015，37（2）：43 - 45.

[184] 杨登科，徐杰．火针联合复方紫归片治疗白癜风临床观察［J］．新中医，2014，46（8）：167 - 169.

[185] 战惠娟，韩雪．火针配合灸法治疗寻常型稳定期白癜风的临床观察［J］．黑龙江中医药，2014，43（4）：47 - 48.

[186] 李心宽．复方首乌蒺藜汤联合火针治疗白癜风的临床疗效观察［D］．济南：山东中医药大学，2014.

[187] 刘红霞．毫火针治疗白癜风的临床应用体会［A］．中华中医药学会皮肤病分会．2013 中华中医药学会皮肤病分会第十次学术交流大会暨湖南省中西医结合皮肤性病第八次学术交流大会论文汇编［C］．长沙：中华中医药学会皮肤病分会：中华中医药学会，2013：102 - 103.

[188] 张颜，黄蜀，陈纯涛，等．火针联合窄谱中波紫外线治疗 90 例白癜风临床疗效观察［A］．中华中医药学会皮肤病分会．2013 中华中医药学会皮肤病分会第十次学术交流大会暨湖南省中西医结合皮肤性病第八次学术交流大会论文汇编［C］．长沙：中华中医药学会皮肤病分会：中华中医药学会，2013：414 - 415.

[189] 张颜，陈纯涛，黄蜀，等．火针联合窄谱中波紫外线治疗白癜风疗效观察［J］．中国针灸，2013，33（2）：121 - 124.

[190] 周荣新．窄谱中波紫外线光疗法联合毫火针治疗白癜风 100 例疗效观察［J］．河北中医，2012，34（12）：1850 - 1851.

[191] 吴艳，黄蜀．火针配合驱虫斑鸠菊穴位注射治疗气滞血瘀型白癜风 120 例［J］．中医外治杂志，2012，21（3）：20 - 21.

[192] 赵玉雪，黄石玺，赵宏．改良火针规范化方案治疗白癜风［J］．上海针灸杂志，2008（4）：40 - 41.

[193] 修猛刚，王大芬．火针点刺治疗白癜风 80 例［J］．中国针灸，2005（4）：251.

[194] 张喜兰．火针治疗白癜风 280 例临床观察［J］．山西中医，1991（4）：37 - 38.

[195] 杨国亮．杨国亮皮肤病学［M］．上海：上海科学技术出版社，2005：498.

[196] 李琳婕．火针配合复方氟米松软膏治疗神经性皮炎的效果观察［J］．湖北中医杂志，2016，38（8）：53 - 54.

[197] 刘阳阳．中药汤剂联合火针治疗局限性神经性皮炎的临床观察［D］．哈尔滨黑龙江中医药大学，2016.

[198] 李艳，张剑，杨春艳．火针治疗神经性皮炎的临床疗效观察［J］．西部中医药，2016，29（5）：99 - 101.

[199] 张莉芳，贾春生．毫火针结合曲安奈德新霉素贴膏治疗神经性皮炎疗效观察［J］．中国民间疗

法，2016，24（3）：27 – 28.

[200] 王莹，李庆娟. 火针"轻刺"法联合疏肝颗粒治疗局限性神经性皮炎的疗效观察 [J]. 临床
医药文献电子杂志，2015，2（35）：7245，7248.

[201] 吴琳，金泽. 火针治疗神经性皮炎42例 [J]. 世界最新医学信息文摘，2015，15（93）：203，
205.

[202] 罗芳丽，周思远，王欣月，李瑛. 火针疗法治疗神经性皮炎概况 [J]. 实用中医药杂志，
2015，31（11）：1074 – 1075.

[203] 田珍. 火针治疗局限性神经性皮炎70例 [J]. 陕西中医，2015，36（9）：1245 – 1246.

[204] 郑凤娇，王悦，袁野，等. 火针治疗神经性皮炎的研究进展 [J]. 湖南中医杂志，2015，31
（8）：175 – 176.

[205] 慈洪飞. 毫火针散刺治疗局限性神经性皮炎 [J]. 中国冶金工业医学杂志，2015，32（3）：
362 – 363.

[206] 韩旭，蒋靖. 大黄䗪虫丸联合火针治疗复发性神经性皮炎30例 [J]. 河南中医，2015，35
（4）：692 – 694.

[207] 王梦. 火针结合穴位注射治疗神经性皮炎的临床疗效及随访研究 [D]. 成都：成都中医药大
学，2015.

[208] 王文霞，张春艳. 火针为主治疗神经性皮炎体会 [J]. 中国中医基础医学杂志，2015，21
（1）：83 – 84.

[209] 黄时燕，聂巧峰，张毅. 当归饮子联合火针治疗血虚肤燥型神经性皮炎32例 [J]. 四川中医，
2014，32（9）：121 – 122.

[210] 王敏，杨进，李岩. 火针配合体针围刺治疗局限性神经性皮炎疗效观察 [J]. 天津中医药，
2014，31（8）：475 – 477.

[211] 胡美玲，温馨，李晓刚. 耳穴埋豆加火针联合治疗神经性皮炎的临床研究 [J]. 西部医学，
2013，25（12）：1867 – 1868，1871.

[212] 杨素清，张艳红，安月鹏，等. 火针联合全虫方治疗神经性皮炎36例 [J]. 中医外治杂志，
2013，22（6）：10 – 11.

[213] 吴祖兰，聂巧峰，黄时燕. 加味酸枣仁汤加火针治疗肝血不足型神经性皮炎128例疗效观察
[A]. 中华中医药学会皮肤病分会. 2013中华中医药学会皮肤病分会第十次学术交流大会暨湖
南省中西医结合皮肤性病第八次学术交流大会论文汇编 [C]. 长沙：中华中医药学会皮肤病
分会：中华中医药学会，2013：280 – 281.

[214] 杨娅婷，黄蜀，吴艳. 火针配合穴位埋线治疗神经性皮炎120例 [J]. 中医外治杂志，2013，
22（5）：35.

[215] 吴祖兰，聂巧峰，黄时燕. 加味酸枣仁汤加火针治疗肝血不足型神经性皮炎128例 [J]. 中医
外治杂志，2013，22（4）：15.

[216] 张晓抒，丰芬. 火针治疗神经性皮炎27例疗效观察 [J]. 新中医，2013，45（2）：113 – 114.

[217] 黄时燕，赵晓广，聂巧峰. 火针加灸法治疗神经性皮炎40例 [J]. 中医外治杂志，2011，20
（2）：28 – 29.

[218] 旷秋和. 火针治疗神经性皮炎36例 [J]. 中国民间疗法，2010，18（10）：15 – 16.

[219] 张颜，周建伟，黄蜀，等．火针配合刺络拔罐治疗神经性皮炎疗效观察［J］．中国针灸，2007，27（4）：252 – 254.

[220] 潘书林，潘明，孙晓兰．火针治疗神经性皮炎 89 例［J］．中国针灸，2005，25（10）：740.

[221] 黄顺钦．火针治疗神经性皮炎案［J］．中国针灸，2005，25（S1）：123.

[222] 殷风新，宋淑平．火针加拔罐治疗神经性皮炎［J］．中国针灸，2000，20（9）：62 – 63.

[223] 王旭，柏杨．火针治疗神经性皮炎 1 例［J］．实用医技杂志，1999（9）：733.

[224] 陶景珊，王贵义．火针加火罐治疗神经性皮炎 26 例［J］．内蒙古中医药，1999（1）：34.

[225] 孙哲炜．火针治疗局限性神经性皮炎 34 例［J］．中国社区医师，1999（1）：38.

[226] 中华中医药学会皮肤科分会，北京中医药学会皮肤病专业委员会，北京中西医结合学会皮肤性病专业委员会．寻常型银屑病（白疕）中医药循证临床实践指南（2013 版）［J］．中医杂志，2014，55（1）：76 – 82.

[227] 李瑞婷．火针联合活血解毒汤治疗斑块型银屑病（血瘀证）临床疗效观察［D］．北京：北京中医药大学，2016.

[228] 黄蜀，陈纯涛，董亦秋，等．火针治疗静止期斑块型银屑病疗效观察［J］．上海针灸杂志，2014，33（7）：652 – 653.

[229] 崔颖．火针联合活血解毒汤治疗斑块型银屑病临床研究［D］．北京：北京中医药大学，2014.

[230] 潘胡丹．火针联合活血解毒汤治疗斑块型银屑病的临床研究［D］．北京：北京中医药大学，2014.

[231] 黄玉华，洪勇．火针联合口服复方甘草酸苷片治疗寻常性银屑病 60 例［J］．中医外治杂志，2014，23（1）：10 – 11.

[232] 张颜，陈纯涛，黄蜀，等．火针和刺络放血治疗寻常型斑块型银屑病 90 例疗效观察［J］．中医杂志，2013，54（20）：1751 – 1754.

[233] 代晓琴．火针治疗寻常型银屑病（静止期）的临床观察及实验研究［D］．成都：成都中医药大学，2013.

[234] 洪勇．火针治疗静止期斑块型银屑病的临床研究［D］．泸州：泸州医学院，2013.

[235] 洪勇，陈胜男，黄蜀．火针联合阿维 A 胶囊治疗红皮病型银屑病疗效观察［J］．山西中医，2013，29（2）：34，53.

[236] 钟润芬，黄石玺．毫火针治疗银屑病 1 例临床报道［J］．辽宁中医杂志，2010，37（S1）：287 – 288.

[237] 李永海．火针与中药治疗银屑病 109 例疗效观察［J］．北京中医，1996（2）：44.

[238] Bruyère O，Cooper C，Pelletier JP，et al. A consensus statement on the European Society for Clinical and Economic Aspects of Osteoporosis and Osteoarthritis（ESCEO）algorithm for the management of knee osteoarthritis – From evidence – based medicine to the real – life setting. Semin Arthritis Rheum. 2016 Feb；45（4 Suppl）：S3 – 11.

[239] 中国针灸学会．ZJ/T E014 – 2015 循证针灸临床实践指南 膝骨关节炎［S］．北京：中国中医药出版社，2015.

[240] Izquierdo R，Voloshin I，Edwards S，et al. American academy of orthopaedic surgeons clinical practice guideline on：the treatment of glenohumeral joint osteoarthritis［J］. J Bone Joint Surg Am，

2011, 93 (2)：203 – 205.

[241] 刘婷，肖铜，刘建武．火针痛点治疗肩周炎 30 例临床观察 [J]．中医杂志，2016，57 (17)：
1497 – 1499.

[242] 陈迎春．火针治疗肩周炎不同证型疗效观察 [J]．浙江中西医结合杂志，2016，26 (4)：
347 – 349.

[243] 林裕杰．毫火针针刺结筋病灶点治疗肩周炎疗效观察 [D]．广州：广州中医药大学，2016.

[244] 袁涛，王芬．毫火针配合拔罐治疗颈源性肩周炎疗效观察 [J]．针刺研究，2015，40 (5)：
415 – 418.

[245] 刘军．火针配合关节松动术治疗肩周炎疗效观察 [J]．中医临床研究，2015，7 (15)：
76 – 77.

[246] 张芊．火针治疗肩周炎与电针疗效对比 [D]．广州：广州中医药大学，2015.

[247] 刁婧文．毫火针结合拔罐治疗风寒湿型肩周炎的临床观察 [D]．乌鲁木齐：新疆医科大
学，2015.

[248] 陈静，刘丽莎．火针治疗粘连性肩周炎疗效观察 [J]．现代中西医结合杂志，2014，23
(22)：2449 – 2450.

[249] 黄爱贵，欧丹凤，吴健．壮医火针配合拔罐治疗肩周炎 60 例 [J]．广西中医药大学学报，
2014，17 (2)：24 – 25.

[250] 祝仁梽．火针治疗肩周炎的体会 [J]．内蒙古中医药，2013，32 (19)：87.

[251] 高艳．针刺结合火针治疗肩周炎 30 例临床观察 [J]．江苏中医药，2013，45 (6)：51 – 52.

[252] 侯荣娟，张志强，段玉萍．针刺、火针速刺、小针刀三通法治疗肩周炎随机平行对照研究
[J]．实用中医内科杂志，2013，27 (8)：117 – 119.

[253] 王晓刚，鹿艳群，秦亮．三棱火针治疗肩周炎 68 例及护理体会 [J]．中国民间疗法，2012，
20 (9)：14 – 15.

[254] 崔怀峰．体针结合平衡针和火针治疗肩周炎 45 例 [J]．新疆中医药，2012，30 (4)：40 – 42.

[255] 王黎明，李萍，王延玉．火针配合痛点穴位注射治疗 289 例寒湿性肩周炎疗效观察 [J]．青海
医药杂志，2012，42 (5)：88 – 89.

[256] 岳九萌．怀堂火针配合拔罐治疗肩周炎 45 例 [J]．中国中医药现代远程教育，2011，9
(18)：43 – 44.

[257] 毛伟欢，孙成长，吴祥宗，等．小针刀结合火针治疗顽固性肩周炎 57 例疗效观察 [J]．浙江
中医杂志，2011，46 (5)：363.

[258] 余利忠，何天有．火针配合拔罐治疗肩周炎 60 例 [J]．山东中医杂志，2010，29 (12)：
838 – 839.

[259] 刘祥华，罗湘君．火针治疗肩周炎疗效观察 [A]．湖南省针灸学会、湖南省中医药高等专科
学校、湖南省中医药高等专科学校附属医院．2010 湖南省针灸学术年会资料汇编 [C]．株洲：
湖南省针灸学会、湖南省中医药高等专科学校、湖南省中医药高等专科学校附属医院：中国
针灸学会，2010：49 – 54.

[260] 覃智斌，张建福．小针刀结合火针、拔火罐治疗肩周炎临床研究 [J]．广西中医学院学报，
2009，12 (3)：33 – 34.

[261] 萧俊斌．火针治疗肩周炎的临床研究［D］. 广州：广州中医药大学，2009.

[262] 王莉莉，雷蕊．火针联合中药汤剂、康复治疗肩周炎 35 例［J］. 针灸临床杂志，2009，25（2）：25.

[263] 韦英才．火针配合拔火罐治疗肩周炎疗效观察［J］. 中国民族医药杂志，2008，14（9）：16 – 17.

[264] 杨良兵．火针疗法结合针刺治疗肩周炎的临床研究［D］. 广州：广州中医药大学，2008.

[265] 林廷樾．火针配合穴位注射治疗肩周炎［J］. 针灸临床杂志，2005，21（4）：23.

[266] 陈静．火针疗法治疗粘连型肩周炎 123 例［J］. 中国针灸，2001，21（5）：304.

[267] 温乃元，李维香，钟洪正，等．火针焠刺麝香治疗肩周炎 120 例临床观察［J］. 新中医，2001，33（4）：43.

[268] 朱桂玲，高建忠．火针治疗肩周炎 120 例［J］. 针灸临床杂志，1998（8）：39 – 40.

[269] 刘洪云．火针点刺治疗肩周炎 50 例［J］. 针刺研究，1997（3）：221.

[270] 孟国臣．火针治疗肩周炎 50 例［J］. 中国针灸，1996（1）：26.

[271] 周淼．用火针治疗肩周炎的效果探析［J］. 当代医药论丛，2015，13（21）：17 – 18.

[272] 于小利，周韶生，景丹丹，等．埋线火针治疗迁延性肩周炎临床疗效观察［J］. 中国民族民间医药，2013，22（7）：103 – 104.

[273] 周华．精选穴位，火针、泻血为主治疗单侧急性肩周炎 30 例临床报道［J］. 中医临床研究，2012，4（24）：32 – 33.

[274] 李桂萍．毫针配合火针、锋勾针治疗肩周炎 32 例［J］. 中国民间疗法，2010，18（6）：10.

[275] 左惠荣，顾海蓉．推拿配合火针治疗肩周炎 36 例［J］. 中国民间疗法，2005，13（6）：46.

[276] 冯祯根，陈泽莉，戴朝富，等．火针治疗肩关节周围炎多中心随机对照临床研究［J］. 上海针灸杂志，2016，35（6）：707 – 709.

[277] 黎倩敏．火针配合针刺治疗风寒湿型肩周炎的临床研究［D］. 广州：广州中医药大学，2016.

[278] 张玲丽．火针配合运动疗法治疗肩关节周围炎 50 例［J］. 中国中医药现代远程教育，2016，14（1）：103 – 105.

[279] 吴红新，罗高国，杨洋．火针配合穴位贴敷治疗肩关节周围炎 120 例临床疗效观察［J］. 亚太传统医药，2014，10（14）：61 – 62.

[280] 李辉，丁海涛，吴建敏，等．毫针、火针结合对肩关节周围炎患者疼痛影响的临床观察［J］. 针灸临床杂志，2013，29（12）：1 – 4.

[281] 咸宝山，王卫强．应用火针治疗肩关节周围炎的临床疗效观察［J］. 求医问药（下半月），2013，11（10）：151 – 152.

[282] 姚满园，罗维萍．平衡针法配合火针治疗肩关节周围炎 32 例临床观察［J］. 新疆中医药，2013，31（3）：27 – 28.

[283] 胡美新．火针治疗肩关节周围炎 40 例临床观察［J］. 浙江中医杂志，2011，46（1）：46 – 47.

[284] 张戈，王长来，常振湘．火针推拿配合关节腔内注射玻璃质酸钠液治疗肩关节周围炎疗效观察［J］. 四川中医，2010，28（9）：105 – 107.

[285] 吴宪明．火针治疗肩关节周围炎的临床研究［D］. 广州：广州中医药大学，2010.

[286] 李共信，张锡三，陈淑彦，等．火针治疗肩关节周围炎临床观察［J］. 上海针灸杂志，2008，

27（9）：27－28.

［287］高秀领，张雪娟，王俊玲．火针治疗肩关节周围炎28例临床观察［J］.河北中医，2008，30（7）：739－740.

［288］杨良兵．火针疗法结合针刺治疗肩周炎的临床研究［D］.广州：广州中医药大学，2008.

［289］杨晋红．火针治疗肩关节周围炎64例［J］.中国针灸，2007，27（9）：707－708.

［290］王洁．锋勾针、火针治疗肩周炎106例［J］.齐齐哈尔医学院学报，2007，28（15）：1832.

［291］范郁山，罗燕，林原．火针疗法治疗肩关节周围炎疗效观察［J］.广西中医学院学报，2005，8（3）：41－42.

［292］杨立峰．火针治疗肩关节周围炎109例［J］.山西中医，2004，20（4）：42－43.

［293］李月红．毫针结合火针治疗肩周炎45例［J］.新疆中医药，2002，20（3）：39.

［294］陈宏，王凌．火针治疗肩关节周围炎56例［J］.实用中医药杂志，2001，17（3）：30－31.

［295］温进之．火针治疗肩周炎34例疗效小结［J］.湖南中医杂志，1998（3）：25.

［296］李晨．火针治疗粘连性肩周炎34例［J］.上海针灸杂志，1997（S1）：56.

［297］李永丽．火针加拔罐治疗肩周炎72例［J］.上海针灸杂志，1996（S1）：239.

［298］陈海生．火针治疗肩周炎88例［J］.中国基层医学，1995（S1）：48.

［299］刘芳．针灸配合火针治疗肩周炎［J］.针灸临床杂志，1994（1）：47.

［300］杨诗飞，简道．火针配合按摩治疗肩关节周围炎［J］.中医正骨，1991（3）：48.

［301］袁清顺，姜素英．火针治疗肩周炎［J］.四川中医，1989（11）：52.

［302］Bisset L，Coombes B，Vicenzino B.Tennis elbow［J］.BMJ Clin Evid. 2011 Jun 27；2011. pii：1117.

［303］张晓阳，刘琦，黄淼．毫火针运动疗法治疗网球肘30例疗效观察［J］.四川中医，2015，33（4）：168－170.

［304］欧阳泠星，郭宪敏，方鑫楷，等．毫火针治疗网球肘疗效观察［J］.上海针灸杂志，2015，34（2）：161－163.

［305］龙翔，孙绍裘，李娟．火针治疗网球肘的临床疗效观察［J］.针灸临床杂志，2014，30（12）：45－47.

［306］殷霞，李芳．火针结合右归丸加味治疗网球肘30例［J］.江西中医药，2014，45（12）：58－59.

［307］郑润杰．火针针刺曲池与阿是穴治疗顽固性网球肘疗效观察［J］.新中医，2013，45（3）：133－134.

［308］张钊．火针治疗网球肘60例［J］.河南中医，2012，32（2）：219.

［309］吴文艳．火针治疗网球肘23例［J］.江苏中医药，2011，43（5）：69.

［310］毛伟欢，孙成长，吴祥宗，吴仁文，陶志东，李光阳．小针刀结合火针疗法治疗网球肘45例［J］.浙江中医杂志，2010，45（3）：208－209.

［311］赵永祥．火针治疗网球肘32例［J］.云南中医中药杂志，2009，30（12）：89.

［312］林志建，张洪艳．火针加拔罐治疗网球肘124例［J］.中国民间疗法，2008，16（3）：21.

［313］刘保红，赵志恒，焦召华，等．火针疗法在治疗网球肘中的临床应用进展［J］.湖南中医杂志，2016，32（10）：211－213.

[314] 余勇．田小刚主任火针治疗网球肘 32 例 [J]．中医外治杂志，2015，24（5）：62－63.

[315] 尧彦．毫火针与温针灸治疗网球肘的疗效观察 [J]．中国民间疗法，2015，23（9）：18－19.

[316] 孙春梅．毫火针治疗网球肘 93 例 [J]．江西中医药，2015，46（6）：50－51.

[317] 薛立文，王云峰．贺氏火针温通法治疗肱骨外上髁炎临床观察 [J]．安徽中医药大学学报，2015，34（5）：55－57.

[318] 司徒万德，曲姗姗，黄焕琳，等．毫火针与温针灸改善肱骨外上髁炎患者肘功能的疗效比较 [J]．中国康复理论与实践，2014，20（3）：226－229.

[319] 司徒万德．毫火针配合康复训练治疗肱骨外上髁炎的临床观察 [D]．广州：南方医科大学，2014.

[320] 陈建国，朱玉林，王永莉，等．毫火针散刺治疗顽固性肱骨外上髁炎 30 例 [J]．人民军医，2013，56（9）：1072－1073.

[321] 柯玲玲．腹针疗法配合火针治疗网球肘 28 例 [J]．中医外治杂志，2013，22（2）：47.

[322] 高艳红．毫火针治疗肱骨外上髁炎 38 例 [J]．中医临床研究，2013，5（4）：38.

[323] 周传龙，包洁，方剑乔．关刺结合火针治疗肱骨外上髁炎 50 例疗效观察 [J]．山东中医杂志，2012，31（12）：883－884.

[324] 蒋文英．火针治疗肱骨外上髁炎 38 例疗效观察 [J]．内蒙古中医药，2012，31（17）：85－86.

[325] 张泽荣．毫火针治疗肱骨外上髁炎 30 例 [J]．中国民族民间医药，2012，21（11）：104.

[326] 旷秋和．火针巨刺治疗肱骨外上髁炎 48 例 [J]．中国民间疗法，2011，19（5）：21.

[327] 谷新远．火针治疗肱骨外上髁炎 30 例 [J]．云南中医中药杂志，2010，31（3）：47.

[328] 毛伟欢，孙成长，吴祥宗，等．小针刀结合火针治疗肱骨外上髁炎 73 例 [J]．山东中医杂志，2010，29（2）：107－108.

[329] 王松清．火针治疗肱骨外上髁炎 33 例观察 [J]．实用中医药杂志，2008，24（12）：783－784.

[330] 宋丽梅．火针与毫针治疗网球肘疗效对比 [J]．中外医疗，2008，27（35）：78.

[331] 陈国能．火针加针灸推拿治疗肱骨外上髁炎 55 例 [J]．针灸临床杂志，2007，23（7）：28－29.

[332] 黄石玺．"改良火针"治疗复发性肱骨外上髁炎的临床观察 [J]．中国中医基础医学杂志，2004，19（9）：53－54.

[333] 周贤华．火针治疗肱骨外上髁炎 31 例疗效观察 [J]．针灸临床杂志，2004，20（1）：32－33.

[334] 顾生平．火针治疗肱骨外上髁炎 120 例临床观察 [J]．针灸临床杂志，2003，19（10）：28－29.

[335] 邹复馨．火针多向点刺治网球肘 30 例 [J]．江西中医药，2001，32（4）：42.

[336] 贺小琴，樊晋芳．火针配合隔姜灸治疗网球肘 [J]．针灸临床杂志，2001，17（2）：40.

[337] 卜西宁．火针治疗网球肘 26 例 [J]．上海针灸杂志，1997（S1）：54.

[338] 姜英．火针治疗网球肘 30 例 [J]．针灸临床杂志，1997（1）：7.

[339] 杨燕双，王宛彭．火针治疗网球肘 70 例 [J]．吉林中医药，1996（6）：49.

[340] 文绍敦．火针治疗网球肘 68 例疗效观察 [J]．青海医药杂志，1995（7）：49.

［341］李素芳．火针治疗网球肘［J］．湖北医学院学报，1989（1）：96．

［342］文喧，何莉平．火针治疗网球肘58例［J］．云南中医杂志，1988（1）：24．

［343］黄娜．火针治疗反复发作肱骨外上髁炎疗效分析［J］．中国农村卫生，2016（6）：26－27．

［344］杨青容．火针结合温针灸治疗肱骨外上髁炎34例［J］．中国中医药现代远程教育，2016，14（6）：116－117．

［345］徐艳玲．火针治疗肱骨外上髁炎临床观察［J］．大家健康（学术版），2016，10（6）：77．

［346］黄捷佳．肩背三穴及肘部阿是穴火针治疗肱骨外上髁炎的临床观察［J］．中医临床研究，2015，7（15）：115－116．

［347］徐守臣．平衡火针结合圆利针治疗肱骨外上髁炎36例［J］．中国民间疗法，2015，23（4）：13－14．

［348］金华，李素红，朱希法，等．火针点刺治疗肱骨外上髁炎52例观察［J］．实用中医药杂志，2014，30（6）：546－547．

［349］王丹萍．火针治疗肱骨外上髁炎验案一则［J］．实用中医药杂志，2014，30（5）：463．

［350］咸宝山，王卫强．火针治疗肱骨外上髁炎的临床疗效［J］．求医问药（下半月），2013，11（11）：133．

［351］孔祥飞．火针加艾灸治疗肱骨外上髁炎46例［J］．中国民间疗法，2012，20（7）：13．

［352］周利亭．针刺配合火针治疗肱骨外上髁炎38例［J］．河北中医，2010，32（6）：907，923．

［353］牛桦，朱月芹．针刺结合火针治疗肱骨外上髁炎疗效观察［J］．宁夏医科大学学报，2009，31（6）：838－839．

［354］许荣正，王美萍．火针齐刺治疗肱骨外上髁炎32例［J］．实用中医药杂志，2008，24（9）：590．

［355］黄奎炎，黄禹．火针加药筒疗法治疗肱骨外上髁炎78例［J］．中国民间疗法，2008，16（7）：23－24．

［356］丁燕．针刺配合火针治疗肱骨外上髁炎疗效观察［J］．中国实用医药，2007，2（33）：28－29．

［357］李志强，阙庆辉．火针与毫针治疗肱骨外上髁炎疗效对比［J］．福建中医学院学报，2006，16（4）：48－49．

［358］郑良孝，管春燕，李瑛．火针疗法治疗肱骨外上髁炎92例［J］．上海针灸杂志，2006，25（5）：9．

［359］史清钊．推拿与火针治疗肱骨外上髁炎的疗效比较［J］．山东中医药大学学报，2006，30（3）：217－218．

［360］史清钊．推拿与火针治疗肱骨外上髁炎的比较研究［J］．辽宁中医杂志，2006，33（5）：594－596．

［361］陈璐．火针磁贴合用治疗肱骨外上髁炎32例［J］．针灸临床杂志，2005，21（11）：37．

［362］郭文青，张会华．火针配合拔罐治疗肱骨外上髁炎68例［J］．河南中医，2005，25（7）：69．

［363］黄石玺．复发性肱骨外上髁炎火针与温针灸治疗观察［J］．中国针灸，2004，24（S1）：20－21．

［364］史兴忠．火针治疗肱骨外上髁炎76例临床观察［J］．吉林中医药，2001，21（4）：50－51．

[365] 彭伟，王东．火针治疗肱骨外上髁炎 50 例 [J]．新疆中医药，2001，19 (2)：32 – 33.

[366] 陈美仁．火针治疗肱骨外上髁炎 126 例 [J]．湖南中医杂志，1998 (4)：18.

[367] 吕珍．火针治疗肱骨内、外上髁炎 60 例 [J]．中国针灸，1995 (5)：11 – 12.

[368] 史卫东．火针治疗肱骨外上髁炎 [J]．中国中医骨伤科，1995 (3)：45.

[369] 郭跃，张福梅，李改莲．火针治疗肱骨外上髁炎 40 例 [J]．山西中医，1994 (2)：38.

[370] 金永明．火针治疗肱骨外上髁炎 108 例 [J]．中国针灸，1994 (2)：16.

[371] 王元德．火针点刺与局部封闭治疗肱骨外上髁炎 44 例临床观察 [J]．牡丹江医学院学报，1994 (1)：37.

[372] 王黎明，李萍．火针治疗肱骨外上髁炎 [J]．中国针灸，1993 (2)：28 – 29.

[373] 安玉禄．火针治疗肱骨外上髁炎 12 例 [J]．贵阳中医学院学报，1992 (2)：36.

[374] 王黎明．火针治疗肱骨外上髁炎 50 例 [J]．青海医药杂志，1991 (3)：44.

[375] Chou R, Qaseem A, Snow V, Casey D, Cross JT Jr, Shekelle P, Owens DK; Clinical Efficacy Assessment Subcommittee of the American College of Physicians; American College of Physicians; American Pain Society Low Back Pain Guidelines Panel. Diagnosis and treatment of low back pain: a joint clinical practice guideline from the American College of Physicians and the American Pain Society [J]. Ann Intern Med. 2007 Oct 2; 147 (7): 478 – 91.

[376] 王国立，李建华，李红华，等．毫火针结合针刺治疗第三腰椎横突综合征 60 例 [J]．中国临床医生杂志，2016，44 (10)：99 – 100.

[377] 陈晓强，刘海永，周广岳，等．毫火针结合新医正骨治疗第三腰椎横突综合征的疗效研究 [J]．河北中医药学报，2016，31 (2)：40 – 41，51.

[378] 包金山，莫日根高娃．火针治疗第三腰椎横突综合症 [J]．世界最新医学信息文摘，2016，16 (19)：149.

[379] 孙春梅，白伟杰，李品能．毫火针治疗第三腰椎横突综合征的临床观察 [J]．光明中医，2015，30 (11)：2381 – 2383.

[380] 简千．火针疗法治疗第三腰椎横突综合征的临床研究 [D]．广州：广州中医药大学，2015.

[381] 刘红．火针配合穴位封闭治疗第 3 腰椎横突综合征 30 例临床疗效观察 [J]．中西医结合研究，2012，4 (1)：22，25.

[382] 付勇，章海凤，陈日新，等．热敏化温和灸配合火针阿是穴治疗第三腰椎横突综合征临床疗效观察 [J]．辽宁中医杂志，2009，36 (2)：269 – 270.

[383] 章明忠．火针结合拔罐治疗腰三横突综合征 58 例观察 [J]．针灸临床杂志，1998 (2)：34.

[384] 江小强，王丽萍．火针治疗寒湿腰痛 60 例临床观察 [J]．内蒙古中医药，2016，35 (5)：115.

[385] 陈鹏，郭静，刘慧林，等．贺氏火针疗法配合毫针治疗慢性非特异性腰痛 120 例临床观察 [J]．中医杂志，2015，56 (10)：851 – 854.

[386] 赵爱梅．毫火针为主治疗腰痛的临床观察 [D]．北京：北京中医药大学，2015.

[387] 范有强．毫针火针疗法治疗慢性腰肌劳损分析 [J]．当代临床医刊，2015，28 (2)：1348 – 1349.

[388] 乔隆，关雪峰．火针治疗慢性腰肌劳损随机平行对照研究 [J]．实用中医内科杂志，2015，29

（3）：144 – 146.

[389] 杜月辰．毫火针配合温和灸治疗腰痛的临床研究［D］．北京：北京中医药大学，2014.

[390] 叶武汉．毫针火针治疗 50 例慢性腰肌劳损患者的临床疗效观察［J］．中国医药指南，2013，11（17）：295 – 296.

[391] 范茂春，陈鹏典，江翠．火针配合常规电针疗法治疗寒湿腰痛 32 例［J］．中医研究，2013，26（2）：55 – 56.

[392] 旷秋和．火针配合火罐治疗慢性腰肌劳损 60 例［J］．中医外治杂志，2011，20（5）：38 – 39.

[393] 李彬，杨丽娟．火针治疗慢性腰肌劳损疗效观察［J］．中国中医药信息杂志，2009，16（7）：62 – 63.

[394] 伍丽．火针配合 TDP 照射治疗腰痛 32 例［J］．实用中医药杂志，2008，24（6）：386.

[395] 樊莉．腹针联合毫针火针治疗慢性腰肌劳损的临床疗效观察［A］．中国针灸学会腹针专业委员会、广东省中医院．首届全国腹针学术研讨会会议论文集［C］．广东：中国针灸学会腹针专业委员会、广东省中医院：中国针灸学会，2007：147 – 149.

[396] 樊莉，蒙昌荣，米建平，等．毫针火针治疗慢性腰肌劳损的临床疗效观察［J］．河北中医，2005，27（10）：759 – 761.

[397] 聂斌，唐植纲，聂涛，等．火针治疗慢性腰肌劳损临床观察［J］．针灸临床杂志，2005，21（4）：22 – 23.

[398] 邓旭辉．火针为主治疗腰肌劳损 68 例［J］．实用中西医结合临床，2004，4（2）：8.

[399] 赵利军．火针治疗腰腿疼 80 例临床观察［J］．针灸临床杂志，2002，18（1）：32.

[400] 唐云生．火针加水针治疗腰痛 56 例［J］．针灸临床杂志，2001，17（3）：28.

[401] 刘晓琴．火针治疗腰肌劳损 84 例小结［J］．甘肃中医，2000（2）：50 – 51.

[402] 陈海生．火针治疗慢性腰肌劳损 45 例［J］．云南中医中药杂志，1996（4）：61.

[403] 郑学良，黄晖，顾悦善．电火针治疗腰痛［J］．中国中医骨伤科杂志，1989，5（3）：25.

[404] 中国人民解放军 191 医院理疗科．火针治疗腰腿痛 600 例疗效观察［J］．天津医药，1976（1）：40.

[405] 王金祥．火针治疗腰痛 15 例经验介绍［J］．中医杂志，1965（9）：14.

[406] 孙绍卫，曾祥晶，王志强．小针刀联合火针治疗腰椎间盘突出症的临床观察［J］．中医药导报，2016，22（15）：73 – 74.

[407] 胡洁，吴中朝．火针齐刺留针治疗腰椎间盘突出症［J］．吉林中医药，2016，36（9）：951 – 954.

[408] 李姣姣，陈莉秋，朱勋兵．毫火针结合康复训练治疗腰椎间盘突出症的临床疗效观察［J］．中华全科医学，2016，14（2）：303 – 306.

[409] 谭志宏，罗伟东，周乐坤，等．新型火针联合中医辨证治疗腰椎间盘突出症的临床研究［J］．中医药导报，2015，21（22）：41 – 44.

[410] 谢昌奋，沈国雄，吕锡友．中药烫疗配合火针治疗腰椎间盘突出症的临床观察［J］．中医药导报，2015，21（16）：64 – 66.

[411] 许榕榕．火针腰夹脊穴结合电针治疗腰椎间盘突出症的临床研究［D］．广州：广州中医药大学，2015.

[412] 刘仁龙. 火针腰夹脊穴为主治疗腰椎间盘突出症的临床研究 [D]. 广州：广州中医药大学，2015.

[413] 胥朝晖，陈秀清. 微火针配合中药外敷治疗腰椎间盘突出症35例 [J]. 中国民间疗法，2015，23（3）：36.

[414] 白洁. 火针近部穴位治疗寒湿型腰椎间盘突出症的疗效观察 [J]. 中国民间疗法，2015，23（2）：29-30.

[415] 李柱，张继刚，王玉平. 针刺配合火针治疗飞行员腰椎间盘突出症疗效观察 [J]. 人民军医，2015，58（1）：65-66.

[416] 张恩生. 火针配合毫针治疗腰椎间盘突出症78例疗效观察 [J]. 浙江中医药大学学报，2014，38（11）：1331-1332.

[417] 梁子茂，刘柏杉，李建颖，等. 壮医经筋手法配合火针治疗腰椎间盘突出症临床观察 [J]. 上海针灸杂志，2014，33（10）：926-928.

[418] 柳霞，张弘，马新平. 骶管注射配合火针治疗腰椎间盘突出症疗效观察 [J]. 人民军医，2014，57（7）：777-778.

[419] 李柱，柳霞，马新平. 骶管注射脉络宁注射液配合火针治疗腰椎间盘突出症临床研究 [J]. 中医学报，2014，29（4）：598-600.

[420] 关斌辉，向开维. 火针配合节段定位斜扳法治疗腰椎间盘突出症120例 [J]. 中国中医药现代远程教育，2014，12（3）：52-53.

[421] 格日勒图，苏亚拉其木格. 蒙医火针、针灸、推拿配合蒙药治疗腰椎间盘突出症疗效观察 [J]. 世界最新医学信息文摘，2014，14（4）：207，209.

[422] 黄东. 用毫火针配合拔罐治疗60例腰椎间盘突出症患者的疗效观察 [J]. 当代医药论丛，2014，12（2）：163-164.

[423] 宋书昌，薄向红，卢智，等. 火针联合穴位注射对腰椎间盘突出症镇痛效应的临床观察 [J]. 中国中医急症，2013，22（12）：2136-2137.

[424] 李平，郭金波. 火针刀治疗腰椎间盘突出症的临床研究 [J]. 针灸临床杂志，2013，29（11）：31-33.

[425] 吕建军. 火针针刺肾俞穴治疗腰椎间盘突出症62例 [J]. 云南中医中药杂志，2013，34（10）：52-53.

[426] 刘美荣，陆恒峰. 火针配合毫针治疗腰椎间盘突出症30例临床观察 [J]. 中医药导报，2013，19（8）：67-68.

[427] 李军霞，王军方，鲁光辉，等. 壮医理筋手法结合经筋火针治疗腰椎间盘突出症患者80例疗效观察 [J]. 湖南中医药大学学报，2013，33（7）：92-94.

[428] 李军霞，鲁光辉，王军方. 经筋手法联合经筋火针治疗腰椎间盘突出症疗效观察 [J]. 河北中医，2013，35（6）：882-884.

[429] 胡美新. 火针治疗腰椎间盘突出症51例疗效观察 [J]. 浙江中医杂志，2013，48（4）：280.

[430] 赵琴，李安洪. 火针治疗腰椎间盘突出症后期下肢麻木36例 [J]. 安徽中医学院学报，2013，32（2）：47-49.

[431] 李军霞，王军方，鲁光辉，等. 经筋火针在腰椎间盘突出症治疗中的应用 [J]. 中国医刊，

2013，48（2）：89-90.

[432] 青龙.蒙医火针、针灸、推拿配合蒙药治疗腰椎间盘突出症的疗效观察 ［J］.中国民族民间医药，2012，21（12）：2.

[433] 曹燕，贺琲珺，朱志伟.火针配合中药熏蒸治疗腰椎间盘突出症的护理体会 ［J］.当代护士（中旬刊），2012（2）：123-124.

[434] 钟向阳，李秋琼.局部理疗结合循经辨证火针治疗腰椎间盘突出症60例 ［J］.中外妇儿健康，2011，19（7）：244.

[435] 段慧，左小红，张琦婕.火针、药饼敷合针刀治疗200例腰椎间盘突出症 ［J］.光明中医，2010，25（11）：2067-2068.

[436] 蔡孟君.火针为主治疗腰椎间盘突出症的临床研究 ［D］.广州：广州中医药大学，2010.

[437] 杨立峰.深刺腰夹脊穴配合火针拔罐治疗急性腰椎间盘突出症92例 ［J］.中国针灸，2009，29（S1）：38-39.

[438] 杨丽艳，卢得健，李艳慧.火针治疗腰椎间盘突出症疗效观察 ［J］.中国针灸，2009，29（6）：449-451.

[439] 庄珣，陆彦青，庄礼兴.火针腰夹脊穴为主治疗腰椎间盘突出症30例 ［J］.针灸临床杂志，2009，25（5）：1-3.

[440] 郑占坤.火针结合针刺治疗腰椎间盘突出症的临床研究 ［D］.广州：广州中医药大学，2009.

[441] 傅宇.火针治疗腰椎间盘突出症的临床研究 ［D］.广州：广州中医药大学，2009.

[442] 马新平，姜燕.毫针、火针配合正骨法治疗腰椎间盘突出症疗效观察 ［J］.中国中医急症，2009，18（3）：375-376.

[443] 旷秋和.火针配合针刺治疗腰椎间盘突出症疗效观察 ［J］.中国康复医学杂志，2008，23（5）：454-455.

[444] 杨丽艳.火针治疗腰椎间盘突出症的临床疗效观察 ［D］.广州：广州中医药大学，2008.

[445] 吴桂红.火针配合中药外敷治疗腰椎间盘突出症35例 ［J］.上海针灸杂志，2006，25（10）：35.

[446] 狄泽俊.火针治疗腰椎间盘突出症42例疗效观察 ［A］.甘肃省中医药学会、甘肃省针灸学会.甘肃省中医药学会第五次会员代表大会、甘肃省针灸学会第三次会员代表大会暨学术研讨会论文汇编 ［C］.兰州：甘肃省中医药学会、甘肃省针灸学会：甘肃省中医药学会，2006：157-158.

[447] 王祖林.推拿配合火针治疗腰椎间盘突出症76例 ［J］.江苏中医药，2003，24（6）：45.

[448] 中国针灸学会.ZJ/T E008-2014 循证针灸临床实践指南 腰痛 ［S］.北京：中国中医药出版社，2014.

[449] 中国康复医学会颈椎病专业委员会.颈椎病诊治与康复指南2010版 ［M］.北京：中国康复医学会，2010.

[450] 王巨庆，黄鋆文.经筋推拿结合微火针治疗神经根型颈椎病疗效观察 ［J］.浙江中西医结合杂志，2016，26（5）：460-462.

[451] 陈亚军.毫火针治疗神经根型颈椎病临床疗效观察 ［D］.广州：广州中医药大学，2016.

[452] 邱超，张志强.火针治疗神经根型颈椎病疗效观察 ［J］.四川中医，2015，33（12）：

173 –174.

[453] 曹玉华，尹旭辉．火针结合拔罐治疗神经根型颈椎病疗效分析 [J]．河北中医药学报，2015，30（3）：53 –55.

[454] 曹玉华，尹旭辉．火针结合拔罐治疗神经根型颈椎病疗效观察 [J]．世界中医药，2015，10（8）：1235 –1237.

[455] 潘海华．火针"颈三针"穴结合电针治疗神经根型颈椎病的临床研究 [D]．广州：广州中医药大学，2015.

[456] 吕士琦，王成虎，刘庆霞，等．毫火针赞刺法结合手针运动法治疗神经根型颈椎病临床观察 [J]．中国中医急症，2014，23（12）：2309 –2310.

[457] 李红洲，潘卫峰，吕增瑞．火针联合黄芪桂枝五物汤加味治疗神经根型颈椎病疗效观察 [J]．基层医学论坛，2014，18（S1）：108 –109.

[458] 欧阳泠星，方鑫楷，黄壑霏．毫火针治疗神经根型颈椎病疗效观察 [J]．上海针灸杂志，2013，32（8）：662 –663.

[459] 韦士豪．火针治疗神经根型颈椎病的临床价值分析 [J]．中外医学研究，2013，11（15）：22 –23.

[460] 王洪英，佐欣慧，刘宏光．毫火针治疗神经根型颈椎病的临床观察 [J]．黑龙江医药科学，2013，36（1）：62 –63.

[461] 鄢路洲，黄建，杨曙雯．火针治疗神经根型颈椎病 32 例 [J]．中医外治杂志，2011，20（5）：47.

[462] 李彬，谢新才，冯毅．火针治疗神经根型颈椎病疗效观察 [J]．北京中医药，2010，29（12）：920 –922.

[463] 马广昊，顾群．火针焠刺治疗神经根型颈椎病的临床研究 [J]．中医学报，2010，25（6）：1205 –1207.

[464] 王成，刘海永，陈晓强．应用火针正骨疗法加甘露醇静点治疗神经根型颈椎病 [J]．辽宁中医药大学学报，2009，11（8）：181.

[465] 王成，刘海永，陈晓强．火针正骨疗法为主治疗神经根型颈椎病的临床观察 [J]．河北中医药学报，2008，23（4）：36 –37.

[466] 何丽．火针治疗神经根型颈椎病临床观察 [D]．广州：广州中医药大学，2006.

[467] 刘效强，金晓飞．经筋手法配合火针治疗颈型颈椎病的临床效果 [J]．中国当代医药，2016，23（5）：158 –160，163.

[468] 赵明华．火针疗法对颈型颈椎病患者颈痛的影响 [J]．光明中医，2014，29（7）：1451 –1453.

[469] 额尔敦桑．火针合蒙药额日敦乌日勒治疗颈型颈椎病临症举隅 [J]．中国民族医药杂志，2014，20（5）：24.

[470] 黄国令．火针配合电针治疗椎动脉型颈椎病的临床研究 [D]．广州：广州中医药大学，2014.

[471] 赵明华．火针疗法治疗颈型颈椎病的临床研究 [D]．广州：广州中医药大学，2013.

[472] 谭健忠．毫火针治疗椎动脉型颈椎病 120 例（英文）[J]．World Journal of Acupuncture – Moxibustion，2012，22（3）：52 –54.

［473］徐泽君．火针治疗椎动脉型颈椎病［J］．中外医疗，2012，31（3）：138.

［474］张雪英，张启亮．火针为主治疗椎动脉型颈椎病120例［J］．新疆中医药，2011，29（6）：19－20.

［475］邹波．火针治疗颈型颈椎病疗效观察［J］．上海针灸杂志，2011，30（5）：310－311.

［476］陈晓强，王成，赵金荣．火针正骨疗法治疗椎动脉型颈椎病的临床观察［J］．辽宁中医药大学学报，2009，11（8）：185－186.

［477］陈晓强，赵金荣，王成，杜双庆．火针正骨疗法治疗椎动脉型颈椎病的临床研究［J］．河北中医药学报，2009，24（2）：43－44.

［478］宋吉岩，郑军．火针疗法治疗颈型颈椎病临证举隅［J］．吉林中医药，2008（8）：597.

［479］马新平，姜燕．火针加体针治疗椎动脉型颈椎病50例疗效观察［J］．中国中医药科技，2008，15（3）：188.

［480］陈晓强，王成，赵金荣．火针正骨疗法治疗椎动脉型颈椎病的临床研究［J］．中国医药导报，2007，4（27）：86－87.

［481］刘玲玲，龙海鹏．火针治疗椎动脉型颈椎病临床观察［J］．中国针灸，2006，26（S1）：18－19.

［482］朱玉景，葛传福．火针配合中药治疗颈型颈椎病236例［J］．中国社区医师（综合版），2005（15）：64.

［483］潘文宇，李艳慧，宋金带．针刺加火针治疗椎动脉型颈椎病的疗效观察［J］．针灸临床杂志，2003，19（6）：12－13.

［484］中华医学会风湿病学分会．类风湿关节炎诊断及治疗指南［J］．中华风湿病学杂志，2010，14（4）：265－270.

［485］马小平，高广忠．火针靶点焠刺法结合辨证取穴治疗类风湿关节炎51例［J］．中国中医药现代远程教育，2016，14（19）：102－104.

［486］马小平，高广忠，练剑锋．火针靶点焠刺法治疗类风湿关节炎关节畸形疗效观察［J］．上海针灸杂志，2016，35（9）：1099－1101.

［487］任明彪．麻黄附子细辛汤加减联合火针治疗类风湿性关节炎寒湿痹阻证80例［J］．湖南中医杂志，2016，32（5）：61－62.

［488］粟万成．侗医火针补泻手法结合侗药扶正通络丸治疗类风湿性关节炎临床研究［J］．中国民族医药杂志，2016，22（3）：6－8.

［489］刘东升．火针治疗急性期寒湿痹阻型类风湿性关节炎的临床研究［D］．广州：广州中医药大学，2014.

［490］马小平，高广忠．火针治疗类风湿关节炎关节畸形39例临床观察［J］．江苏中医药，2013，45（8）：55.

［491］陈加云．以督脉穴为主火针治疗类风湿关节炎疗效观察［J］．上海针灸杂志，2012，31（12）：921.

［492］沈甜，张彩荣，李忠仁．火针疗法治疗类风湿关节炎临床疗效观察［J］．辽宁中医药大学学报，2012，14（9）：187－189.

［493］蔡静敬，李伟东，雷春升，等．火针治疗类风湿关节炎疗效观察［J］．现代中西医结合杂志，

2012, 21 (13): 1391 - 1392.

[494] 张彩荣, 闫改霞, 徐长松, 徐媚媚, 沈甜, 周玉艳. 火针治疗类风湿关节炎急性发作临床观察 [J]. 中国中医急症, 2012, 21 (3): 355, 413.

[495] 旷秋和. 改良火针治疗类风湿关节炎的临床疗效观察 [J]. 中医临床研究, 2012, 4 (3): 63 - 64.

[496] 谭立明. 火针治疗类风湿性关节炎45例 [J]. 中医药导报, 2010, 16 (4): 68 - 69.

[497] 唐治安, 周振发. 穴位埋线配合火针治疗类风湿性关节炎30例 [J]. 河北中医, 2002, 24 (9): 690.

[498] 张竞. 耳压配合火针治疗类风湿性关节炎30例 [J]. 上海针灸杂志, 1997 (S1): 8.

[499] 张萍萍. 毫火针治疗类风湿关节炎 [J]. 现代养生, 2015 (22): 212 - 213.

[500] 祁汉登, 许兆辰, 郝阳泉. 体、火针结合治疗类风湿性关节炎42例疗效观察 [J]. 中西医结合心血管病电子杂志, 2016, 4 (12): 60 - 61.

[501] 钟叙春, 曾志平, 朱建峰. 小针刀与火针配合治疗类风湿关节炎50例 [J]. 中国中医药现代远程教育, 2015, 13 (21): 89 - 90.

[502] 刘华公. 火针治疗类风湿性关节炎64例 [J]. 上海针灸杂志, 2012, 31 (7): 514.

[503] 崔占义, 孙树枝. 中药联合火针治疗类风湿性关节炎58例 [J]. 针灸临床杂志, 2010, 26 (10): 24 - 26.

[504] 李文增. 火针治疗类风湿性关节炎25例 [J]. 山西中医, 2002, 18 (3): 38.

[505] 王永亮. 埋线配合火针治疗类风湿性关节炎120例 [J]. 上海针灸杂志, 2004, 23 (10): 31.

[506] 中华医学会风湿病学分会. 强直性脊柱炎诊断及治疗指南 [J]. 中国风湿病学杂志, 2010, 14 (8): 557 - 560.

[507] 李利. 基于量化评估策略下的护理干预在经筋火针温灸治疗强直性脊柱炎患者应用效果分析 [J]. 山西医药杂志, 2016, 45 (16): 1950 - 1953.

[508] 李利. Orem自理理论在经筋火针温灸治疗强直性脊柱炎患者护理中的应用 [J]. 现代中西医结合杂志, 2016, 25 (22): 2497 - 2499.

[509] 姚兰. 火针联合督灸治疗寒湿痹阻型强直性脊柱炎的临床疗效观察 [D]. 乌鲁木齐: 新疆医科大学, 2016.

[510] 邵晓旭, 曹玉霞, 周君, 等. 火针疗法治疗强直性脊柱炎早期的规范化操作 [J]. 中国民间疗法, 2015, 23 (7): 12 - 13.

[511] 赵敬军, 黄国琪. 火针点刺结合推拿手法治疗强直性脊柱炎 (英文) [J]. Journal of Acupuncture and Tuina Science, 2015, 13 (1): 15 - 21.

[512] 孙公武, 王雷. 火针与常规疗法治疗强直性脊柱炎的临床对照观察 [J]. 中国民间疗法, 2015, 23 (2): 30 - 32.

[513] 赵芳, 郑爱菊, 宋秀娟, 等. 强直性脊柱炎运用火针疗法的疗效分析 [J]. 内蒙古中医药, 2014, 33 (34): 67 - 68.

[514] 刘华公. 火针配合中药治疗强直性脊柱炎72例 [J]. 中医外治杂志, 2014, 23 (3): 16 - 17.

[515] 许明辉. 火针、水针治疗强直性脊柱炎100例临床疗效观察 [J]. 当代医学, 2009, 15 (25): 150 - 152.

[516] 张振伟，王俊玲，苏志伟．火针治疗强直性脊柱炎疗效观察［J］．辽宁中医杂志，2005，32（8）：822-823．

[517] 王秋云．火针为主治疗强直性脊柱炎外周关节肿 12 例［J］．江苏中医药，2005，26（1）：20．

[518] 于振光．火针四联疗法治疗强直性脊柱炎 28 例临床分析［A］．中国软组织疼痛研究会、上海市静安区卫生局、中国中医药研究促进会、中国疼痛学会软组织疼痛学组．第九届全国软组织疼痛学术会议暨首届中华医学会疼痛学会软组织疼痛年会论文汇编［C］．上海：中国软组织疼痛研究会、上海市静安区卫生局、中国中医药研究促进会、中国疼痛学会软组织疼痛学组：中国中医药研究促进会，2004：195-197．

[519] 高猛，刘源香．火针并电针治疗强直性脊柱炎 117 例［J］．山东中医杂志，1997（7）：22-24．

[520] 朱少可，祁秀荣．火针为主内服五香丸治疗强直性脊柱炎 120 例疗效观察［J］．针灸临床杂志，1997（2）：27．

[521] 任春玲．火针治疗强直性脊柱炎 7 例［J］．上海针灸杂志，2004，23（7）：31．

[522] 中华医学会风湿病学分会．2016 中国痛风诊疗指南［J］．中华内科杂志，2016，55（11）：892-899．

[523] 许素瑜，涂云，王志花．郄穴火针放血治疗急性痛风性关节炎 35 例（英文）［J］．World Journal of Acupuncture - Moxibustion，2016，26（2）：73-78．

[524] 雷笑旺．火针点刺放血治疗 68 例急性痛风患者的效果观察［J］．中国初级卫生保健，2015，29（8）：123-124．

[525] 杨一峰．用酸脂清胶囊联合火针疗法治疗痛风的效果探析［J］．当代医药论丛，2015，13（11）：31-32．

[526] 谢炎烽，魏文著，阮永队，等．火针配合中药治疗急性痛风性关节炎疗效观察［J］．上海针灸杂志，2015，34（5）：444-446．

[527] 黄继英．火针点刺放血联合护理干预急性痛风随机平行对照研究［J］．实用中医内科杂志，2014，28（12）：141-143．

[528] 王福育．宣痹汤加减联合火针放血疗法治疗急性痛风性关节炎疗效分析［J］．四川中医，2014，32（12）：119-120．

[529] 龚玉林，陈敏．火针围刺加腹针治疗急性痛风性关节炎的临床研究［J］．湖北中医杂志，2014，36（12）：62．

[530] 高秀花．火针点刺配合拔罐治疗急性痛风性关节炎的临床观察［A］．中华中医药学会、中华中医药学会疼痛分会．中华中医药学会第五次中医防治疼痛学术年会论文汇编［C］．成都：中华中医药学会、中华中医药学会疼痛分会：中华中医药学会，2014：177．

[531] 刘进，徐伟龙，朱兴阳．火针配合中药外敷治疗急性痛风性关节炎临床观察［J］．上海针灸杂志，2014，33（4）：343-345．

[532] 李勤慧．火针治疗湿热蕴结型急性痛风性关节炎的临床疗效观察［D］．广州：广州中医药大学，2014．

[533] 陈德龙，郭嘉韵．火针联合中药治疗痛风性关节炎 1 例［J］．实用中医药杂志，2014，30（3）：235．

［534］周剑鸿．火针治疗急性痛风性关节炎疗效观察［D］．广州：广州中医药大学，2013.

［535］王瑞娇，王玲．火针治疗痛风性关节炎1例［J］．针灸临床杂志，2013，29（2）：22.

［536］章珍明．火针点刺放血治疗急性痛风性关节炎临床观察［J］．新中医，2012，44（10）：87－89.

［537］庞素芳．火针治疗急性痛风性关节炎56例［J］．青海医药杂志，2011，41（2）：70－71.

［538］旷秋和．改良火针治疗急性痛风性关节炎临床疗效观察［J］．中国中医急症，2010，19（3）：414－416.

［539］徐德厚．火针点刺加中药足浴治疗痛风性关节炎51例［J］．中国民间疗法，2009，17（6）：16.

［540］马跃东．火针加拔罐治疗痛风20例［J］．中医外治杂志，2008，17（5）：10.

［541］洒玉萍，文绍敦，任延明，袁明．清热利湿化瘀祛浊法配合火针治疗高原急性痛风关节炎［J］．辽宁中医杂志，2008，35（9）：1394－1395.

［542］洒玉萍，文绍敦．火针放血配合中药治疗急性痛风关节炎67例［J］．陕西中医，2008，29（2）：216－217.

［543］黄再军，周果，李翠霞，等．"黄风湿"系列疗法——火针封闭治疗痛风石的疗效观察［J］．亚太传统医药，2007（12）：43－44.

［544］胡丰村，陈飞，郑润杰，等．火针点刺放血疗法治疗急性痛风临床观察［J］．中医正骨，2007，19（1）：9－10，81－82.

［545］文绍敦．火针不同刺血量治疗足部急性痛风性关节炎观察［J］．中国针灸，2005，25（11）：31－32.

［546］王黎明，李萍，王延玉，等．火针配合拔罐放血治疗急性痛风性关节炎67例［J］．辽宁中医杂志，2005，32（10）：85－86.

［547］王英姿，王玉珍，王栋．火针加温针灸治疗急性痛风性关节炎60例［J］．中国针灸，2004，24（S1）：82.

［548］王吾升．火针治疗痛风性关节炎20例［J］．上海针灸杂志，2002（4）：38.

［549］钱伟华．火针围刺治疗痛风性关节炎40例［J］．上海针灸杂志，1999（4）：27.

［550］袁国武，张永峰，康世玉．火针治疗痛风性关节炎42例［J］．针灸临床杂志，1997（9）：34.

［551］何桂兰．火针治疗痛风68例［J］．中国乡村医生，1997（8）：34－35.

［552］文绍敦，赵国梁．火针放血治疗痛风105例疗效观察［J］．中国针灸，1996（3）：23－24.

［553］文绍敦．火针点刺放血治疗足痛风52例［J］．中国针灸，1993（3）：8.

［554］国家卫生和计划生育委员会脑卒中筛查与防治工程委员会．卒中筛查与防治技术规范［J］．中华神经科杂志，2014，47（3）：199－203.

［555］张晓霞，冯毅．火针治疗缺血性中风的临床观察［J］．北京中医，2001（5）：54－55.

［556］柴丰超，王卫强．火针治疗脑卒中痉挛状态疗效观察［J］．山西中医，2016，32（9）：35－36.

［557］顾陈长，石艳，陈士云．蜡疗配合火针治疗中风后上肢痉挛偏瘫的临床观察［J］．中医药导报，2016，22（16）：55－57.

［558］李德华，李季．基于经筋理论的毫火针治疗卒中后上肢痉挛临床观察及理论探讨［J］．针灸临

床杂志, 2016, 32 (6): 44-46.

[559] 肖永娟, 李玉莲, 邓玉玲, 等. 毫火针结合康复训练治疗脑卒中后痉挛性偏瘫的临床研究[J]. 中国医学创新, 2016, 13 (28): 134-136.

[560] 赵小磊, 冯晓东. 火针联合 NMES 疗法治疗脑卒中后肢体痉挛临床研究 [J]. 中医学报, 2016, 31 (6): 902-905.

[561] 曾红文, 赖耀铭, 刘婉玲. 火针点刺联合 Bobath 疗法治疗中风痉挛性偏瘫 35 例临床观察 [J]. 新中医, 2015, 47 (12): 200-202.

[562] 陈韦全. 火针配合康复训练治疗中风痉挛性偏瘫的临床研究 [D]. 广州: 广州中医药大学, 2015.

[563] 王宁, 李志峰. 火针改善中风痉挛性偏瘫患者生存质量临床研究 [J]. 中国针灸, 2015, 35 (11): 1105-1109.

[564] 王宁, 李志峰, 吴海红. 火针疗法治疗中风后痉挛性偏瘫的临床疗效观察 [J]. 针刺研究, 2015, 40 (4): 304-308.

[565] 徐永亦, 廖穆熙. 毫火针治疗中风后痉挛性偏瘫 40 例临床观察 [J]. 江苏中医药, 2015 (2): 63-64.

[566] 袁宝贵. 毫火针治疗中风痉挛性瘫痪的临床疗效观察 [D]. 广州: 广州中医药大学, 2015.

[567] 贾新燕. 火针散刺患肢阳经皮部治疗中风后肢体痉挛的临床研究 [D]. 广州: 广州中医药大学, 2014.

[568] 赖耀铭, 曾红文, 刘婉玲. 火针点刺结合 Bobath 疗法治疗中风痉挛性偏瘫的临床研究 [J]. 广西中医药, 2014, 37 (6): 15-17.

[569] 林玉平, 樊莉. 火针经筋疗法对脑梗后上肢肌痉挛的临床研究 [J]. 时珍国医国药, 2014, 25 (9): 2196-2198.

[570] 刘远. 火针补阳泻阴法治疗脑卒中后上肢肌张力增高的临床观察 [D]. 福州: 福建中医药大学, 2014.

[571] 饶晓丹, 于海波, 钟卫正. 毫火针治疗中风后上肢痉挛的临床观察 [J]. 中国中医急症, 2014, 23 (5): 917-918.

[572] 王娟. 毫火针结合经筋理论治疗脑卒中后痉挛性瘫痪的疗效观察 [D]. 广州: 广州中医药大学, 2014.

[573] 吴柏龙. 火针结合康复疗法治疗中风后痉挛瘫的临床疗效观察 [D]. 广州: 广州中医药大学, 2014.

[574] 廖晓东. 火针点刺结合 Bobath 疗法治疗中风痉挛性偏瘫临床疗效观察 [D]. 广州: 广州中医药大学, 2013.

[575] 林世坚. 火针治疗缺血性脑卒中后肢体痉挛的临床观察及实验研究 [D]. 广州: 广州中医药大学, 2013.

[576] 林玉平. 火针结合经筋理论治疗脑梗塞后上肢肌痉挛的临床研究 [D]. 广州: 广州中医药大学, 2012.

[577] 段权, 熊小翠. 火针治疗中风后遗肢体痉挛的临床疗效观察 [A] //: 广东省针灸学会第十二次学术研讨会暨全国脑卒中及脊柱相关性疾病非药物诊疗技术培训班论文集 [C]. 中山: 广

东省针灸学会：中国针灸学会，2011：199 – 201.

［578］赵娜娜．火针配合康复训练对脑卒中后痉挛性偏瘫的临床观察［D］. 广州：广州中医药大学，2011.

［579］王桂芳．火针针刺拮抗肌治疗脑血管病肌痉挛疗效分析［J］. 中国康复医学杂志，2008，23（2）：163 – 164.

［580］陈士云，石艳，余火林，等．火针配合运动疗法治疗中风后遗症临床观察［J］. 现代诊断与治疗，2015（2）：299 – 300.

［581］孙芳辉．火针点刺配合 Brunnstrom 疗法治疗中风后偏瘫的临床研究［D］. 长春：长春中医药大学，2015.

［582］胡俊霞，冯毅．火针点刺治疗中风恢复期肢体运动障碍的临床观察［J］. 陕西中医，2014（9）：1232 – 1234.

［583］金星．火针配合活络固本汤治疗中风后偏瘫的临床疗效观察［J］. 中国卫生标准管理，2014（18）：109 – 111.

［584］赵永智．芒针与火针治疗脑卒中后足内翻随机平行对照研究［J］. 实用中医内科杂志，2014（4）：134 – 136.

［585］谢惠云，林华型，林国华．火针配合活络固本汤治疗中风后偏瘫44 例［J］. 世界科学技术 – 中医药现代化，2013，15（2）：281 – 285.

［586］赵明华，钱虹，庄礼兴．火针八邪、上八邪穴治疗中风后手指拘挛的临床疗效观察［J］. 广州中医药大学学报，2013，30（2）：175 – 178.

［587］黄再军，李翠霞，周果，等．黄风湿系列疗法——火针治疗中风 31 例临床研究［A］. 中华中医药学会．第七届中华中医药学会中医外治学术年会论文汇编［C］. 成都：中华中医药学会：中华中医药学会，2011：430 – 432.

［588］陈家泽．火针治疗中风后遗症的临床观察［D］. 广州：广州中医药大学，2005.

［589］卢志坚，杨丹柯．火针、火爆疗法配合补阳还五汤治疗中风后遗症 50 例临床观察［J］. 广东医学院学报，2003，21（2）：147 – 148.

［590］李志强．火针治疗中风后患肢水肿 38 例［J］. 现代康复，2000，4（7）：1049.

［591］张君，刘红．火针配合康复作业疗法治疗中风后肩手综合征 80 例疗效观察［J］. 新疆中医药，2015，33（4）：40 – 41.

［592］钟骏枫．火针治疗中风后肩手综合征 II 期临床疗效观察［D］. 福州：福建中医药大学，2015.

［593］周飞雄，曾科学．火针结合康复训练治疗脑卒中后肩手综合征疗效观察［J］. 现代诊断与治疗，2015（4）：773 – 774.

［594］叶宇旋．火针结合靳三针疗法治疗中风后肩手综合征的临床疗效观察［D］. 广州：广州中医药大学，2014.

［595］赵永智．芒针与火针治疗脑卒中后足内翻随机平行对照研究［J］. 实用中医内科杂志，2014，28（4）：134 – 136.

［596］黄佰宏．火针结合普通针刺治疗中风后肩手综合征的疗效观察［D］. 广州：广州中医药大学，2013.

［597］黄昌锦，黄应杰，吴艳华．火针经筋结点治疗中风后肩手综合征临床观察［J］. 上海针灸杂

志，2013，32（8）：627－629.

［598］黄昌锦．火针针刺经筋结点治疗中风后肩手综合征的临床研究［D］. 广州：广州中医药大学，2012.

［599］苏敏，何希俊．火针疗法治疗脑卒中后肩手综合征的疗效［J］. 中国老年学杂志，2012，32（22）：5048－5050.

［600］苏敏，何希俊．火针疗法治疗卒中后肩手综合征43例疗效观察［J］. 世界中医药，2012，7（2）：144－146.

［601］王蔚琳．火针结合电针治疗中风后肩手综合征的疗效观察［D］. 广州：广州中医药大学，2012.

［602］徐凯，华兰英，叶晓娟．火针治疗中风后肩手综合征临床观察［J］. 新中医，2012，44（10）：99－101.

［603］王霞，王卫强．火针疗法治疗肩手综合征43例［J］. 光明中医，2011，26（4）：754－756.

［604］杨娟，段权，许能贵．火针治疗中风后早期肩手综合征疗效观察［J］. 中华中医药杂志，2011，26（5）：967－971.

［605］庞晓瑜，路明．靳三针联合火针治疗脑卒中后肩－手综合征Ⅰ期84例临床对照研究［J］. 吉林中医药，2010，30（2）：145－146.

［606］冀健民．火针配合按摩治疗中风后肩手综合征39例疗效观察［J］. 河北中医，2007，29（5）：444－445.

［607］中华医学会疼痛学分会头面痛学组，中国医师协会神经内科医师分会疼痛和感觉障碍专委会．中国偏头痛防治指南［J］. 中国疼痛医学杂志，2016，22（10）：721－727.

［608］中国针灸学会．ZJ/T E005－2014 循证针灸临床实践指南 偏头痛（修订版）［S］. 北京：中国中医药出版社，2014.

［609］上海交通大学颅神经疾病诊治中心．面肌痉挛诊疗中国专家共识［J］. 中国微侵袭神经外科杂志，2014，19（11）：528－532.

［610］吴昊旻，王应印．针刀配合火针治疗面肌痉挛1例［J］. 实用中医药杂志，2016（2）：175.

［611］严宏达，赵明华，张志强．毫火针点刺配合雷火灸治疗面肌痉挛10例［J］. 中医外治杂志，2016，25（4）：28－29.

［612］钱洁，徐文琦．火针温通法治疗面肌痉挛临床观察［J］. 中国针灸，2015，35（12）：1221－1224.

［613］李丽琼，李宣，屈泽，等．非肌电引导下A型肉毒素注射配合火针治疗面肌痉挛疗效观察［J］. 中医临床研究，2014（32）：18－20.

［614］王花蕾，易荣，李群，等．火针配合耳压治疗面肌痉挛50例临床疗效观察［J］. 云南中医中药杂志，2013，34（12）：59－60.

［615］王卫强，冀来喜．火针治疗面肌痉挛47例的体会［J］. 贵阳中医学院学报，2013，35（6）：284－285.

［616］张琼．普通针刺配合火针治疗面肌痉挛的临床观察［J］. 内蒙古中医药，2013，32（34）：65.

［617］陈天芳．火针治疗面肌痉挛18例［J］. 河南外科学杂志，2012，18（4）：117.

［618］薛广生，杨志洋．穴位注射配合火针点刺治疗面肌痉挛疗效观察［J］. 上海针灸杂志，2012，

31（12）：920.

[619] 薛广生，杨志洋．穴位注射配合火针穴位点刺治疗面肌痉挛94例［J］．河南中医，2012，32（11）：1531-1532.

[620] 李群，张丽玲，常虹，等．火针为主治疗顽固性面肌痉挛［J］．北京中医药，2008，27（4）：266-267.

[621] 许林江．电项针加火针治疗面肌痉挛34例［J］．中国现代医生，2008，46（23）：82-87.

[622] 江晓霁．火针治疗面肌痉挛疗效观察［J］．中国针灸，2007，27（7）：509-510.

[623] 程远钊，王文彪，郭学军．火针治疗面肌痉挛36例［J］．中医外治杂志，2006，15（3）：53.

[624] 徐秋玉，林国华，庄礼兴，等．火针治疗面肌痉挛65例疗效观察［J］．新中医，2005，37（2）：57-58.

[625] 周鹏生．火针加穴位注射配合中药治疗面抽52例［J］．江西中医药，2004，35（8）：61.

[626] 曹文钟，王建钦，高立山．"以静制动法"配合火针治疗面肌痉挛23例［J］．中国针灸，1993（3）：17-18.

[627] 刘锦龙．火针治疗面肌痉挛23例［J］．实用中医内科杂志，1993（4）：36.

[628] 中华医学会神经病学分会，中华医学会神经病学分会神经肌肉病学组，中华医学会神经病学分会肌电图与临床神经电生理学组等．中国特发性面神经麻痹诊治指南［J］．中华神经科杂志，2016（2）：84-86.

[629] 洪菲菲，楚佳梅，刘小平，等．电针基础上应用火针及中镇六穴治疗顽固性面瘫30例临床观察［J］．甘肃中医药大学学报，2016，33（4）：64-67.

[630] 谭维选，李义，袁代富．火针配合中药内服治疗陈旧性面瘫28例临床研究［J］．亚太传统医药，2016，12（2）：89-90.

[631] 刘海永，刘文龙，田柳青，等．毫火针点刺配合耳后静脉放血治疗周围性面瘫之乳突部疼痛30例的临床研究［J］．中国医药导报，2015，12（36）：137-140.

[632] 吕艳叶，刘鸿．毫火针治疗周围性面瘫78例临床观察［J］．浙江中医杂志，2015，50（12）：903.

[633] 洪秋阳，王世广，毛雪文，等．火针结合深刺久留针法分期治疗周围性面瘫［J］．吉林中医药，2015，35（12）：1280-1282.

[634] 刘海永，王洪军，季杰，等．乳突部火针点刺配合耳垂放血治疗周围性面瘫乳突部疼痛的临床研究［J］．医疗装备，2015，28（16）：115-116.

[635] 刘金平，金泽．火针结合针灸推拿治疗顽固性面瘫的临床观察［J］．世界最新医学信息文摘，2015，15（70）：153-154.

[636] 盘庆东，罗岚．基于经筋理论毫火针治疗面瘫的临床疗效观察［J］．中医临床研究，2015，7（4）：46-47.

[637] 张恩生．火针治疗周围型面神经麻痹35例观察［J］．浙江中医杂志，2014，49（10）：756-757.

[638] 龚新宇，代铁柱．火针治疗周围型面瘫证属风寒痹阻型78例［J］．中国现代药物应用，2014，8（7）：231.

[639] 袁洪浪，潘红，杨鼎武．火针配合针刺走罐治疗周围性面瘫急性期的临床观察［J］．中国医学

创新，2013，10（34）：118 – 119.

[640] 宋晓琳，马新平，李柱. 针刺配合火针治疗动眼神经麻痹疗效观察 [J]. 上海针灸杂志，2013，32（11）：931 – 932.

[641] 袁洪浪，潘红，聂丽华. 火针配合热敏灸治疗顽固性周围性面瘫的临床效果探讨 [J]. 江西医药，2013，48（10）：893 – 895.

[642] 高世毅. 毫火针治疗顽固性面瘫 24 例 [J]. 中医药临床杂志，2013，25（8）：683.

[643] 刘聪. 挑刺、火针配合穴位贴敷治疗顽固性面瘫 75 例 [J]. 河南中医，2013，33（5）：757 – 758.

[644] 焦召华，李岩，姜婧，等. 火针双侧取穴治疗周围性面瘫 37 例 [J]. 针灸临床杂志，2013，29（1）：36 – 38.

[645] 蔡丽萍. 火针治疗顽固性面瘫的疗效观察 [J]. 求医问药（下半月），2013，11（1）：476.

[646] 赵金荣. 火针治疗周围性面瘫后遗症 48 例 [J]. 河北中医药学报，2012，27（1）：39.

[647] 李福芝. 电针配合毫火针择期治疗面神经炎 90 例 [J]. 河北中医，2012，34（2）：252 – 253.

[648] 全剑. 火针配合针灸治疗顽固性面瘫 55 例 [J]. 中医外治杂志，2011，20（3）：23.

[649] 诸国庆，郑如云. 远道取穴配合火针治疗顽固性面瘫 60 例 [J]. 中国农村卫生事业管理，2010，30（12）：1083 – 1084.

[650] 郭亚杰. 毫火针配合针刺治疗顽固性面瘫的疗效评价 [D]. 北京：北京中医药大学，2010.

[651] 杨正成. 火针为主治疗风寒型周围性面瘫的临床研究 [D]. 广州：广州中医药大学，2009.

[652] 洪婕，张蕾. 火针治疗急性期周围性面瘫 46 例 [J]. 中国民间疗法，2009，17（3）：8.

[653] 马新平，姜燕. 毫针配合火针治疗重度重症周围性面瘫疗效观察 [J]. 中国中医急症，2008，17（11）：1537 – 1538.

[654] 宋欣伟，赵青尘，谢新才. 火针治疗周围性面瘫 56 例临床观察 [J]. 北京中医，2007，26（2）：98 – 100.

[655] 王桂玲，贺普仁. 火针治疗面瘫的临床观察 [J]. 针灸临床杂志，2003，19（5）：28 – 29.

[656] 钟新民，谢挺杉，伍云贵，等. 火针加超短波治疗高原地区周围性面神经炎 60 例 [J]. 中国针灸，2003，23（3）：21.

[657] 谢挺杉，王南青，钟新民. 火针治疗高原高寒地区面瘫 45 例 [J]. 中国针灸，2003，23（1）：24.

[658] 程海英，程东旗. 火针为主治疗顽固性面神经麻痹 40 例 [J]. 中国针灸，2000，20（8）：17 – 18.

[659] 李心正. 火针治疗面神经麻痹 26 例疗效分析 [J]. 山东中医杂志，1986（5）：27.

[660] 李秀岩. 火针治疗周围性面神经麻痹 [J]. 江西中医药，1982（2）：53 – 54.

[661] 冯士华，王道爱，张新江，等. 火针加刺血拔罐发疱外敷通痹膏治疗面神经炎 [J]. 健康之路，2016，15（1）：213.

[662] 中国中医科学院，中国针灸学会. 中国循证临床实践指南 针灸 [M]. 北京：中国中医药出版社，2011：45 – 100.

[663] 马薇，金泉秀，吴云飞，等. 乳腺增生症诊治专家共识 [J]. 中国实用外科杂志，2016，36（7）：759 – 762.

[664] 胡爱娥，郑高平．乳癖消联合火针治疗乳癖83例临床观察［J］．中国民族民间医药，2015，24（21）：97-98.

[665] 王永红．针刺加火针疗法治疗乳腺增生病54例临床观察［J］．山西大同大学学报（自然科学版），2015，31（1）：43-44，66.

[666] 万欢，张录杰．火针配合针刺治疗乳腺增生40例［J］．上海针灸杂志，2014，33（1）：63.

[667] 王楼珍．火针加体针治疗乳腺增生78例［J］．中国民间疗法，2013，21（3）：13-14.

[668] 金瑛，王爱君，谢蔚，等．理冲汤火针并用治疗乳腺增生病［A］．中国针灸学会（China Association of Acupuncture - Moxibustion）．2011中国针灸学会年会论文集（摘要）［C］．北京：中国针灸学会（China Association of Acupuncture - Moxibustion）：，2011：1117-1119.

[669] 卢洁梅，秦胜军，闫国跃，等．瑶医火针治疗乳腺增生症的临床观察［J］．中国民族民间医药，2011，20（13）：3.

[670] 师祚，罗高国．火针结合体针治疗乳腺增生［J］．针灸临床杂志，2011，27（4）：24-25.

[671] 焦秉奎，赵伟，齐新妍，等．针刺"乳腺穴"配合局部火针治疗乳腺增生病350例［J］．河北中医药学报，2010，25（3）：38-39.

[672] 徐德厚．火针加中药穴位贴敷治疗乳腺增生65例［J］．中国民间疗法，2009，17（1）：21.

[673] 高映辉，张照庆．火针留刺法治疗乳腺增生病40例［J］．中医外治杂志，2008，17（3）：46-47.

[674] 蔡志红，李秀昌，刘玉彦，等．火针治疗肝郁痰凝型乳癖疗效观察［J］．中国针灸，2006，26（7）：499-501.

[675] 蔡志红，高阳，贺普仁．火针治疗乳腺增生2例［A］．中华中医药学会、中华中医药杂志社．2003中华中医药科技成果论坛中华中医药学会科学技术奖颁奖大会论文集［C］．北京：中华中医药学会、中华中医药杂志社：《中华中医药杂志》编辑部，2004：124-125.

[676] 李伟，鞠晓燕，石绍伟．火针治疗乳癖32例［J］．中国民间疗法，2000，8（3）：12-13.

[677] 马新平，由福山．火针治疗乳腺增生25例疗效观察［J］．针灸临床杂志，1994（3）：39.

[678] 王贵华．火针治疗乳腺小叶增生症40例［J］．湖南中医杂志，2004（5）：23.

[679] 蔡志红，杨茂有，吴英，等．火针治疗乳腺增生病临床观察［J］．吉林中医药，2004，24（8）：42-43.

[680] 王祖林．火针围刺治疗乳腺增生症36例［J］．山东中医杂志，2004，23（12）：730.

[681] 周凤梅，周凤桃．火针治疗乳痛28例及护理观察［J］．中国社区医师（综合版），2004（11）：68.

[682] 周飞，刘璐，余之刚．非哺乳期乳腺炎诊治专家共识［J］．中国实用外科杂志，2016，36（7）：755-758.

[683] 刘颖，钟萍萍，阮利元，等．火针配合中药治疗非哺乳期乳腺炎54例［J］．中医外治杂志，2016，25（1）：34-35.

[684] 沈胡刚，顾建伟，冯全林，等．火针烙洞排脓加药线引流治疗乳痈成脓期临床观察［J］．中国中医急症，2014，23（11）：2127-2128.

[685] 郝素贞，李敬华，潘玉荣，等．火针洞式烙口联合提脓药捻引流技术治疗乳腺脓肿的疗效评价［J］．中国医学创新，2013，10（23）：11-12.

[686] 黄先学．火针配合按摩治疗急性乳腺炎 120 例［J］．上海针灸杂志，2011，30（5）：332-333.

[687] 李淑梅，胡承晓．火针烙法排脓配合消痈汤治疗化脓性乳腺炎 45 例［J］．河北中医，2010，32（10）：1521-1522.

[688] 冯艳．火针洞烙术治疗化脓性乳腺炎 1 例［J］．中国民族民间医药，2010，19（9）：244.

[689] 刘亚欣，金花．用火针引流治疗急性乳腺炎 20 例［J］．中国民康医学，2009，21（22）：2825.

[690] 阿拉腾花，青格力达来，杨建萍．用火针引流治疗急性乳腺炎［J］．包头医学，2000（4）：24-25.

[691] 祁越，马旭．粗火针排脓为主治疗化脓性乳房炎 37 例［J］．中国针灸，1999，19（S1）：190-191.

[692] 王良生．火针手法治疗急性乳腺炎 55 例［J］．中医外治杂志，1996（4）：17.

[693] 刘忠昌，刘海英．火针穿刺引流治疗 25 例化脓性乳腺炎［J］．内蒙古中医药，1994（3）：34.

[694] 由福山．火针治疗急性乳腺炎 30 例［J］．针灸学报，1991（1）：36.

[695] 黄家骡．火针治疗乳腺炎［J］．江西医药，1966（3）：115.

[696] 师德卿，肖玉龙．火针治疗化脓性乳腺炎 136 例的报告［J］．山西医学杂志，1966（3）：53-56.

[697] 樊春英，胡承晓．火针排脓治疗化脓性乳房炎 130 例临床小结［J］．天津中医药，2004，21（1）：33-34.

ICS 11.120
C 05

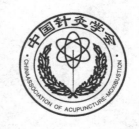

团 体 标 准

T/CAAM 0015—2019

循证针灸临床实践指南
拔罐疗法

Evidence – based guidelines of clinical practice
Cupping therapy

2019-11-13 发布   2019-12-31 实施

中 国 针 灸 学 会 发布

前　言

　　《循证针灸临床实践指南·针灸疗法》包括艾灸、电针、火针、拔罐、刺络放血、穴位贴敷、针刀等常用针灸疗法的临床应用指南。

　　本部分为《循证针灸临床实践指南　拔罐疗法》。

　　本部分按照 GB/T 1.1—2009 给出的规范起草。

　　本部分由中国针灸学会提出。

　　本部分由中国针灸学会标准化工作委员会归口。

　　本部分主要起草单位：山东中医药大学。

　　本部分主要参与起草单位：山东中医药大学附属医院。

　　本部分主要起草人：高树中、李昭凤、马玉侠、于岩瀑。

　　本部分参加起草人：郝明耀、刘君华、李文元、宋帅、曹洪福、段腾龙、马凤君、颜晓。

　　本部分指导专家：刘炜宏、郭义、赵吉平、余曙光、冀来喜、刘清国、杨继国、刘存志、王军。

　　本部分审议专家：刘保延、喻晓春、武晓冬、贾春生、麻颖、郭义、赵京生、赵吉平、王麟鹏、房繄恭、彭唯娜、董国锋。

引 言

　　循证针灸临床实践指南是根据针灸临床优势，针对特定临床情况，参照古代文献、名医经验以及现代最佳临床研究证据，结合患者价值观和意愿，系统研制的帮助临床医生和患者做出恰当针灸处理的指导性意见。

　　循证针灸临床实践指南制定的总体思路是：在针灸实践与临床研究的基础上，遵循循证医学的理念与方法，紧紧围绕针灸临床的特色优势，综合专家经验、目前最佳证据以及患者价值观，将国际公认的证据质量评价和推荐方案分级规范，与古代文献及现代、当代名老针灸专家临床证据相结合，并将临床研究证据与大范围专家共识相结合，旨在制定出能保障针灸临床疗效和安全性，并具有科学性与实用性的可有效指导针灸临床实践的指导性意见。

　　循证针灸临床实践指南推荐等级主要采用世界卫生组织（WHO）等推荐的 GRADE（Grading of Recommendations Assessment，Development and Evaluation）系统，即推荐分级评价、制定与评估系统，其中推荐等级分为强推荐与弱推荐两级。强推荐的方案是估计变化可能性较小、个性化程度低的方案，而弱推荐方案则是估计变化可能性较大、个性化程度高、患者价值观差异大的方案。

　　循证针灸临床实践指南的证据质量分级和推荐等级如下：

◇ 证据质量分级（GRADE 分级）

　　证据质量高：　　A

　　证据质量中：　　B

　　证据质量低：　　C

　　证据质量极低：D

◇ 推荐强度等级

　　支持使用某项干预措施的强推荐：　1

　　支持使用某项干预措施的弱推荐：　2

　　《循证针灸临床实践指南·针灸疗法》是用于指导和规范针灸疗法在临床应用的系列规范性文件。根据针灸实践、学科发展与市场化需求，中国针灸学会标准化工作委员会在广泛调研与征集专家意见的基础上，经过筛选，对艾灸、电针、火针、拔罐、刺络放血、穴位贴敷、针刀7种常用针灸疗法的临床实践指南提案开展了立项评审，该7种常用针灸疗法循证临床实践指南提案经中国针灸学会立项后，历经3年完成了研制工作。

　　区别于针灸技术操作规范、病症循证针灸临床实践指南、针灸养生保健服务规范，循证针灸临床实践指南突出不同针灸疗法的临床优势，以常用针灸疗法为手段，以临床优势病种为目标，将针灸技术操作规范与临床病症相衔接，指导临床医师正确使用不同针灸疗法治疗其优势病种，促进针灸疗法临床应用规范化，提高临床疗效与安全性，使之更好地为人民大众健康服务。

　　《循证针灸临床实践指南·针灸疗法》的编写，凝聚着全国针灸标准化科研人员和管理人员的辛勤汗水，是参与研制各方集体智慧的结晶，是辨证论治的个体化诊疗模式与循证医学有机结合的创造性探索。《循证针灸临床实践指南·针灸疗法》在研制过程中，得到了四川大学华西临床医学院循证医学与临床流行病学中心吴泰相教授、兰州大学循证医学中心刘雅丽副教授在方法学上的大力支持和帮助，在此深表感谢。同时，还要感谢各位专家的通力合作。

循证针灸临床实践指南　拔罐疗法

1　推荐方案摘要

1.1　治疗原则

拔罐治疗应辨证论治、对症治疗，局部取穴与辨证取穴相结合。热性病、疾病急性期、疼痛性疾病多施以刺络拔罐法、走罐法，同时配合针刺。寒性、慢性疾病多施以留罐法。

1.2　主要推荐意见

推荐方案	推荐强度等级
1.2.1　内科疾病 **1.2.1.1　感冒** 　a）风寒感冒 督脉大椎穴至命门穴，膀胱经大杼穴至大肠俞穴，走罐法	强推荐
取大椎、大杼、风门、肺俞穴，留罐法	强推荐
b）风热感冒 大椎穴刺络拔罐法	强推荐
背部膀胱经走罐法	弱推荐
1.2.1.2　小儿咳嗽 大椎、肺俞、定喘、至阳、灵台、风门等穴为主，留罐法，可配合推拿	强推荐
1.2.1.3　股外侧皮神经炎 局部足少阳胆经、足阳明胃经，刺络拔罐法，配合针刺或穴位注射	强推荐
1.2.2　皮肤科疾病 **1.2.2.1　痤疮** 大椎、肺俞为主穴刺络拔罐法，可结合患处局部围刺	强推荐
1.2.2.2　带状疱疹 　a）前驱期 感觉异常部位以刺络拔罐法治疗	弱推荐
b）疱疹期和结痂期 水疱较小伴疼痛者，局部以刺络拔罐法治疗	强推荐
水疱较小伴疼痛者，局部以火针或围刺后闪罐或留罐法治疗	弱推荐
c）后遗神经痛期 局部以刺络拔罐法治疗	强推荐
1.2.2.3　荨麻疹 大椎、肺俞、膈俞、风门刺络拔罐法	强推荐
神阙穴留罐法	强推荐
督脉、膀胱经走罐法	弱推荐
1.2.3　肌肉、骨关节疾病 **1.2.3.1　落枕** 阿是穴留罐或刺络拔罐法，可配合针刺或推拿	强推荐

推荐方案	推荐强度等级
1.2.3.2　肩周炎 阿是穴行刺络拔罐法、留罐法或走罐法，可配合针刺	强推荐
1.2.3.3　颈椎病 大椎、肩井、阿是穴行刺络拔罐法或留罐法，可配合针刺	强推荐
患处督脉、膀胱经、胆经、小肠经行走罐法	强推荐
1.2.3.4　急性腰扭伤 阿是穴、委中穴行刺络拔罐法，可配合针刺	强推荐
1.2.3.5　慢性腰痛 阿是穴行刺络拔罐法或留罐法	强推荐
患处膀胱经行走罐法	强推荐
1.2.4　外科疾病 **1.2.4.1　急性乳腺炎** 　a）初期 取膏肓、背部反应点、乳根、阿是穴，行刺络拔罐法	强推荐
取胸夹脊、背部反应点，行挑治留罐法	弱推荐
b）成脓期 三棱针或粗针刺脓后留罐，并配合抗生素或清热散结中药外敷	弱推荐

2　简介

2.1　疗法概述

2.1.1　术语和定义

2.1.1.1

拔罐疗法 Cupping therapy

拔罐疗法是以罐为工具，利用燃烧、抽吸、蒸汽等方法造成罐内负压，使罐吸附于腧穴或体表的一定部位，以产生良性刺激，达到调整机体功能，防治疾病目的的外治方法。

2.1.1.2

火罐

通过燃烧罐内空气的方法用来拔罐的器具。

2.1.1.3

水罐

利用空气热膨胀原理，通过蒸汽、水煮等方法用来拔罐的器具。

2.1.1.4

抽气罐

用带有抽气功能的装置抽吸罐内空气来拔罐的特制罐具。

2.1.1.5

针罐法

针刺与拔罐相配合的治疗方法。

2.1.2　拔罐疗法的文献研究

拔罐法历史悠久，古代文献中有很多关于拔罐法治病的记载，现代也有大量关于拔罐的文献报道。

拔罐疗法适应证十分广泛，临床各科及保健美容领域等均可应用。但需要在辨证的基础上应用。拔罐疗法可单独使用，也常与针刺、推拿、中药等联合应用。一般留罐以 5~20min 为宜，若肌肤反应明显、皮肤娇嫩、年老与儿童则留罐时间不宜过长。治疗的间隔时间，以局部皮肤颜色和病情变化决定。同一部位拔罐一般隔日 1 次。急性病以痊愈为止。一般慢性病以 7~10 次为一疗程。两个疗程之间应间隔 3~5 天（或等罐斑痕迹消失）。

共查阅到 46 篇与拔罐疗法有关的古代文献，其记载多以角、竹筒（药罐）为主要拔罐器具，采用投火法、水煮法等为主要拔罐方法。记载治疗疾病 25 种，涉及内科、儿科、外科、妇科、五官科等科，使用频次为 120 次。

2.2 本标准制定的目标和目的
2.2.1 制定的目标
为临床医生提供拔罐临床应用技术的高质量方案。
2.2.2 制定的目的
规范拔罐临床应用技术的治疗方案，提高临床疗效，为临床治疗感冒、痤疮、落枕、肩周炎、颈椎病、急性腰扭伤、慢性腰痛、带状疱疹、荨麻疹、股外侧皮神经炎、小儿咳嗽、急性乳腺炎等提供可靠的标准治疗方案，确保治疗的安全性和有效性。每种疾病包括三个方面的内容：确定拔罐的诊治原则；提出拔罐推荐方案及相关证据；明确拔罐的操作方法及注意事项。

2.3 本标准的适用人群和应用环境
本标准的适用人群主要为执业医师、执业助理中医师、非针灸专业的医务人员以及针灸科研人员。
本标准应用的环境包括国内各级医院针灸科门诊或住院部、有针灸专业医师的基层医院、各针灸相关的科研及评价机构。

2.4 本标准适用的疾病范围
通过对中国知网（CNKI）的拔罐文献进行现代文献检索和初步简要分析，筛选出文献 27710 篇，纳入文献 5757 篇，涉及临床病症 218 种。通过电子检索《中华医典》，找到有拔罐记载的古代文献 46 部，记载疾病 25 种。根据现代文献检索前 50 位病症及以往发表的拔罐适宜技术的论文设计问卷，进行两轮专家问卷调查。结合现代文献、古代文献、名老中医经验、专家调查问卷结果，最终确定拔罐治疗的临床优势代表病症。

3 拔罐疗法操作规范
3.1 施术前准备
3.1.1 罐具
根据病症、操作部位的不同可选择不同的罐具，罐体应完整无碎裂，罐口内外应光滑无毛糙，罐的内壁应擦拭干净。
3.1.2 部位
应根据病症选取适当的治疗部位。以肌肉丰厚处为宜，常选肩、背、腰、臀、四肢近端以及腹部等。
3.1.3 体位
应选择患者舒适、医者便于操作的治疗体位。
3.1.4 环境
应注意环境清洁卫生，避免污染，环境温度应适宜。
3.1.5 消毒
3.1.5.1 罐具
对不同材质、用途的罐具可用不同的消毒方法。玻璃罐用 2000mg/L 的 84 消毒药液浸泡（消毒液每周更换 2 次）或 75% 乙醇棉球反复擦拭；对用于刺络拔罐或污染有血液、脓液的玻璃罐应一罐一用，并用 2000mg/L 的 84 消毒药液浸泡 2h（疑有乙肝病毒者浸泡 10h）。橡胶罐具，可用 75% 乙醇棉球反复擦拭；竹制罐具可用煮沸消毒。

3.1.5.2 部位

一般拔罐的部位不需要消毒。应用针罐法时用 75% 乙醇或 0.5%～1% 碘伏棉球在针刺部位消毒。

3.1.5.3 医者

医者双手可用肥皂水清洗干净。应用针罐法时应再用 75% 医用乙醇棉球擦拭。

3.2 施术方法

3.2.1 吸拔方法

3.2.1.1 火罐

3.2.1.1.1 闪火法

用止血钳或镊子等夹住 95% 乙醇棉球，一手握罐体，罐口朝下，将棉球点燃后立即伸入罐内摇晃数圈随即退出，速将罐扣于应拔部位。

3.2.1.1.2 投火法

将易燃软质纸片（卷）或 95% 乙醇棉球点燃后投入罐内，迅速将罐扣于应拔部位。

3.2.1.1.3 贴棉法

将直径 1～2cm 的 95% 乙醇棉片贴于罐内壁，点燃后迅速将罐扣于应拔部位。

3.2.1.2 水罐

3.2.1.2.1 水煮法

将竹罐放入水中或药液中煮沸 2～3min，然后用镊子将罐倒置（罐口朝下）夹起，迅速用多层干毛巾捂住罐口片刻，以吸去罐内的水液，降低罐口温度（但保持罐内热气），趁热将罐拔于应拔部位，然后轻按罐具 30s 左右，令其吸牢。

3.2.1.2.2 蒸气法

将水或药液（勿超过壶嘴）在小水壶内煮沸，至水蒸气从壶嘴或套于壶嘴的皮管内大量喷出时，将壶嘴或皮管插入罐内 2～3min 后取出，速将罐扣于应拔部位。

3.2.1.3 抽气罐

先将抽气罐紧扣在应拔部位，用抽气筒将罐内的部分空气抽出，使其吸拔于皮肤上。

3.2.1.4 其他罐

如拔挤气罐、电磁罐、远红外罐、药物多功能罐等，可根据其说明书操作。

3.2.2 应用方法

3.2.2.1 闪罐

用闪火法将罐吸拔于应拔部位，随即取下，再吸拔、再取下，反复吸拔至局部皮肤潮红，或罐体底部发热为度。动作要迅速而准确。必要时也可在闪罐后留罐。

3.2.2.2 留罐

将吸拔在皮肤上的罐具留置一定时间，使局部皮肤潮红，甚或皮下瘀血呈紫黑色后再将罐具取下。留罐时间可根据年龄、病情、体质等情况而定。一般留罐时间为 5～20min，若肌肤反应明显、皮肤娇嫩、年老与儿童则留罐时间不宜过长。

3.2.2.3 走罐

先于施罐部位涂上润滑剂（常用凡士林、医用甘油、液体石蜡或润肤霜等），也可用温水或药液，同时还可将罐口涂上油脂。用罐吸拔后，一手握住罐体，略用力将罐沿着一定路线反复推拉，至走罐部位皮肤紫红为度，推罐时应用力均匀，以防止火罐漏气脱落。

3.2.2.4 针罐

在毫针针刺留针时，以针为中心拔罐，留置后起罐、起针。

3.2.2.5 刺络拔罐

用皮肤针或三棱针、粗毫针等叩刺点刺出血，或三棱针挑治后，再行拔罐、留罐。起罐后用消毒棉球擦净血迹。挑刺部位用消毒敷料或创可贴贴护。三棱针及皮肤针的操作按国家标准。

3.3 施术后处理

3.3.1 拔罐的正常反应

在拔罐处若出现点片状紫红色瘀点、瘀斑，或兼微热痛感，或局部发红片刻后消失恢复正常皮色，皆是拔罐的正常反应，一般不予处理。

3.3.2 拔罐的善后处理

起罐后应用消毒棉球轻轻拭去拔罐部位的小水珠。若罐斑处微觉痛痒，不可搔抓，数日内自可消退。起罐后如果出现水疱，小疱只要不擦破，可任其自然吸收。若水疱过大，可用一次性消毒针从疱底刺破，放出疱液后，再用消毒敷料覆盖。若出血应用消毒棉球拭净。若皮肤破损，应常规消毒，并用无菌敷料覆盖其上。

3.4 注意事项

a）拔罐前应充分暴露拔罐部位，有毛发处宜剃去毛发，操作部位应注意防止感染。

b）选好体位，嘱患者应选择舒适体位，局部宜舒展、松弛，拔罐过程中勿移动体位，以防罐具脱落。

c）老年、儿童、体质虚弱及初次接受拔罐者，拔罐数量宜少，留罐时间宜短。妊娠妇女及婴幼儿慎用拔罐方法。

d）若留针拔罐，选择罐具宜大，毫针针柄宜短，以免吸拔时罐具碰触针柄而造成损伤。

e）使用电罐、磁罐时，应注意询问病人是否带有心脏起搏器等金属物体，有佩带者不可拔电罐、磁罐。

f）燃火伸入罐内的位置，以罐口与罐底的外 1/3 与内 2/3 处为宜。

g）拔罐手法要熟练，动作要轻、快、稳、准。用于燃火的乙醇棉球，不可吸含乙醇过多，以免拔罐时滴落到患者皮肤上而造成烧烫伤。若不慎出现烧烫伤，按外科烧烫伤常规处理。

h）拔罐过程中如果出现拔罐局部疼痛，处理方法有减压放气、立即起罐等。

i）拔罐的留罐时间可根据年龄、病情、体质等情况而定。一般留罐时间为 5～20min，若肌肤反应明显、皮肤娇嫩、年老与儿童则留罐时间不宜过长。治疗的间隔时间，按局部皮肤颜色和病情变化决定。同一部位拔罐一般隔日 1 次。急性病以痊愈为止，一般慢性病以 7～10 次为一疗程。两个疗程之间应间隔 3～5d（或等罐斑痕迹消失）。

j）起罐操作时不可硬拉或旋转罐具，以免引起疼痛，甚至损伤皮肤。

3.5 不良反应及异常情况处理

3.5.1 晕罐

3.5.1.1 症状

头晕目眩，面色苍白，恶心欲吐，呼吸急促，心慌心悸，四肢发凉，伴有冷汗，脉沉细，血压下降；严重者，口唇、指甲青紫，神志昏迷，仆倒在地，二便失禁，脉微细欲绝。

3.5.1.2 原因

空腹或过度劳累、剧吐、大汗之后；心情过于紧张；体质虚弱；手法过重，刺激量大，时间过长等。

3.5.1.3 处理

立即将罐取下，患者平卧，喝温开水，平卧休息，观察至少 15 分钟。严重者应立即采用急救措施。

3.5.1.4 预防

术者应注意观察和询问，若大饥大渴，应在进食休息后再做进行治疗；神情紧张者应做好早解释工作，消除顾虑，不可勉强，手法宜轻；初次拔罐者，时间宜短，负压力量宜小，手法宜轻，选择卧位施术，随时注意观察患者的反应，一旦发现患者出现不适，应立即处理。

3.5.2 血肿

3.5.2.1 症状

起罐后皮下出血引起肿痛，继而皮肤出现青紫色等现象。

3.5.2.2 原因

刺络拔罐时损伤小血管或皮肉受损或拔罐时间过长。

3.5.2.3 处理

少量的皮下出血或局部小块青紫，一般不做处理，可自行消退。若局部肿胀疼痛较剧，青紫面积较大者，宜在48小时内冷敷，48h后热敷，以促进局部血肿消散吸收。

3.5.2.4 预防

行针前，检查针具是否带钩；施术时血管处应避免使用重刺激手法叩刺；施术后如出血较多应使用消毒棉球压迫止血。

3.5.3 水疱

3.5.3.1 症状

拔罐后，罐印部位出现水疱。

3.5.3.2 原因

常因拔罐时间过长、吸拔力过大所致。

3.5.3.3 处理

参见施术后处理。

3.5.3.4 预防

拔罐时吸拔力不宜过大，时间不宜过长，最好使用玻璃罐拔罐，便于随时观察有无水疱出现。

3.5.4 烫伤

3.5.4.1 症状

轻则皮肤发红，重则皮肤起疱灼痛。

3.5.4.2 原因

拔火罐时罐口受热，或不慎将乙醇滴在皮肤上。

3.5.4.3 处理

烫伤发生在3小时以内，凉流动水冲洗烫伤部位至少20min，发红部位擦干后涂抹烫伤油膏。水疱的处理参见施术后处理。

3.5.4.4 预防

拔火罐时避免罐口受热，避免乙醇吸含过多滴落。

3.5.5 其他

痛、痒、出血、破损等情况的处理参见施术后处理。

3.6 禁忌

a）急性严重疾病、接触性传染病、严重心脏病、心力衰竭。

b）皮肤过敏、传染性皮肤病，以及皮肤肿瘤（肿块）部、皮肤溃烂部位。

c）血小板减少性紫癜、白血病及血友病等出血性疾病。

d）心尖区、体表大动脉搏动处。

e）精神分裂症、抽搐及不合作者。

f）急性外伤性骨折、中度和重度水肿部位。

g）瘰疬、疝气处及活动性肺结核。

h）眼、耳、口、鼻等五官孔窍部。

4　拔罐疗法临床应用优势病种及推荐方案

4.1　内科疾病

4.1.1　感冒

4.1.1.1　疾病简介

感冒是触冒风邪，邪犯卫表而导致的常见外感疾病，临床表现以鼻塞、流涕、喷嚏、咳嗽、头痛、恶寒、发热、全身不适、脉浮为其特征。普通感冒是最常见的急性呼吸道感染性疾病，起病较急，四时皆有，以冬春季节为多见。普通感冒大部分是由病毒引起，鼻病毒是最常见的病原体，为自限性疾病，但易合并细菌感染，导致病情迁延并可产生严重的并发症，甚至威胁患者生命。流行性感冒由流感病毒引起，流行病学最显著特点为突然爆发，迅速扩散，造成不同程度的流行，具有季节性，发病率高而死亡率低（除人感染高致病性禽流感）。流感患者和隐性感染者是主要传染源。一般可引起伴有发热的急性呼吸系统症状，起病急剧，大多为自限性，但在重症感染或引起并发症时需要住院治疗。结合患者病史、症状、实验室检查、影像学表现等可明确诊断。

4.1.1.2　推荐方案

4.1.1.2.1　风寒感冒

a）走罐法

取经：督脉、膀胱经。

操作方法：从大椎到命门、大杼到大肠俞处涂抹润滑剂，如凡士林、润肤霜等，用闪火法在大椎处吸拔。以手握住罐底，稍倾斜，将罐沿督脉从大椎穴处向下推至命门，将罐取下。再在大椎处吸拔后，向下推，反复3～5次，以皮肤紫红色为度。再用闪火法在大杼处吸拔，从上向下推至大肠俞处，将罐取下。重复3～5次，以皮肤紫红色为度。

疗程：每日治疗1次，一般需连续治疗3～5次，直至症状消失。

『推荐』

> 推荐建议：辨证为风寒感冒，取督脉大椎至命门处，膀胱经大杼至大肠俞处，走罐法。［GRADE 1D］

解释：本标准小组共纳入相关文献7篇。经综合分析形成证据体发现，走罐能够明显减轻感冒症状，降低体温。证据体质量等级经GRADE评价后，因其纳入文献设计质量低、不精确性而降低，最终证据体质量等级为极低。结合专家共识意见，给予强推荐。

b）留罐法

取穴：大椎、大杼、风门、肺俞。

操作方法：用闪火法在大椎、大杼、风门、肺俞处吸拔，留罐10～15min。

疗程：每日治疗1次，一般需连续治疗3～5次，直至症状消失。

『推荐』

> 推荐建议：辨证为风寒感冒，取大椎、大杼、风门、肺俞，留罐法。［GRADE 1D］

解释：本标准小组共纳入相关文献1篇，为无对照的病例序列研究。经综合分析形成证据体发现，留罐能够明显减轻感冒症状。证据体质量等级经GRADE评价后，因其纳入文献设计质量低，最终证据体质量等级为极低。结合专家共识意见，给予强推荐。

4.1.1.2.2 风热感冒

a）刺络拔罐法

取穴：大椎。

操作方法：大椎穴常规消毒后，用三棱针、粗毫针、注射器针头或采血针在大椎穴点刺 3～5 下，再用闪火法在大椎穴处吸拔，留罐 5～10min。

疗程：每日治疗 1 次，一般需连续治疗 1～3 次，直至症状消失。

『推荐』

> 推荐建议：辨证为风热感冒，取大椎穴，刺络拔罐法。［GRADE 1C］

解释：本标准小组共纳入相关文献 3 篇。经综合分析，形成证据体发现，刺络拔罐能够明显减轻感冒症状。证据体质量等级经 GRADE 评价后，因其纳入文献设计质量低，最终证据体质量等级为低。结合专家共识意见，给予强推荐。

b）走罐法

取经：膀胱经。

操作方法：背部膀胱经涂抹润滑剂，如凡士林、润肤霜等，用闪火法在大椎穴处吸拔。以手握住罐底，稍倾斜，稍用力，将罐沿膀胱经自上而下推拉，反复 3～5 次，以皮肤紫红色为度。

疗程：每日治疗 1 次，一般需连续治疗 1～3 次，直至症状消失。

『推荐』

> 推荐建议：辨证为风热感冒，取膀胱经，走罐法。［GRADE 2D］

解释：本标准小组共纳入相关文献 1 篇，为无对照的病例序列研究。经综合分析形成证据体发现，走罐疗效较好。证据体质量等级经 GRADE 评价后，因其纳入文献设计质量低，最终证据体质量等级为极低。结合专家共识意见，给予弱推荐。

4.1.2 小儿咳嗽

4.1.2.1 疾病简介

咳嗽是因邪犯肺系，肺失宣肃，肺气上逆所致的以咳嗽为主要症状的一组病症。有声无痰为咳，有痰无声为嗽，有痰有声称为咳嗽。临床上多痰声并见，故以咳嗽并称。现代医学认为咳嗽是机体的防御反射，有利于清除呼吸道分泌物和有害因子，但频繁剧烈的咳嗽对患者的工作、生活和社会活动造成严重的影响。咳嗽按时间通常分为 3 类：急性咳嗽、亚急性咳嗽和慢性咳嗽。急性咳嗽时间在 3 周以内，亚急性咳嗽在 3～8 周，慢性咳嗽≥15 岁超过 8 周，＜15 岁超过 4 周。急性咳嗽常见原因包括普通感冒和急性气管－支气管炎，亚急性咳嗽常见原因包括感染后咳嗽、上气道咳嗽综合征和咳嗽变异性哮喘，慢性咳嗽的常见原因包括咳嗽变异性哮喘、上气道咳嗽综合征、嗜酸粒细胞性支气管炎和胃食管反流性咳嗽等。根据患者病史、症状和影像学检查可确诊。

4.1.2.2 推荐方案

4.1.2.2.1 留罐法

取穴：大椎、肺俞、定喘、至阳、灵台、风门等为主。

操作方法：闪火法拔罐，留罐 3～5min，可配合推拿。

疗程：每日治疗 1 次，连续治疗 3～5 天为一个疗程，根据异常感觉缓解情况调整。

注意事项：不宜吸拔过紧或留罐时间过长，以免损伤皮肤。

『推荐』

推荐建议：小儿咳嗽，取大椎、肺俞、定喘、至阳、灵台、风门等为主，留罐法，可配合推拿。[GRADE 1C]

解释：本标准小组共纳入相关文献 7 篇，均为 RCT。经综合分析形成证据体发现，刺络拔罐能够减轻小儿咳嗽症状。证据体质量等级经 GRADE 评价后，因其纳入文献存在偏倚风险，最终证据体质量等级为低。给予强推荐。

4.1.3 股外侧皮神经炎

4.1.3.1 疾病简介

股外侧皮神经炎属于周围神经病之一。源自股外侧皮神经病，是纯感觉神经病变。由于本病可因多种原因引起损伤而致，故其发自脊神经腰丛，绝大多数由 L_2、L_3 神经根前支支配的皮肤均可受累，临床上又将其称之为股外侧皮神经病、感觉异常性股痛等。有的病人反复发作，甚至长达数年。最典型的症状是沿着股外侧皮神经走向而发，常在大腿前外侧，出现感觉异常性麻木或疼痛，如针刺感、烧灼感、蚁走感、电麻感等，发作可呈阵发性或反复性，常为单侧性，少数双侧发病。发病年龄随病因而异，以男性为多。本病属于中医学"麻木""皮痹""着痹"等范畴。

4.1.3.2 推荐方案

4.1.3.2.1 刺络拔罐法

取经：足少阳胆经、足阳明胃经。

取穴：阿是穴为主，即以疼痛、麻木等异常感觉部位为主，可沿足少阳胆经、足阳明胃经取髀关、伏兔、阴市、风市等穴。

操作方法：常规消毒后，以梅花针沿经叩刺感觉异常部位，重点叩刺阿是穴、髀关、伏兔、阴市、风市等穴位，再用闪火法在刺络部位拔罐，留罐 5～10min，出血量 1～5mL。可配合局部火针、电针、温针灸、围刺、穴位注射等。

疗程：每日治疗 1 次，连续治疗 10～15 天为一个疗程，根据异常感觉缓解情况调整。

『推荐』

推荐建议：股外侧皮神经炎，沿足少阳胆经、足阳明胃经，以阿是穴为主，刺络拔罐法治疗。[GRADE 1D]

解释：本标准小组共纳入相关文献 16 篇，均为 RCT。经综合分析形成证据体发现，刺络拔罐能够减轻股外侧皮神经炎的异常感觉等症状。证据体质量等级经 GRADE 评价后，因其纳入文献存在偏倚风险，最终证据体质量等级为低和极低。给予强推荐。

4.2 皮肤科疾病

4.2.1 痤疮

4.2.1.1 疾病简介

痤疮，是一种毛囊皮脂腺的慢性炎症性皮肤病。发病机制仍未完全阐明。遗传、雄激素诱导的皮质大量分泌、毛囊皮脂腺导管角化、痤疮丙酸杆菌繁殖、炎症和免疫反应等因素都可能与之有关。病程长，部分患者可遗留瘢痕，对其身心健康造成较大影响，尤其对青少年的心理和社交影响超过了哮喘和癫痫。属中医学"肺风粉刺"范畴。结合患者病史、症状、皮损表现可明确诊断。

4.2.1.2 推荐方案

4.2.1.2.1 刺络拔罐法

取穴：大椎、肺俞为主穴，可配合患处局部围刺法。

操作方法：大椎、肺俞穴常规消毒后，用三棱针、粗毫针、注射器针头或采血针在大椎穴点刺3~5下，再用闪火法在大椎、肺俞穴处吸拔5~10min。痤疮局部用25mm毫针围刺，留针15~30min。

疗程：每日治疗1次，一般需连续治疗5~10次。

『推荐』

推荐建议：大椎、肺俞为主穴，刺络拔罐法。局部可围刺。［GRADE 1C］

解释：本标准小组共纳入相关文献15篇。经综合分析形成证据体发现，刺络拔罐能够明显减轻痤疮症状。证据体质量等级经GRADE评价后，因其纳入文献设计质量低，最终证据体质量等级为低。结合专家共识意见，给予强推荐。

4.2.2 带状疱疹

4.2.2.1 疾病简介

带状疱疹，是一种由水痘－带状疱疹病毒引起的，以沿单侧周围神经分布的红斑、水疱，并常伴明显的神经痛为特征的病毒性皮肤病，是皮肤科的常见病。水痘－带状疱疹病毒（VZV）初次感染引起水痘，愈合后残留的病毒潜伏于脊髓后根神经节中，当VZV特异性的细胞免疫下降时，病毒重新复活发生带状疱疹。中医学属"蛇串疮"范畴，又称"缠腰龙""缠腰火丹"或"火带疮"等。结合患者病史、症状、皮损表现可明确诊断。

4.2.2.2 推荐方案

4.2.2.2.1 前驱期

带状疱疹在疱疹未发出之前确诊有一定困难，前驱期临床报道很少。在感觉异常部位可采取刺络拔罐法。

取穴：感觉异常部位。

操作方法：常规消毒施术部位和术者双手，然后用皮肤针叩患处，至局部微量出血为止，用闪火法在叩刺部位拔罐。

疗程：每日治疗1次，每周3~5次，根据病情变化调整治疗。

当患者主诉完全消失后，建议巩固治疗2~3次，以免疼痛复发。治疗过程中嘱咐患者勿食辛辣发物。

『推荐』

推荐建议：带状疱疹前驱期可在感觉异常部位采用刺络拔罐法治疗。［GRADE 2D］

解释：本标准小组根据ZJ/T E001—2014对带状疱疹前驱期采用刺络拔罐法治疗，因其纳入文献为描述性研究，进行弱推荐。

4.2.2.2.2 疱疹期

a）刺络拔罐法

取穴：阿是穴，即疱疹局部。发于躯干及四肢可配合相应夹脊穴。

操作方法：可选用三棱针或皮肤针。三棱针：常规消毒后，选择周围皮肤、患部瘀络、皮肤异常颜色区点刺两三下，使之出血，较大疱疹可刺破。皮肤针：常规消毒后，从疱疹出现后疼痛部位的一侧沿皮损边缘向心性均匀轻叩，轻叩病灶周围后稍用力重叩疱疹部位，使其呈点状渗血。

三棱针点刺或皮肤针叩刺后，使用闪火法在刺络的部位上拔罐，根据范围选取合适型号和数量的罐具。出血量1~5mL，留罐3~10min。起罐后用无菌干棉球擦净渗出物和血迹。可配合激光、微波、灸法、针刺相应部位夹脊穴、疱疹周围围刺。不可搔抓，如水疱较大，放出水液后，可在局部涂安尔碘。

疗程：每日治疗 1 次，一周 3 ~ 5 次，连续治疗 1 ~ 4 周。根据水疱及疼痛消退情况调整。疱疹结痂无新发的情况下，可停止治疗。

注意事项：皮损严重感染者不宜刺络拔罐；眼周、唇周、面部等不宜刺络拔罐；注意消毒严格，保持创面清洁干燥，防止搔抓感染。

『推荐』

> 推荐建议：带状疱疹疱疹期水疱较小伴疼痛者，推荐阿是穴刺络拔罐法治疗。［GRADE 1B］

解释：本标准小组共纳入相关文献 6 篇，均为 RCT。经综合分析形成证据体发现，刺络拔罐能够减轻疼痛、减少结痂止疱时间、有效减少后遗神经痛。证据体质量等级经 GRADE 评价后，因其纳入文献存在偏倚风险及不精确性，最终证据体质量等级为中。给予强推荐。

b）闪罐、留罐法

取穴：阿是穴，即疱疹局部。

操作方法：火针或围刺疱疹局部点刺后，在火针点刺局部闪火法拔罐并留罐 5 ~ 10min，或闪罐至局部皮肤轻微充血。

疗程：每日治疗 1 次，连续治疗 1 ~ 4 周。根据水疱及疼痛消退情况调整。疱疹结痂无新发的情况下，可停止治疗。

注意事项：皮损严重感染者不宜拔罐；注意消毒严格，保持创面清洁干燥，防止搔抓感染。

『推荐』

> 推荐建议：带状疱疹疱疹期，推荐火针后闪罐法或留罐法治疗。［GRADE 2C］

解释：本标准小组共纳入相关文献 4 篇，均为 RCT。经综合分析形成证据体发现，火针或围刺后拔罐能够减轻疼痛、减少结痂止疱时间。证据体质量等级经 GRADE 评价后，因其纳入文献存在偏倚风险及不精确性，最终证据体质量等级为低。给予弱推荐。

4.2.2.2.3 结痂期

目前没有单纯对结痂期进行拔罐治疗的临床报道。多数临床研究涵盖疱疹期和结痂期的治疗。不同部位出疹和结痂时间不一致，故结痂期的拔罐治疗参见疱疹期。

4.2.2.2.4 后遗神经痛期

a）刺络拔罐法

取穴：阿是穴，即疼痛或瘙痒局部，四肢躯干部配合相应的夹脊穴，对于头及颈部毛发较多者配合大椎穴。

操作方法：常规消毒后，三棱针或皮肤针叩刺疼痛或瘙痒部位、夹脊穴、大椎穴，以皮肤稍微出血为宜，再用闪火法在刺络部位拔罐，留罐 5 ~ 10min，出血量 1 ~ 5mL。可配合局部围刺、浮针、火针、夹脊穴针刺。具体操作方法及起罐后的处理参见疱疹期刺络拔罐法。

疗程：每日治疗 1 次，连续治疗 1 ~ 3 个月。根据水疱及疼痛消退情况调整。疱疹结痂无新发的情况下，可停止治疗。

注意事项：皮损严重感染者不宜拔罐；注意消毒严格，保持创面清洁干燥，防止搔抓感染。

『推荐』

> 推荐建议：带状疱疹后遗神经痛期，推荐刺络拔罐法治疗。［GRADE 1C］

解释：本标准小组共纳入相关文献5篇，均为RCT。经综合分析形成证据体发现，刺络拔罐能够减轻后遗神经痛期的疼痛、瘙痒。证据体质量等级经GRADE评价后，因其纳入文献存在偏倚风险，最终证据体质量等级为低。给予强推荐。

4.2.3 荨麻疹

4.2.3.1 疾病简介

荨麻疹是由于皮肤、黏膜小血管扩张及渗透性增加出现的一种局限性水肿反应，临床上特征性表现为大小不等的风团伴瘙痒，可伴有血管性水肿，病程在6周以上者为慢性。属中医"瘾疹"范畴，结合患者病史、临床表现可明确诊断。

4.2.3.2 推荐方案

4.2.3.2.1 刺络拔罐法

取穴：大椎、肺俞、膈俞、风门为主。

操作方法：常规消毒后，三棱针或皮肤针叩刺上述穴位，以皮肤稍微出血为宜，再用闪火法在刺络部位拔罐，留罐5~10min，出血量1~5mL。可配合艾灸神阙、针刺等方法。

疗程：每日治疗1次，连续治疗1~3个月。

『推荐』

> 推荐建议：荨麻疹取大椎、肺俞、膈俞、风门为主，刺络拔罐法治疗。[GRADE 1C]

解释：本标准小组共纳入相关文献6篇，均为RCT。经综合分析形成证据体发现，刺络拔罐能够减轻荨麻疹症状。证据体质量等级经GRADE评价后，因其纳入文献存在偏倚风险，最终证据体质量等级为低。给予强推荐。

4.2.3.2.2 留罐法

取穴：神阙穴。

操作方法：闪火法在神阙穴拔罐，留罐5min，起罐后，同样操作，3次。可配合针刺等。

疗程：每日治疗1次，连续治疗1~3个月。

『推荐』

> 推荐建议：荨麻疹取神阙穴，留罐法治疗。[GRADE 1C]

解释：本标准小组共纳入相关文献4篇，均为RCT。经综合分析形成证据体发现，神阙穴留罐能够减轻荨麻疹症状。证据体质量等级经GRADE评价后，因其纳入文献存在偏倚风险，最终证据体质量等级为低。给予强推荐。

4.2.3.2.3 走罐法

取经：督脉、膀胱经。

操作方法：于背部督脉、膀胱经涂抹润滑剂，如凡士林、润肤霜等，用闪火法在大椎穴处吸拔后沿背部督脉、膀胱经由上向下推拉，反复3~5次，以皮肤紫红色为度。

疗程：每日治疗1次，连续治疗5~10次为一疗程，视症状缓解程度决定疗程。

『推荐』

> 推荐建议：荨麻疹取督脉、膀胱经，走罐法治疗。[GRADE 1C]

解释：本标准小组共纳入相关文献2篇，均为RCT。经综合分析形成证据体发现，督脉、膀胱经走罐能够减轻荨麻疹症状。证据体质量等级经GRADE评价后，因其纳入文献存在偏倚风险，最终证据体质量等级为低。给予弱推荐。

4.3 肌肉、骨关节疾病

4.3.1 落枕

4.3.1.1 疾病简介

落枕是指急性单纯性颈项强痛、活动受限的一种病证，系颈部筋伤。轻者 4~5 天自愈，重者数周不愈。多因睡眠姿势、睡枕高度不当，或因过度负重，使颈部脉络受损；或因风寒侵袭项背，使筋络拘急，颈部筋脉失和，气血运行不畅。结合患者症状、体格检查等可以确诊。

4.3.1.2 推荐方案

4.3.1.2.1 留罐法

取穴：阿是穴。

操作方法：疼痛局部留罐 5~10min，可配合针刺或推拿。

疗程：每日治疗 1 次，一般需连续治疗 3~5 次，至症状缓解。

『推荐』

> 推荐建议：阿是穴为主穴，留罐法。可配合针刺或推拿。[GRADE 1D]

解释：本标准小组共纳入相关文献 8 篇。经综合分析形成证据体发现，留罐法疗效较好。证据体质量等级经 GRADE 评价后，因其纳入文献设计质量低，最终证据体质量等级为极低。结合专家共识意见，给予强推荐。

4.3.1.2.2 刺络拔罐法

取穴：阿是穴。

操作方法：疼痛局部刺络拔罐 5~10min，可配合针刺。

疗程：每日治疗 1 次，一般需连续治疗 3~5 次，至症状缓解。

『推荐』

> 推荐建议：阿是穴为主穴刺络拔罐法。可配合针刺。[GRADE 1D]

解释：本标准小组共纳入相关文献 2 篇。经综合分析形成证据体发现，刺络拔罐法疗效较好。证据体质量等级经 GRADE 评价后，因其纳入文献设计质量低，最终证据体质量等级为极低。结合专家共识意见，给予强推荐。

4.3.2 肩周炎

4.3.2.1 疾病简介

肩周炎，又称为肩关节周围炎，是因慢性劳损、退行性变而引起的肩关节周围软组织、关节囊的一种慢性无菌性炎症。广义的概念包括肱二头肌长头腱及其腱鞘炎、冈上肌腱炎、纤维断裂、肩峰下滑囊炎、肩袖破裂、喙突炎、肩锁关节病变等多种疾患；狭义的概念仅指冻结肩。根据肩周炎的发病特点，可分为原发性和继发性两类。原发性肩周炎又称为特发性肩周炎，明确病因尚不明确。继发性肩周炎为继发于患侧上肢创伤和手术之后的肩痛和关节僵硬。中医学属"漏肩风"范畴，又称"肩痹病""五十肩""肩凝症""冻结肩"。结合患者病史、症状、体征及影像学检查可明确诊断。

4.3.2.2 推荐方案

4.3.2.2.1 刺络拔罐法

取穴：阿是穴。

操作方法：疼痛局部刺络拔罐 5~10min，可配合针刺。

疗程：每日治疗 1 次，一般连续治疗 5～10 次为一疗程，根据症状缓解情况决定疗程。

『推荐』

推荐建议：阿是穴为主穴，刺络拔罐法，可配合针刺。［GRADE 1D］

解释：本标准小组共纳入相关文献 9 篇。经综合分析形成证据体发现，刺络拔罐法疗效较好。证据体质量等级经 GRADE 评价后，因其纳入文献设计质量低，最终证据体质量等级为极低。结合专家共识意见，给予强推荐。

4.3.2.2.2　留罐法

取穴：阿是穴。

操作方法：疼痛局部留罐 5～10min，可配合针刺。

疗程：每日治疗 1 次，一般连续治疗 5～10 次为一疗程，根据症状缓解情况决定疗程。

『推荐』

推荐建议：阿是穴为主穴，留罐法，可配合针刺。［GRADE 1D］

解释：本标准小组共纳入相关文献 7 篇。经综合分析形成证据体发现，留罐法疗效较好。证据体质量等级经 GRADE 评价后，因其纳入文献设计质量低，最终证据体质量等级为极低。结合专家共识意见，给予强推荐。

4.3.2.2.3　走罐法

取穴：阿是穴。

操作方法：疼痛部位涂抹润滑剂，如凡士林、润肤霜等，用闪火法吸拔后以手握住罐底，稍倾斜、用力，将罐沿疼痛局部推拉，反复 3～5 次，以皮肤紫红色为度。

疗程：每日治疗 1 次，一般连续治疗 5 次为一疗程，根据症状缓解情况决定疗程。

『推荐』

推荐建议：疼痛局部，走罐法。［GRADE 1D］

解释：本标准小组共纳入相关文献 2 篇。经综合分析形成证据体发现，走罐疗效较好。证据体质量等级经 GRADE 评价后，因其纳入文献设计质量低，最终证据体质量等级为极低。结合专家共识意见，给予强推荐。

4.3.3　颈椎病

4.3.3.1　疾病简介

颈椎病，是颈椎椎间盘退行性改变及其继发病理改变累及其周围组织结构（神经根、脊髓、椎动脉、交感神经等），出现相应的临床表现。仅有颈椎的退行性改变而无临床表现者则称为颈椎退行性改变。根据受累组织和结构的不同，颈椎病分为：颈型（又称软组织型）、神经根型、脊髓型、交感型、椎动脉型、其他型（目前主要指食道压迫型）。如果两种类型同时存在，称为"混合型"。属中医学"项痹"范畴。结合患者病史、症状、体征及影像学检查可明确诊断。

4.3.3.2　推荐方案

4.3.3.2.1　刺络拔罐法

取穴：大椎、肩井、阿是穴。

操作方法：大椎、肩井或疼痛局部刺络拔罐 5～10min，可配合针刺。

疗程：隔日治疗 1 次，一般连续治疗 3～5 次为一疗程，根据症状缓解情况确定疗程。

『推荐』

> 推荐建议：取大椎、肩井、阿是穴为主，刺络拔罐法，可配合针刺。［GRADE 1C］

解释：本标准小组共纳入相关文献 25 篇。经综合分析形成证据体发现，刺络拔罐法疗效较好。证据体质量等级经 GRADE 评价后，因其纳入文献设计质量低，最终证据体质量等级为低。结合专家共识意见，给予强推荐。

4.3.3.2.2　留罐法

取穴：大椎、肩井、阿是穴。

操作方法：大椎、肩井或疼痛局部留罐 5～10min，可配合针刺。

疗程：每日治疗 1 次，一般连续治疗 3～5 次为一疗程，根据症状缓解情况确定疗程。

『推荐』

> 推荐建议：取大椎、肩井、阿是穴，留罐法，可配合针刺。［GRADE 1D］

解释：本标准小组共纳入相关文献 6 篇。经综合分析形成证据体发现，留罐法疗效较好。证据体质量等级经 GRADE 评价后，因其纳入文献设计质量低，最终证据体质量等级为极低。结合专家共识意见，给予强推荐。

4.3.3.2.3　走罐法

取经：疼痛局部督脉、膀胱经、胆经、小肠经。

操作方法：疼痛局部沿经走罐 3～5 次，可配合针刺。

疗程：隔日治疗 1 次，一般连续治疗 3～5 次为一疗程，根据症状缓情况确定疗程。

『推荐』

> 推荐建议：取疼痛局部督脉、膀胱经、胆经、小肠经，走罐法。［GRADE 1D］

解释：本标准小组共纳入相关文献 3 篇。经综合分析形成证据体发现，走罐法疗效较好。证据体质量等级经 GRADE 评价后，因其纳入文献设计质量低，最终证据体质量等级为极低。结合专家共识意见，给予强推荐。

4.3.4　急性腰扭伤

4.3.4.1　疾病简介

急性腰扭伤是腰部软组织包括肌肉、筋膜、韧带、关节突关节、腰骶关节等因过度牵拉、扭转等导致的急性损伤。根据患者症状、体格检查和影像学检查可明确诊断。

4.3.4.2　推荐方案

4.3.4.2.1　刺络拔罐法

取穴：阿是穴、委中。

操作方法：疼痛局部或委中穴刺络拔罐 5～10min，可配合针刺。

疗程：每日治疗 1 次，一般需连续治疗 3～5 次，至症状缓解。

『推荐』

> 推荐建议：取阿是穴、委中穴为主，刺络拔罐法，可配合针刺。［GRADE 1D］

解释：本标准小组共纳入相关文献 10 篇。经综合分析形成证据体发现，刺络拔罐法疗效较好。证据体质量等级经 GRADE 评价后，因其纳入文献设计质量低，最终证据体质量等级为极低。结合专家共识意见，给予强推荐。

4.3.5 慢性腰痛

4.3.5.1 疾病简介

慢性腰痛是指由肌肉韧带扭伤或拉伤，椎间盘突出或其他原因引起的腰骶部的慢性疼痛。包括腰背痛、下背劳损、腰痛伴有坐骨神经痛、椎间盘疾患引起的坐骨神经痛等。病程较长，缠绵，临床多以隐痛或酸痛为主，多由肾虚、风寒留着或腰部外伤久而未愈，腰府失于濡养而发生疼痛。结合患者病史、症状和影像学表现可明确诊断。

4.3.5.2 推荐方案

4.3.5.2.1 刺络拔罐法

取穴：阿是穴刺络拔罐。

操作方法：疼痛局部刺络拔罐 5～10min。

疗程：隔日治疗 1 次，一般需连续治疗 5～7 次为一疗程，根据症状缓解情况确定疗程。

『推荐』

> 推荐建议：取阿是穴为主，刺络拔罐法［GRADE 1C］

解释：本标准小组共纳入相关文献 3 篇。经综合分析形成证据体发现，刺络拔罐法疗效较好。证据体质量等级经 GRADE 评价后，因其纳入文献设计质量低，最终证据体质量等级为低。结合专家共识意见，给予强推荐。

4.3.5.2.2 留罐法

取穴：阿是穴留罐。

操作方法：疼痛局部留罐 5～10min。

疗程：每日或隔日治疗 1 次，一般需连续治疗 5～7 次为一疗程，根据症状缓解情况确定疗程。

『推荐』

> 推荐建议：取阿是穴为主，留罐法［GRADE 1D］

解释：本标准小组共纳入相关文献 3 篇。经综合分析形成证据体发现，留罐法疗效较好。证据体质量等级经 GRADE 评价后，因其纳入文献设计质量低，最终证据体质量等级为极低。结合专家共识意见，给予强推荐。

4.3.5.2.3 走罐法

取经：膀胱经。

操作方法：局部膀胱经走罐 2～3 次。

疗程：隔日治疗 1 次，一般需连续治疗 5～7 次为一疗程，根据症状缓解情况确定疗程。

『推荐』

> 推荐建议：局部膀胱经为主，走罐法［GRADE 1B］

解释：本标准小组共纳入相关文献 1 篇。经综合分析形成证据体发现，走罐法疗效较好。证据体质量等级经 GRADE 评价后，因其纳入文献设计质量低，最终证据体质量等级为中。结合专家共识意见，给予强推荐。

4.4 外科疾病
4.4.1 急性乳腺炎
4.4.1.1 疾病简介

乳腺炎指乳房出现肿胀、疼痛，伴发热 38.5℃ 及以上，寒战，全身流感样疼痛。当乳房某一区域充血或阻塞时可能出现局部红肿、疼痛和发热，但不一定存在细菌感染。病变过程从充血到非感染性乳腺炎到感染性乳腺炎再到乳腺囊肿。常见于哺乳期妇女，大多数病例发生在前 6 周，但整个哺乳期都可发生。非哺乳期乳腺炎是一组发生在女性非哺乳期、病因不明、良性、非特异性炎症性疾病，包括乳腺导管扩张症/导管周围乳腺炎、肉芽肿性小叶乳腺炎。根据患者症状、影像学检查等可确诊。

4.4.1.2 推荐方案
4.4.1.2.1 初期

a）刺络拔罐法

取穴：膏肓（患侧）；背部反应点：患侧乳房病变部位在背部相对应的部位附近可见红斑，但不高出皮肤，触之不变色，有触痛；乳根：患侧乳头直下，乳房根部，第 5 肋间隙，距前正中线 4 寸；阿是穴：病变部位附近瘀阻较明显的静脉处。

操作方法：常规消毒后，用三棱针、粗毫针、注射器针头或采血针在膏肓、背部反应点、阿是穴等处点刺 3～5 下或用梅花针叩刺后，再用闪火法在大椎穴处吸拔，留罐 5～10min。

疗程：每日治疗 1 次，一般需连续治疗 5～7 次，直至症状消失。

『推荐』

> 推荐建议：急性乳腺炎初期，取膏肓、背部反应点、阿是穴，刺络拔罐法。[GRADE 1D]

解释：本标准小组共纳入相关文献 15 篇，均为病例序列研究。经综合分析形成证据体发现，刺络拔罐能够明显减轻急性乳腺炎症状。证据体质量等级经 GRADE 评价后，因其纳入文献设计质量低，结局指标为间接指标，最终证据体质量等级为极低。结合专家共识意见，给予强推荐。

b）挑刺法结合留罐法

取穴：胸夹脊穴：患侧肿块所在部位对应的胸夹脊穴；背部反应点：患侧乳房病变部位在背部相对应的部位附近可见红斑，不高出皮肤，触之不变色，有触痛；阿是穴：病变部位附近瘀阻较明显的静脉处。

消毒：施术部位用 0.5% 碘伏纱布块或棉球消毒两遍。

操作方法：消毒后，戴一次性手套，把局部肌肉捏起，用三棱针、粗毫针或注射器针头采血针在胸夹脊穴或背部反应点等处挑刺，深度为 0.2～0.4cm，使轻微出血。再用闪火法在挑刺部位吸拔，留罐 5～10min。

疗程：每日治疗 1 次，一般需连续治疗 5～7 次，直至症状消失。

『推荐』

> 推荐建议：急性乳腺炎初期，取胸夹脊穴、背部反应点、阿是穴，挑治留罐法。[GRADE 2D]

解释：本标准小组共纳入相关文献 1 篇，为病例序列研究。经综合分析形成证据体发现，刺络拔罐能够明显减轻急性乳腺炎症状。证据体质量等级经 GRADE 评价后，因其纳入文献设计质量低，结局指标为间接指标，最终证据体质量等级为极低。结合专家共识意见，给予弱推荐。

4.4.1.2.2 成脓期

刺脓拔罐法

急性乳腺炎成脓期，脓腔较大，则需切开排脓。刺脓拔罐法能明显减轻急性乳腺炎成脓期的症状，促进脓腔吸收，缩短病程。

取穴（施术部位）：脓腔中心区。根据触诊或B超检查，确定脓腔中心区。

消毒：局部皮肤用0.5%碘伏棉球消毒两遍，然后铺无菌洞巾，脓腔中心区应位于洞巾中央。

局部麻醉：在拟施术部位注射1%利多卡因1mL，每人每次1%利多卡因控制在10mL以内。

操作方法：消毒三棱针或粗针直刺入脓腔中心区后出针，可见脓液从针眼处流出。闪火法将罐拔于针眼处，留罐10～15min，使脓液流入罐中。如脓液未拔净，可重复2～3次。起罐后，用消毒干棉球擦净脓液后，用0.5%碘伏棉球消毒，用无菌敷料或创可贴覆盖针眼处。

术后处理：术后密切观察病人，如出现异常变化，及时对症处理。术后注意施术部位保持清洁、干燥，防止局部感染，24h后去除无菌敷料或创可贴。

间隔时间及疗程：间隔1～2天，一般3次为一疗程。

注意事项：刺脓拔罐术前，患者应签署知情同意书。患者精神紧张、劳累后或饥饿时不宜运用本疗法。注意出血的预防和处理。少量积脓无法拔净者，宜配合抗生素或清热散结中药。

『推荐』

推荐建议：急性乳腺炎成脓期，采用三棱针或粗针刺脓后留罐，并配合抗生素或清热散结中药。［GRADE 2D］

解释：本标准小组共纳入相关文献1篇。经综合分析形成证据体发现，刺脓拔罐能够明显减轻急性乳腺炎成脓期的症状，缩短疗程。证据体质量等级经GRADE评价后，因其纳入文献设计质量低，最终证据体质量等级为极低。结合专家共识意见，给予弱推荐。

参 考 文 献

[1] 李霞，陈波，李春燕，等．拔罐疗法适宜病症初探［J］．针灸临床杂志，2012，28（10）：44－47.

[2] 中华人民共和国国家质量监督检验检疫总局 中国国家标准化管理委员会．GB/T 21709.5—2008 针灸技术操作规范第 5 部分：拔罐［S］．北京：中国标准出版社，2008.

[3] 中华人民共和国国家质量监督检验检疫总局 中国国家标准化管理委员会．GB/T 21709.4—2008 针灸技术操作规范第 4 部分：三棱针［S］．北京：中国标准出版社，2008.

[4] 中华人民共和国国家质量监督检验检疫总局 中国国家标准化管理委员会．GB/T 21709.7—2008 针灸技术操作规范第 7 部分：皮肤针［S］．北京：中国标准出版社，2008.

[5] 周仲瑛．中医内科学［M］．北京：中国中医药出版社，2007.

[6] 流行性感冒诊断与治疗指南（2011 年版）［J］．社区医学杂志，2011，9（5）：66－74.

[7] 李建生，余学庆，中华中医药学会肺系病分会/中国民族医药学会肺病分会．普通感冒中医诊疗指南（2015 版）［J］．中医杂志，2016，57（8）：716－720.

[8] 曹妍妍，马蓉．走罐法治疗风寒感冒初起 12 例疗效观察［J］．南京军医学院学报，1999，21（2）：100.

[9] 黄桂琼，李飞燕，黄泳．走罐治疗风寒型感冒的临床观察［J］．针灸临床杂志，2004，20（10）：48－49.

[10] 梁艳，宗蕾，王文昊．走罐治疗风寒型感冒 20 例［J］．上海针灸杂志，2006，25（1）：29.

[11] 唐植纲，万芳园．拔罐治疗风寒感冒 56 例［J］．中国民间疗法，2000，8（9）：26.

[12] 王可斌．推罐治疗风寒感冒临床观察［J］．中国社区医师（医学专业半月刊），2008，10（7）：16－17.

[13] 左军．推罐法治疗风寒感冒 32 例体会［J］．中国民族民间医药，2011，20（15）：137.

[14] 谢芳，张玖凤．驱风油督脉膀胱经走罐治疗风寒型感冒临床护理观察［J］．中国煤炭工业医学杂志，2006（3）：298－299.

[15] 阎晓星，张友文．背部腧穴拔罐治疗感冒 73 例［J］．人民军医，1988（1）：68.

[16] 方成华，段亚平，曾贤，等．大椎穴位刺血拔罐治疗风热感冒发热疗效观察［J］．亚太传统医药，2016，12（7）：124－125.

[17] 张立文．大椎穴刺血拔罐疗法治疗小儿风热型外感发热的临床研究［D］．广州：广州中医药大学，2013.

[18] 刘月振，杨道建．大椎穴刺络拔罐治疗感冒 96 例［J］．中国中医药信息杂志，1997，4（12）：38.

[19] 廖团．推罐治疗风热感冒的方法［J］．现代临床护理，2003，1（4）：61.

[20] 中华中医药学会内科分会肺系病专业委员会．咳嗽中医诊疗专家共识意见（2011 版）［J］．中医杂志，2011，52（10）：896－899.

[21] Song DJ, Song WJ, Kwon JW, et al. KAAACI evidence – based clinical practice guidelines for chronic cough in adults and children in Korea［J］. Allergy Asthma Immunol Res, 2018, 10（6）：

591 – 613.

[22] 王静，臧红蕾．三字经流派小儿推拿配合走罐治疗小儿反复咳嗽临床观察［J］．中国疗养医学，2014，23（1）：28 – 30.

[23] 丛方方，石秀丽，李霞．拔罐疗法治疗小儿咳嗽 60 例疗效观察［J］．国医论坛，2012，27（2）：22.

[24] 柴顺梅．拔罐治疗小儿外感咳嗽 30 例［J］．西部中医药，2013，26（7）：97 – 98.

[25] 孔凡平，卞玉霞．背部腧穴拔罐治疗小儿咳嗽 48 例的观察与护理［J］．基层医学论坛，2015，19（27）：3751 – 3752.

[26] 康国辉．背部腧穴拔罐治疗小儿痰湿阻肺型咳嗽的疗效观察［D］．石家庄：河北医科大学，2013.

[27] 唐作才．背部腧穴拔罐治疗小儿痰湿阻肺型咳嗽临床观察［J］．实用中医药杂志，2014，30（12）：1151.

[28] 周秀玲，郭亦男，冯晓纯．腧穴拔罐疗法治疗小儿外感咳嗽（风寒咳嗽）疗效观察［J］．中国中西医结合儿科学，2014，6（3）：224 – 225.

[29] 谌剑飞．股外侧皮神经炎中西医结合治疗临床观察［J］．中西医结合心脑血管病杂志，2017，15（18）：2340 – 2341.

[30] 李月红，俞婧，马玲，等．叩刺拔罐、火针及口服西药治疗股外侧皮神经炎临床疗效比较［J］．中医杂志，2013，54（3）：222 – 224，227.

[31] 王蓉娣，彭鹏鸣．电针走罐治疗股外侧皮神经炎临床疗效观察［J］．中外医学研究，2014，12（26）：40 – 41.

[32] 和宇，吴锦萍，何茂平，等．温针灸配合梅花针叩刺治疗股外侧皮神经炎［J］．针灸临床杂志，2009，25（7）：42 – 43.

[33] 高广忠，马小平．刺络拔罐加围刺法治疗股外侧皮神经炎 34 例［J］．中国中医药现代远程教育，2017，15（12）：119 – 120.

[34] 许天兵．刺络拔罐联合穴位注射治疗股外侧皮神经炎 30 例［J］．中医研究，2017，30（9）：46 – 47.

[35] 陈明星，程为平，于志顺，等．电鍉针罐治疗股外侧皮神经炎的临床观察［J］．中医药信息，2016，33（5）：61 – 63.

[36] 金孟梓．刺络拔罐加艾条灸治疗股外侧皮神经炎疗效观察［J］．上海针灸杂志，2006，25（7）：26 – 27.

[37] 李小军，胡志平．络脉叩刺加拔火罐治疗股外侧皮神经炎 30 例——附西医封闭治疗 30 例对照［J］．浙江中医杂志，2005（7）：309.

[38] 李星．梅花针扣刺配合走罐治疗股外侧皮神经炎的临床观察［J］．实用新医学，2006（8）．

[39] 舒晴，焦杨．梅花针结合拔罐放血治疗股外侧皮神经炎 25 例［J］．湖南中医杂志，2013，29（6）：71 – 72.

[40] 苏艾兰．七星针叩刺加闪罐治疗股外侧皮神经炎 50 例［J］．针灸临床杂志，1999（9）：54 – 55.

[41] 孙玉．针灸加拔罐治疗股外侧皮神经炎临床观察［J］．北京中医药，2016，35（9）：877 – 878.

［42］王继光，周艳芳．梅花针叩刺配合火罐治疗股外侧皮神经炎 26 例［J］．世界最新医学信息文摘，2017，17（19）：124.

［43］严伟，郑兰君．针灸拔罐结合治疗股外侧皮神经炎［J］．浙江中医杂志，1997（9）：418.

［44］张栩，王晓琼．梅花针配合闪火罐治疗股外侧皮神经炎 26 例［J］．湖南中医杂志，2014，30（4）：96－97.

［45］张玉华．梅花针加拔罐治疗股外侧皮神经炎疗效观察［J］．河北中医，2001（11）：838.

［46］王玮蓁，曾宪玉，中华中医药学会皮肤科分会．痤疮（粉刺）中医治疗专家共识［J］．中国中西医结合皮肤性病学杂志，2017，16（4）：382－384.

［47］任小红，成永明，奎瑜．蜂疗配合拔罐治疗寻常型痤疮 60 例［J］．针灸临床杂志，2011，27（6）：33－34.

［48］何沁娟．刺络拔罐治疗风热型寻常痤疮的临床研究［D］．成都：成都中医药大学，2013.

［49］刘长征，雷波，郑剑峰．围刺结合刺络拔罐治疗聚合性痤疮的随机对照研究［J］．针刺研究，2008，33（6）：406－408.

［50］吴芳芳，祝丽华，官凤云．背俞穴刺络拔罐疗法治疗青春期肺胃热盛型痤疮的临床观察［J］．针灸临床杂志，2012，28（8）：23－25.

［51］宣守松．刺络拔罐配合针刺治疗痤疮 45 例［J］．中医研究，2011，24（7）：76－77.

［52］左思垚．点刺拔罐结合艾灸调治阴虚质痤疮的临床疗效观察［D］．广州：广州中医药大学，2015.

［53］左政，管遵信．自血穴位注射配合放血治疗痤疮的疗效观察［J］．针灸临床杂志，2015，31（7）：42－44.

［54］张晓梅．自血疗法联合刺络拔罐治疗寻常痤疮临床观察［J］．上海针灸杂志，2015，34（12）：1208－1210.

［55］彭馨谊，蹇文渊．刺血拔罐加穴位注射治疗寻常痤疮的疗效观察［J］．医学信息（上旬刊），2011，24（6）：3403－3404

［56］文娜，郝晋东，晋志高．面部刺络闪罐结合体针治疗聚合性痤疮的临床研究［J］．北京中医药，2012，31（5）：363－366.

［57］朱美琴．刺络拔罐结合针刺治疗痤疮的临床研究［D］．南宁：广西中医药大学，2014.

［58］林佳．背俞穴刺络拔罐配合中药面膜治疗寻常型痤疮疗效观察［J］．中国保健营养（下旬刊），2013（2）：964－965.

［59］沈胡刚．刺络放血联合异维 A 酸红霉素凝胶治疗寻常痤疮疗效观察［J］．上海针灸杂志，2015，34（3）：230－231.

［60］黄碧玉，龚顺波，林丽莉，等．针刺对女性迟发性痤疮生活质量的影响［J］．中国针灸，2004，24（11）：21－24.

［61］黄碧玉，林丽莉，龚顺波．针刺对女性迟发性痤疮 T 和 E_2 的影响［J］．光明中医，2004，19（6）：33－35.

［62］周冬梅，陈维文，中华中医药学会皮肤科分会．蛇串疮中医诊疗指南（2014 年修订版）［J］．中医杂志，2015，56（13）：1163－1168.

［63］中国针灸学会．循证针灸临床实践指南——带状疱疹（修订版）（ZJ/T E001－2014）［S］．北

京：中国中医药出版社，2014.

[64] 黄茹茜，张秋婷，刘琛．氦氖激光联合刺络放血拔罐治疗带状疱疹 70 例［J］．中医外治杂志，2014，23（4）：26－27.

[65] 高凤霞．刺络拔罐配合微波治疗带状疱疹 45 例［J］．福建中医药，2007，38（2）：27.

[66] 张颖新，李校男，陈新华．雷火灸配合刺络拔罐治疗带状疱疹的临床研究［J］．中国医药指导，2014，12（30）：263－264.

[67] 李洋．雷火灸配合刺络拔罐治疗带状疱疹临床研究［D］．长春：长春中医药大学，2014.

[68] 王乐荣，李其友，梁延营．刺络拔罐放血为主治疗带状疱疹 50 例［J］．中医研究，2009，22（11）：55－57.

[69] 霍焕民，杨雪萍．针刺放血为主治疗带状疱疹疗效观察［J］．中国针灸，2007，27（10）：729－730.

[70] 徐展琼，孟珍珍．豹文刺联合拔罐治疗带状疱疹临床随机对照研究［J］．新中医，2016，48（6）：186－188.

[71] 郝蓬亮，杨一玲，关玲．刺络拔罐加围刺法对急性期带状疱疹患者末梢和局部血炎性相关指标的影响［J］．中国针灸，2016，36（1）：37－40.

[72] 刘海英，卢统庆，时国臣．刺络拔罐治疗带状疱疹临床观察［J］．吉林中医药，2013，33（3）：294－295.

[73] 郑智，魏文著，文胜．放血疗法结合拔罐治疗带状疱疹临床观察［J］．上海针灸杂志，2014，33（2）：135－136.

[74] 赵博华．梅花针刺络拔罐法治疗带状疱疹急性期临床观察［J］．北京中医药，2013，32（5）：371－372.

[75] 常淑彪，李亚敏，李朝华．皮肤针叩刺配合拔罐治疗带状疱疹的开放随机对照研究［J］．内蒙古中医药，2013，32（13）：73－74.

[76] 潘东．刺络放血拔罐法治疗急性期带状疱疹 32 例临床观察［J］．医学信息，2013，26（8）：107－108.

[77] 宋素艳，张晓玲．刺络放血拔罐治疗带状疱疹 80 例［J］．陕西中医，2011，32（7）：892－893.

[78] 马子媛．火针结合拔罐治疗脾虚湿盛型带状疱疹急性期临床疗效观察［D］．乌鲁木齐：新疆医科大学，2016.

[79] 曾丽．"毫火针"结合闪罐治疗带状疱疹的临床观察［J］．实用医院临床杂志，2015，12（1）：149－150.

[80] 李健．针刺拔罐发疱治疗带状疱疹 40 例［J］．实用中医内科杂志，2011，25（5）：129－130.

[81] 郑桂欣．早期运用火针结合拔罐疗法对预防带状疱疹后遗神经痛的临床研究［D］．成都：成都中医药大学，2014.

[82] 张勇．督脉梅花针叩刺治疗带状疱疹后遗神经痛 70 例［J］．陕西中医，2014，35（5）：590.

[83] 薛建凯，余忠诚，李建平．浮针配合刺络拔罐治疗带状疱疹后遗神经痛的临床观察［J］．中国中医急症，2015，24（6）：1116－1118.

[84] 张燕梅，彭燕霞，何善念．火针结合刺络拔罐治疗带状疱疹后遗神经痛（血瘀型）临床观察

[J]．四川中医，2015，33（3）：165－167．

[85] 王萌．针刺夹脊穴配合刺络拔罐治疗带状疱疹后遗神经痛的临床疗效观察［D］．济南：山东中
医药大学，2014．

[86] 吴发荣．梅花针加拔罐治疗带状疱疹后遗神经痛45例［J］．浙江中医杂志，2007，42
（3）：146．

[87] 柏冬生．刺络拔罐治疗顽固性带状疱疹后遗神经痛疗效观察［J］．按摩与康复医学，2012，3
（5）：206．

[88] 洪永波．刺血拔罐治疗头面部带状疱疹后遗神经痛的临床疗效观察［A］．中国中药杂志2015/
专集：基层医疗机构从业人员科技论文写作培训会议论文集［C］．北京：中国中药杂志社，
2016：1390．

[89] 冯立峰．梅花针叩刺配合拔罐治疗带状疱疹后遗神经痛临床观察［J］．光明中医，2015，30
（5）：1114－1115．

[90] 张艳丽，梁爱芳，杨小静．刺络拔罐治疗带状疱疹后顽固性瘙痒33例［J］．河南中医，2014，
34（9）：1836－1837．

[91] 中华医学会皮肤性病学分会免疫组．中国荨麻疹诊疗指南（2014版）［J］．中华皮肤科杂志，
2014，47（7）：514－516．

[92] 梁雪松．刺络拔罐配合雷火灸治疗慢性寒冷性荨麻疹疗效观察［J］．四川中医，2015，33
（2）：163－165．

[93] 霍焕民．针刺放血疗法治疗慢性荨麻疹疗效观察［J］．中国针灸，2014，34（1）：41－43．

[94] 王芸，肖佳欢，李达，等．针刺配合刺络拔罐治疗慢性荨麻疹的临床研究［J］．针灸临床杂志，
2017，33（8）：12－14．

[95] 郑军文．刺络拔罐结合微创埋线治疗急性荨麻疹临床观察［J］．中国卫生产业，2011，8
（35）：128．

[96] 李全，尹洪娜．刺络拔罐治疗慢性荨麻疹疗效观察［J］．中医药学报，2015，43（3）：
121－122．

[97] 张益辉．穴位刺络拔罐结合自血疗法治疗慢性荨麻疹30例疗效观察［J］．中国民族民间医药，
2017，26（13）：99－100．

[98] 王磊．针刺联合拔罐治疗慢性荨麻疹临床研究［J］．世界最新医学信息文摘，2016，16
（65）：89．

[99] 童亚男．针刺配合神阙拔罐治疗慢性荨麻疹的临床研究［D］．广州：广州中医药大学，2015．

[100] 丁影．自血疗法结合神阙拔罐治疗慢性荨麻疹的临床研究［D］．广州：广州中医药大
学，2014．

[101] 茹先姑·麦麦提依明，阿依努尔阿布都热依木．拔火罐配合维吾尔药熏蒸治疗慢性荨麻疹
［J］．中国社区医师（医学专业），2010，12（29）：113．

[102] 张婉容，郎娜．走罐配合自血穴位注射治疗慢性荨麻疹及对患者血清IL－4、IgE的影响［J］．
中国针灸，2014，34（12）：1185－1188．

[103] 柳爱红．针罐并用治疗荨麻疹临床疗效观察［J］．针灸临床杂志，2009，25（8）：16，58．

[104] 石学敏．针灸学［M］．北京：中国中医药出版社，2007：206－207．

[105] 姚英. 巨刺法加压痛点拔罐治疗落枕 [J]. 中国中医急症, 2014, 23 (1): 138.

[106] 王俊英, 周在超, 曹敏. 平衡火罐治疗落枕的临床观察 [J]. 中国中医急症, 2017, 26 (12): 2229 - 2231.

[107] 凌世娟. 推拿加针罐治疗落枕 50 例疗效观察 [J]. 中国医药指南, 2012, 10 (18): 637.

[108] 王美娟, 李祖剑. 阳陵泉巨刺法配合运动加局部拔罐治疗落枕 [J]. 福建中医药, 2002, 33 (3): 9 - 10.

[109] 苏敏芝, 黄小燕, 张瑾, 等. 运动罐法结合针刺治疗落枕疗效观察 [J]. 新中医, 2016, 48 (2): 96 - 99.

[110] 廖庆华, 覃朝锋, 王逸柳. 在社区中应用分筋理筋手法治疗落枕的临床疗效分析 [J]. 临床与病理杂志, 2016, 36 (9): 1345 - 1349.

[111] 侯文豪, 张继玉. 针刺配合拔罐治疗落枕疗效观察 [J]. 上海针灸杂志, 2012, 31 (9): 673 - 674.

[112] 温新生, 张礼民, 刘吉友. 走罐联合穴位手法治疗落枕临床疗效观察 [J]. 海军医学杂志, 2013, 34 (4): 241 - 242.

[113] 竺鹏东. 刺络拔罐加干涉低周波治疗落枕 100 例 [A]. 浙江省医学会物理医学与康复学分会、浙江省康复医学会康复治疗专业委员会、浙江省医师协会康复医师分会、浙江省残疾人康复协会. 2013 浙江省物理医学与康复学学术年会暨第八届浙江省康复医学发展论坛论文集 [C]. 宁波: 浙江省医学会物理医学与康复学分会、浙江省康复医学会康复治疗专业委员会、浙江省医师协会康复医师分会、浙江省残疾人康复协会: 浙江省科学技术协会, 2013: 719.

[114] 杜革术. 透刺风池穴治疗落枕 57 例临床观察 [J]. 中医药导报, 2007, 13 (6): 75, 86.

[115] Izquierdo R, Voloshin I, Edwards S, et al. American academy of orthopaedic surgeons clinical practice guideline on: the treatment of glenohumeral joint osteoarthritis [J]. The Journal of Bone and Joint Surgery. American Volume,, 2011, 93 (2): 203 - 205.

[116] 申洪. 刺络拔罐法配合中药热敷治疗肩周炎的疗效观察 [J]. 中国中医药咨讯, 2011, 3 (12): 160.

[117] 张金泰. 电针加肩部阿是穴刺络拔罐治疗肩周炎 90 例 [J]. 中国中医骨伤科杂志, 2015, 23 (7): 49 - 50.

[118] 李涛, 李晓玲. 电针联合刺络拔罐治疗肩周炎临床分析 [J]. 中国伤残医学, 2014, 22 (17): 16 - 17.

[119] 陈建军. 电针加刺络拔罐治疗肩周炎疗效观察 [J]. 针灸临床杂志, 2009, 25 (1): 27 - 28.

[120] 刘权. 针刺董氏奇穴联合刺络拔罐治疗肩周炎的疗效 [J]. 实用临床医学, 2014, 15 (8): 65 - 66.

[121] 张洪兵. 针刺加刺络拔罐治疗肩周炎 60 例临床观察 [J]. 山西中医, 2010, 26 (10): 28 - 29.

[122] 邓玉玲, 廖琼, 李娇. 足三里穴针刺运动疗法联合刺络拔罐治疗肩周炎的效果观察 [J]. 中国当代医药, 2016, 23 (33): 150 - 152, 155.

[123] 陈茹, 杨毅红. 针刺配合刺络拔罐治疗肩周炎的临床观察 [J]. 湖北中医杂志, 2015, 37 (10): 65 - 66.

[124] 黄新慧, 杜胜花. 针灸配合刺络放血拔罐治疗肩周炎 52 例的临床观察 [J]. 临床医药文献电

子杂志，2017，4（72）：14115.

[125] 彭丽辉. 阿是穴齐刺加罐治疗肩周炎 56 例疗效观察［J］. 贵州医药，2007，31（5）：456.

[126] 杨佐琴. 易罐结合运动针刺疗法治疗肩周炎临床观察［J］. 实用中医药杂志，2015，31（12）：1148－1149.

[127] 王宏伟，计麦芳. 针罐配合理疗治疗肩周炎 50 例［J］. 陕西中医，2006，27（9）：1125－1126.

[128] 杜彦云，鹿月惠，崔洪亮. 温针灸配合拔罐治疗肩周炎 32 例［J］. 现代中医药，2014，34（5）：46－47，51.

[129] 陈新昌. 齐刺温针加拔罐治疗寒湿型肩周炎 50 例［J］. 陕西中医药大学学报，2017，40（4）：80－81，84.

[130] 陈昕，居雪婷，陈秀珍，等. 刮痧结合拔罐治疗肩周炎［J］. 吉林中医药，2017，37（8）：832－834.

[131] 张忠霞. 芒针深刺配合火罐治疗肩周炎的临床研究［J］. 时珍国医国药，2012，23（11）：2909－2910.

[132] 王玉明. 针刺透穴配合走罐治疗肩周炎 58 例［J］. 光明中医，2010，25（6）：1041.

[133] 程继君，张晨光. 走罐法为主治疗肩周炎临床观察［J］. 上海针灸杂志，2004，23（8）：9－10.

[134] 中国康复医学会颈椎病专业委员会. 颈椎病诊治与康复指南 2010 版［M］. 北京：中国康复医学会，2010.

[135] 仲从丽. 经筋针法配合刺络拔罐治疗颈椎病的临床观察［A］. 中国康复医学会第十一次全国颈椎病学术会议论文集［C］. 天津：中国康复医学会颈椎病专业委员会；中国康复医学会，2009：213－214.

[136] 何云清，徐静. 七星针叩刺配合拔罐治疗椎动脉型颈椎病疗效观察［J］. 上海针灸杂志，2010，29（3）：170－171.

[137] 余瑞娴. 刺络放血治疗椎动脉型颈椎病的临床疗效观察［D］. 南京：南京中医药大学，2014.

[138] 周振坤，顾莎. 刺络拔罐配合电针治疗椎动脉型颈椎病 80 例［J］. 黑龙江中医药，2014，43（1）：33－34.

[139] 周衡，黄贵华，李雪梅，等. 壮医莲花针拔罐逐瘀法治疗颈椎病 100 例临床观察［J］. 四川中医，2014，32（12）：142－143.

[140] 尹建平，王海燕. 挑罐法治疗颈型颈椎病 56 例［J］. 湖北中医杂志，2009，31（1）：27－28.

[141] 张毅敏. 大椎穴刺络拔罐治疗颈椎病 120 例临床对照研究［J］. 四川中医，2006，24（7）：107－108.

[142] 张玉荣. 蒙医拔罐放血配合牵引对神经根型颈椎病的临床观察［J］. 中国民族医药杂志，2017，23（5）：15－16.

[143] 徐智强. 齐刺法结合刺络拔罐治疗颈型颈椎病的临床观察［D］. 武汉：湖北中医药大学，2016.

[144] 曾红文，聂斌，黄年斌. 刺络拔罐配合温针治疗椎动脉型颈椎病的疗效分析［J］. 上海针灸杂志，2007，26（6）：8－10.

[145] 李刚. 针刺配合大椎刺络拔罐治疗颈型颈椎病的临床研究 [D]. 广州：广州中医药大学，2009.

[146] 王希琳，张喜娟. 刺络拔罐配合针刺治疗椎动脉型颈椎病临床观察 [J]. 广西中医药，2011，34 (6)：23 – 25.

[147] 胡爱娥，杨慧勤. 刺络拔罐结合穴位贴敷与电针治疗神经根型颈椎病的疗效比较（英文）[J]. World Journal of Acupuncture – Moxibustion，2014，24 (3)：25 – 29.

[148] 胡艳平. 大椎穴刺血拔罐配合针刺治疗颈椎病疗效观察 [J]. 山西职工医学院学报，2017，27 (1)：55 – 56.

[149] 董亚莉，阿日嘎太. 拔罐放血疗法治疗椎动脉型颈椎病的临床研究 [J]. 内蒙古医学杂志，2008，40 (4)：409 – 411.

[150] 诸灵军. 大椎刺络拔罐治疗椎动脉型颈椎病临床研究 [J]. 河南中医，2014，34 (6)：1093 – 1094.

[151] 达古拉，宝山. 蒙医拔罐放血疗法治疗椎动脉型颈椎病的临床研究 [J]. 中国民族医药杂志，2018，24 (1)：10 – 11.

[152] 邵敏，刘堂义. 大椎刺络拔罐为主治疗颈椎病 93 例临床观察 [J]. 上海针灸杂志，2003，22 (8)：20 – 21.

[153] 金娜来，王波，李国安. 杨氏絮刺拔罐疗法治疗颈型颈椎病的临床观察 [J]. 上海中医药杂志，2014，48 (8)：59 – 60，63.

[154] 阿木古楞. 蒙医拔罐放血疗法治疗颈椎病 43 例临床观察 [J]. 中国民族医药杂志，2015，21 (11)：8 – 9.

[155] 黄志强. 艾灸结合强通法治疗椎动脉型颈椎病 83 例 [J]. 中国医疗器械信息，2016，22 (10)：58 – 60.

[156] 黄淼. 颈夹脊刺络拔罐配合温针治疗神经根型颈椎病的研究 [D]. 广州：广州中医药大学，2014.

[157] 杜伟斌，王拓，胡华辉，等. 放血拔罐联合水针疗法治疗气滞血瘀型颈椎病的临床观察 [J]. 陕西中医学院学报，2015，38 (5)：59 – 61.

[158] 游弋，杨志华，孙德芝，等. 梅花针刺络拔罐结合牵引治疗椎动脉型颈椎病疗效观察 [J]. 中国康复理论与实践，2006，12 (12)：1037 – 1038.

[159] 苏雅拉其其格，阿日嘎太. 蒙医拔罐放血疗法结合颈椎牵引治疗椎动脉型颈椎病的临床观察 [J]. 中国民族医药杂志，2007，13 (9)：36 – 37.

[160] Xue – wen Wan. Clinical Observation on Treatment of Cervical Spondylosis with Combined Acupuncture and Cupping Therapies [J]. Journal of Acupuncture and Tuina Science,，2007，5 (6)：345 – 347.

[161] 韩李文. 刮痧联合拔罐疗法治疗颈型颈椎病的临床研究 [D]. 杭州：浙江中医药大学，2017.

[162] 孟方，段培蓓，安红丽，等. 刮痧联合拔罐治疗颈型颈椎病疗效观察 [J]. 辽宁中医药大学学报，2016，18 (7)：202 – 205.

[163] 刘素君，梁晶，潘超安，等. 针罐结合治疗神经根型颈椎病的临床疗效观察（英文）[J]. Journal of Acupuncture and Tuina Science，2016，14 (4)：290 – 294.

[164] 余嘉奕. 针罐疗法治疗椎动脉型颈椎病疗效观察 [J]. 成都：成都中医药大学学报，2005

（1）：17－18，21.

［165］全科，何冬凤，李万瑶．平衡针灸法治疗神经根型颈椎病的疗效分析［J］．中国实用乡村医生杂志，2017，24（5）：50－52.

［166］徐珊宁，郑敏钦．刮痧配合走罐治疗颈型颈椎病60例［J］．光明中医，2011，26（8）：1641－1642.

［167］罗小光．仰卧斜扳法配合循经走罐法治疗颈型颈椎病临床疗效观察［J］．新中医，2016，48（7）：124－126.

［168］孟丹，赵岚，于建春，等．近年临床治疗急性腰扭伤有效单穴概述［J］．辽宁中医杂志，2012，39（6）：1144－1146.

［169］卢勤妹．远道取穴加刺络拔罐治疗急性腰扭伤78例［J］．山东中医杂志，2009，28（7）：482.

［170］周熙，敖虹，毛翔，等．七星针扣刺配合拔罐治疗急性腰扭伤疗效观察［J］．中国中医急症，2017，26（1）：103－106.

［171］杨红，毛珍．行气健脾针法配合拔罐治疗急性腰扭伤临床观察［J］．光明中医，2016，31（21）：3171－3173.

［172］柳美玲．针罐结合配合TDP治疗急性腰扭伤临床观察［J］．四川中医，2012，30（12）：128－129.

［173］洪玉珊．委中穴刺络拔罐法治疗急性腰扭伤的临床研究［D］．广州：广州中医药大学，2014.

［174］管恩福，林耐球，刘彦璐，等．正骨手法结合刺络拔罐治疗急性腰扭伤临床研究［J］．中国中医急症，2015，24（3）：394－395，412.

［175］苏敏芝，李奎，胡昔权．运动罐法结合针刺治疗急性腰扭伤疗效观察［J］．上海针灸杂志，2016，35（4）：449－451.

［176］袁桥妹，洪恩四，汪文强．腰阳关穴区放血治疗急性腰扭伤25例［J］．中国中医药现代远程教育，2015，13（17）：86－87.

［177］陈英．针罐并用治疗急性腰扭伤90例［J］．时珍国医国药，2007，18（7）：1748－1749.

［178］马立安，沈丽丽，杨国峰．针刺加拔火罐治疗急性腰扭伤疗效观察［J］．中国社区医师，2015，31（15）：78，80.

［179］Low back pain. MeSH of PubMed｛DB｝. Year introduced, 1993.

［180］罗燕．梅花针治疗第三腰椎横突综合征56例［A］．广东省针灸学会．广东省针灸学会第十次学术交流会论文汇编［C］．广东省针灸学会：中国针灸学会，2007：110－111.

［181］谭诗华．热敏灸配合刺络拔罐治疗腰臀肌筋膜炎疗效观察［J］．亚太传统医药，2014，10（7）：61－62.

［182］黎杰运，陈懋填．刺血疗法治疗非特异性下腰痛的疗效观察［J］．内蒙古中医药，2009，28（14）：31－32.

［183］Teut M, Ullmann A, Ortiz M, etc al. Pulsatile dry cupping in chronic low back pain－a randomized three－armed controlled clinicaltrial［J］. BMC Complement Altern Med., 2018, 18（1）：115.

［184］刘保新，徐敏，黄承军，等．平衡罐疗法对非特异性下腰痛的疗效观察［J］．中国康复理论与实践，2008，14（6）：572－573.

[185] 周秀玲，梁凤珍．老年腰痛患者的中医拔火罐疗法与临床护理观察［J］．国际老年医学杂志，2013，24（5）：210－211.

[186] 洪永锋，吴建贤，王斌，等．走罐对非特异性下腰痛疗效的观察［J］．中国康复医学杂志，2006，21（4）：340－343.

[187] Amir LH, The academy of breastfeeding medicine protocol committee. ABM Clinical Protocol #4：Mastitis, Revised March 2014［J］. Brestfeeding medicine, 2014, 9（5）：239－243.

[188] 周飞，刘璐，余之刚，中华与预防医学会妇女保健分会乳腺保健与乳腺疾病防治学组．非哺乳期乳腺炎诊治专家共识［J］．中国实用外科杂志，2016，36（7）：755－758.

[189] 刘红卫，卢林，张学斌．三棱针放血治疗急性乳腺炎21例［J］．牡丹江医学院学报，1996，17（3）：27－28.

[190] 吕桂华．膏肓穴点刺放血拔火罐治疗急性乳腺炎50例［J］．青岛医药卫生，1998，30（7）：31.

[191] 李乃敏，田文平，张太国．火罐治疗急性乳腺炎46例［J］．山东中医杂志，1995，14（12）：557－558.

[192] 曹华．刺血拔罐法治疗急性乳腺炎74例［J］．上海针灸杂志，1996，15（3）：286－287.

[193] 李建山．刺络拔罐法治疗急性乳腺炎临床观察［J］．针灸临床杂志，1993，9（4）：41.

[194] 李英．对应点放血拔罐治疗急性乳腺炎15例［J］．菏泽医专学报，2000，12（3）：92.

[195] 杨贵志，唐爱，赵淑美．刺血拔罐治疗急性乳腺炎236例［J］．四川中医，1997，15（8）：52.

[196] 梁国玉，关兵．刺血拔罐治疗急性乳腺炎35例［J］．辽宁中医杂志，1990（7）：41.

[197] 王桂英．梅化针点刺拔火罐治疗急性乳腺炎30例［J］．内蒙古中医药，1989（1）：26－27.

[198] 罗广明，李佛兰．刺血疗法治疗急性乳腺炎62例［J］．中国针灸，1992（4）：12.

[199] 龚新彪．刺络、拔罐治疗急性乳腺炎76例［J］．河南中医，2006，26（2）：63.

[200] 王红，王丽波，牛翠菊．点刺放血疗法治疗急性乳腺炎66例效果观察［J］．牡丹江医学院学报，1996（3）：19－20.

[201] 郭秀玲，汪秀娟，左立云．点刺放血拔罐法治疗乳痈的疗效观察［J］．针灸学报，1992（2）：34－35.

[202] 王凤荣，李秋平．督脉刮痧配刺血治疗急性乳腺炎的临床研究［J］．上海针灸杂志，2006，25（8）：22－23.

[203] 卢松，曲悦．中西医结合治疗急性乳腺炎38例疗效观察［J］．中国卫生标准管理，2014，5（7）：27－28.

[204] 马海英．挑治加拔火罐治疗急性乳腺炎150例［J］．中国民间疗法，2004，12（3）：18.

[205] 金远林．刺脓拔罐术治疗成脓期乳痈36例［J］．四川中医，1999，17（2）：51.

ICS 11.120
C 05

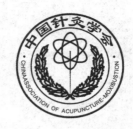

团 体 标 准

T/CAAM 0016—2019

循证针灸临床实践指南
刺络放血疗法

Evidence – based guidelines of clinical practice
Bloodletting therapy

2019-11-13 发布   2019-12-31 实施

中 国 针 灸 学 会 发布

前　言

　　《循证针灸临床实践指南·针灸疗法》包括：艾灸疗法、拔罐疗法、刺络放血疗法、电针疗法、火针疗法、穴位贴敷疗法、针刀疗法等针灸疗法的循证针灸临床实践指南。

　　本部分为《循证针灸临床实践指南　刺络放血疗法》。

　　本部分的附录A为资料性附录。

　　本部分按照GB/T 1.1—2009给出的规则起草。

　　本部分由中国针灸学会提出。

　　本部分由中国针灸学会标准化工作委员会归口。

　　本部分主要起草单位：天津中医药大学。

　　本部分参与起草单位：河南中医药大学、内蒙古医科大学、贵阳中医药大学、天津中医药大学附属滨海中医院。

　　本部分主要起草人：郭义、吕中茜、赵雪、陈泽林、高希言、崔谨、马巧琳。

　　本部分参与起草人：郭永明、孟向文、李桂兰、史丽萍、杨孝芳、翟伟、郭丹、陈波、刘阳阳、徐枝芳、王慎军、房钰鑫、宋思敏、李宛蓉、孟雪、谭亚芹、杨毅、郭扬、徐媛、张阔、马亮、李铁、郭欣荣、耿连歧、张静莎、公一囡。

　　本部分指导专家：贾春生、杨华元、东贵荣、刘清国、熊健、姚哈斯、李岩、洒玉萍、唐春蕾、古英。

　　本部分审议专家：刘保延、喻晓春、武晓冬、贾春生、麻颖、赵京生、赵吉平、王麟鹏、房繄恭、彭唯娜、董国锋。

引　言

循证针灸临床实践指南是根据针灸临床优势，针对特定临床情况，参照古代文献、名医经验以及现代最佳临床研究证据，结合患者价值观和意愿，系统研制的帮助临床医生和患者做出恰当针灸处理的指导性意见。

循证针灸临床实践指南制定的总体思路是：在针灸实践与临床研究的基础上，遵循循证医学的理念与方法，紧紧围绕针灸临床的特色优势，综合专家经验、目前最佳证据以及患者价值观，将国际公认的证据质量评价和推荐方案分级规范，与古代文献及现代、当代名老针灸专家临床证据相结合，并将临床研究证据与大范围专家共识相结合，旨在制定出能保障针灸临床疗效和安全性，并具有科学性与实用性的可有效指导针灸临床实践的指导性意见。

循证针灸临床实践指南推荐等级主要采用世界卫生组织（WHO）等推荐的 GRADE（Grading of Recommendations Assessment，Development and Evaluation）系统，即推荐分级评价、制定与评估系统，其中推荐等级分为强推荐与弱推荐两级。强推荐的方案是估计变化可能性较小、个性化程度低的方案，而弱推荐方案则是估计变化可能性较大、个性化程度高、患者价值观差异大的方案。

循证针灸临床实践指南的证据质量分级和推荐等级如下：

◇ 证据质量分级（GRADE 分级）

证据质量高：　　A

证据质量中：　　B

证据质量低：　　C

证据质量极低：　D

◇ 推荐强度等级

支持使用某项干预措施的强推荐：　1

支持使用某项干预措施的弱推荐：　2

《循证针灸临床实践指南·针灸疗法》是用于指导和规范针灸疗法在临床应用的系列规范性文件。根据针灸实践、学科发展与市场化需求，中国针灸学会标准化工作委员会在广泛调研与征集专家意见的基础上，经过筛选，对艾灸、电针、火针、拔罐、刺络放血、穴位贴敷、针刀7种常用针灸疗法的临床实践指南提案开展了立项评审，该7种常用针灸疗法循证临床实践指南提案经中国针灸学会立项后，历经3年完成了研制工作。

区别于针灸技术操作规范、病症循证针灸临床实践指南、针灸养生保健服务规范，循证针灸临床实践指南突出不同针灸疗法的临床优势，以常用针灸疗法为手段，以临床优势病种为目标，将针灸技术操作规范与临床病症相衔接，指导临床医师正确使用不同针灸疗法治疗其优势病种，促进针灸疗法临床应用规范化，提高临床疗效与安全性，使之更好地为人民大众健康服务。

《循证针灸临床实践指南·针灸疗法》的编写，凝聚着全国针灸标准化科研人员和管理人员的辛勤汗水，是参与研制各方集体智慧的结晶，是辨证论治的个体化诊疗模式与循证医学有机结合的创造性探索。《循证针灸临床实践指南·针灸疗法》在研制过程中，得到了四川大学华西临床医学院循证医学与临床流行病学中心吴泰相教授、兰州大学循证医学中心刘雅丽副教授在方法学上的大力支持和帮助，在此深表感谢。同时，还要感谢各位专家的通力合作。

循证针灸临床实践指南　刺络放血疗法

1　推荐方案摘要

1.1　治疗原则

　　刺络放血疗法治疗相关优势病种应在明确病因病机的基础上使用，治疗原则：实则泻之，菀陈则除之。临床主要用于以瘀、毒、实、热为主的各科疾病。对于虚证，也可酌情行刺络放血。

1.2　主要推荐意见

推荐方案	推荐强度等级
1.2.1　带状疱疹 阿是穴，即疱疹局部，疱疹发于躯干部及四肢可配合相应的夹脊穴，发于头面部可配合大椎穴，刺络放血法	强推荐
1.2.2　痤疮 大椎、肺俞、膈俞、心俞、肝俞、脾俞、胃俞穴，刺络拔罐法	强推荐
耳背部近耳轮处明显的血络，三棱针刺络法	强推荐
耳尖穴，三棱针点刺法	强推荐
1.2.3　急性扁桃体炎 大椎、肺俞穴，刺络拔罐法	强推荐
少商、商阳穴，三棱针点刺法	强推荐
耳尖穴，三棱针点刺法	强推荐
扁桃体局部，三棱针刺络法	强推荐
1.2.4　血管性头痛 太阳、百会、印堂、风池、阿是穴，结合辨经取穴，三棱针点刺法	强推荐
耳尖穴，三棱针点刺法	强推荐
1.2.5　下肢静脉曲张 双下肢瘀滞之静脉，刺络放血法	强推荐
1.2.6　急性腰扭伤 委中、阿是穴，三棱针点刺法或刺络法，也可刺络加拔罐	强推荐
1.2.7　丹毒早期 阳性血络、血海、膈俞穴，三棱针刺络法	强推荐
1.2.8　睑腺炎 耳尖、太阳、少泽穴，三棱针点刺法	强推荐
1.2.9　小儿外感风热发热 大椎、耳尖穴，三棱针点刺法	弱推荐
1.2.10　中风失语 金津、玉液穴，三棱针点刺法	弱推荐

2 简介

2.1 刺络放血疗法概述

2.1.1 术语和定义

刺络放血疗法 Bloodletting therapy

刺络放血疗法是指用三棱针、皮肤针、火针等针具刺破患者相应部位（血络、腧穴或病变部位等），或加以拔罐，放出适量血液或黏液的一种外治方法。

2.1.2 刺络放血疗法概述

2.1.2.1 现代文献

刺络放血疗法临床应用广泛。刘新通过文献数据挖掘结果显示，刺络放血疗法在放血部位方面以腧穴放血最为普遍，其中以近部选穴应用最多；放血针具以三棱针应用最多；放血量多描述为"少许"，提及放血量的文献数量较少。陈波等统计 1333 篇文献中仅 38 篇提及放血量，且说法不一。其中"血色由暗红变鲜红色或颜色变浅"或"瘀血流尽"之时即应止血为多。刺络放血疗法所治的有效病症几乎涉及各科。陈波等按照世界卫生组织关于疾病和有关健康问题的国际统计分类（ICD10），发现刺络放血疗法适宜病种涉及 18 大类、262 个病种，其中对带状疱疹、痤疮、睑腺炎、颈椎病、口腔溃疡尤有优势。黄琴峰根据《中国现代针灸信息数据库》数据，采用计量分析方法，对 1980～2005 年我国有关刺络放血疗法的文献进行统计分析，发现刺络放血疗法临床可应用于 14 个系统的 240 种病症，其中神经系统、运动系统、皮肤科以及五官科病症的论文占总论文数的 83%，是刺络放血疗法所治的主要系统病症。虽然刺络放血疗法的临床研究很多，但大部分刺络放血临床试验研究质量较低，未遵循随机、分配隐藏与盲法等原则，并且大部分未进行后期随访。此外，针对刺络放血疗法作用机制及基础实验研究较少，理论研究缺少创新，多为刺络相关记载的文献回顾研究。临床现代研究表明，刺络放血疗法对血液指标、血管功能、大脑血流具有改善作用，对内分泌免疫系统具有调节作用。

2.1.2.2 古代文献

a）萌芽于远古：远古时期，先人们就已经使用砭石放血放脓以治病。有关刺络放血疗法的最早文字记载见于马王堆汉墓出土的帛书《脉法》，其中"以碧（砭）启脉"，即以砭石刺破络脉。又如《五十二病方》记载"癃，先上卵，引下其皮，以砭穿其脽旁"，即以砭石将阴囊后部的外皮刺破以治疗疾病。

b）奠基于秦汉：到秦汉时期，《黄帝内经》的诞生标志着刺络放血疗法理论的形成，为刺络放血疗法的发展奠定了基础，主要表现在对刺络理论、针具、刺法、取穴、主治范围、禁忌证和治病机制等方面进行了系统阐述。如《素问·血气形志》云："凡治病必先去其血，乃去其所苦，伺之所欲，然后泻有余，补不足。"《灵枢·小针解》云："菀陈则除之者，去血脉也。"文中指出了刺络放血的作用机理在于出恶血、辟浊气、通经脉、调血气。《灵枢·官针》则有"络刺""大泻刺""毛刺""赞刺""豹文刺"等方法记载。《灵枢·厥病》载："厥头痛，头痛甚，耳前后脉涌有热，泻出其血，后取足少阳。"《灵枢》还专设"血络论"一节，对刺络放血过程中的晕针、血肿、血少色黑、血薄色淡、面青胸闷等现象进行了讨论。

c）发展于唐宋：唐宋时期刺络放血疗法应用广泛，发展迅速。《针灸甲乙经》专设"奇邪血络"篇，论述了奇邪留滞络脉的病变及刺血络引起的不同反应等内容。《肘后方》中载以"针角"之治法，提到"疗急咽喉舌痛者，随病所左右，以刀锋截手大指后爪中，令出血即愈"，这种方法至今在临床上依然应用。《千金要方》提出，刺委中出血不仅可以治疗腰痛，而且可使"久痼宿疾皆立已""胃疟……令人病善饥不能食，食而支满腹大，刺足阳明、太阴横脉出血"。《千金翼方》也记载"喉痹，针两手小指爪纹中出血，三大豆许即愈，左刺右，右刺左"。唐代王焘《外台秘要》也记载了刺络拔罐疗法。唐代御医张文中、秦鸣鹤，针刺百会及脑户穴治愈了唐高宗李治的头目眩晕病证。

d）提高于金元：金元时期刺络疗法得到了提高和发展，在理论和实践上都有所突破。刘完素在

《素问病机气宜保命集·药略》中记载了"大烦热，昼夜不息，刺十指间出血，谓之八关大刺"和"热无度不可止，刺陷谷穴出血"。"八关大刺"至今仍用于治疗实热证。张子和倡导用十二经气血多少的理论来指导刺络疗法，并将刺络法作为汗法的一种。在《儒门事亲》记载的针灸医案中，几乎全用针刺放血取效。如治"夫小儿丹瘤、浮肿毒赤走引遍身者，乃邪热之毒也，可用磁片拨出紫血，其病立愈"，还有治湿癣"于癣上各刺百余针，其血出尽"。李东垣不仅将刺络放血用于实证、热证，还用于虚证，扩大了刺络疗法的治疗范围。朱震亨多取三棱针刺络放血治疗热证、急证，以泻其实。元代王国瑞在《扁鹊神应针灸玉龙经》中提出针刺委中出血，可治浑身发黄、风毒隐疹、遍身瘙痒、抓破成疮、青盲雀目、视物不明等病症。元代危亦林《世医得效方》中取"耳后红筋"，用挑刺的方法治疗"赤眼"，既是挑刺疗法的早期记载，又是刺耳后穴出血治疗"赤眼"的最早文献。

e）成熟于明清：明清时期刺络放血疗法不断完善，取得了新发展，尤其是对瘟毒疫疬的治疗，积累了丰富的经验，使刺络放血疗法日趋成熟。明末杨继洲著《针灸大成》，记载了许多刺络的穴位和刺络救治"中风""小儿猢狲劳"等疾病；有关刺络内容十分丰富，称十二井穴刺络放血的急救作用为"起死回生之妙诀"。明末清初，瘟疫流行，叶天士、赵学敏等将刺络疗法用于瘟疫治疗，取得了较好的疗效。清代医家郭志邃著《痧胀玉衡》，提倡用刮痧放血法治疗痧证，堪称刺血治疗急证的专著，对后世影响极深。清代徐灵胎在《医学源流论》中提出："凡血络有邪者，必尽去之，若血射出而黑，必令变色，见赤血而止，否则病不除而反为害。"

f）应用于民国：民国年间，西方医学的传入以及对旧文化的批判，中医针灸学受到排斥，但由于刺络放血疗法简单易行、疗效显著，仍广泛采用。如1931年刊印的温主卿所著《中国简明针灸治疗学》一书，载有"放痧分经诀"一节，对于不同经脉的痧证，取相应的四肢末端穴位予以"放痧"，即放血治疗。《针灸治疗实验集》也记载了治疗鼠疫流行，取"十二井穴、尺泽、委中、太阳，各刺出血""发疮者于肿毒处三棱针出血"；治疗霍乱，针十指尖、曲池、尺泽、委中、昆仑、内关、中脘出血；治疗"脚气冲心症""刺腿部静脉管出血甚多"。方慎安所著《金针秘传》载，治疗脚面毒瘀，"在委中放毒血盈升"。

g）活跃于新中国：新中国成立后，刺络放血疗法迅速发展。经过进一步挖掘、整理和总结，刺络放血疗法的专著《刺血疗法》《刺血医镜》《民间简易疗法刺血》《放血疗法》《中华刺络放血图》和《中医脉络放血》等相继出版。也出版了新世纪全国高等中医药院校创新教材《中医刺络放血疗法》，成立了中国针灸学会刺络与拔罐专业委员会，使刺络放血疗法的研究和临床应用达到一个新高度。

2.1.2.3 名医经验

《医学入门》所云："人知百病生于气，而不知血为百病之始也。"基于此，贺普仁教授提出了"以血行气"的刺络放血法，主要采用三棱针，运用缓刺、速刺、围刺、挑刺与密刺五种刺血方法，强令血气经脉通行，为贺氏三通法之一的"强通法"。贺老指出凡诸证气机不调、血脉凝涩之顽证，除有"行气活血""益气活血"法外，还当有"以血行气"的刺络放血方法，刺络放血以调气，用于治疗病久入络的顽疾痼病。董景昌先生在董氏奇穴的临床应用中，在患者身上远离患处寻找反应点，往往比阿是穴放血效果更佳。董氏奇穴大都选在膝后腘窝、肘窝、背部、小腿外侧等处点刺放血。刁本恕教授认为刺络放血同样适用于出血性疾病，他认为刺络放血放出的血是"恶血"，其放血部位一般选在耳尖及经脉的井穴，不仅穴位暴露方便施针，且放血量容易控制。郑魁山指出临床应用刺络放血部位宜浅，出血量不要过多，主要治疗发热、昏厥、咽喉肿痛、局部充血、急性腹痛、吐泻和神志病等病症，操作方法主要有点刺（速刺）放血、结扎放血法与捏起放血法三种。刘少明主张以"通络"为大法，采用刺络放血法为主治疗周围性面瘫，认为其病机关键在于气血阻滞、经脉不通，根据病期的不同，刺络放血法亦有区别。

2.2 本标准制定的目标和目的

2.2.1 本标准制定的目标

根据现有的临床证据、古代文献证据及临床专家经验证据，制定出临床应用性较强的循证刺络放血临床实践指南。

2.2.2 本标准制定的目的

为临床恰当选用刺络放血疗法治疗其优势病种提供实践指南，保证治疗的安全性和有效性。

2.3 本标准的适用人群和应用环境

适用人群包括：中国范围内的针灸从业者。

适用环境包括：中国各级医院针灸科门诊部或住院部，有针灸专业医师的基层、社区、医院，有针灸专业的大学或学院，各针灸相关的科研及评价机构。

2.4 本标准适用的疾病范围及优势病种筛选方法和原则

2.4.1 本标准适用的疾病范围

本标准适用于刺络放血疗法的优势病种，即带状疱疹、痤疮、急性扁桃体炎、血管性头痛、下肢静脉曲张、急性腰扭伤、丹毒早期、睑腺炎、小儿外感风热发热、中风失语。其他病症依临床实际情况酌情使用。

2.4.2 本标准优势病种的筛选方法及纳入疾病的原则

优势病种的确定基于多维证据融合。首先，通过检索或问卷调研方法，分别列出古代文献、现代文献（包括现代论文、现代书籍）及现代名医经验三部分（共4处）刺络放血疗效较好的前20位病症，再统计出现4处及3处的病症，加上第一轮问卷调查中专家一致推荐的刺络放血疗法临床适宜疾病，共计16种，分别为：头痛、带状疱疹、痤疮、扁桃体炎、高血压、颈椎病、肩周炎、荨麻疹、中风、发热、急性腰扭伤、骨关节病、腰椎间盘突出、睑腺炎、丹毒、下肢静脉曲张。之后进行第二轮问卷调查，请专家按照先后顺序从16种疾病中优选出10种疾病，并进一步注明适宜的中医证型或西医分期。根据疾病推荐的专家人数及赋分分值大小（专家人数排名优先原则），将排在前15位的疾病初步确定为刺络放血疗法的疾病谱。最后，采用德尔菲法专家会议方式确定疾病谱及其先后顺序，按照"发放问卷——→分析回收问卷——→编制新问卷"顺序循环3轮后，取得较一致的先后顺序，最终将排在前十位的疾病确定为刺络放血疗法的优势病种，依次是：带状疱疹、痤疮、急性扁桃体炎、血管性头痛、下肢静脉曲张、急性腰扭伤、丹毒早期、睑腺炎、小儿外感发热、中风失语。

2.5 本标准规范性引用文献

下列文件中的条款通过对GB/T 12346、GB/T 21709、GB/T 33415—2016、ZJ/T E001—2014的引用而成为本部分的条款。凡是注日期的引用文件，其随后所有的修改单（不包括勘误的内容）或修订版均不适用于本文件，凡是不注日期的引用文件，其最新版本适用于本文件。

GB/T 12346—2006 腧穴名称与定位

GB/T 21709.4—2008 针灸技术操作规范 第4部分 三棱针

GB/T 21709.7—2008 针灸技术操作规范 第7部分 皮肤针

GB/T 21709.12—2009 针灸技术操作规范 第12部分 火针

GB/T 21709.5—2008 针灸技术操作规范 第5部分 拔罐

GB/T 33415—2016 针灸异常情况处理

ZJ/T E001—2014 循证针灸临床实践指南 带状疱疹（修订版）

3 刺络放血疗法操作规范

3.1 施术前准备

3.1.1 针具选择

根据病情需要和操作部位选择不同型号的三棱针、火针、皮肤针、采血针、毫针。针身应光滑、无锈蚀，针尖应锐利、无倒钩。

3.1.2 部位选择

根据病情选取相应的施术部位。

3.1.3 体位选择

应选择患者舒适、医者便于操作的施术体位。

3.1.4 环境选择

应注意环境清洁卫生，避免污染，环境温度应适宜。

3.1.5 消毒

a）针具、罐具消毒：应选择高压消毒法。采血针、毫针宜选择一次性的。

b）部位消毒：可用 75% 乙醇或碘伏在施术部位消毒。

c）术者消毒：术者双手应用肥皂水清洗干净，再用 75% 乙醇擦拭。

3.2 施术方法

3.2.1 三棱针点刺法

点刺前，可在被刺部位或其周围用推、揉、挤、捋等方法，使局部充血。点刺时，用一手固定被刺部位，另一手持针，露出针尖 3~5mm，对准所刺部位快速刺入并迅速出针，进出针时针体应保持在同一轴线上。点刺后可放出适量血液或黏液，也可辅以推挤方法增加出血量或出液量。

3.2.2 三棱针刺络法

刺络前，可在待刺部位或其周围用推、揉、挤、捋等方法，四肢部位可在待刺部位的近心端以止血带结扎，使局部充血。刺络时，用一手固定待刺部位，另一手持针，露出针尖 3~5mm，对准所刺部位快速刺入后出针，放出适量血液，松开止血带。

3.2.3 三棱针散刺法

用一手固定待刺部位，另一手持针在施术部位多点点刺。

3.2.4 皮肤针叩刺法

梅花针针尖对准叩刺部位，运用灵活且较重的腕力垂直叩刺，即将针尖垂直叩击在皮肤上，并立即弹起，如此反复进行。以局部皮肤明显潮红，微渗血或可见出血，患者有疼痛感觉为度。

3.2.5 火针点刺法

用酒精灯烧红火针针尖，用一手固定待刺部位，另一手持针，迅速、准确地在体表相应部位施以单针点刺，进出针时，针体应保持在同一轴线上。

3.2.6 火针刺络法

用酒精灯烧红针尖及针体，根据针刺深度，决定针体烧红长度。刺络时，用一手固定待刺部位，另一手持针，针体烧红后，应迅速、准确地刺入体表相应部位，放出适量血液。

3.2.7 刺络拔罐法

在相应部位用皮肤针或三棱针、粗毫针等点刺出血，或三棱针挑刺后，再行拔罐、留罐增加出血量。起罐后用消毒棉球擦净血迹。

3.3 施术后处理

施术后，宜用无菌干棉球或棉签擦拭或按压。中等量或大量出血时，可用敞口器皿盛接，所出血液应做无害化处理。挑刺部位用消毒敷料或创可贴贴护。

3.4 放血量

应根据具体病症而定。具体放血量参见资料性附录 A。

3.5 注意事项

a）对初次接受刺络放血治疗的患者，应做好解释工作，消除其恐惧心理，以防晕针。

b）针具严格消毒，防止交叉感染。

c）操作部位皮肤消毒，防止造成皮肤感染。

d）在刺络放血治疗时，要做到稳、准、轻、快，以免创口过大或组织和器官损害。

e）在刺络放血治疗时，出血量要适中，防止出血过多，注意血压、心率变化及晕针与晕血现象的发生。

f）患者精神紧张、大汗、饥饿时不宜刺络放血。

3.6 不良反应及异常情况处理

3.6.1 晕针

立即停止刺络放血操作，扶持患者平卧，头部放低，松解衣袋，注意保暖。轻者静卧片刻，饮温水，即可恢复。如未能缓解，可掐按水沟、素髎、合谷、内关、足三里、涌泉、中冲等穴，也可灸气海、关元、神阙等，必要时可配合西医急救措施。晕针缓解后，仍需适当休息。

3.6.2 局部血肿

如皮肤有青紫瘀斑，可在出血停止后用热毛巾外敷，或采用按摩手法治疗，以促进瘀血吸收。如刺伤小动脉或大静脉血管形成较大血肿，一旦发现立即停止治疗，采用压迫或冷敷的方法进行止血，待出血停止24小时后适度热敷或按摩促使血肿吸收。若出血量较大，在不造成新的出血的前提下用注射器将血肿内瘀血抽出，以加快瘀血吸收。一般情况下皮下瘀斑可在3~5天内吸收，血肿因出血量不同会在5~10天内吸收。

3.6.3 感染

炎症局部可用清热解毒中药或消炎药膏外敷，如脓肿形成可进行切开引流，全身症状较重者可按有关感染治疗规范治疗。

3.7 禁忌

a）凡是体质极度虚弱和大汗、大失血、虚脱病人，癌症晚期出现恶病质患者及对针刺和出血极度敏感的患者不宜采用刺络放血疗法。

b）某些血液系统疾病，有出血倾向者严禁刺络。

c）孕妇胎前产后，尤其是有习惯性流产史的孕妇在孕期内严禁刺络。

d）危重烈性传染病禁止刺络放血。

e）严重心、肝、肾功能损害者禁止刺络放血。

f）糖尿病血糖控制情况差者慎用。

g）瘢痕体质者或过敏性体质者慎用。

h）血管瘤部位、不明原因的肿块部位禁刺。

i）皮肤局部破溃或感染者慎用。

j）重度下肢静脉曲张伴有血栓形成或静脉炎、坏疽者慎用。

4 放血疗法临床应用优势病种及推荐方案

4.1 带状疱疹

带状疱疹是由水痘-带状疱疹病毒引起的急性疱疹性皮肤病，中医属"蛇丹"范畴，又名"缠腰火丹""蜘蛛疮"等。本病好发于春秋两季，多见于40岁以上的成年人，发病率和严重程度随年龄增大而增加。发病部位在胸背、面部和腰腹部多见。病程持续2~4周，一般愈后不复发，部分遗留后遗神经痛。中医认为，本病多由情志内伤，肝气郁结，久而化火妄动，流窜于肌肤，阻遏经络，气血不通，外渗皮肤而发；或外感时邪，导致体内湿热火毒蕴积，外溢肌肤而成；或饮食失节引起脾湿郁久，湿热内蕴，留于肌肤而发。在带状疱疹的以下分期中推荐应用刺络放血疗法：出疹前期，自我感受到皮肤刺痛或伴有灼热感时；出疹期，局部皮肤多为簇团状、绿豆大小的水疱，疱壁较紧张，皮色较红，常单侧分布，排列成带状；后遗神经痛期，有后遗疼痛时。病情严重者，皮损表现为出血性、坏疽性损坏时，不推荐应用。

取穴/治疗部位：阿是穴，即疱疹局部。疱疹发于躯干部及四肢可配合相应的夹脊穴，发于头面部可配合大椎穴。

操作方法：刺络放血法可选用三棱针或者皮肤针。三棱针：根据疱疹范围选择三棱针点刺法或三棱针散刺法。点刺时，用一手固定待刺部位，另一手持针，露出针尖 3～5mm，对准所刺部位快速刺入并迅速出针。若疱疹范围较大，可用三棱针以散刺法，即在施术部位多点点刺。进出针时，针体应保持在同一轴线上，点刺后放出适量血液或黏液。较大水疱应刺破，使疱液流出。若没有水疱，可将红斑及疼痛处皮肤刺破，使之出血。皮肤针：叩刺时，从疱疹开始的一端沿皮损区边缘均匀叩刺，直到疱疹的尾端，以局部有微量出血为度。针尖对准叩刺部位，应用灵活的腕力垂直叩刺，即将针尖垂直叩击在皮肤上并立即弹起，如此反复进行。根据病人的身体状况、病程、病位、心理承受能力选择不同叩刺强度。选用大椎穴或夹脊穴时，用三棱针在穴位上点刺或皮肤针叩刺，使皮肤微量出血。可加以拔罐，留罐 5～10min。

疗程：每天 1 次，3 天后放血改为隔日 1 次，7～10 次为 1 个疗程。根据患者水疱及疼痛消退情况调整。部分患者经治疗 3～5 次后疼痛消失，疱疹结痂，可停止治疗。

建议出血量：2～5mL。

『推荐』

> 推荐建议：带状疱疹出现刺痛伴有灼热感、疱疹皮损、后遗神经痛时，建议使用刺络放血或刺络拔罐疗法，缓解疼痛，缩短皮损持续时间，防止皮损扩散，预防或减轻带状疱疹后遗神经痛等并发症。［GRADE 1C］

解释：本标准共纳入相关现代文献 18 篇，经综合分析形成证据体发现，刺络放血疗法能明显缩短皮疹结痂时间及神经痛消失时间，缩短平均治愈天数，尤其适用于斑丘疹为主或水疱较小伴有神经痛，并且后遗神经痛发生率低的患者。研究显示，以刺络放血疗法为主治疗带状疱疹较应用抗病毒药物、激素、免疫抑制剂等治疗费用低廉。证据体质量等级经 GRADE 评价后，因其纳入文献设计质量不高，最终证据体质量等级为低。结合古代文献和专家临床经验，综合利弊平衡、受术者意愿、资源消耗与成本分析，对本方案进行强推荐。

4.2 痤疮

痤疮是指常见于青春期的毛囊皮脂腺慢性炎症性疾病。其临床特征为丘疹、脓疱、结节、囊肿及瘢痕等多种皮损，好发于青年男女，多见于面部、胸部、背部等皮脂腺丰富的部位。中医认为，青年人发育旺盛，血气方刚，体质偏于血热，或过食辛辣燥热之品，或五志化火亦可成为血热之证，血热外壅，气血郁滞而发病；饮食不节，嗜食鱼腥肥甘酒醴，中焦渐失运化，热郁上熏；皮肤不洁，尘埃附着，或大汗之时冷水洗脸或冷面吹风，可使气血凝结于肌肤，遂生本病。刺络放血疗法对痤疮疗效确切，及早干预可减轻皮损、降低复发率。

4.2.1 刺络拔罐法

取穴/治疗部位：大椎、肺俞、膈俞、心俞、肝俞、脾俞、胃俞。

操作方法：每次选取 3～5 穴，诸穴轮流使用。常规消毒，以三棱针散刺或皮肤针叩刺出血，速将适宜大小罐具吸拔在该处，留罐 5～10min。

疗程：3 日 1 次，10 次为 1 个疗程。

建议出血量：因病情、病人体质及选穴多少酌情而定。

4.2.2 三棱针法

4.2.2.1 三棱针刺络法

取穴/治疗部位：耳背部近耳轮处明显的血络。

操作方法：选取耳背血络 1 根，搓揉至充血。严格消毒后，三棱针刺破耳背血络使血自然流出，术毕再次皮肤常规消毒，盖上敷料。

疗程：3 日 1 次，10 次为 1 个疗程，可双侧交替放血。

建议出血量：5～10 滴。

4.2.2.2 三棱针点刺法

取穴/治疗部位：耳尖。

操作方法：三棱针快速点刺耳尖穴 2mm 左右深度，用手挤压出血，并用消毒干棉球吸附出血，术毕再次耳尖皮肤常规消毒。

疗程：3 日 1 次，10 次为 1 个疗程，可双侧交替放血。

建议出血量：5～10 滴。

『推荐』

> 推荐建议：痤疮出现丘疹、脓疱、囊肿等皮损症状时，建议及早使用刺络放血疗法，可减轻皮损、降低复发率。[GRADE 1D]

解释：本标准共纳入相关现代文献 11 篇，经综合分析形成证据体发现，刺络放血疗法可改善痤疮的皮损情况、降低复发率。证据体质量等级经 GRADE 评价后，因其纳入文献设计质量不高，最终证据体质量等级为低。结合古代文献和专家临床经验，综合利弊平衡、受术者意愿、资源消耗与成本分析，对本方案进行强推荐。

4.3 急性扁桃体炎

急性扁桃体炎是指腭扁桃体的急性非特异性炎症；是上呼吸道感染的一种类型，多同时伴有程度不等的咽部黏膜和淋巴组织的急性炎症。中医认为，常由风热之邪乘虚外袭，火热邪毒搏结喉核所致，多见于儿童和青年。春秋季节气温变化时容易发病。急性发病者有传染性，偶可流行性暴发。

4.3.1 刺络拔罐法

取穴/治疗部位：大椎、肺俞。

操作方法：将腧穴消毒，用三棱针点刺，挤出血液，速将适宜大小罐具吸拔在该处，留罐 5～10min。

疗程：每日 1 次或隔日 1 次，1～3 次为 1 个疗程。

建议出血量：2～5mL。

4.3.2 三棱针点刺法

方案一：

取穴/治疗部位：少商、商阳。

操作方法：将上述穴位消毒，用三棱针点刺，挤出血液。

疗程：每日 1 次或隔日 1 次，1～3 次为 1 个疗程。

建议出血量：以血色从紫黑变为鲜红色为度。

方案二：

取穴/治疗部位：耳尖。

操作方法：消毒皮肤后，三棱针点刺耳尖穴，使出血数滴，然后以消毒棉球按压针孔。

疗程：每日 1 次或隔日 1 次，1～3 次为 1 个疗程。

建议出血量：以血色从紫黑变为鲜红色为度。

方案三：

取穴/治疗部位：扁桃体局部。

操作方法：患者头部稍向后倾，医者先嘱患者张口，左手用压舌板按压其舌体，暴露病变扁桃体，右手持消毒过的三棱针快速进针，对准双侧充血红肿的扁桃体表面的瘀络点刺2～4处，刺出血即可，让患者将血液分泌物吐出，用生理盐水漱口。

疗程：每日1次或隔日1次，1～3次为1个疗程。

建议出血量：1～5mL。

『推荐』

> 推荐建议：急性扁桃体炎腭扁桃体充血、肿大，咽喉疼痛时，建议使用刺络放血疗法，可清热、消肿、利咽。[GRADE 1D]

解释：本标准共纳入相关现代文献4篇，经综合分析形成证据体发现，刺络放血疗法可改善咽痛或吞咽痛、咽喉红肿、发热等症状及体征。证据体质量等级经GRADE评价后，因其纳入文献设计质量不高，最终证据体质量等级为极低。结合古代文献和专家临床经验，综合利弊平衡、受术者意愿、资源消耗与成本分析，对本方案进行强推荐。

4.4 血管性头痛

血管性头痛是指头部血管舒缩功能障碍所引起的临床综合征，以一侧或双侧阵发性搏动性跳痛、胀痛或刺痛为特点，可伴有视幻觉、畏光、偏盲、恶心呕吐等血管自主神经功能紊乱症状。头痛每次发作可持续数分钟、数小时、数天，也有持续数周者。隐袭起病，逐渐加重或反复发作。应查血常规，测血压，必要时做腰穿、骨穿、脑电图、经颅多普勒、CT、磁共振等检查，以明确头痛的病因，排除器质性疾病。

取穴/治疗部位：

方案一：太阳、百会、印堂、风池、阿是穴，结合辨经取穴。

方案二：耳尖。

操作方法：将上述腧穴消毒，用三棱针点刺出血，使血出数滴，然后以消毒棉球按压针孔。

疗程：每2～3日1次，5次为1个疗程。

建议出血量：1～5mL。

『推荐』

> 推荐建议：血管性头痛部位出现在头部一侧额颞、前额、巅顶，或左或右辗转发作，或呈全头痛，头痛的性质为跳痛、刺痛、胀痛，或头痛如裂等，建议使用刺络放血疗法，可通络止痛。[GRADE 1D]

解释：本标准共纳入相关现代文献7篇，经综合分析，形成证据体发现，刺络放血疗法能有效改善临床症状，明显改善头痛程度、持续时间及头痛指数。证据体质量等级经GRADE评价后，因其纳入文献设计质量不高，最终证据体质量等级为极低。结合古代文献和专家临床经验，综合利弊平衡、受术者意愿、资源消耗与成本分析，对本方案进行强推荐。

4.5 下肢静脉曲张

下肢静脉曲张是指发生于下肢腿部的筋脉扩张疾患，其特征是下肢小腿部出现累累青筋，盘曲甚者，若蚯蚓状。好发于久站工作者及怀孕妇女，多发生在两小腿。中医认为本病乃因先天禀赋不足，筋脉薄弱，加之久行久立，过度劳累，进一步损伤筋脉，以致经脉不合，气血运行不畅，血壅于下，瘀血阻滞，脉络扩张充盈，日久交错盘曲而成。刺络放血疗法推荐用于尚未出现肌组织和弹力组织萎缩、静脉壁变薄失去弹性的阶段。

取穴/治疗部位：双下肢瘀滞之静脉。

操作方法：三棱针、火针点刺法或刺络法刺破双下肢瘀滞之静脉，使之血出，甚至射血，以血色变红自止为度。异常粗大的下肢静脉曲张应从周围小血管开始，以防止出血太多。

疗程：7~10d 1 次，3~4 次为 1 个疗程。

建议出血量：5~10mL。

『推荐』

> 推荐建议：下肢静脉曲张尚未出现肌组织和弹力组织萎缩、静脉壁变薄失去弹性的阶段，建议及早使用刺络放血疗法，可减轻下肢静脉扩张、水肿、溃疡等临床表现，改善患肢沉重、胀痛等自觉症状。[GRADE 1D]

解释：本标准共纳入相关现代文献 7 篇，经综合分析形成证据体发现，刺络放血疗法改善自觉症状效应显著，改善静脉曲张。证据体质量等级经 GRADE 评价后，因其纳入文献设计质量不高，最终证据体质量等级为极低。结合古代文献和专家临床经验，综合利弊平衡、受术者意愿、资源消耗与成本分析，对本方案进行强推荐。

4.6 急性腰扭伤

急性腰扭伤是指腰部肌肉、筋膜、韧带、椎间小关节、腰骶关节的急性损伤。多由突然遭受外力，腰部气滞血瘀以致腰部疼痛、活动受限。若处理不当或治疗不及时，可使症状长期延续，变成慢性腰痛。腰扭伤急性期应用刺络放血疗法，能够快速缓解患者痛苦，避免后遗症的发生。

取穴/治疗部位：委中、阿是穴。

操作方法：常规消毒后，以三棱针点刺法或刺络法刺入委中或阿是穴周围小静脉血管。可刺络加拔罐。

疗程：每日 1 次或隔日 1 次，3~5 次为 1 个疗程。

建议出血量：委中每次 1~10mL，其余穴位每次 1~5mL 即可。

『推荐』

> 推荐建议：急性腰扭伤患者腰部疼痛、活动受限时，建议使用刺络放血或刺络拔罐疗法，可改善症状。[GRADE 1D]

解释：本标准共纳入相关现代文献 11 篇，经综合分析形成证据体发现，刺络放血疗法临床疗效显著，可改善症状。证据体质量等级经 GRADE 评价后，因其纳入文献设计质量不高，最终证据体质量等级为极低。结合古代文献和专家临床经验，综合利弊平衡、受术者意愿、资源消耗与成本分析，对本方案进行强推荐。

4.7 丹毒早期

丹毒是皮肤及其网状淋巴管的急性炎症，患部皮肤突然发红成片、色如涂丹的急性感染性疾病。中医认为多因素体血分有热，外受火毒，热毒蕴结，郁阻肌肤而发；或因皮肤破损，毒邪乘隙侵入而成。西医认为是由溶血性链球菌从皮肤或黏膜的细微破损处侵入皮内网状淋巴管而引起的急性炎症。刺络放血疗法可排出病变局部之瘀血和毒热而达到治疗效果。

取穴/治疗部位：阳性血络、血海、膈俞。

操作方法：操作前，先于病灶周围寻找阳性血络，即紫暗色充盈的小静脉。用碘酒、酒精常规消毒局部皮肤，随之以三棱针刺络法刺阳性血络。血海、膈俞消毒，用三棱针点刺出血，使血出数滴，然后以消毒棉球按压针孔。

疗程：每周 2 次，3~5 次为 1 个疗程。

建议出血量：阳性血络，以血色变浅为度。血海、膈俞每穴每次 2~5mL 即可。

『推荐』

推荐建议：丹毒早期患者皮肤见小片红斑，色如丹涂脂染，焮热肿胀，边界清楚，略高出皮肤表面，压之皮肤红色减退，放手后立即恢复，建议使用刺络放血疗法。[GRADE 1D]

解释：本标准共纳入相关现代文献 5 篇，经综合分析形成证据体发现，刺络放血疗法临床疗效显著。证据体质量等级经 GRADE 评价后，因其纳入文献设计质量不高，最终证据体质量等级为极低。结合古代文献和专家临床经验，综合利弊平衡、受术者意愿、资源消耗与成本分析，对本方案进行强推荐。

4.8 睑腺炎

睑腺炎是睑板腺或睫毛毛囊周围的皮脂腺受葡萄球菌感染所致的急性化脓性炎症。初起多感觉眼睑部发痒，继则在眼睑部出现红肿、硬结、疼痛，因其形似麦粒，亦名睑腺炎。中医认为本病多因风邪外袭，客于胞睑而化热，风热煎灼津液，变生疮疖；或过食辛辣炙腐，脾胃积热，循经上攻胞睑，致营卫失调，气血凝滞，局部酿脓；或脾虚湿盛，郁久化热，湿热蕴结于胞睑而致。刺络放血对于早期睑腺炎患者的治疗效果显著，且其操作方式较为简单，创伤较小，治疗过程中患者的痛感较小，是一种安全有效的治疗方式。

取穴/治疗部位：耳尖、太阳、少泽。

操作方法：将患侧上述穴位消毒，用三棱针点刺，挤出血液。

疗程：每日 1 次，3 次为 1 个疗程。

建议出血量：每次每穴 5~6 滴。

『推荐』

推荐建议：睑腺炎患者初起眼睑红、肿、热、痛，建议使用刺络放血疗法，可在较短的时间内起到清热、泻火、消肿止痛的作用。[GRADE 1D]

解释：本标准共纳入相关现代文献 10 篇，经综合分析形成证据体发现，刺络放血疗法消肿止痛作用显著。证据体质量等级经 GRADE 评价后，因其纳入文献设计质量不高，最终证据体质量等级为极低。结合古代文献和专家临床经验，综合利弊平衡、受术者意愿、资源消耗与成本分析，对本方案进行强推荐。

4.9 小儿外感风热发热

小儿外感发热临床中以风热型外感发热最为多见，以发热、头痛、咳嗽、流黄涕、咽喉红肿疼痛等为主要症状。因小儿具有"肝常有余""发病容易、传变迅速"的病理特点，体温若不及时控制，极易传变，甚至危及生命。在明确诊断的基础上，可选择应用刺络放血疗法。

取穴/治疗部位：大椎、耳尖。

操作方法：将患侧上述穴位消毒，用三棱针点刺，挤出血液。

疗程：每日 1 次，3~5 次为 1 个疗程。

建议出血量：每次每穴 5~6 滴。

『推荐』

推荐建议：小儿风热外感型发热出现发热、头痛、咳嗽、流黄涕、咽喉红肿疼痛时，可用刺络放血疗法，解表、泄热。[GRADE 2D]

解释：本标准共纳入相关现代文献 7 篇，经综合分析形成证据体发现，刺络放血疗法具有一定的解表泄热作用。证据体质量等级经 GRADE 评价后，因其纳入文献设计质量不高，最终证据体质量等级为极低。结合古代文献和专家临床经验，综合利弊平衡、受术者意愿、资源消耗与成本分析，对本方案进行弱推荐。本推荐方案出自文献证据及专家共识，请根据临床实际情况酌情使用。

4.10 中风失语

中风失语是由于脑血管意外致大脑一定区域发生器质性病变而造成的语言缺失，即口语、书面语的表达和理解障碍，是脑卒中患者的常见后遗症，属中医"喑痱""语言謇涩""舌强""舌喑"等范畴。中医认为脑为元神之府，因风、火、痰、瘀等诸邪上阻清窍，使脑脉瘀阻，气血不畅，神机失用，以致神昏失语。刺络放血疗法具有通经活络的作用。

取穴/治疗部位：金津、玉液。

操作方法：嘱患者张口，用压舌板抬高舌体或用消毒棉签将舌体向上翻卷，露出穴位，然后用经严格消毒的三棱针快速点刺放血，不留针。

疗程：每日 1 次，7～14 次为 1 个疗程。

建议出血量：金津、玉液每次每穴 1～10 滴。

『推荐』

> 推荐建议：中风失语辨证属气滞血瘀者，建议使用金津、玉液点刺放血疗法，可通络活络，改善失语症状。［GRADE 2D］

解释：本标准共纳入相关现代文献 8 篇，经综合分析形成证据体发现，刺络放血疗法可改善失语症状。证据体质量等级经 GRADE 评价后，因其纳入文献设计质量不高，最终证据体质量等级为极低。结合古代文献和专家临床经验，综合利弊平衡、受术者意愿、资源消耗与成本分析，对本方案进行弱推荐。本推荐方案出自文献证据及专家共识，请根据临床实际情况酌情使用。

附　录　A

（资料性附录）

三棱针治疗出血量计量

A.1　微量

出血量在 1.0mL 以下（含 1.0mL）。

A.2　少量

出血量在 1.1~5.0mL（含 5.0mL）。

A.3　中等量

出血量在 5.1~10.0mL（含 10.0mL）。

A.4　大量

出血量在 10.0mL 以上。

参 考 文 献

[1] 刘新. 基于数据挖掘的刺络放血技术中刺络部位与方法的研究 [D]. 石家庄：河北医科大学，2014.

[2] 陈波，刘佩东，陈泽林，等. 刺血疗法临床研究文献分析 [A]. 中国针灸学会针推结合专业委员会、中国针灸学会针灸教育专业委员会、中国针灸学会腧穴分会. 中国针灸学会针推结合专业委员会成立大会暨针灸教育与腧穴应用学术研讨会论文汇编 [C]. 长春：中国针灸学会针推结合专业委员会、中国针灸学会针灸教育专业委员会、中国针灸学会腧穴分会：中国针灸学会，2010：163 – 167.

[3] 黄琴峰. 刺血疗法临床应用现代文献计量分析与评价 [A]. 中国针灸学会刺法灸法学分会刺络疗法学术委员会、中国针灸学会实验针灸学分会刺络原理研究会. 第三届全国刺络放血学术研讨会暨首届亚洲刺络放血学术研讨会暨高等中医药院校创新教材《实验针灸学》教材编写会论文集 [C]. 南宁：中国针灸学会刺法灸法学分会刺络疗法学术委员会、中国针灸学会实验针灸学分会刺络原理研究会：中国针灸学会，2007：99 – 102.

[4] 田浩. 刺血拔罐治疗带状疱疹后遗神经痛的疗效与机制研究 [D]. 北京：中国中医科学院，2013.

[5] 孟琳. 综合评价刺络放血拔罐治疗带状疱疹后遗神经痛的临床效果 [D]. 沈阳：辽宁中医药大学，2014.

[6] 邵素菊，许琬茹，刘瑞芳. 刺络拔罐法治疗缠腰火丹临床研究 [J]. 中医学报，2012，27（4）：513 – 514.

[7] 余宏，龙国清. 梅花针加拔罐治疗带状疱疹49例临床观察 [J]. 江苏中医药，2012，44（5）：55.

[8] 郑智，魏文著，文胜. 放血疗法结合拔罐治疗带状疱疹临床观察 [J]. 上海针灸杂志，2014，33（2）：135 – 136.

[9] 任玉乐，朱红梅. 刺络拔罐治疗带状疱疹40例临床疗效观察 [J]. 中医临床研究，2014（11）：37 – 38.

[10] 洪锋，杨欢. 龙眼穴放血结合局部围刺治疗带状疱疹疗效观察 [J]. 实用中医药杂志，2014（7）：645 – 646.

[11] 田浩，王莹莹，王兵，等. 刺血拔罐治疗带状疱疹后遗神经痛32例 [J]. 陕西中医，2014（7）：903 – 904.

[12] 曹世强. 刺络放血法治疗带状疱疹60例临床观察 [J]. 中医杂志，2010（S1）：209 – 210.

[13] 张丹阳. 三棱针点刺治疗带状疱疹16例 [J]. 中国针灸，2008（S1）：48.

[14] 金孟梓，谢作群，陈先威，等. 刺络拔罐治疗中老年带状疱疹疗效观察 [J]. 上海针灸杂志，2008，27（3）：20 – 21.

[15] 薛芹，王胜强，皮先明. 刺络拔罐配合TDP疗法治疗带状疱疹40例疗效观察 [J]. 皮肤病与性病，2008，30（1）：27 – 28.

[16] 李菊艳，杜宏斌. 点刺放血配合腕踝针治疗带状疱疹40例疗效观察 [J]. 河北中医，2008，30

（2）：175－176.

[17] 刘海英，卢统庆，时国臣．刺络拔罐法治疗带状疱疹临床观察［J］．吉林中医药，2013，33（3）：294－295.

[18] 洪婕，张延军．放血法治疗带状疱疹疼痛54例临床观察［J］．江苏中医药，2004，25（2）：45.

[19] 蔡斐．刺络拔罐为主治疗腰部带状疱疹疗效观察［J］．辽宁中医杂志，2006，33（4）：476.

[20] 巫华俊．梅花针刺络拔罐治疗带状疱疹疗效观察［J］．西南军医，2009，11（5）：826－827.

[21] 王岫岩，张佳宾，邢国利．刺络拔罐治疗带状疱疹42例临床观察［J］．针灸临床杂志，2002，18（9）：31.

[22] 赵跃凤，文焕琛．穴位放血拔罐治疗脓疱型痤疮的疗效观察与护理［J］．全科护理，2015（10）：892－894.

[23] 李刚．刺络拔罐辨证分型治疗痤疮36例疗效观察［J］．攀枝花学院学报，2015（2）：78－79.

[24] 周莉．五脏俞点刺放血治疗痤疮疗效观察［J］．上海针灸杂志，2013，32（12）：1050.

[25] 景宽，刘春，王喜臣，等．五脏俞点刺放血治疗痤疮的临床研究［J］．吉林中医药，2006，26（6）：13.

[26] 张颖新，刘红．刺血拔罐法配合耳穴贴压治疗痤疮疗效分析［J］．中国社区医师，2006，22（16）：47.

[27] 皮先明，柳永红，王玉英．放血疗法治疗痤疮疗效观察［J］．中国中医药信息杂志，2002，9（5）：71.

[28] 杨洸．辨证取刺背俞穴放血治疗痤疮30例临床观察［J］．中医药导报，2011，17（5）：69－70.

[29] 艾诗奇．背腧穴刺络放血配合艾灸治疗肠胃湿热型痤疮患者的疗效观察［J］．世界最新医学信息文摘，2015，15（76）：78.

[30] 李丽璇．放血结合针刺治疗肺胃积热型痤疮30例［J］．光明中医，2016，31（11）：1617－1618.

[31] 文娜，郝晋东，晋志高．面部刺络闪罐结合体针治疗聚合性痤疮的临床研究［J］．北京中医药，2012，31（5）：363－366.

[32] 董喜艳，吴丽莎．三棱针点刺放血治疗急慢性扁桃体炎［J］．中国民间疗法，2009，17（2）：10

[33] 王秀军．扁桃体反应穴放血治疗急性扁桃体炎2700例［J］．中国针灸，2006，26（12）：883－884.

[34] 胡爱娥．扁桃体局部点刺法治疗风热型小儿急性扁桃体炎30例总结［J］．湖南中医杂志，2015，31（7）：66－67.

[35] 范永全，王丽菲．耳尖放血治疗急性扁桃体炎63例［J］．湖北中医杂志，2000，22（4）：47.

[36] 傅平华，廖志霓．刺血加针刺治疗血管性头痛78例［J］．中国针灸，1998（12）：727－728.

[37] 范郁山，曾绍球，罗燕．刺血疗法治疗血管性头痛67例的临床观察［J］．针灸临床杂志，2005，21（4）：35－36.

[38] 王全权，陈海林．刺血疗法治疗血管神经性头痛56例［J］．时珍国医国药，2005，16

（3）：228.

[39] 张弛，周章玲．耳尖放血为主治疗血管性头痛62例［J］．光明中医，2010，25（9）：
1672－1673.

[40] 郭福成．三棱针点刺治疗血管性头痛61例［J］．河北中医，2001，23（11）：854.

[41] 张丽蕊．刺血疗法配合刮痧治疗气滞血瘀型紧张性头痛疗效观察［J］．上海针灸杂志，2013，
32（3）：178－179.

[42] 王岩．刺血疗法治疗瘀阻脑络型血管性头痛的临床疗效观察［D］．长春：长春中医药大
学，2007.

[43] 甄斯杰．改良刺络放血治疗下肢静脉曲张临床研究［J］．亚太传统医药，2015，11（22）：
90－91.

[44] 张洪涛，赵霞，刘文霞．火针放血治疗下肢静脉曲张30例［J］．中医研究，2012，25（12）：
62－63.

[45] 沈威，张新斐，汤海蓉．火针放血在下肢静脉曲张中的应用［J］．中医外治杂志，2013，22
（6）：17.

[46] 田亚振，张静，田永辉．火针放血治疗老年下肢静脉曲张的疗效分析［J］．中国卫生标准管理，
2016（1）：149－150.

[47] 马占松．火针放血治疗静脉曲张性湿疹31例［J］．上海针灸杂志，2009，28（6）：371.

[48] 何亮，李平．火针刺络放血治疗下肢静脉曲张26例［J］．上海针灸杂志，2009，28
（12）：729.

[49] 邹小勋，胡琼，郭松涛，等．刺血疗法结合针刺治疗单纯性下肢静脉曲张21例［J］．湖北中医
杂志，2016，38（1）：68－70.

[50] 徐勇，葛海柱．刺络拔罐配合电针治疗急性腰扭伤临床观察［J］．中医临床研究，2010，2
（10）：70，72.

[51] 罗培安．毫刃针配合拔罐放血分型治疗急性腰扭伤疗效观察［J］．按摩与康复医学，2015
（21）：30－31.

[52] 谭忻风．平衡针配合放血疗法治疗急性腰扭伤的临床分析［J］．医学信息，2015（37）：
247－248.

[53] 陈彦柳．平衡针配合放血疗法治疗急性腰扭伤疗效观察［J］．按摩与康复医学，2014（5）：
60－61.

[54] 刘克银，桑秀丽．腰椎斜扳法配合刺络拔罐治疗急性腰扭伤临床观察［J］．中国民族民间医药，
2010，19（11）：159.

[55] 柳美玲．针罐结合配合TDP治疗急性腰扭伤临床观察［J］．四川中医，2012，30（12）：
128－129.

[56] 管恩福，林耐球，刘彦璐，等．正骨手法结合刺络拔罐治疗急性腰扭伤临床研究［J］．中国中
医急症，2015，24（3）：394－395，412.

[57] 黄瓦炎，黄珏炜．刺络拔罐加外敷姜黄散治疗急性腰扭伤24例疗效观察［J］．新中医，2006，
38（4）：69－70.

[58] 卢韵琦，金瑞芬，王洁，等．耳穴刺络放血配合腰背部刮痧治疗急性腰扭伤的疗效观察［J］．

146

护理与康复，2015，14（1）：72 – 74.

[59] 郑宏立．放血结合针刺治疗急性腰扭伤48例疗效观察 [J]．北京中医药，2014，33（6）：448 – 449.

[60] 陈英．针罐并用治疗急性腰扭伤90例 [J]．时珍国医国药，2007，18（7）：1748 – 1749.

[61] 庞江虎，靳四海，孙立哲．刺血法联合中药外敷治疗下肢丹毒疗效分析 [J]．河南外科学杂志，2011，17（1）：75 – 76.

[62] 李岩，周震，刘保红，等．火针刺络放血治疗下肢复发性丹毒28例 [J]．中国针灸，2008，28（1）：60.

[63] 王全权，陈海林．刺血疗法结合中药治疗下肢丹毒70例 [J]．陕西中医，2003，34（12）：1119 – 1120.

[64] 孙宇建，郑新．刺络拔罐结合中药治疗下肢急性丹毒46例 [J]．北京中医，1996（5）：31 – 32.

[65] 徐士兴．局部刺血配合青霉素治疗丹毒 [J]．皮肤病与性病，1996（2）：41.

[66] 赵玲玲，李红丽．耳尖放血联合氧氟沙星眼膏外用治疗睑腺炎 [J]．内蒙古中医药，2015，34（9）：67.

[67] 冯仲贤．耳尖放血治疗初期睑腺炎31例 [J]．中国民间疗法，2014，22（9）：13.

[68] 唐利，高艳芳，刘社茹，等．耳尖放血配合中药熏蒸治疗早期睑腺炎35例 [J]．中国民间疗法，2013，21（11）：33.

[69] 齐慧芳，赵菊芳，王燕，等．耳尖放血治疗外睑腺炎的随机对照研究 [J]．针刺研究，2013，38（2）：148 – 151.

[70] 周相苍，栾玉芬，鞠智云．耳尖放血合并针刺治疗睑腺炎127例 [J]．内蒙古中医药，2012，31（16）：38.

[71] 林楠，杨加顺，崔绍彧，等．耳尖放血配合针刺治疗睑腺炎疗效观察 [J]．辽宁中医杂志，2006，33（5）：580 – 581.

[72] 曲晖．耳穴放血疗法治疗睑腺炎36例 [J]．中国针灸，2002，22（S1）：206 – 207.

[73] 霍风和．少泽放血治疗睑腺炎30例 [J]．中国针灸，1999（1）：38.

[74] 张兰英，王晓光．耳尖放血治疗睑腺炎 [J]．中国针灸，1994（1）：32.

[75] 何琦．耳尖穴点刺放血治疗睑腺炎 [J]．新中医，1993（6）：36.

[76] 何森辉，武晓光．耳尖放血治疗风热型小儿外感发热22例 [J]．中国民间疗法，2018，26（2）：24 – 25.

[77] 曹树琦，沈宇平，蔡卫根．刺血疗法结合中药治疗小儿外感发热60例临床观察 [J]．浙江中医杂志，2014，49（10）：716 – 717.

[78] 陈丽芸，王恩杰．耳尖放血辅助治疗小儿外感发热（风热型）50例的临床观察 [J]．光明中医，2014，29（2）：333 – 334.

[79] 奚小土．大椎穴刺血治疗外感发热的效应规律研究 [D]．广州：广州中医药大学，2010.

[80] 丁泞恩．耳尖放血治疗风热感冒发热的临床研究 [D]．广州：广州中医药大学，2010.

[81] 王秀坤，田力．大椎刺血佐治疗小儿外感发热30例临床疗效分析 [J]．辽宁中医药大学学报，2007，9（5）：146 – 147.

[82] 王燕军,李春兰.耳尖放血治疗小儿外感发热 126 例 [J].辽宁中医杂志,2006,33 (2): 194 - 195.

[83] 彭思敏.点刺金津玉液治疗中风后失语的疗效观察 [D].广州:广州中医药大学,2011.

[84] 郑晓斌.刺络放血法治疗中风失语的临床观察 [D].广州:广州中医药大学,2005.

[85] 胡向阳,周武.刺络疗法治疗脑卒中后基底节性失语症的临床观察 [J].时珍国医国药,2012, 28 (8): 2084 - 2085.

[86] 李良,岳增辉.刺络放血配合语言康复训练治疗中风后运动性失语临床观察 [J].针灸临床杂 志,2011,27 (7): 24 - 26.

[87] 李俭.点刺金津玉液治疗中风后失语临床观察 [D].沈阳:辽宁中医药大学,2008.

[88] 廖军芳.点刺金津玉液穴治疗中风后运动性失语症 52 例 [J].针灸临床杂志,2007,23 (5): 35 - 36.

[89] 李振宇,吴宇金.放血疗法治疗中风失语疗效观察 [J].医学信息 (中旬刊),2010,5 (8): 2053 - 2054.

[90] 郑晓斌.刺络放血疗法治疗中风失语及对血管内皮素的影响 [J].湖北中医杂志,2010,32 (9): 20 - 21.

ICS 11. 120
C 05

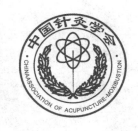

团 体 标 准

T/CAAM 0017—2019

循证针灸临床实践指南
针刀疗法

Evidence – based guidelines of clinical practice
Acupotmy therapy

2019－11－13 发布

2019－12－31 实施

中 国 针 灸 学 会 发布

前　　言

　　《循证针灸临床实践指南·针灸疗法》包括艾灸、电针、火针、拔罐、刺络放血、穴位贴敷、针刀等常用针灸疗法的临床应用指南。

　　本部分为《循证针灸临床实践指南　针刀疗法》。

　　本部分由中国针灸学会提出。

　　本部分由中国针灸学会标准化工作委员会归口。

　　本部分主要起草单位：湖北中医药大学。

　　本部分参与起草单位：十堰市中医医院、黄石市第二医院、深圳市宝安中医院（集团）、十堰市中医医院第五师双河市分院（第五师八十六团医院）、安徽省中西医结合医院。

　　本部分主要起草人：吴绪平。

　　本部分参与起草人：裴久国、唐宏图、张平、胡昭端、彭易雨、莫锐芳、卢威、景绘涛、周鹏、阮宜骏、彭秀娟、陈双平、赵新新、任明兴、周娟、李燕、陈忠辉、孙爽。

　　本部分指导专家：赵宏、王华、刘炜宏、文碧玲、景向红、东贵荣、赵百孝、刘清国、杨华元、冀来喜、杨骏、徐斌、王富春、储浩然、张红星、彭锐、梁凤霞、彭力、朱美玲、杨永晖、黄斌。

　　本部分审议专家：刘保延、喻晓春、武晓冬、贾春生、麻颖、郭义、赵京生、赵吉平、王麟鹏、房繄恭、彭唯娜、董国锋。

引　言

　　循证针灸临床实践指南是根据针灸临床优势，针对特定临床情况，参照古代文献、名医经验以及现代最佳临床研究证据，结合患者价值观和意愿，系统研制的帮助临床医生和患者做出恰当针灸处理的指导性意见。

　　循证针灸临床实践指南制定的总体思路是：在针灸实践与临床研究的基础上，遵循循证医学的理念与方法，紧紧围绕针灸临床的特色优势，综合专家经验、目前最佳证据以及患者价值观，将国际公认的证据质量评价和推荐方案分级规范，与古代文献及现代、当代名老针灸专家临床证据相结合，并将临床研究证据与大范围专家共识相结合，旨在制定出能保障针灸临床疗效和安全性，并具有科学性与实用性的可有效指导针灸临床实践的指导性意见。

　　循证针灸临床实践指南推荐等级主要采用世界卫生组织（WHO）等推荐的 GRADE（Grading of Recommendations Assessment，Development and Evaluation）系统，即推荐分级评价、制定与评估系统，其中推荐等级分为强推荐与弱推荐两级。强推荐的方案是估计变化可能性较小、个性化程度低的方案，而弱推荐方案则是估计变化可能性较大、个性化程度高、患者价值观差异大的方案。

　　循证针灸临床实践指南的证据质量分级和推荐等级如下：

◇ 证据质量分级（GRADE 分级）

证据质量高：　　A

证据质量中：　　B

证据质量低：　　C

证据质量极低：　D

◇ 推荐强度等级

支持使用某项干预措施的强推荐：　1

支持使用某项干预措施的弱推荐：　2

　　《循证针灸临床实践指南·针灸疗法》是用于指导和规范针灸疗法在临床应用的系列规范性文件。根据针灸实践、学科发展与市场化需求，中国针灸学会标准化工作委员会在广泛调研与征集专家意见的基础上，经过筛选，对艾灸、电针、火针、拔罐、刺络放血、穴位贴敷、针刀 7 种常用针灸疗法的临床实践指南提案开展了立项评审，该 7 种常用针灸疗法循证临床实践指南提案经中国针灸学会立项后，历经 3 年完成了研制工作。

　　区别于针灸技术操作规范、病症循证针灸临床实践指南、针灸养生保健服务规范，循证针灸临床实践指南突出不同针灸疗法的临床优势，以常用针灸疗法为手段，以临床优势病种为目标，将针灸技术操作规范与临床病症相衔接，指导临床医师正确使用不同针灸疗法治疗其优势病种，促进针灸疗法临床应用规范化，提高临床疗效与安全性，使之更好地为人民大众健康服务。

　　《循证针灸临床实践指南·针灸疗法》的编写，凝聚着全国针灸标准化科研人员和管理人员的辛勤汗水，是参与研制各方集体智慧的结晶，是辨证论治的个体化诊疗模式与循证医学有机结合的创造性探索。《循证针灸临床实践指南·针灸疗法》在研制过程中，得到了四川大学华西临床医学院循证医学与临床流行病学中心吴泰相教授、兰州大学循证医学中心刘雅丽副教授在方法学上的大力支持和帮助，在此深表感谢。同时，还要感谢各位专家的通力合作。

循证针灸临床实践指南　针刀疗法

1　推荐方案摘要

1.1　治疗原则

针刀治疗屈指肌腱腱鞘炎，通过针刀切开部分腱鞘纤维环，使手指部的力学平衡得到恢复。

针刀治疗肱骨外上髁炎，通过针刀松解肱骨外上髁处损伤肌腱的粘连、瘢痕和挛缩，恢复局部力学平衡。

针刀治疗腰三横突综合征，通过针刀松解腰三横突末端的粘连、瘢痕，以恢复其力学平衡。

针刀治疗肩周炎，通过针刀松解肩关节周围关键部位的粘连、瘢痕组织，恢复肩关节的力学平衡。

针刀治疗跟痛症，通过松解跖腱膜中央部和内侧部的粘连、瘢痕，破坏其病理构架，使其恢复力学平衡。

1.2　主要推荐意见见表1

表1　主要推荐意见

推荐意见	推荐强度级别
1.2.1　屈指肌腱腱鞘炎 　　a）建议针刀治疗	强推荐
b）建议斜刃针刀治疗	强推荐
c）建议针刀结合封闭治疗	强推荐
d）可采用针刀结合针刺治疗	弱推荐
1.2.2　肱骨外上髁炎 　　a）建议针刀治疗	强推荐
b）可采用针刀结合火针治疗	弱推荐
c）可采用针刀结合封闭治疗	弱推荐
d）可采用超声引导下针刀治疗	弱推荐
1.2.3　第三腰椎横突综合征 　　a）建议针刀治疗	强推荐
b）可采用针刀结合封闭治疗	弱推荐
c）可采用针刀结合臭氧注射治疗	弱推荐
1.2.4　肩周炎 　　a）建议针刀治疗	强推荐
b）建议针刀结合电针治疗	强推荐
c）可采用针刀结合内热针治疗	弱推荐
d）建议针刀结合推拿治疗	强推荐
1.2.5　跟痛症 　　a）建议针刀治疗	强推荐
b）可采用针刀结合封闭治疗	弱推荐
c）可采用针刀结合激光照射治疗	弱推荐
d）可采用针刀结合体外冲击波治疗	弱推荐

2 简介

2.1 疗法概述

2.1.1 术语与定义

2.1.1.1

针刀

由针刀柄、针刀体和刀刃三部分组成，能够切割、分离病灶组织，具有疏通经络作用的治疗工具。

注：本标准中提到的针刀是指《针刀医学原理》中Ⅰ型齐平口针刀、Ⅱ型截骨针刀、注射针刀、斜刃针刀以及《水针刀微创技术》中的水针刀，不包括刃针、钩刀、锋钩针、克氏针、自制针刀等其他刀具。

2.1.1.2

针刀疗法

是以针的方式刺入人体，在体内发挥刀的切割、剥离、松解作用的治疗方法。

2.1.1.3

晕针刀

在针刀治疗过程中或治疗后半小时左右，患者出现头昏、心慌、恶心、肢冷汗出、意识淡漠等症状的现象。西医学认为晕针刀多为"晕厥"现象，是由于针刀的强烈刺激使迷走神经兴奋，导致周围血管扩张、心率减慢、血压下降，从而引起脑部短暂的（或一过性）供血不足而出现的缺血反应。

2.1.1.4

断针刀

在针刀手术操作过程中，针刀突然折断没入皮下或深部组织里的现象，是较常见的针刀意外之一。

2.1.2 针刀疗法特点

2.1.2.1 针刀疗法的优势

与开放性手术比较，针刀疗法具有创伤小、患者恢复较快、患者满意度与接受度较高等优点。与传统毫针比较，针刀疗法能够有效松解粘连，改善关节活动度，具有疗程短、见效快等优点。

2.1.2.2 针刀疗法的常见适应证

针刀疗法的适应证范围比较广泛，涉及内、外、妇、儿科及诸多杂病。其中疗效比较好的适应证有：各种慢性软组织损伤性疾病、骨质增生性疾病与骨关节疾病、神经卡压综合征、与脊柱相关的慢性支气管炎、功能性心律失常、慢性胃炎等内科疾病，与脊柱相关的痛经、月经不调、慢性盆腔炎等妇科疾病，先天性斜颈、"O"形腿、"X"形腿等儿科疾病，鸡眼、胼胝、带状疱疹后遗症等皮肤科疾病。

2.1.2.3 针刀治疗点的选择

医者以针刀医学基本原理为依据，在对疾病明确诊断和病变局部解剖熟悉的前提下选择相应的进针刀部位，多在肌肉起止点、肌腹、肌腱附着点、脊柱相关区带和传统腧穴等；然后在已定部位用手指进行仔细按压触诊，探求患者的感觉反应，寻找到明显的压痛点、结节、条索等，用定点笔做记号，进行精确定位。

2.1.2.4 影响疗效的关键因素

a）针刀治疗频次：对于同一种疾病，针刀治疗间隔时间以 5～7d 为宜，一般 3 次为 1 个疗程，每个治疗点只做一次针刀治疗。

b）进针刀角度：在针刀治疗过程中，对不同治疗部位，进针刀角度不同，应结合治疗部位的解剖结构特点，决定进针刀角度。例如，头面部肌肉浅薄处应平刺，腰骶部肌肉丰厚处应直刺，腕手部、踝足部等应结合其具体治疗部位确定针体倾斜角度。

c）进针刀深度：在针刀治疗过程中，一般要求针刀到达治疗部位的骨面，若该部位没有骨骼时，需严格控制针刺的深度。因患者的体型肥瘦、部位和治疗需要不同，治疗深度要求不一，但总的来说必须遵守针刀刀刃到达病变部位软组织关键点的原则，否则达不到松解的目的。

2.2 本标准制定的目标和目的

本标准制定的目标是为临床医生提供治疗屈指肌腱腱鞘炎、肱骨外上髁炎、第三腰椎横突综合征、肩周炎及跟痛症的高质量针刀方案。

本标准制定的目的是规范屈指肌腱腱鞘炎、肱骨外上髁炎、第三腰椎横突综合征、肩周炎及跟痛症针刀治疗方案，提高临床疗效，确保治疗的安全性和有效性。包括三个方面内容：确定针刀诊治原则；提出针刀推荐方案及相关证据；明确针刀治疗操作方法及注意事项。

2.3 本标准的适用人群和应用环境

本标准的适用人群主要为执业医师、执业助理医师、具有执业资质的针刀科研人员。

本标准应用的环境包括国内各级医院针刀科门诊部或住院部、有针刀专业医师的基层医院与针刀相关的科研及评价机构。

2.4 本标准适用的疾病范围

本标准疾病范围包括屈指肌腱腱鞘炎、肱骨外上髁炎、第三腰椎横突综合征、肩周炎及跟痛症，诊断标准依据中华人民共和国中医药行业标准《中医病症诊断疗效标准》。

2.5 本标准优势病种的筛选方法及纳入疾病的原则

2.5.1 本标准优势病种的筛选方法

本标准选取六个中英文数据库，包括中国知网、维普网、万方医学期刊数据库、中国生物医学文献数据库四个中文数据库和 Pubmed、Cochrane Library 两个英文数据库，对上述六个数据库针刀临床文献报道情况进行处理，搜索相关证据和疾病适用范围，共检索相关文献 26357 篇，其中排除不符合文献 19729 篇，最终纳入文献 6628 篇。将文献进行归纳，分类整理出针刀为主治疗的中西医病症共有 82 种，通过向全国的专家、临床医师发放调查问卷 120 余份，最终确定了各系统中文献数目最多、临床报道最常见、临床医生最关注的 5 种疾病，即屈指肌腱腱鞘炎、肱骨外上髁炎、第三腰椎横突综合征、肩周炎、跟痛症，作为本标准编写的优势病种。

2.5.2 本标准纳入疾病的原则

文献量丰富，能保证指南顺利制定；针刀治疗疗效显著及临床应用广泛；诊断标准明确，争议性小；针刀治疗点较少，多为 2~4 点，治疗方案差异性较小。

3 针刀疗法操作规范

3.1 施术前准备

3.1.1 刀具选择

根据治疗点，选用适宜的针刀，所选刀具应光滑、无锈蚀，刀刃应锐利、无卷刃，刀柄应牢固、无松动。

3.1.2 部位选择

根据病情，选择相应针刀治疗点。如各种慢性软组织损伤性疾病，选取损伤部位相应肌肉、韧带、筋膜在骨面起止点的体表投影点；神经卡压综合征，选取卡压部位 Tinel 征阳性点旁开 0.5cm 处；脊柱相关性疾病，选取相应脊柱棘突、棘间、两侧关节突关节囊及横突部位的体表投影点。

3.1.3 体位选择

根据病情，选择医者便于操作、患者适宜的体位。

3.1.4 环境要求

应建立针刀专用治疗室并定期进行环境消毒，宜使用紫外线消毒法或臭氧消毒法。工作人员应按规定着装，戴一次性口罩和手术帽。

3.1.5 消毒

3.1.5.1 刀具消毒

可采用高温消毒法，推荐使用一次性针刀。

3.1.5.2 部位消毒

在施术部位，用 0.5%碘伏纱块或棉球消毒 2 遍，然后铺无菌洞巾，治疗点应在洞巾中间。

3.1.5.3 术者消毒

医者戴一次性口罩、手术帽，双手清洗干净后戴无菌手套。

3.1.6 局部浸润麻醉

每个针刀治疗点注射 1%利多卡因 1mL，每人每次利多卡因用量控制在 100mg 以内。

3.2 施术方法

3.2.1 持针刀姿势

术者以食指和拇指捏住针刀柄，中指在针刀体的中上部位托住针体，无名指和小指置于施术部位的皮肤上，作为针刀在刺入时的一个支撑点，以控制针刀刺入的深度。

3.2.2 进针刀方法

3.2.2.1 定点

在确定病变部位、准确掌握该处的解剖结构后，在进针刀部位用记号笔做一标记。

3.2.2.2 定向

将刀刃压在进针刀点上，刀口线与重要血管、神经及肌腱走行方向平行。

3.2.2.3 加压分离

持针刀手的拇、食指捏住针刀柄，其余 3 指托住针刀体，稍加压力不使刀刃刺破皮肤，使进针刀点处形成一个线形凹陷，将浅层神经和血管分离在刀刃两侧。

3.2.2.4 刺入

继续加压，快速刺破皮肤，匀速推进，到达病灶部位。

3.2.3 常用针刀刀法

3.2.3.1 纵行疏通法

针刀体以皮肤为中心，刀刃端在体内沿刀口线方向做纵向的运动。

3.2.3.2 横行剥离法

针刀体以皮肤为中心，刀刃端在体内垂直刀口线方向做横向的运动。

3.2.3.3 提插切割法

刀刃到达病变部位以后，切割第 1 刀，然后针刀上提 0.5cm，再向下插入，切割第 2 刀，如此提插 3 刀为宜。

3.2.3.4 骨面铲剥法

针刀到达骨面，刀刃沿骨面或骨嵴将粘连的组织从骨面上铲开，以感觉针刀下有松动感为度。

3.2.3.5 通透剥离法

针刀刺破囊壁，经过囊内，刺破对侧囊壁。

3.2.4 出针刀

出针刀时，宜快速将针刀取出，压迫止血 3 分钟，用无菌敷料或创可贴覆盖针刀施术部位。

3.3 施术后处理

3.3.1 全身情况的观察

针刀术后患者卧床 30 分钟，防止施术部位出血。密切观察患者生命体征，如出现异常变化，及时对症处理。

3.3.2 预防感染

针刀术后施术部位保持清洁、干燥，防止局部感染，24 小时后去除无菌敷料或创可贴。

3.4 注意事项

a) 要按本标准所描述适应证、禁忌证，对每一病人，每一疾病的不同情况（个体差异和疾病的不同阶段）精心选择适合的治疗方案。

b) 要深入了解和熟练掌握针刀施术处的解剖特点、动态改变，主要血管、神经的体表投影，体表标志和体内标志。在胸背部、锁骨上需要避免刺入胸膜腔；在颈部、腰部及四肢注意不要损伤大血管、神经干及内脏器官。

c) 参照《中医微创类技术相关性感染预防与控制指南（试行）》，要求所有物品必须达到高压灭菌的要求。消毒要正规，操作要符合无菌规范。

d) 妇女月经期、妊娠期及产后慎用本疗法。

e) 瘢痕体质者慎用本疗法。

f) 针刀治疗部位有毛发者宜备皮。

g) 患者精神紧张、劳累后或饥饿时不适宜采用本疗法。

3.5 不良反应及异常情况处理

3.5.1 晕针刀

3.5.1.1 临床表现

a) 轻度晕针刀：轻微头痛、头晕、上腹及全身不适、胸闷、泛恶、精神倦怠、打呵欠，站起时有些摇晃或有短暂意识丧失。

b) 重度晕针刀：突然昏厥或摔倒，面色苍白，大汗淋漓，四肢厥冷，口唇乌紫，双目上视，大小便失禁，脉细微。

通过正确处理，患者精神渐渐恢复，可觉周身乏力，甚至有虚脱感，头部不适，反应迟钝，口干，轻微恶心。

3.5.1.2 处理方法

a) 立即停止治疗，将针刀一并迅速拔出，用无菌敷料或创可贴覆盖针刀施术部位。

b) 让患者平卧，头部放低，松开衣带，注意保暖。

c) 立即给予温开水送服，静卧休息，在上述处理的基础上，选取水沟、合谷、内关等腧穴进行针刺或指压。

d) 重者应给予吸氧或做人工呼吸、静脉推注 50% 葡萄糖 10mL 或采取其他急救措施。

3.5.1.3 预防

a) 对于初次接受针刀治疗和精神紧张者，应先做好解释工作。

b) 患者选择舒适持久的体位，尽量采取卧位。

c) 针刀治疗时，要密切注意患者的整体情况，如有晕针刀征兆，立即停止针刀治疗。

3.5.2 断针刀

3.5.2.1 临床现象

针刀体折断，残端留在患者体内，或部分针刀体露在皮肤外面，或全部残端陷没在皮肤、肌肉之内。

3.5.2.2 处理方法

a) 术者应冷静，嘱患者不要恐惧，保持原有体位，防止针刀体残端向肌肉深层陷入。

b) 若皮肤外尚露有针刀体残端，可用镊子钳出。

c) 若残端与皮肤相平或稍低，但仍能看到残端时，可用拇、食两指按压针刀旁皮肤，使之下陷，以使残端露出皮肤，再用镊子将针刀钳出。

　　d）针刀残端完全没入皮肤下面，若残端下面是坚硬的骨面，可用力下压针刀孔两侧皮肤，借骨面将残端顶出皮肤；若残端下面是软组织，可捏住该部肌肉将残端向上托出；若断端很短，埋入人体深部，在体表无法触及，应采用外科手术方法取出。手术宜就地进行，不宜搬动移位。必要时，可借助 X 线定位。

3.5.2.3　预防

　　a）术前要认真检查针刀有无锈蚀、裂纹，钢性和韧性是否合格，不合格者须剔除。

　　b）在做针刀操作时，患者不可随意改变体位。

　　c）针刀刺入人体深部或骨关节内，应避免用力过猛；针刀体在体内弯曲时，不可强行拔出针刀。

　　d）医者应常练指力，熟练掌握针刀操作技巧，做到操作手法稳、准、轻、巧。

3.5.3　出血

3.5.3.1　临床表现

　　针刀刺入体内寻找病变部位，切割、剥离病变组织，而细小的毛细血管无处不在，出血是不可避免的。但刺破大血管或较大血管引起大出血或造成深部血肿的现象屡见不鲜，不能不引起临床工作者的高度重视。

　　a）表浅血管损伤：针刀起出，针孔迅速涌出色泽鲜红的血液，多为刺中浅部较小动脉血管。若是刺中浅部小静脉血管，针孔溢出的血多是紫红色且发黑、发暗。有的血液不流出针孔而瘀积在皮下形成青色瘀斑，或局部肿胀，活动时疼痛。

　　b）肌层血管损伤：针刀治疗刺伤四肢深层的血管后多造成血肿。损伤较严重，血管较大者，则出血量也会较大，使血肿非常明显，致局部神经、组织受压而引起症状，可表现为局部疼痛、麻木，活动受限。

　　c）椎管内血管损伤：针刀松解黄韧带时，如果用力过猛或刺入过深可刺破椎管内动脉，易在椎管内形成血肿压迫脊髓。因压迫部位不同而表现出不同的脊髓节段压迫症状。严重者可致截瘫。若在颈椎上段损伤，可影响脑干血供，而出现生命危险。

3.5.3.2　处理方法

　　a）表浅血管出血：用消毒干棉球压迫止血。手足、头面、后枕部等小血管丰富处，针刀松解后，无论出血与否，都应常规按压针孔 3～5 分钟。若少量出血导致皮下青紫瘀斑者，可不必特殊处理，一般可自行消退。

　　b）深部血肿：一般较小的血肿，无需特殊处理，经过 1～2 周多能自行吸收。若局部肿胀疼痛明显或仍继续加重，可先做局部冷敷止血或肌注止血敏，48 小时后，局部热敷，外擦活血化瘀药物等以加速瘀血的消退和吸收。较大的血肿可在 B 超定位下穿刺抽除，同时局部用弹力绷带加压包扎。穿刺治疗无效，血肿不消或继续增大时，可切开引流并止血。

　　c）有重要脏器的部位出血：椎管内、胸腹腔内出血较多或不易止血者，需立即进行外科手术。

3.5.3.3　预防

　　a）熟练掌握治疗局部精细、立体的解剖知识，弄清周围血管的确切位置及体表投影。

　　b）术前应耐心询问患者病情，详细了解病史，做凝血四项检查。

　　c）严格按照进针刀方法操作，施术过程密切观察患者反应。术者认真体会针下感觉，若针下有弹性阻力感，患者诉针下刺痛，应将针刀稍提起略改变一下进针方向再行刺入；若施术部位在骨面，松解时针刀刀刃不能离开骨面，更不可大幅度提插。

3.5.4　周围神经损伤

3.5.4.1　产生原因

　　临床上治疗时，针刀多在神经、血管周围进行操作，如对各种神经卡压综合征的治疗。但因在针

158

刀技术培训时，已经特别强调针刀治疗的基础是精细、立体、动态的解剖知识，针刀临床医生对神经的分布、走向等情况一般都掌握较好，所以针刀损伤周围神经的案例并不很多。只有少数因针刀操作不规范，术后手法过于粗暴而出现神经损伤，大多数也只引起强烈的刺激反应，遗留后遗症者极少。

3.5.4.2 临床表现

在针刀进针、松解过程中，突然有触电感或出现沿外周神经向末梢或逆行向上放散的一种麻木感。若有损伤，多在术后1日左右出现异常反应。轻者可无其他症状，较重者可同时伴有该神经支配区内的麻木、疼痛、温度觉改变或功能障碍。根据损伤的神经干不同，其临床表现也各有特点：

a）正中神经损伤：桡侧3个半手指掌侧及相应指远节背面皮肤感觉障碍；前臂屈肌无力，桡侧三指不能屈曲，拇指对掌功能障碍，日久可出现大鱼际萎缩、握拳无力、拇指与小指不能对捏。

b）桡神经损伤：第1、2掌骨背侧皮肤感觉减退或消失；桡神经支配区域肌肉无力，伸腕肌、伸指肌麻痹而致腕下垂，日久而出现前臂背侧肌肉萎缩；如果在桡神经沟以上损伤，则可使肱三头肌麻痹，出现主动伸直时关节障碍。双手举起，手掌向前，四指并拢伸直，拇指自然伸开，两手掌相比观察可见，患侧拇指处于内收位，不能主动外展和背伸。认真检查，握拳试验、合掌分掌试验阳性。

c）尺神经损伤：小指、无名指指间关节屈曲，掌指关节伸直，形成"爪状"畸形，拇指不能内收，其余四指不能外展，骨间肌无力，小鱼际萎缩，手部尺侧一个半手指感觉障碍。拇指尖和食指尖不能相触成"O"形，握拳试验、夹指试验阳性。

d）坐骨神经损伤：腘绳肌肌无力而使主动屈曲膝关节困难，小腿外侧、足部皮肤疼痛或感觉障碍，肌肉麻痹，出现垂足畸形；趾、踝关节屈伸活动障碍。

e）腓总神经损伤：足不能主动背屈及外翻，自然状态表现为足下垂。行走困难，行走时需高抬脚，落下时足尖下垂先着地，足跟后着地，否则容易跌跤。小腿前外侧，足背部皮肤感觉障碍。

3.5.4.3 处理方法

a）出现神经刺激损伤现象，应立即停止针刀操作。若患者疼痛、麻木明显，可局部先行以麻药、类固醇类药、B族维生素等配伍行封闭。

b）24小时后，给予热敷、理疗、口服中药，按照神经分布区行针灸治疗。

c）局部轻揉按摩，在医生指导下加强功能锻炼。

3.5.4.4 预防

a）严格按照四步进针刀规程操作。病变部位较深者，治疗时宜摸索进针刀，若刺中条索状坚韧组织，患者有触电感沿神经分布路线放射时，应迅速提起针刀，稍移动针刀位置后再进针刀。

b）在神经干或其主要分支循行路线上治疗时，不宜局麻后针刀治疗，也不宜针刀术后向手术部位注射药物，如普鲁卡因、氢化考的松、酒精等，否则可能导致周围神经损害。

c）术前要检查针刀是否带钩、毛糙、卷刃，如发现有上述情况应立即更换。

d）术后手法治疗一定不要粗暴，特别是在腰麻或全麻下手法矫形，因患者没有应有的避让反应等，最易造成损伤。

e）针刀操作时忌大幅度提插。需注意的是，刺伤神经出现的反应与刺中经络引起的循经感传现象有着明显的区别，不可混淆。刺伤神经出现的反应是沿神经分布线路放射，有触电感。其传导速度异常迅速，并伴有麻木感。刺中经络或松解神经周围变性软组织时，患者的感觉则是酸胀、沉重，偶尔也有麻酥感，其传导线路是沿经络线路，其传导速度缓慢，术后有舒适感。

3.5.5 针刀引起创伤性气胸

3.5.5.1 临床表现

针刀引起创伤性气胸是指针具刺穿了胸腔且伤及肺组织，气体积聚于胸腔，从而造成患者突感胸闷、胸痛、气短、心悸，严重者呼吸困难、发绀、冷汗、烦躁、恐惧，到一定程度会发生血压下降、休克等危机现象。检查：患侧肋间隙变宽，胸廓饱满，叩诊鼓音，听诊肺呼吸音减弱或消失，气管可向健侧移位。如气窜至皮下，患侧胸部、颈部可出现握雪音，X线胸部透视可见肺组织被压缩现象。

3.5.5.2 处理方法

一旦发生气胸，应立即出针刀，采取半卧位休息，要求患者心情平静，切勿恐惧而反转体位。一般漏气量少者，可自然吸收。同时要密切观察，随时对症处理，如给予镇咳消炎药物，以防止肺组织因咳嗽扩大创孔，加重漏气和感染。对严重病例如发现呼吸困难、发绀、休克等现象需组织抢救，如胸腔排气、少量慢速输氧、抗休克等。

3.5.5.3 预防

针刀治疗时，术者必须思想集中，选好适当体位，注意选穴，根据患者体型，掌握进针深度，施行手法的幅度不宜过大。对于胸部、背部的施术部位，最好平刺或斜刺，且不宜太深，以免造成气胸。

3.5.6 针刀引起内脏损伤

3.5.6.1 临床表现

针刀刺入内脏周围过深，引起内脏损伤，可出现各种症状。刺伤肝、脾时，可引起内出血，患者可感到肝区或脾区疼痛，有的可向背部放射；如出血不止，腹腔内聚血过多，会出现腹痛、腹肌紧张，并有压痛及反跳痛等急腹症症状。刺伤心脏时，轻者可出现强烈的刺痛；重者有剧烈的撕裂痛，引起心外射血，立即导致休克、死亡。刺伤肾脏时，可出现腰痛，肾区叩击痛，呈血尿，严重时血压下降、休克。刺伤胆囊、膀胱、胃、肠等空腔脏器时，可引起局部疼痛、腹膜刺激征或急腹症症状。

3.5.6.2 处理方法

损伤严重或出血明显者，应密切观察，注意病情变化，特别是要定时检测血压。对于休克、腹膜刺激征，应立即采取相应措施，不失时机地进行抢救。

3.5.6.3 预防

掌握重要脏器部位的解剖结构、躯干部施术部位的脏器组织。操作时，注意凡有脏器组织、大的血管、粗的神经处都应改变针刀进针方向，避免深刺。同时注意体位，避免视角产生的谬误。肝、脾、胆囊肿大及心脏扩大的患者，胸、背、胁、腋部位不宜深刺。

3.6 禁忌

a）凝血机制异常者。

b）施术部位有红肿、灼热、皮肤感染、肌肉坏死，或在深部有脓肿者。

c）有心、脑、肾脏器衰竭者。

d）患有糖尿病、皮肤破溃不易愈合者。

e）高血压病血压不易控制者。

f）严重代谢性疾病，如肝硬化、活动性结核患者。

g）施术部位有重要神经血管或者重要脏器，施术时无法避开者。

3.7 调摄护理

3.7.1 针刀术后常规处理

a）预防针眼感染：针刀术后立即用创可贴覆盖针眼，防止感染，72小时后去除创可贴。

b）术后用药：常规预防感染3日。

3.7.2 针刀术后护理

a）保持刀口清洁：术后要保持伤口清洁干燥，避免水和汗渍浸湿伤口，观察伤口有无渗血或皮下血肿，如有应加压包扎，创可贴或敷料如有脱落应及时更换，并经常察看贴胶布处有无皮肤过敏现象。行肢体手术应抬高患肢，并观察肢体血运情况。

b）体位：应视病情而定，颈椎病术后，用适宜的围领固定7～15日，取去枕平卧、头部保持中立位，避免做前后左右旋转运动，腰椎病术后卧硬板床3～6周，翻身时采用轴心整体翻身法，保持脊柱挺直，不得扭曲防止脊柱滑脱。对术后需要牵引的患者，要及时给予行之有效的牵引。

c）做好基础护理：卧床的患者应鼓励其定时深呼吸、咳嗽，并定时为患者按摩骨突受压部位，做好床头交接班，减少并发症的发生。部分患者做完手术后不愿做床上牵引，此时护士应耐心做好患者的思想工作，向患者讲明，牵引也是治疗的一个重要环节，使其克服急躁情绪，配合治疗。

d）密切观察病情变化：术后应观察手术治疗效果，观察末梢血运情况。腰椎术后患者有并发腹胀和尿潴留时，应随时观察，及时给予对症处理。

4 针刀疗法临床应用优势病种及推荐方案

4.1 屈指肌腱腱鞘炎

4.1.1 疾病简介

由于手指伸屈频繁，屈指肌腱和腱鞘因磨擦劳损而发病，尤其以拇指和食指腱鞘炎最为常见。另外，由于手指掌侧指横纹处无皮下组织，皮肤直接与腱鞘相连。外伤直接可达腱鞘处造成腱鞘炎。因此，屈指肌腱腱鞘炎大多在手指掌侧指横纹处。

4.1.2 针刀治疗推荐方案

治疗原则：针刀治疗屈指肌腱腱鞘炎，通过针刀切开部分腱鞘纤维环，使手指部的力学平衡得到恢复。

推荐方案一：针刀治疗

治疗部位：在拇指或2～5指掌指关节掌侧触到串珠状硬结处定位。

操作方法：患者坐位，掌心向上平放于治疗台上。在患指掌指关节掌侧触到串珠状硬结处定点，施术部位常规碘伏消毒，铺巾，使治疗点正对洞巾中间。用1%利多卡因局部浸润麻醉，每个治疗点注药1mL，选用Ⅰ型4号直型针刀。第1支针刀松解患指近端腱鞘，摸清楚增厚的串珠状腱鞘，从串珠的近端进针刀，刀口线与屈指肌腱走行方向一致，针刀体与皮肤呈90°角刺入，刀下寻找环状卡压腱鞘近侧，提插切割2～3刀。第2支针刀松解患指远端腱鞘，摸清楚增厚的串珠状腱鞘，从串珠的远端进针刀，刀口线与屈指肌腱走行方向一致，针刀体与皮肤呈90°角刺入，刀下寻找环状卡压腱鞘远侧，提插切割2～3刀。将针刀提至皮肤浅层，嘱患者活动掌指关节，若仍感有卡顿感，按上述方法再次松解，直至卡顿感消失即出针刀，治疗结束。针刀术后嘱患者主动过度掌屈背屈手指3下。

疗程：一般1次即可治愈，对于绞索严重的患者，可于1周后再行针刀松解。

『推荐』

推荐建议：屈指肌腱腱鞘炎Ⅱ°、Ⅲ°（即腱鞘肿胀及结节、交锁与弹响，患指需借外力完成屈伸活动）者，建议采用针刀治疗。［GRADE 1C］

解释：本标准小组共纳入相关文献4篇，经过综合分析形成证据体发现，针刀治疗屈指肌腱腱鞘炎有较好的临床疗效，能明显减轻患者疼痛，改善患者手指的活动度，但纳入文献较少，偏倚风险较高，证据体质量等级经过GRADE评价后，因纳入文献不精确性，最终证据体质量等级为低。但综合利弊平衡、受术者意愿、资源消耗与成本分析及专家意见共识，并结合临床实际，对本治疗方案进行强推荐。本推荐方案出自文献证据及专家共识，请根据临床实际情况酌情使用。

推荐方案二：斜刃针刀治疗

治疗部位：在患指掌指关节掌侧触到串珠样硬结处定点。

操作方法：患者坐位，掌心向上平放于治疗台上。施术部位常规碘伏消毒，铺巾，使治疗点正对洞巾中间。用1%利多卡因局部浸润麻醉，每个治疗点注药1mL，选用Ⅱ型斜刃针刀。以拇指屈指肌腱腱鞘炎为例，摸清楚患指增厚的腱鞘位置，从近端进针刀，斜面刀刃向上，刀口线与拇指屈指肌腱走行方向一致，针刀体与皮肤呈90°角刺入。通过皮肤达皮下组织即有一落空感，此时，将针刀体向拇指近端倾斜，使针刀体与拇指皮肤面呈0°角，刀下寻找到环状卡压腱鞘近侧后，将针刀推入腱鞘，边推边切，直到有落空感为止。将针刀提至皮肤浅层，嘱患者活动掌指关节，若仍感有卡顿感，按上述方法再次松解，直至卡顿感消失即出针刀，局部压迫止血3分钟后，创可贴覆盖针眼。针刀术后手法治疗：嘱患者过度掌屈背屈手指3下。

疗程：一般1次即可治愈，对于绞索严重的患者，可于1周后再行针刀松解。

『推荐』

> 推荐建议：屈指肌腱腱鞘炎Ⅱ°、Ⅲ°（即腱鞘肿胀及结节、交锁与弹响，患指需借外力完成屈伸活动）者，建议采用斜刃针刀治疗。[GRADE 1D]

解释：本标准小组共纳入相关文献1篇，经过综合分析形成证据体发现，斜刃针刀能明显改善屈指肌腱腱鞘炎患者的临床症状及体征，但纳入文献较少，偏倚风险较高，证据体质量等级经过GRADE评价后，因纳入文献不一致性及不精确性，最终证据体质量等级为极低。但综合利弊平衡、受术者意愿、资源消耗与成本分析及专家意见共识，并结合临床实际，对本治疗方案进行强推荐。本推荐方案出自文献证据及专家共识，请根据临床实际情况酌情使用。

推荐方案三：针刀结合封闭治疗

治疗部位：在患指掌指关节掌侧触到硬结处定点。

操作方法：患者仰卧位，施术部位严格无菌消毒，将配好的注射药液（封闭药物为曲安奈德20mg和2%利多卡因2~3mL混合液）注入患指掌指关节掌侧触到硬结处，然后行针刀治疗（同推荐方案一针刀治疗）。

疗程：多数患者一次治愈，如未愈者7天后进行第2次治疗，但最多不超过3次。

『推荐』

> 推荐建议：屈指肌腱腱鞘炎急性发作期者，建议在针刀治疗的基础上加用封闭治疗。[GRADE 1D]

解释：本标准小组共纳入相关文献5篇，经过综合分析形成证据体发现，针刀结合封闭治疗能有效松解狭窄的腱鞘，解除肌腱通过时产生的疼痛和弹响声，且通过激素的封闭治疗消除肌腱水肿，防止术后软组织粘连，但纳入文献较少，偏倚风险较高，证据体质量等级经过GRADE评价后，因纳入文献不一致性及不精确性，最终证据体质量等级为极低。但综合利弊平衡、受术者意愿、资源消耗与成本分析及专家意见共识，并结合临床实际，对本治疗方案进行强推荐。本推荐方案出自文献证据及专家共识，请根据临床实际情况酌情使用。

推荐方案四：针刀结合针刺治疗

操作方法：针刀操作（同推荐方案一针刀治疗）的基础上加用针刺治疗。患者仰卧位，取患侧手阳明大肠经合谷、温溜、上廉、手三里，采用直刺法；患指局部阿是穴采用围刺法。患者仰卧位或坐位，穴位常规消毒，以0.30mm×40mm毫针直刺手阳明大肠经穴位，以0.30mm×25mm毫针围刺阿是穴，边进针边调整进针的角度与深度，行提插捻转平补平泻手法，留针30min，日1次。

疗程：针刀治疗1次为1个疗程，针刺5次为1个疗程。一般1个疗程治愈，如未愈可行第2个疗程的治疗。

『推荐』

> 推荐建议：屈指肌腱腱鞘炎可采用在针刀治疗的基础上结合针刺治疗。[GRADE 2D]

解释：本标准小组共纳入相关文献 1 篇，经过综合分析形成证据体发现，针刀结合针刺治疗能有效松解狭窄的腱鞘，解除肌腱通过时产生的疼痛和弹响声，且循经针刺具有通经活络之功，畅达经脉之气血，使筋脉得以濡养，病症得以解除。针刀与针刺治疗结合可提高患者的远期疗效，但纳入文献较少，偏倚风险较高，证据体质量等级经过 GRADE 评价后，因纳入文献不一致性及不精确性，最终证据体质量等级为极低。综合利弊平衡、受术者意愿、资源消耗与成本分析及专家意见共识，并结合临床实际，对本治疗方案进行弱推荐。本推荐方案出自文献证据及专家共识，请根据临床实际情况酌情使用。

4.2 肱骨外上髁炎

4.2.1 疾病简介

本病的主要原因是伸肌总腱起始部（即肱骨外上髁部）的损伤或撕裂所产生的无菌性炎症。也有学者认为，该病是肱骨外上髁部伸肌总腱起始处的慢性肌筋膜炎，还有学者通过开放性手术观察到穿出伸肌总腱处的血管、神经束受到卡压是本病的病因。

4.2.2 针刀治疗肱骨外上髁炎推荐方案

治疗原则：针刀治疗肱骨外上髁炎，通过针刀松解肱骨外上髁处损伤肌腱的粘连、瘢痕和挛缩，恢复局部力学平衡。

推荐方案一：针刀治疗

治疗部位：定点：肱骨外上髁顶点压痛明显处定第 1 点，桡侧腕短伸肌与指总伸肌肌间隙定第 2 点。

操作方法：患者取坐位，将肘关节屈曲 90°平放于治疗桌面上。常规碘伏消毒，1% 的利多卡因局部浸润麻醉，选用Ⅰ型 4 号针刀。针刀刀口线与前臂纵轴方向一致，针刀体与皮肤呈 90°垂直，严格按照四步进针规程进针刀，针刀经皮肤、皮下组织，至肱骨外上髁顶点，先纵疏横剥 3 刀，然后向前沿肱骨外上髁前面的骨面紧贴骨面铲剥 3 刀，范围 0.5cm。第 2 支针刀操作方法同第 1 支。

针刀术后手法：患者正坐，医生坐于患者对侧，右手持患者腕部使患者前臂处于旋后位，左手用屈曲的拇指端压于肱骨外上前方，其他四指放于肘关节内侧，医生右手逐渐屈伸患者肘关节最大限度，左手拇指用力按压肱骨外上髁前方，然后再伸直肘关节，同时医生左手拇指推至患肢桡骨头前面，沿桡骨头前外缘向外弹拨腕伸肌起点。

疗程：每周治疗 1 次，一般治疗 1~3 次。

注意事项：肱骨外上髁炎 3 次针刀治疗可痊愈，若 3 次治疗后无明显疗效，就应考虑是否合并颈椎病，在仔细询问病史，检查患者上肢有无感觉过敏或感觉迟钝，如有颈椎病等其他表现，应按颈椎病进行针刀治疗。

『推荐』

推荐建议：肱骨外上髁炎，建议针刀治疗。［GRADE 1D］

解释：本标准小组共纳入相关文献 13 篇。针刀通过松解病变部位肌紧张及粘连，从而解除神经血管的卡压，使局部动态平衡得以恢复，改善局部血液循环达到缓解患者疼痛，改善患者活动度的目的。针刀的治疗效果好，见效快，术后注意事项少，安全性高。但研究纳入文献较少，偏倚风险较高，证据体质量等级经过 GRADE 评价后，因纳入文献不一致性及不精确性，最终证据体质量等级为极低。但综合利弊平衡、受术者意愿、资源消耗与成本分析及专家意见共识，并结合临床实际，对本治疗方案进行强推荐。本推荐方案出自文献证据及专家共识，请根据临床实际情况酌情使用。

推荐方案二：针刀结合火针治疗

操作方法：针刀治疗（同推荐方案一针刀治疗）后，火针迅速在针刀孔边刺入患处肱骨外上髁皮下，出针，反复2~3次。

疗程：每7日治疗1次，一般治疗1~3次。

『推荐』

> 推荐建议：肱骨外上髁炎伴风寒湿型、气血亏虚型者，可采用针刀结合火针治疗。［GRADE 2D］

解释：本标准小组共纳入相关文献1篇。除针刀的作用外，火针可以使得局部气血运行加速，使瘀结得消，寒湿得散，热毒得泻，疼痛得除，而且火针依靠经络的传导感应，发挥调节作用，而且作用时间持久。但研究纳入文献较少，偏倚风险较高，证据体质量等级经过GRADE评价后，因纳入文献不一致性及不精确性，最终证据体质量等级为极低。但综合利弊平衡、受术者意愿、资源消耗与成本分析及专家意见共识，并结合临床实际，对本治疗方案进行弱推荐。本推荐方案出自文献证据及专家共识，请根据临床实际情况酌情使用。

推荐方案三：针刀结合封闭治疗

操作方法：入选的病例当天进行针刀联合局部封闭、手法治疗。患者取坐位，患肢半屈曲位平放在治疗台上，于肱骨外上髁处找到最敏感的压痛点并标记，常规消毒，用7号注射针头在痛点进行穿刺，直达骨膜，缓慢注入药物1mL（封闭药物为曲安奈德20mg和2%利多卡因2~3mL混合液），然后向上稍提针2mm左右，使针尖位于伸肌深浅部之间，回抽无血液，再缓慢注入药液1mL，最后退针至皮下，分别在穿刺点周围由浅至深做扇形注射1mL，拔针后局部按揉，促进药物吸收，治疗后再进行针刀治疗（同推荐方案一针刀治疗）。

疗程：间隔7日治疗1次，一般治疗1~2次。

『推荐』

> 推荐建议：肱骨外上髁炎急性发作期，可采用针刀结合封闭治疗。［GRADE 2D］

解释：本标准小组共纳入相关文献2篇。除针刀的治疗作用外，联合多种药物以消炎、镇痛、营养神经，极大地改善患处的血管通透性，改善血液循环，使局部炎症、水肿吸收，使局部粘连、肥厚、瘢痕组织得到松解，从而达到治疗的目的。但研究纳入文献较少，偏倚风险较高，证据体质量等级经过GRADE评价后，因纳入文献不一致性及不精确性，最终证据体质量等级为极低。但综合利弊平衡、受术者意愿、资源消耗与成本分析及专家意见共识，并结合临床实际，对本治疗方案进行弱推荐。本推荐方案出自文献证据及专家共识，请根据临床实际情况酌情使用。

推荐方案四：超声引导下针刀治疗

操作方法：皮肤常规消毒，铺上孔巾，施术者戴无菌手套。右手置针刀于先前做记号之治疗点上，左手握超声波探头，置于针刀旁侧。刀刃与伸腕总腱肌纤维走向平行，避开重要之血管与神经，将针刀刺入皮肤。因针刀针径极细，不易从超声波影像上明显确认，此时可以上下移动针刀即可明显看到针头位置。针刀与皮肤表面垂直角度进行纵向疏通剥离法，再做横向剥离法，遇到硬结或条索状物可做切开剥离法。确认剥开周围软组织之粘连后，出针刀后治疗点局部注射弥可保注射液（Mecobalamin injection）1mL，以及利多卡因注射液2%（Lidocaine injection 2%）1mL，以防止术后局部发炎以及减轻治疗部位之疼痛。治疗点盖以无菌纱布，压迫伤口片刻，确定无出血后以纸胶带固定。

疗程：每周治疗1次，一般治疗1~3次。

『推荐』

> 推荐建议：肱骨外上髁炎，可采用超声引导下针刀治疗。［GRADE 2D］

解释：本标准小组共纳入相关文献 1 篇。除针刀的作用以外，超声波可以做确定疾病的鉴别诊断，而且超声波引导下的针刀治疗可以确保所有病变组织都得到适当的处置，可精确定位卡压的神经血管术位置，明显减少针刀所需的操作次数，而且超声引导可避免误伤正常组织或重要的血管神经，减低并发症的机会。但研究纳入文献较少，偏倚风险较高，证据体质量等级经过 GRADE 评价后，因纳入文献不一致性及不精确性，最终证据体质量等级为极低。但综合利弊平衡、受术者意愿、资源消耗与成本分析及专家意见共识，并结合临床实际，对本治疗方案进行弱推荐。本推荐方案出自文献证据及专家共识，请根据临床实际情况酌情使用。

4.3 第三腰椎横突综合征
4.3.1 疾病简介
腰部中段单侧或双侧疼痛。腰背强直，不能弯腰和久坐、久立，严重者行走困难，站立时，常以双手扶持腰部，休息后可缓解。一旦腰部做过多活动，疼痛又加重，重者生活不能自理，在床上翻身都感到困难，不能弯腰工作，站立工作不能持久，有时也受气候影响而加重。

4.3.2 针刀治疗推荐方案
治疗原则：针刀治疗腰三横突综合征，通过针刀松解腰三横突末端的粘连、瘢痕，以恢复其力学平衡。

大量文献表明，针刀治疗有较好的临床疗效，能明显缓解患者疼痛，改善患者腰部的活动度。

推荐方案一：针刀治疗

治疗部位：选择第三腰椎棘突上缘旁开 3cm 处。

操作方法：患者俯卧位，常规消毒，1% 利多卡因局部麻醉，选用Ⅰ型 3 号针刀，刀口线与脊柱纵轴平行，针刀经皮肤、皮下组织，直达横突骨面，针刀体向外移动，当有落空感时，即达腰三横突尖，使针刀在横突尖部及上下和外侧缘分别行纵向松解、横向剥离至手下有松动感时出针刀，局部条索应重点松解。

术后行手法治疗：嘱患者立于墙边，背部靠墙，医生一手托住患侧腹部令其弯腰，另一手压住患者背部。当患者弯腰至最大限度时，突然用力压背部 1 次，然后嘱患者做腰部过伸活动。

疗程：多数患者一次治愈，如未愈者 7 天后进行第 2 次治疗，但最多不超过 3 次。

『推荐』

推荐建议：第三腰椎横突综合征，建议采用针刀治疗。［GRADE 1C］

解释：本标准小组共纳入相关文献 9 篇，经过综合分析形成证据体发现，针刀治疗第三腰椎横突综合征有较好的临床疗效，能明显缓解疼痛，改善患者腰椎的活动度，但纳入文献偏倚风险较高，证据体质量等级经过 GRADE 评价后，因纳入文献不一致性及不精确性，最终证据体质量等级为低。但综合利弊平衡、受术者意愿、资源消耗与成本分析及专家意见共识，并结合临床实际，对本治疗方案进行强推荐。本推荐方案出自文献证据及专家共识，请根据临床实际情况酌情使用。

推荐方案二：针刀结合封闭治疗

治疗部位：选择第三腰椎棘突上缘旁开 3cm 处。

操作方法：封闭疗法患者俯卧床上，腹下垫薄枕，采用 9 号腰椎穿刺针或长针头进行注射。将针头插入，直至横突尖，在横突端上缘、下缘、背面及外缘缓慢注入药物（封闭药物为曲安奈德 20mg 和 2% 利多卡因 2~3mL 混合液）。然后行针刀治疗（同推荐方案一针刀治疗）。

疗程：多数患者一次治愈，如未愈者 7 天后进行第 2 次治疗，但最多不超过 3 次。

『推荐』

推荐建议：第三腰椎横突综合征急性期，可采用针刀结合封闭治疗。［GRADE 2D］

解释：本标准小组共纳入相关文献 4 篇，经过综合分析形成证据体发现，针刀结合封闭疗法综合了两个疗法的优势，取长补短，既解决了第三腰椎横突周围软组织瘢痕粘连的问题，又避免了针刀术后再次发生的炎症和瘢痕粘连。从而在根本上解决了第三腰椎横突综合征的水肿、炎症、粘连及瘢痕对神经的刺激和卡压等一系列临床症状和体征。但纳入文献偏倚风险较高，证据体质量等级经过 GRADE 评价后，因纳入文献不一致性及不精确性，最终证据体质量等级为极低。但综合利弊平衡、受术者意愿、资源消耗与成本分析及专家意见共识，并结合临床实际，对本治疗方案进行弱推荐。本推荐方案出自文献证据及专家共识，请根据临床实际情况酌情使用。

推荐方案三：针刀结合臭氧治疗

操作方法：针刀操作（同推荐方案一针刀治疗）术毕，将 7 号无菌注射长针刺入达横突尖端骨面后，用 10mL 一次性注射器抽取 30μg/mL 的臭氧注射于横突尖部，注射量为 3～5mL。

疗程：多数患者一次治愈，如未愈者 7 天后进行第 2 次治疗，但最多不超过 3 次。

『推荐』

推荐建议：第三腰椎横突综合征急性期，可采用针刀结合臭氧治疗。［GRADE 2D］

解释：本标准小组共纳入相关文献 1 篇，经过综合分析形成证据体发现，针刀结合臭氧治疗恢复了脊柱的生物力学动态平衡，起到镇痛、抗炎作用，且副作用小。但纳入文献偏倚风险较高，证据体质量等级经过 GRADE 评价后，因纳入文献不一致性及不精确性，最终证据体质量等级为极低。但综合利弊平衡、受术者意愿、资源消耗与成本分析及专家意见共识，并结合临床实际，对本治疗方案进行弱推荐。本推荐方案出自文献证据及专家共识，请根据临床实际情况酌情使用。

4.4 肩周炎

4.4.1 疾病简介

本病俗称肩凝症、五十肩、漏肩风。好发于 50 岁左右的人群，女性多于男性，多见于体力劳动者。肩关节活动时疼痛、功能受限为其主要临床表现。其基本病因是肩关节周围软组织的广泛粘连和瘢痕所致。

4.4.2 针刀治疗推荐方案

治疗原则：针刀治疗肩周炎，通过针刀松解肩关节周围关键部位的粘连、瘢痕组织，恢复肩关节的力学平衡。

大量文献表明，针刀治疗有较好的临床疗效，能明显缓解患者肩部疼痛，改善患者肩关节的活动度。

针刀治疗肩周炎的基础治疗：针刀松解术后指导患者进行患肢爬墙摸高和弯腰晃肩功能锻炼，爬墙摸高每天 1 次，每次 50 次。弯腰晃肩每天 1 次，每次 100 圈。

爬墙摸高：患者面对墙壁站立，用患侧手指沿墙壁缓慢逐渐向上爬动，使其上肢尽量高举直到最大限度，在墙上做一记号，然后嘱患者手指缓慢向下回原处，为一次，10 次一组，每天 5 组。反复进行，逐渐增加划线位置在墙上的高度。

弯腰晃肩：身体站立位，先前弯腰 90°，健侧手扶固定物以维持稳定，患侧上肢伸直并自然垂下，用力大圈甩手，向前和向后各 50 圈。

除了在治疗期间需要进行功能锻炼外，在治疗后的一段时间内持续进行功能锻炼同样重要。只要坚持功能锻炼，肩部功能就能得到较大程度的保持和提高。

推荐方案一：针刀治疗

治疗部位：患者取端坐位，取喙突点，肱骨小结节点，肱骨结节间沟点，肱骨大结节后面，压痛点。

操作方法：常规消毒，1%利多卡因局部麻醉。选择Ⅰ型4号直型针刀，在各定点处进针刀，刀口线与上肢长轴一致，针刀体与皮肤垂直，严格按照四步进针刀规程进针刀，针刀经皮肤、皮下组织、脂肪、筋膜、肌肉、韧带直达骨面，提插切割3刀，范围0.5cm。术毕，拔出全部针刀，局部指压止血3分钟后，创可贴覆盖针眼。

术后手法治疗：患者坐位，术者立于患侧，嘱患者环转患肢，当在某一方向活动受限后，嘱患者用力达到最大限度，不能再活动时，术者左手扶患肩，右手顺着活动方向迅速提拉肘关节，有时可听到患肩关节有"咔嚓"的撕裂声，提拉速度必须要快，待患者反应过来时，手法已结束。

疗程：多数患者1次治愈，如未愈者7天后进行第2次治疗，最多不超过3次。

『推荐』

> 推荐建议：肩周炎冻结期（即肩关节疼痛减轻，活动障碍加重，出现典型的冻结肩征）者，建议采用针刀治疗。[GRADE 1C]

解释：本标准小组共纳入相关文献5篇，经过综合分析形成证据体发现，针刀治疗可明显缓解患者的疼痛，改善肩关节活动度。但纳入文献偏倚风险较高，证据体质量等级经过GRADE评价后，因纳入文献不一致性，最终证据体质量等级为低。但综合利弊平衡、受术者意愿、资源消耗与成本分析及专家意见共识，并结合临床实际，对本治疗方案进行强推荐。本推荐方案出自文献证据及专家共识，请根据临床实际情况酌情使用。

推荐方案二：针刀结合电针治疗

操作方法：患者健侧卧位，主穴：肩前、肩髃、肩髎、肩贞、阿是穴。配穴：风寒重者加风门、风池；湿重者加曲池、阴陵泉；瘀滞者加肩贞、阳陵泉、条口穴。手阳明经证配合谷，手少阳经证配外关，手太阳经证配后溪；手太阴经证配列缺。根据患者虚实施以相应补泻手法，得气后选择三至四对腧穴分别接电针，刺激参数为疏密波（2Hz/100Hz）、强度5±2 mA，留针30min。

疗程：针刀治疗后（同推荐方案一针刀治疗）于第1天电针治疗后行针刀治疗，隔1周进行第2次针刀治疗。电针7日为1个疗程，共治疗2个疗程。

『推荐』

> 推荐建议：肩周炎，建议针刀结合电针治疗。配穴可辨证或辨经络取穴。[GRADE 1C]

解释：本标准小组共纳入相关文献1篇，经过综合分析形成证据体发现，针刀结合电针治疗，循经取穴针刺可以疏通经脉之气，提高痛阈，有较好的外周镇痛作用；针刀治疗机理为用针刀剥离粘连的筋膜、肌腱或韧带，改善微循环障碍，使病灶部位的组织器官能够很快进行修复，功能得到恢复。但纳入文献偏倚风险较高，证据体质量等级经过GRADE评价后，因纳入文献不一致性及不精确性，最终证据体质量等级为低等。但综合利弊平衡、受术者意愿、资源消耗与成本分析及专家意见共识，并结合临床实际，对本治疗方案进行强推荐。本推荐方案出自文献证据及专家共识，请根据临床实际情况酌情使用。

推荐方案三：针刀结合内热针治疗

操作方法：嘱患者侧卧，垫软枕在其腋下，多在喙突点、肱骨小结节点、肱骨大结节点、大小圆肌及冈上窝、肱骨结节间沟、三角肌止点等区域选择明显压痛点，用临床医用记号笔做标记，常规碘伏消毒皮肤3遍，严格执行无菌操作，于选取的进针点用0.5%利多卡因皮下注射做局部麻醉，每个点常规注射0.8~1.0mL，必要时可加大剂量至1.5~2mL，将内热针对准进针点行垂直或斜刺进针，根据解剖知识避开局部神经、血管，进针深度以触碰肌膜附着的骨面附近为准，若患者出现触电样麻木感或强烈刺痛时，需调整进针角度以避开神经、血管。针刺毕，于每根针的末端套上内热针治疗仪电极套管。加热温度设定在 45~48℃，时间为 20min。治疗结束后拔出内热针，针孔按压止血 1min，最后每个进针点碘伏再次消毒后，创可贴覆盖，嘱患者治疗部位 24 小时保持局部清洁干燥。

疗程：先进行内热针疗法，2 天后再予针刀治疗（同推荐方案一针刀治疗），每周内热针、针刀松解术各治疗 1 次，一般治疗 1~2 次。

『推荐』

推荐建议：肩周炎伴疼痛明显者，可采用针刀结合内热针治疗。[GRADE 2B]

解释：本标准小组共纳入相关文献 1 篇，经过综合分析形成证据体发现，内热针可通过针与热的结合，缓解肌痉挛，加速无菌性炎症消散吸收，在治疗疼痛方面起效快而显著；针刀疗法直接松解肩周肌肉粘连，调整力学平衡，在改善肩关节功能活动方面优势明显。但纳入文献偏倚风险较高，证据体质量等级经过 GRADE 评价后，最终证据体质量等级为中等。但综合利弊平衡、受术者意愿、资源消耗与成本分析及专家意见共识，并结合临床实际，对本治疗方案进行弱推荐。本推荐方案出自文献证据及专家共识，请根据临床实际情况酌情使用。

推荐方案四：针刀结合推拿治疗

操作方法：在常规针刀治疗基础上（同推荐方案一针刀治疗），结合推拿治疗。推拿治疗方法：旋肩法：患者取仰卧位，患肢肘关节屈 90°，医者站于患侧或者头部上方，一手握住患肢腕部，另一手握住肘部，使肩关节做大幅度的旋转动作，此法需要反复旋转 5min。牵拉法：患者取仰卧位，患肢处于上举姿势，医者站于患者头上方，用一手拇指在肩周软组织部位进行松解 2~3min，同时另一手握住患部向上渐渐牵引，尽量协助患者患肢上举到最大范围。松解法：患者坐位，医者先用拇指指腹在肩关节周围有病变软组织部位用分筋理筋手法反复弹拨与理顺，再应用点法点中府、云门、肩井、天宗等穴，同时配合患肩小幅度外展活动。推拿治疗每天治疗 1 次，每次 30 分钟，10 次为 1 个疗程。针刀治疗 1 周 1 次，1 次为 1 个疗程。

疗程：一般治疗 1~3 个疗程。

『推荐』

推荐建议：肩周炎，建议针刀结合推拿治疗。[GRADE 1C]

解释：本标准小组共纳入相关文献 1 篇，经过综合分析形成证据体发现，针刀结合推拿可以改善肩关节局部的血液循环，温经散寒，活血通脉，滑利关节，恢复关节功能。但纳入文献偏倚风险较高，证据体质量等级经过 GRADE 评价后，因纳入文献不一致性及不精确性，最终证据体质量等级为低等。但综合利弊平衡、受术者意愿、资源消耗与成本分析及专家意见共识，并结合临床实际，对本治疗方案进行强推荐。本推荐方案出自文献证据及专家共识，请根据临床实际情况酌情使用。

4.5 跟痛症

4.5.1 疾病简介

跟痛症主要是指病人在行走或站立时足底部疼痛。多由慢性损伤引起，常伴有跟骨结节部的前缘骨刺。本病多发生于中老年人。

4.5.2 针刀治疗推荐方案

治疗原则：针刀治疗跟痛症，通过松解跖腱膜中央部和内侧部的粘连、瘢痕，破坏其病理构架，使其恢复力学平衡。

本标准适用于跟骨结节前缘与跖腱膜粘连导致的跟痛症，不包括慢性跟腱炎。

推荐方案一：针刀治疗

治疗部位：患者俯卧位，在跟骨结节前下缘和内缘定点。

操作方法：在施术部位，用碘伏消毒 2 遍，然后铺无菌洞巾，使治疗点正对洞巾中间。用 1% 利多卡因局部浸润麻醉，每个治疗点注药 1mL，选用 I 型 4 号直型针刀。针刀操作：第 1 支针刀松解跟骨结节前下缘跖腱膜的中央部，从跟骨结节前下缘进针刀，刀口线与跖腱膜方向一致，针刀体与皮肤呈 90°，针刀经皮肤、皮下组织、脂肪垫，到达跟骨结节前下缘骨面，调转刀口线 90°，在骨面上向前下铲剥 3 刀，范围 0.5cm。第 2 支针刀松解跟骨结节内缘跖腱膜的内侧部，在第 1 支针刀内侧 2cm 的压痛点定位。针刀从跟骨结节内缘进针刀，刀口线与跖腱膜方向一致，针刀体与皮肤呈 90°，针刀经皮肤、皮下组织、脂肪垫，到达跟骨结节内缘骨面，调转刀口线 90°，在骨面上向前下铲剥 3 刀，范围 0.5cm。术毕，拔出全部针刀，局部指压止血 3 分钟后，创可贴覆盖针眼。

针刀术后手法治疗：针刀术毕，嘱患者仰卧位，医生双手握足底前部，嘱患者踝关节尽量背伸，在背伸到最大位置时，术者用力将踝关节背伸 1 次。

疗程：多数患者 1 次治愈，如未愈者 7 天后进行第 2 次治疗，但最多不超过 3 次。

『推荐』

> 推荐建议：跟痛症伴骨质增生者，建议采用针刀治疗。[GRADE 1C]

解释：本标准小组共纳入相关文献 8 篇，经过综合分析形成证据体发现，针刀治疗跟痛症有较好的临床疗效，可剥离粘连、松解紧张的肌纤维，更有利于恢复跟部力学失衡，从病因治疗的角度解决足跟痛的发病基础，进而达到缓解疼痛的作用，但纳入文献较少，偏倚风险较高，证据体质量等级经过 GRADE 评价后，因纳入文献不一致性及不精确性，最终证据体质量等级为低等。但综合利弊平衡、受术者意愿、资源消耗与成本分析及专家意见共识，并结合临床实际，对本治疗方案进行强推荐。本推荐方案出自文献证据及专家共识，请根据临床实际情况酌情使用。

推荐方案二：针刀结合封闭治疗

治疗部位：患者俯卧位，在跟骨结节前下缘和内缘定点。

操作方法：患者俯卧位，施术部位严格无菌消毒，将配好的注射药液（封闭药物为曲安奈德 20mg 和 2% 利多卡因 2~3mL 混合液）注入跟骨结节前下缘和内缘。然后行针刀治疗，具体操作同方案一。

疗程：多数患者 1 次治愈，如未愈者 7 天后进行第 2 次治疗，但最多不超过 3 次。

『推荐』

> 推荐建议：跟痛症急性发作期，可采用针刀结合封闭治疗。[GRADE 2C]

解释：本标准小组共纳入相关文献 2 篇，经过综合分析形成证据体发现，针刀治疗跟痛症有较好的临床疗效，通过针刀松解病变部位的粘连，破坏跟痛症的病理环节，局部注射封闭治疗具有减轻炎性渗出、抑制局部炎症反应的优点，二者结合运用，可有效减轻疼痛。但研究纳入文献较少，偏倚风险较高，证据体质量等级经过 GRADE 评价后，因纳入文献不一致性及不精确性，最终证据体质量等级为低等。但综合利弊平衡、受术者意愿、资源消耗与成本分析及专家意见共识，并结合临床实际，对本治疗方案进行弱推荐。本推荐方案出自文献证据及专家共识，请根据临床实际情况酌情使用。

推荐方案三：针刀结合激光照射治疗

操作方法：在针刀操作（同推荐方案一针刀治疗）的基础上加用激光照射治疗。患者仰卧位，选择相应的激光治疗仪，根据仪器的型号调节波长，平均功率密度 $75mW/cm^2$，照射面积 $10cm^2$，痛点照射，每日 1 次，每次照 10~20 分钟。

疗程：激光照射 10 次为 1 疗程。一般 1 个疗程治愈，如未愈可行第 2 个疗程的治疗。

『推荐』

> 推荐建议：激光照射治疗可作为针刀治疗跟痛症的辅助治疗。［GRADE 2C］

解释：本标准小组共纳入相关文献 2 篇，经过综合分析形成证据体发现，针刀治疗跟痛症有较好的临床疗效，通过针刀松解病变部位的粘连，解除病变局部血管神经的压迫和牵拉，消除物理致痛因素，超激光通过光压强、光化学和热效应，促使毛细血管扩张，改善局部血液循环，促进致痛物质的代谢，促进机体生物活性物质的产生，达到消炎镇痛的目的。但研究纳入文献较少，偏倚风险较高，证据体质量等级经过 GRADE 评价后，因纳入文献不一致性及不精确性，最终证据体质量等级为低等。但综合利弊平衡、受术者意愿、资源消耗与成本分析及专家意见共识，并结合临床实际，对本治疗方案进行弱推荐。本推荐方案出自文献证据及专家共识，请根据临床实际情况酌情使用。

推荐方案四：针刀结合体外冲击波治疗

操作方法：在针刀操作（同推荐方案一针刀治疗）的基础上加用体外冲击波治疗。患者仰卧位，选择相应的冲击波治疗仪，根据仪器型号调节输出电压，以韩国 HANIL – TM 生产的体外冲击波疼痛治疗系统（型号：SONOTHERA）为例，治疗时以足底部疼痛点为中心周围 2cm 范围为治疗区域，根据患者疼痛程度合理调整电压，始输出电压为 3.5 ~ 5kV，冲击约 500 次时将工作电压调整到 5 ~ 7.0kV，每个压痛部位冲击次数 2000 ~ 2500 次，冲击频率为 80 ~ 110 次/分钟，能量密度为 0.23mJ，焦斑大小为 1.5cm^2，治疗时间 15 ~ 20 分钟，每 2 日治疗 1 次，连续治疗 3 次。

疗程：体外冲击波治疗 3 次为 1 疗程。一般 1 个疗程治愈，如未愈可行第 2 个疗程的治疗。

『推荐』

> 推荐建议：体外冲击波治疗可作为针刀治疗跟痛症的辅助治疗。［GRADE 2C］

解释：本标准小组共纳入相关文献 1 篇，经过综合分析形成证据体发现，针刀结合冲击波治疗跟痛症临床疗效显著，针刀直达跟骨结节下对滑囊进行减压、剥离、松解，降低局部软组织的张力，调整跟骨周围的应力平衡，达到"松则不痛"的目的。同时冲击波的机械效应和热效应能够有效促进局部循环、缓解肌腱挛缩、降低局部张力、恢复足弓弹性。但研究纳入文献较少，偏倚风险较高，证据体质量等级经过 GRADE 评价后，因纳入文献不一致性及不精确性，最终证据体质量等级为低等。但综合利弊平衡、受术者意愿、资源消耗与成本分析及专家意见共识，并结合临床实际，对本治疗方案进行弱推荐。本推荐方案出自文献证据及专家共识，请根据临床实际情况酌情使用。

参 考 文 献

[1] 刘建成，方红．综合治疗指屈肌腱狭窄性腱鞘炎疗效观察［J］．中国误诊学杂志，2011，11（30）：7390－7391．

[2] 黄增彬，林锐珊，徐谦，等．针刀治疗重度屈指肌腱腱鞘炎的疗效观察［J］．中国中医骨伤科杂志，2014，22（8）：61－62．

[3] 唐达信．针刀治疗指屈肌腱腱鞘炎的临床疗效观察［J］．中医外治杂志，2016，25（4）：31－32．

[4] 顾雪松．小针刀微创手术治疗指屈肌腱狭窄性腱鞘炎的疗效分析［J］．临床医药文献杂志，2016，3（16）：3171－3172．

[5] 龚重九，张天民．斜刃针刀治疗屈指肌腱腱鞘炎的解剖学及临床研究［J］．湖北中医药大学学报，2015，17（3）：92－94．

[6] 刘建成，方红．综合治疗指屈肌腱狭窄性腱鞘炎疗效观察［J］．中国误诊学杂志，2011，11（30）：7390－7391．

[7] 万国强，刘学俊．针刀运动疗法治疗屈指肌腱胜鞘炎35例［J］．中医外治杂志，2014，23（3）：19．

[8] 付贤用．小针刀配合屈指肌鞘内封闭治疗屈指肌腱鞘炎120例疗效观察［J］．新中医，2013，45（12）：157－158．

[9] 茅凌宇，王磁．小针刀结合局部封闭治疗屈指肌腱狭窄性腱鞘炎74例疗效观察［J］．医学信息，2013，26（4）：158－159．

[10] 朱镜，彭雷．局封结合针刀松解治疗拇指狭窄性腱鞘炎37例临床观察［J］．上海医药，2012，33（16）：26－28．

[11] 杨星宇，左珊珊，熊健．循经针刺结合小针刀治疗狭窄性腱鞘炎32例疗效观察［J］．湖南中医杂志，2016，32（2）：106－107．

[12] 吴绪平．针刀治疗学［M］．北京：中国中医药出版社．2012：92－94．

[13] 袁小波，许代福．小针刀联合穴位注药治疗肱骨外上髁炎35例［J］，科学咨询（科技·管理），2016（8）：64－65．

[14] 刘忠毅．小针刀治疗肱骨外上髁炎疗效观察［J］，实用中医药杂志，2016，32（7）：706－707．

[15] 曾云艳．特定针刀术式治疗肱骨外上髁炎的临床研究［D］．福州：福建中医药大学，2012：1－29．

[16] 毛根永，孙成长，吴祥宗，等．小针刀疗法治疗肱骨外上髁炎54例临床观察［J］．上海中医药大学学报，2004，18（1）：27－28．

[17] 朱镜，陈华，彭雷，等．针刀治疗肱骨外上髁炎38例疗效观察［J］．上海医药，2016，37（2）：28－32．

[18] 王博，王博仑，刘建伟，等．针刀治疗顽固性网球肘35例的临床疗效观察［J］．中医药信息，2016，33（4）：107－109．

[19] 毕传昊. 针刀治疗网球肘的临床疗效观察 [D]. 成都：成都中医药大学，2013：1－51.

[20] 何华春，符娜. 针刀治疗肱骨外上髁炎的临床疗效观察 [J]. 中医临床研究，2015，7（7）：29－31.

[21] 颜昌州. 超声导引针刀治疗顽固性肱骨外上髁炎 [D]，南京：南京中医药大学，2008：1－96.

[22] 藤光春. 针刀与针刺配合艾灸治疗网球肘临床疗效对比观察 [J]，中医临床研究，2015，7（7）：30.

[23] 胡杰. 体外冲击波疗法与针刀疗法治疗肱骨外上髁炎的疗效对比 [D]. 太原：山西医科大学，2015：1－25.

[24] 薛爱荣. 超微针刀疗法治疗肱骨外上髁炎 98 例 [J]. 中医外治杂志，2012，21（1）：42.

[25] 张宝厚. 针刀治疗肱骨外上髁炎的临床研究 [D]. 哈尔滨：黑龙江省中医研究院，2012：1－50.

[26] 李发东. 小针刀联合局部封闭、手法治疗肱骨外上髁炎的临床疗效观察 [D]. 乌鲁木齐：新疆医科大学，2010：5－20.

[27] 毛伟欢，孙成长，吴祥宗，等. 小针刀结合火针疗法治疗网球肘 45 例 [J]. 浙江中医杂志，2010，45（3）：208－209.

[28] 乔晋琳，王健瑞，顾群，等. 针刀治疗第三腰椎横突综合征：随机对照观察 [J]. 中国临床康复，2003，7（26）：3606－3067.

[29] 孙建峰，钱宝延，段俊峰. 放散状体外冲击波治疗腰三横突综合征的疗效观察 [J]. 临床军医杂志，2015，43（10）：1091－1092.

[30] 张全英. 手指点穴及中药贴敷治疗腰三横突综合征临床分析 [J]. 中国现代药物应用，2016，10（8）：262－263.

[31] 郭长青，李石良，乔晋琳，等. 针刀松解法治疗第三腰椎横突综合征的多中心随机对照临床研究 [J]. 成都中医药大学学报，2012，35（1）：20－23.

[32] 王永志，董福慧，钟红刚，等. 针刀松解法治疗第 3 腰椎横突综合征的随机对照试验 [J]. 中国骨伤，2009，22（6）：438－441.

[33] 郭长青，乔晋琳，董福慧，等. 针刀松解法对第三腰椎横突综合征局部压痛影响的临床研究 [J]. 中华中医药学刊，2012，30（6）：1191－1193.

[34] 陈守相. 针刀法治疗第 3 腰椎横突综合征的临床随机对照研究 [J]. 深圳中西医结合杂志，2014，24（2）：24－26.

[35] 唐汉武，黄承军，徐敏，等. 针刀结合局部封闭治疗第三腰椎横突综合征的病例对照研究[J]. 颈腰痛杂志，2011，32（6）：477－478.

[36] 潘志华. 针刀加封闭治疗第三腰椎横突综合征的临床研究 [D]. 哈尔滨：黑龙江中医药大学，2008：18－31.

[37] 周袅，吕海，陈志强，等. 针刀加封闭治疗第三腰椎横突综合征的临床疗效 [J]. 深圳中西医结合杂志，2016，26（19）：42－44.

[38] 王治平，肖雷. 小针刀联合神经阻滞术治疗腰 3 横突综合征疗效观察 [J]. 医药前沿，2016，6（5）：90－91.

[39] 李绍军，徐麒，李军. 针刀松解联合臭氧注射治疗腰三横突综合征疗效观察 [J]. 实用中医药

杂志，2010，26（3）：178 – 179.

[40] 王海松，任小珊，田井亮．针刀配合关节松动术治疗第三腰椎横突综合征临床研究［J］. 亚太
传统医药，2015，11（23）：107 – 108.

[41] 季喆．推拿配合针刀治疗第三腰椎横突综合征的临床观察［D］. 济南：山东中医药大学，
2015：1 – 22.

[42] 王东雁，贺天喜，李金钧，等．注射针刀治疗第三腰椎横突综合征临床研究［J］. 中国康复理
论与实践，2007，13（3）：293.

[43] 温优良，何萃，黄敏，等．针刀与刺血治疗第三腰椎横突综合征疗效观察［J］. 中国针灸，
2012，32（4）：345 – 348.

[44] 张光亚，何春雨，石玉才．针刀为主治疗第三腰椎横突综合征随机对照临床研究［J］. 基层医
学论坛，2012，16（31）：4176 – 4177.

[45] 杨赟．针刀配合中药治疗第三腰椎横突综合征临床研究［J］. 亚太传统医药，2014，10
（16）：56.

[46] 刘康．针刀结合穴位注射、热敏化灸法治疗第三腰椎横突综合征的临床观察［J］. 按摩与康复
医学，2010，6（中）：98 – 99.

[47] 钟亚彬，汪苈，张万龙，等．针刀对第三腰椎横突综合征患者血清 IL – 6、IL – 10、TNF – α 水
平的影响［J］. 针灸临床杂志，2014，30（8）：43 – 45.

[48] 陈明祥．腰三横突综合征 90 例临床观察［J］. 中外医疗，2011，30（12）：47 – 48.

[49] 鲁俊东，杨利忠，曾文忠．序贯三联疗法治疗第三腰椎横突综合征的疗效观察［J］. 中国实用
医药，2015，10（12）：10 – 12.

[50] 罗书跃．小针刀松解配合手法整复治疗腰三横突综合征 68 例［J］. 中医药导报，2010，16
（6）：75 – 76.

[51] 王伟，刘华辉，王莹，等．小针刀配合手法治疗第三腰椎横突综合征 40 例观察［J］. 实用中医
药杂志，2016，32（3）：240 – 241.

[52] 周志鹏．小针刀结合桃红四物汤加减治疗第三腰椎横突综合征 48 例小结［J］. 中医药导报，
2006，12（6）：50 – 51.

[53] 郭长青，董福慧，李石良，等．针刀松解法对第 3 腰椎横突综合征局部软组织张力的影响［J］.
中国针灸，2012，32（7）：617 – 620.

[54] 张天民，姚宪宝．"C"形针刀整体松解术治疗肩周炎的疗效分析［A］. 中国针灸学会微创针
刀专业委员会．全国第三届针刀治疗膝关节病学术研讨会论文汇编［C］. 十堰：中国针灸学会
微创针刀专业委员会：中国针灸学会，2013：120 – 123.

[55] 张同德．采用针刀治疗肩周炎的临床分析［J］. 世界最新医学信息文摘，2015，15
（105）：181.

[56] 李雄．针刀阻力刺法治疗肩周炎的疗效观察［J］. 医学信息，2013，26（15）：461 – 462.

[57] 权伍成，张秀芬，朱汉章．针刀与局部封闭疗法对照治疗肩周炎 55 例临床疗效观察［J］. 世界
科学技术 – 中医药现代化，2006，8（4）：120 – 124.

[58] 周朝进，吴绪平，张平，等．针刀整体松解术配合手法治疗肩周炎的临床观察［A］. 中国针灸
学会微创针刀专业委员会．全国第三届针刀治疗膝关节病学术研讨会论文汇编［C］. 十堰：中

国针灸学会微创针刀专业委员会：中国针灸学会，2013：125 – 129.

[59] 朱红恩．电针配合小针刀治疗肩周炎的临床观察 [J]．光明中医，2015，30（2）：328 – 329.

[60] 刘相濮．内热针配合针刀松解术治疗肩周炎的临床研究 [D]．武汉：湖北中医药大学，2016：21 – 35.

[61] 田向东，王庆甫，谢国庆，等．中西医结合治疗重症肩关节周围炎临床研究 [J]．中医学报，2013，28（9）：1433 – 1434.

[62] 马诗凝．针刀治疗肩关节周围炎的随机对照临床研究 [D]．北京：北京中医药大学，2014：32 – 58.

[63] 刘满震，刘树新，张志良．肩周炎患者应用超微针刀联合圆利针治疗的临床效果评价 [J]．现代养生，2016，31（4）：58 – 60.

[64] 石玉才，张光亚，刘瑞钦．局部封闭配合针刀、中药热敷治疗肩周炎61例 [J]．按摩与康复医学，2012，3（9）：23 – 24.

[65] 周宗侠．龙虎交战针法联合小针刀治疗肩周炎的疗效观察 [D]．济南：山东中医药大学，2016：1 – 27.

[66] 于秋深，李劲松，汤文红，等．微型针刀松解为主治疗粘连性肩关节周围炎疗效观察 [J]．上海针灸杂志，2014，33（4）：346 – 348.

[67] 周敏．小针刀联合黄芪桂枝五物汤治疗急性期肩周炎的临床研究 [D]．广州：广州中医药大学，2011：17 – 28.

[68] 阮平．小针刀联合三点阻滞法治疗肩周炎疗效观察 [J]．深圳中西医结合杂志，2016，26（14）：50 – 51.

[69] 丁毅．小针刀六联法治疗肩周炎疗效观察 [J]．中国社区医师，2012，14（16）：225 – 226.

[70] 戎建良．针刀治疗肩周炎疼痛及劝能障碍的临床研究 [J]．中国社区医师·医学专业，2012，14（16）：225 – 226.

[71] 崔月丽，王晓青，张静，等．运动疗法为主综合康复治疗粘连型肩周炎的临床研究 [J]．中华物理医学与康复杂志，2013，35（4）：322 – 324.

[72] 高月．平衡针法对急性肩周炎疼痛程度及活动功能改善的疗效评价 [J]．世界中西医结合杂志，2016，11（2）：204 – 206.

[73] 吕小平．"点定位"遥感导向针刺治疗跟痛症32例 [J]．中国中西医结合外科杂志，2013，19（4）：456 – 457，463.

[74] 滕居赞，苏波，王大伟．扶阳化瘀法治疗跟骨骨刺60例 [J]．四川中医，2013，31（3）：93 – 94.

[75] 杨黎黎，王庆甫，王欢，等．体外定位小针刀松解术治疗跟痛症的临床研究 [J]．天津中医药，2016，33（10）：600 – 603.

[76] 丁晓丹．小针刀松解术加局部阻滞治疗跟痛症86例临床观察 [J]．中外健康文摘，2011，8（24）：233.

[77] 黄菁，乌英别兢，建军．针刀配合低浓度药物治疗跟痛症43例疗效观察 [J]．西部中医药，2012，25（10）：9 – 11.

[78] 赵铎．针刀配合手法治疗跖腱膜炎/跟骨骨刺综合征疗效研究 [J]．中华中医药杂志，2017，32

（1）：353 – 355.

［79］王宗佼. 针刀治疗跖腱膜炎的术式设计及临床应用［D］. 武汉：湖北中医药大学，2015：14 – 29.

［80］刘志刚，王玉海. 中西医结合治疗跟痛症68 例临床分析［A］. 中国中西医结合学会疡科分会、天津市中医药研究院附属医院. 第十五次全国中西医结合疡科学术交流会论文汇编［C］. 张家界：中国中西医结合学会疡科分会、天津市中医药研究院附属医院：中国中西医结合学会，2011：135 – 136.

［81］张光亚，石玉才. 小针刀结合局部封闭治疗跟痛症72 例疗效观察［J］. 按摩与康复医学，2012，3（6）：23 – 25.

［82］黄浩杰. 小针刀联合局部注射治疗跟痛症的临床研究［D］. 济南：山东中医药大学，2015：8 – 15.

［83］康麟，赵秋鹤，杨立. 小针刀结合超激光理疗治疗跟痛症的疗效观察［J］. 世界最新医学信息文摘，2014，14（23）：39.

［84］王育庆，申艳，廖军锋，等. 半导体激光对跟痛症患者疼痛症状的改善作用［J］. 激光杂志，2009，30（2）：95 – 96.

［85］王少飞，姜劲挺，郑吉元. 小针刀配合体外冲击波治疗跟痛症60 例［J］. 中国中医骨伤科杂志，2015，23（9）：53 – 55.

————————

ICS 11.120
C 05

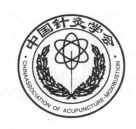

团　体　标　准

T/CAAM 0021—2019

循证针灸临床实践指南
电针疗法

Evidence – based guidelines of clinical practice
Electric acupuncture therapy

2019－12－11 发布　　　　　　　　　　　　　2019－12－31 实施

中 国 针 灸 学 会 发布

前　言

　　《循证针灸临床实践指南·针灸疗法》包括艾灸、电针、火针、拔罐、刺络放血、穴位贴敷、针刀等针灸疗法的针灸临床实践指南。

　　本部分为《循证针灸临床实践指南　电针疗法》。

　　本部分的附录为资料性附录。

　　本部分按照 GB/T 1.1—2009 给出的规则起草。

　　本部分由中国针灸学会提出。

　　本部分由中国针灸学会标准化工作委员会归口。

　　本部分起草单位：陕西省中医医院。

　　本部分起草人：苏同生、曹妍杰、张进、万兆新、张香妮、罗琼、谢瑜。

　　本部分参与人：宋瑞（延安）、宋琴琴、潘慧滢、杨赟璐、伍洁洁、杨静、张丽华、宋瑞（西安）、燕勇、焦珂、朱利、陈艳懂、刘一苇、齐琳婧等。

　　本部分指导专家：刘保延、杨华元、杨金生。

　　本部分审议专家：喻晓春、武晓冬、贾春生、麻颖、景向红、赵京生、赵吉平、刘存志、房繁恭、彭维娜、董国锋、储浩然、陈泽林、孙建华、徐斌。

引　言

　　循证针灸临床实践指南是根据针灸临床优势，针对特定临床情况，参照古代文献、名医经验以及现代最佳临床研究证据，结合患者价值观和意愿，系统研制的帮助临床医生和患者做出恰当针灸处理的指导性意见。

　　循证针灸临床实践指南制定的总体思路是：在针灸实践与临床研究的基础上，遵循循证医学的理念与方法，紧紧围绕针灸临床的特色优势，综合专家经验、目前最佳证据以及患者价值观，将国际公认的证据质量评价和推荐方案分级规范，与古代文献及现代、当代名老针灸专家临床证据相结合，并将临床研究证据与大范围专家共识相结合，旨在制定出能保障针灸临床疗效和安全性，并具有科学性与实用性的可有效指导针灸临床实践的指导性意见。

　　循证针灸临床实践指南推荐等级主要采用世界卫生组织（WHO）等推荐的 GRADE（Grading of Recommendations Assessment, Development and Evaluation）系统，即推荐分级评价、制定与评估系统，其中推荐等级分为强推荐与弱推荐两级。强推荐的方案是估计变化可能性较小、个性化程度低的方案，而弱推荐方案则是估计变化可能性较大、个性化程度高、患者价值观差异大的方案。

　　循证针灸临床实践指南的证据质量分级和推荐等级如下：

　◇ 证据质量分级（GRADE 分级）

　　证据质量高：　A

　　证据质量中：　B

　　证据质量低：　C

　　证据质量极低：D

　◇ 推荐强度等级

　　支持使用某项干预措施的强推荐：　1

　　支持使用某项干预措施的弱推荐：　2

　　《循证针灸临床实践指南·针灸疗法》是用于指导和规范针灸疗法在临床应用的系列规范性文件。根据针灸实践、学科发展与市场化需求，中国针灸学会标准化工作委员会在广泛调研与征集专家意见的基础上，经过筛选，对艾灸、电针、火针、拔罐、刺络放血、穴位贴敷、针刀7种常用针灸疗法的临床实践指南提案开展了立项评审，该7种常用针灸疗法循证临床实践指南提案经中国针灸学会立项后，历经3年完成了研制工作。

　　区别于针灸技术操作规范、病症循证针灸临床实践指南、针灸养生保健服务规范，循证针灸临床实践指南突出不同针灸疗法的临床优势，以常用针灸疗法为手段，以临床优势病种为目标，将针灸技术操作规范与临床病症相衔接，指导临床医师正确使用不同针灸疗法治疗其优势病种，促进针灸疗法临床应用规范化，提高临床疗效与安全性，使之更好地为人民大众健康服务。

　　《循证针灸临床实践指南·针灸疗法》的编写，凝聚着全国针灸标准化科研人员和管理人员的辛勤汗水，是参与研制各方集体智慧的结晶，是辨证论治的个体化诊疗模式与循证医学有机结合的创造性探索。《循证针灸临床实践指南·针灸疗法》在研制过程中，得到了四川大学华西临床医学院循证医学与临床流行病学中心吴泰相教授、兰州大学循证医学中心刘雅丽副教授在方法学上的大力支持和帮助，在此深表感谢。同时，还要感谢各位专家的通力合作。

循证针灸临床实践指南 电针疗法

1 摘要

1.1 推荐疾病选取原则

参照《神经病学》（第7版）（人民卫生出版社）、《临床电针疗法》（中国医药科技出版社）、《中医骨伤科学》（第9版）（中国中医药出版社）、《女性泌尿外科、泌尿妇科及排尿功能障碍》（2007版）（人民卫生出版社）、《泌尿系统与疾病》（2008版）（人民卫生出版社）、《实用妇产科学》（第4版）（人民卫生出版社）、《内科学》（2006版）（重庆大学出版社）、《内科学》（第8版）（人民卫生出版社），并结合电针相关文献检索共同制定，确定疾病分类目录。

1.2 主要推荐意见

推荐意见	推荐强度级别
1.2.1 神经系统疾病 **1.2.1.1 面神经麻痹** 　　a）亚急性期：地仓、颊车、阳白、下关、翳风、牵正；颊车配牵正为主电针治疗。波形选取：疏密波；频率选取：2/100Hz；强度选取：刺激强度以患者有轻微感觉为度。疗程：留针30min，每日1次，连续治疗5次为1个疗程	强推荐
b）恢复期：地仓、颊车、阳白、鱼腰、下关；地仓配颊车为主电针治疗。波形选取：断续波；频率选取：2Hz；强度选取：刺激强度以患者能耐受为度。疗程：留针20min，每日1次，连续治疗5次为1个疗程	强推荐
c）后遗症期：地仓、颊车、头维、悬厘、神庭、颔厌；地仓配头维为主电针治疗。波形选取：密波；频率选取：100Hz；强度选取：刺激强度以患者能耐受为度。疗程：留针20min，每日1次，连续治疗15次为1个疗程	强推荐
1.2.1.2 三叉神经痛 　　方案一：颔厌透悬厘，率谷透曲鬓；颔厌配率谷为主电针治疗。波形选取：连续波；频率选取：30Hz；强度选取：刺激强度以患者耐受为度。疗程：留针30min，每日1次，连续治疗7次为1个疗程，共3个疗程	强推荐
方案二：主穴取下关，第Ⅰ支疼痛者加头维、攒竹，第Ⅱ支疼痛者加颧髎，第Ⅲ支疼痛者加承浆、颊车；下关配疼痛支配穴电针治疗。波形选取：疏密波；频率选取：2/100Hz；强度选取：刺激强度以患者刚能感觉到电流刺激为度；疗程：留针30min，每日1次，连续治疗5次，休息2天，10次为1个疗程	弱推荐
1.2.1.3 面肌痉挛 　　方案一：百会、太阳、四白、迎香；百会配太阳，四白配迎香为主电针治疗。波形选取：连续波；频率选取：30Hz；强度选取：刺激强度以引起患侧面肌收缩及患者能耐受为宜。疗程：留针30min，每日1次，连续治疗20次为个1个疗程	强推荐
方案二：下关、颊车、地仓、颧髎；下关配地仓为主电针治疗。波形选取：疏密波；频率选取：2/100Hz；强度选取：刺激强度以患者能耐受为度。疗程：留针30min，每日1次，连续治疗5次为1个疗程	弱推荐
方案三：$C_2 \sim C_4$夹脊穴，同侧C_2配C_4为主电针治疗。波形选取：连续波；频率选取：30Hz；强度选取：刺激强度以患者耐受为度。疗程：留针30min，隔日1次，15次为1个疗程	弱推荐

推荐意见	推荐强度级别
1.2.1.4　坐骨神经痛 　　方案一：以病变部位夹脊穴配阿是穴为主电针治疗。波形选取：断续波；频率选取：2Hz；强度选取：刺激强度以患者耐受为度。疗程：每次 30min，1 次/日，10 次为 1 个疗程	强推荐
方案二：以病变部位同侧背俞穴为主电针治疗。波形选取：连续波；频率选取：2Hz；强度选取：刺激强度以患者耐受为度。疗程：每次 30min，每日 1 次，10 次为 1 个疗程	强推荐
方案三：分经论治。疼痛在外侧者，取患侧的足少阳胆经穴为主，如环跳、风市、阳陵泉、悬钟、丘墟等；疼痛以后侧腿部为主者，取患侧的足太阳膀胱经穴为主，如秩边、承扶、殷门、委中、承山、昆仑等；疼痛在外侧者，环跳配风市、阳陵泉配悬钟；疼痛在后侧者，秩边配承扶，委中配承山，行电针治疗。波形选取：连续波；频率选取：2Hz；强度选取：刺激强度以患者耐受为度。疗程：每次 30min，每日 1 次，10 次为 1 个疗程	强推荐
1.2.1.5　脑卒中后遗症及并发症 **1.2.1.5.1　脑卒中后肩手综合征** 　　以肩髃配肩髎，曲池配手三里为主电针治疗。波形选取：疏密波；频率选取：50Hz；强度选取：刺激强度以患者耐受并见肌肉跳动为度。疗程：留针 30min，每日 1 次，连续治疗 5 次，休息 2 天，20 次为 1 个疗程	强推荐
1.2.1.5.2　脑卒中后肢体功能障碍 　　a）迟缓性瘫痪 　　方案一：上肢取肩髃、曲池、手三里、外关；下肢取环跳、阳陵泉（肩髃配曲池，手三里配外关，环跳配阳陵泉），行电针治疗。波形选取：断续波；频率选取：10Hz；强度选取：刺激强度以患者能够耐受并见肌肉跳动为度。疗程：留针 30min，每日 1 次，10 次为 1 个疗程	强推荐
方案二：上肢取肩髃、曲池、手三里、合谷；下肢取足三里、悬钟、髀关、伏兔（肩髃配曲池，手三里配合谷，足三里配悬钟，髀关配伏兔），行电针治疗。波形选取：断续波；频率选取：10Hz；强度选取：刺激强度以患者耐受并见肌肉跳动为度。疗程：留针 30min，每日 1 次，10 次为 1 个疗程	强推荐
b）痉挛性瘫痪 　　方案一：上肢取肩髃、曲池、天井、手三里；下肢取环跳、髀关、足三里、悬钟（肩髃配曲池，天井配手三里，环跳配髀关，足三里配悬钟）行电针治疗。波形选取：疏密波；频率选取：2/100Hz；强度选取：刺激强度以患者能够耐受并见肌肉跳动为度。疗程：留针 30min，每日 1 次，10 次为 1 个疗程	强推荐
方案二：上肢取天井、纠内旋；下肢取阳陵泉、纠内翻（天井配纠内旋，阳陵泉配纠内翻）行电针治疗。波形选取：疏波；频率选取：10Hz；强度选取：刺激强度以患者能够耐受并见肌肉跳动为度。疗程：留针 30min，每日 1 次，10 次为 1 个疗程	强推荐
方案三：以颈夹脊穴（同侧 C_3 配 C_5）为主电针治疗。波形选取：疏密波；频率选取：2/100Hz；强度选取：刺激强度以患者能够耐受并见肌肉跳动为度。疗程：留针 30min，每日 1 次，10 次为 1 个疗程	弱推荐
1.2.1.5.3　脑卒中后言语障碍 　　方案一：言语一区、言语二区、言语三区（运动性失语选取言语一区连接电针仪，命名性失语选取言语二区连接电针仪，感觉性失语选取言语三区连接电针仪）行电针治疗。波形选取：疏密波；频率选取：50Hz；强度选取：刺激强度以患者能够耐受为度。疗程：留针 30min，每日 1 次，15 次为 1 个疗程，一般治疗 2～4 个疗程	强推荐

推荐意见	推荐强度级别
方案二：以大脑左侧优势半球 Broca 区为主电针治疗。波形选取：疏密波；频率选取：50Hz；强度选取：刺激强度以患者耐受为度。疗程：留针 30min，每日 1 次，14 次为 1 个疗程	强推荐
方案三：头部选穴百会、风池、哑门、翳风、率谷；体针选穴金津、玉液、通里、后溪、廉泉、合谷、曲池、支沟（双侧风池，双侧合谷配通里），行电针治疗。波形选取：疏密波；频率选取：50Hz；强度选取：刺激强度以患者耐受为度。疗程：留针 30min，每日 1 次，每周 5 次，休息 2 日，10 次为 1 个疗程	弱推荐
方案四：外金津、玉液，上廉泉；配穴：风池、通里（外金津配玉液，双侧通里），行电针治疗。波形选取：连续波；频率选取：10Hz；强度选取：刺激强度以患者耐受为度。疗程：留针 30min，每日 1 次，15 次为 1 个疗程	弱推荐
1.2.1.5.4　脑卒中后吞咽障碍 　　以风池、翳风、廉泉、夹廉泉（翳风配风池）为主电针治疗。波形选取：连续波；频率选取：2Hz；强度选取：刺激强度以患者耐受为度。疗程：留针 30min，每日 1 次，连续治疗 5 次，休息 2 天，10 次为 1 个疗程	强推荐
1.2.1.5.5　脑卒中后抑郁 　　方案一：耳穴取神门、脑干、心、肝、肾（神门配脑干，心配肝），行电针治疗。波形选取：疏密波；频率选取：15Hz；强度选取：刺激强度以患者耐受为度；疗程：留针 30min，每日 1 次，左右耳交替治疗，每周连续治疗 5 次，休息 2 天，20 次为 1 个疗程	强推荐
方案二：百会、印堂、神庭、内关、神门、合谷、足三里、三阴交、太冲（百会配印堂或百会配神庭、同侧合谷配太冲、同侧内关配神门，或同侧三阴交配太冲），行电针治疗。波形选取：疏密波；频率选取：2/100Hz；强度选取：刺激强度以局部肌肉轻微跳动，患者耐受为度。疗程：留针 30min，每日 1 次，每周连续治疗 5 次，休息 2 天，4 周为 1 个疗程	强推荐
1.2.1.5.6　脑卒中后排尿障碍 　　a）尿失禁 　　同侧肾俞配会阳电针治疗。波形选取：连续波；频率选取：1Hz；强度选取：刺激强度以可见针刺部位肌肉轻微收缩，患者能耐受为度。疗程：留针 30min，每日 1 次，每周治疗 5 次，休息 2 天，2 周为 1 个疗程	强推荐
b）尿潴留 　　方案一：同侧次髎配会阳电针治疗。波形选取：连续波；频率选取：1Hz；强度选取：刺激强度以患者耐受为度。疗程：留针 30min，每日 1 次，每周治疗 5 次，休息 2 天，2 周为 1 个疗程	强推荐
方案二：关元、中极分别配双侧水道电针治疗。波形选取：疏密波；频率选取：2/100Hz；强度选取：刺激强度以患者耐受为度。疗程：留针 30min，每日 1 次，每周治疗 5 次，休息 2 天，2 周为 1 个疗程	强推荐
1.2.1.5.7　脑卒中后便秘 　　右侧天枢穴配气海，左侧天枢穴配关元电针治疗。波形选取：疏密波；频率选取：20Hz；强度选取：刺激强度以腹部肌肉轻度颤动，患者耐受为度。疗程：留针 30min，每日 1 次，每周治疗 6 次，2 周为 1 个疗程	强推荐
1.2.1.6　血管性痴呆 　　四神聪、百会、神庭、风池（神庭、百会配左右神聪，前后神聪配左右风池，每日一组，两组交替使用）行电针治疗；波形选取：连续波；频率选取：5Hz；强度选取：刺激强度以患者耐受为度。疗程：留针 30 分钟，每日 1 次，每周治疗 5 次，休息 2 天，4 周为 1 个疗程	强推荐

推荐意见	推荐强度级别
1.2.1.7 神经精神性疾病 **1.2.1.7.1 失眠** 　　以百会、四神聪、神门、风池为主，选取 1~2 组穴位电针治疗。波形选取：连续波；频率选取：2Hz；强度选取：刺激强度以患者耐受为度。疗程：留针 30min，每日 1 次，连续治疗 5 次，休息 2 天，10 次为 1 个疗程	弱推荐
1.2.2 消化系统疾病 **1.2.2.1 便秘** 　　a）慢传输型便秘 　　方案一：天枢电针治疗。波型选取：连续波；频率选取：15Hz；强度选取：刺激强度以患者腹部肌肉轻度颤动并自觉微痛为度。疗程：留针 30min，每日 1 次，每周治疗 5 次，5 次为 1 个疗程，共治疗 4 个疗程	强推荐
方案二：以双侧中髎、双侧承山为主电针治疗。波型选取：连续波；频率选取：15Hz；强度选取：刺激强度以患者耐受为度。疗程：留针 20min，隔日 1 次，10 次为 1 个疗程	强推荐
方案三：同侧足三里配上巨虚，左右交替电针治疗。波型选取：连续波；频率选取：20Hz；强度选取：刺激强度以局部肌肉轻微颤动及患者感觉可耐受为度。疗程：留针 30min，每日 1 次，每周治疗 5 次，休息 2 天，5 次为 1 个疗程，共治疗 4 疗程	弱推荐
b）功能性便秘 　　方案一：同侧天枢配腹结电针治疗。波型选取：疏密波；频率选取：15Hz；强度选取：刺激强度以患者腹部肌肉轻微颤动为度。疗程：留针 30min，前 2 周每周治疗 5 次，每日 1 次，后 6 周每周治疗 3 次，隔日 1 次，连续治疗 8 周，共治疗 28 次	强推荐
方案二：曲池、上巨虚（诸穴配对应辅助针）。波型选取：连续波；频率选取：20Hz；强度选取：刺激强度以患者耐受为度。疗程：留针 30min，第 1~2 周每周连续治疗 5 天，每日 1 次，休息 2 天；第 3~4 周每周治疗 3 天，隔日 1 次	强推荐
1.2.2.2 单纯性膈肌痉挛 　　方案一：夹脊穴（C_3~C_5）（双侧 C_3、C_4、C_5 分别接电针仪）行电针治疗。波型选取：连续波；频率选取：80Hz；强度选取：刺激强度以患者能耐受为度。疗程：留针 30min，每日 1 次，每周治疗 5 次，共治疗 10 次	弱推荐
方案二：攒竹穴电针治疗。波型选取：疏密波；频率选取：50Hz；强度选取：刺激强度以患者耐受并感觉舒适为度。疗程：留针 20min，每日 1 次，2 次为 1 个疗程	弱推荐
方案三：同侧内关配足三里（中脘旁开 1 寸取非经非穴为辅针）行电针治疗。波型选取：连续波；频率选取：80Hz；强度选取：刺激强度以患者耐受为度。疗程：留针 30min，每日 1 次，每周治疗 5 次	弱推荐
1.2.2.3 功能性腹泻 　　以天枢、曲池、足三里（同侧天枢配曲池）为主电针治疗。波形选取：连续波；频率选取：20Hz；强度选取：刺激强度以患者耐受为度。疗程：留针 30min，每日 1 次，针刺治疗期为 4 周，共治疗 28 天	强推荐
1.2.2.4 胃下垂 　　以中脘、气海、关元、天枢、足三里（同侧天枢配足三里）为主电针治疗。波型选取：断续波；频率选取：15Hz；强度选取：刺激强度以患者耐受为度。疗程：留针 30min，每日 1 次，每周连续治疗 5 次，休息 2 天，2 周为 1 个疗程	强推荐

推荐意见	推荐强度级别
1.2.3　运动系统疾病 **1.2.3.1　脊柱疾病** **1.2.3.1.1　神经根型颈椎病** 　　夹脊穴（$C_4 \sim C_7$）、风池、肩井、后溪、外关（同侧 2 组颈夹脊穴位接 1 组电针，风池配肩井，后溪配外关）行电针治疗。波形选取：疏密波；频率选取：20Hz；强度选取：刺激强度以局部肌肉跳动，患者耐受为度。疗程：留针 30min，每日 1 次，10 次为 1 个疗程	强推荐
1.2.3.1.2　腰椎间盘突出症 　　夹脊穴（病变椎体上、下一个椎体两侧的夹脊穴，同侧接电针仪）行电针治疗。波形选取：连续波；频率选取：2Hz；强度选取：刺激强度以患者耐受为度。疗程：留针 30min，每日 1 次，连续治疗 5 次，休息 2 天，10 次为 1 个疗程	强推荐
1.2.3.1.3　第三腰椎横突综合征 　　以阿是穴、夹脊穴（$L_2 \sim L_4$）（同侧阿是穴配 L_3 夹脊穴）为主电针治疗。波形选取：急性发作期选连续波，慢性疼痛期选疏密波；频率选取：连续波（40Hz），疏密波（2/100Hz）；强度选取：刺激强度以局部肌肉跳动，患者耐受为度。疗程：留针 30min，每日 1 次，7 次为 1 个疗程	强推荐
1.2.3.2　骨关节疾病 **1.2.3.2.1　肩周炎** 　　方案一：以条口穴（健侧）（条口穴配辅针）为主电针治疗。波形选取：疏密波；频率选取：2/100Hz；强度选取：刺激强度以患者耐受为度，同时活动肩关节。疗程：留针 30min，每日 1 次，6 次为 1 个疗程	强推荐
方案二：肩髃配肩贞，肩前配肩髎行电针治疗。波形选取：疏密波；频率选取：2/100Hz；强度选取：刺激强度以患者耐受为度。疗程：留针 30min，每日 1 次，10 次为 1 个疗程	强推荐
1.2.3.2.2　肱骨外上髁炎 　　阿是穴配手三里，曲池配肘髎行电针治疗。波形选取：疏密波；频率选取：2/100Hz；强度选取：刺激强度以局部肌肉跳动，患者耐受为度。疗程：留针 30min，每日 1 次，7 次为 1 个疗程	弱推荐
1.2.3.2.3　膝骨关节炎 　　内膝眼配外膝眼，梁丘配血海行电针治疗。波形选取：疏密波；频率选取：20Hz；强度选取：刺激强度以患者自觉局部肌肉跳动且耐受为度。疗程：留针 30min，每日 1 次，10 次为 1 个疗程	强推荐
1.2.3.2.4　踝扭伤 　　解溪配昆仑、丘墟配阿是穴行电针治疗。波形选取：疏密波；频率选取：2/100Hz；强度选取：刺激强度以患者耐受为度。疗程：留针 30min，连续治疗 5 次，休息 2 天，10 次为 1 个疗程	弱推荐
1.2.3.3　肌肉损伤疾病 **1.2.3.3.1　急性腰扭伤** 　　方案一：后溪穴电针治疗。波形选取：连续波；频率选取：40Hz；强度选取：刺激强度以患者耐受为度。疗程：留针 20min，每日 1 次，取针后活动腰部 3 ~ 5min，每次 5min，连续治疗 5 次为 1 个疗程	强推荐
方案二：夹脊穴（腰痛部位椎体上下夹脊穴，同侧接电针仪）行电针治疗。波形选取：疏密波；频率选取：5Hz；强度选取：刺激强度以患者耐受为度。疗程：留针 20min，每日 1 次，连续治疗 6 次为 1 个疗程	弱推荐

推荐意见	推荐强度级别
方案三：阿是穴（取局部肌肉痉挛、压痛明显处 1～2 组穴位接电针仪）行电针治疗。波形选取：连续波；频率选取：40Hz；强度选取：刺激强度以患者耐受为度。疗程：留针 20min，每日 1 次，连续治疗 6 次为 1 个疗程	弱推荐
1.2.3.3.2　腰肌劳损 　　以阿是穴、肾俞、大肠俞、委中、昆仑（同侧肾俞配大肠俞，委中配昆仑）为主电针治疗。波形选取：疏密波；频率选取：50Hz；强度选取：刺激强度以局部肌肉跳动且患者耐受为度。疗程：留针 30～40min，每日 1 次，7 次为 1 个疗程	弱推荐
1.2.4　泌尿系统疾病 **1.2.4.1　膀胱过度活跃症** 　　以中髎、会阳、三阴交（双侧中髎、会阳分别接电针仪）行电针治疗。波形选取：连续波；频率选取：10Hz；强度选取：刺激强度以患者耐受为度。疗程：留针 30min，隔日 1 次，每周治疗 3 次，共治疗 4 周	强推荐
1.2.4.2　尿失禁 　　a）压力性尿失禁：双侧中髎、会阳分别接电针仪行电针治疗。波形选取：连续波；频率选取：50Hz；强度选取：刺激强度以患者耐受为度。疗程：留针 30min，每周 3 次，共治疗 8 周	强推荐
b）急迫性尿失禁：以肾俞、次髎、会阳、三阴交（双侧次髎和会阳分别接电针仪）为主电针治疗。波形选取：疏密波；频率选取：2/100Hz；强度选取：刺激强度以患者耐受为度。疗程：留针 30min，每周 3 次，共治疗 12 周	强推荐
c）混合性尿失禁：双侧中髎、会阳分别接电针仪行电针治疗。波形选取：疏密波；频率选取：2/100Hz；强度选取：刺激强度以患者耐受为度。疗程：留针 30min，每周 3 次，共治疗 12 周	强推荐
1.2.4.3　尿潴留 　　a）术后尿潴留：以气海、关元、中极、（双侧）水道、阴陵泉、足三里、三阴交、太溪（气海配关元、三阴交配足三里为主）电针治疗。波形选取：疏密波；频率选取：2/100Hz；强度选取：刺激强度以患者耐受为度。疗程：留针 30min，每日 1 次，7 次为 1 个疗程	强推荐
b）脊髓损伤尿潴留：以肾俞、次髎、中髎、会阳、三阴交（双侧中髎、次髎、会阳分别接电针仪）为主电针治疗。波形选取：连续波；频率选取：10Hz；强度选取：刺激强度患者耐受为度。疗程：留针 30min，每日 1 次，每周 3 次，共治疗 12 周	强推荐
1.2.4.4　神经源性膀胱 　　参照脊髓损伤性尿潴留及急迫性尿失禁	
1.2.4.5　慢性前列腺炎 　　以肾俞、中髎、会阳、三阴交（同侧中髎配会阳）为主电针治疗。波形选取：连续波；频率选取：20Hz；强度选取：刺激强度以患者耐受为度。疗程：留针 30min，隔日 1 次，每周 3 次，共治疗 24 次	强推荐
1.2.5　生殖系统疾病 **1.2.5.1　原发性痛经** 　　以次髎、足三里、三阴交（同侧足三里配三阴交）为主电针治疗。波形选取：连续波；频率选取：50Hz；强度选取：刺激强度以局部出现酸、麻、沉、胀感为度。疗程：留针 30min，于行经前 7 天开始治疗，每日 1 次，至月经来潮前停止治疗，连续治疗 3 个月经周期	强推荐

推荐意见	推荐强度级别
1.2.5.2　排卵障碍性不孕症 　　以三阴交、子宫、足三里（双侧子宫、足三里分别接电针仪）行电针治疗。波形选取：疏密波；频率选取：2/15Hz；强度选取：刺激强度以患者可耐受为度。疗程：留针30min。在月经周期经净第1天给予患者电针干预（无月经来潮的患者采用肌注黄体酮，以使其月经来潮），每日1次，连续治疗15天，1个月经周期为1个疗程，共治疗3个疗程	弱推荐
1.2.5.3　体外受精－胚胎移植 　　以三阴交、子宫、中极、关元（双侧三阴交，左子宫配中极，右子宫配关元）为主电针治疗。波形选取：疏密波；频率选取：40Hz；强度选取：刺激强度以患者可耐受为度。疗程：每次留针30min，自体外受精（IVF）周期的月经第5天开始行电针治疗，隔日1次至取卵日，一般治疗5~7次	弱推荐
1.2.5.4　男性少弱精症 　　同侧肾俞配三阴交行电针治疗。波形选取：连续波；频率选取：2Hz；强度选取：刺激强度以患者可耐受为度。疗程：留针30min，隔日1次，2个月为1个疗程	强推荐
1.2.5.5　多囊卵巢综合征 　　同侧三阴交配子宫行电针治疗；波形选取：连续波；频率选取：2Hz；强度选取：刺激强度以患者可耐受为度。疗程：留针30min。自月经或撤药性出血第5天开始治疗，隔日1次，1周治疗3次，连续针灸至阴道超声检测卵泡直径≥18mm，1个月经周期或1个月为1个疗程	弱推荐
1.2.6　内分泌系统疾病 **1.2.6.1　肥胖病** 　　中脘配气海，双侧天枢、足三里、丰隆分别接电针仪行电针治疗。波形选取：疏密波频率选取：2/50Hz强度选取：刺激强度以局部肌肉跳动，患者耐受为度；疗程：留针30min，每日1次，每周治疗5次，休息2天，4周为1个疗程	弱推荐
1.2.6.2　2型糖尿病 　　双侧天枢、曲池、足三里、丰隆分别接电针仪行电针治疗。波形选取：连续波；频率选取：2Hz；强度选取：刺激强度以患者能够耐受并肌肉跳动为度。疗程：留针30min，每日1次，每周治疗5次，休息2天，4周为1个疗程	弱推荐
1.2.6.3　糖尿病胃轻瘫 　　双侧足三里、梁门、天枢、上巨虚分别接电针仪行电针治疗。波形选取：疏密波；频率选取：2/100Hz；强度选取：刺激强度以患者能耐受并见肌肉跳动为度。疗程：留针30min，每日1次，5次为1个疗程，疗程期间休息2天，连续治疗2疗程	强推荐
1.2.6.4　糖尿病周围神经病 　　同侧曲池配合谷，双侧足三里、太冲分别接电针仪行电针治疗；波形选取：连续波；频率选取：2Hz；强度选取：刺激强度以患者能够耐受并见肌肉跳动为度。疗程：留针30min，每日1次，2周为1个疗程，疗程间休息1天，连续治疗2个疗程	强推荐
1.2.7　呼吸系统疾病 **1.2.7.1　哮喘** 　　肺俞穴电针治疗。波形选取：疏密波；频率选取：2/50Hz；强度选取：刺激强度以针柄轻微颤动，患者能够耐受为度。疗程：留针30min，每日1次，14次为1个疗程	强推荐
1.2.8　免疫系统疾病 **1.2.8.1　类风湿性关节炎** 　　双侧足三里、血海、阿是穴分别接电针仪行电针治疗。波形选取：连续波；频率选取：2Hz；强度选取：刺激强度以患者能够耐受并见肌肉跳动为度。疗程：留针30min，隔日1次，每周治疗3次，连续治疗3个月	强推荐

2 简介

2.1 电针疗法概述

针灸是我国中医学中一种特有的治疗手段，已拥有几千年的应用历史。针刺各经络可以沟通表里，运行气血，濡养脏腑，"泄其有余，补其不足"，感应传导，治疗预防疾病。公元 6 世纪针灸开始向外传播，19 世纪法国医生百里沃茨（Louis Berlioz）提出在针上通电流的设想。此后萨朗蒂埃（Sarlandiere）医生首次在临床工作中应用电针疗法。20 世纪 50 年代，朱龙玉确立了电针疗法。

电针刺激神经传递信号到脊索和大脑，促进神经递质和神经激素的释放，从而产生一定的治疗效果。电针是把稳定持续的电刺激经毫针传导到腧穴。电刺激参数包括频率、强度、时间和性质。大量研究表明，任何参数的改变均会对机体产生不同的效果。其作用包括调节神经系统、免疫系统、内分泌系统、脏腑器官功能等。

电针在许多疾病的临床治疗中得以应用，能够简单、安全、有效地预防和治疗疾病及相关并发症，对于调节人体生理和心理的稳态平衡有良好的治疗效果。

2.2 本标准制定的目标

本标准制定的目标是为临床医生提供治疗电针疗法的高质量应用方案。

2.3 本标准制定的目的

本标准制定的目的在于规范电针疗法的治疗方案，为临床提供在一般情况下适用于大多数患者的临床实践策略。

2.4 本标准的适用人群

本标准的适用人群主要为执业中医师、执业助理中医师、医学院校的教师和学生、针灸科学研究者。

本标准应用的目标环境包括国内各级医院针灸科门诊部或住院部、有针灸专业医师的社区医院、有针灸专业的大学或学院、各针灸相关的科研及评价机构。

2.5 本标准适用的疾病范围

本标准适用于神经系统、消化系统、运动系统、泌尿系统、生殖系统、内分泌系统、呼吸系统、免疫系统中电针治疗的优势病种。对于全身性疾病过程中出现部分症状，在治疗原发病的基础上，也可参考本标准进行电针治疗。

3 电针疗法操作规范

3.1 定义

3.1.1 电针 Electroacupuncture

在毫针针刺得气的基础上，应用电针仪输出脉冲电流通过毫针作用于人体一定部位以达到防治疾病的一种针刺方法。

3.1.2 电针仪 Electroacupuncture apparatus

能够输出脉冲电流，并满足电针治疗要求的电子仪器，包括主机、电极线、电源适配器等附件。

3.1.3 电极线 Electrode wire

电针仪输出脉冲电流的导线，连接于电针仪输出端与毫针之间，两条导线为一组，有正极、负极之分。

3.1.4 无关电极 Dispersive electrode

电针单穴治疗时，置于人体非针刺体表部位的另一回路电极。

3.1.5 脉冲电流 Impulsive current

按一定规律瞬间出现的突然变化的电流。

3.1.6 电针参数 Parameters of electroacupuncture

电针仪输出的脉冲波形、脉冲幅度、脉冲宽度、频率、脉冲输出模式的数字描述。

3.1.7　基本脉冲波形 Basi – pulse pattern

基本脉冲波形为带有负向反冲的矩形波，也可使用三角波、方波和其他被证实安全有效的单元脉冲波形。

3.1.8　连续波 Continuous wave

电针仪输出的组合波之一，由基本脉冲波简单重复，中间没有停顿，频率连续可调。频率低于30Hz 的连续波，称为疏波，频率高于30Hz 的连续波，称为密波。

3.1.9　疏密波 Dilatational wave

电针仪输出的频率呈周期性快慢变化的组合波形，由疏波和密波交替出现。

3.1.10　断续波 Intermittent wave

周期性时断时续的组合波，由连续波经过矩形脉冲调试后得到的脉冲波序列。

3.1.11　脉冲幅度 Pulse amplitude

脉冲电压或电流的最大值与最小值之差（电压峰峰值 V_{P-P} 或电流峰峰值 I_{P-P}），用符号 Um 表示，单位用伏特（V）或毫安（mA）表示。

3.1.12　脉冲宽度 Pulse width

脉冲出现后所持续的时间，用符号 Tw 表示，单位为毫秒（ms）。

3.1.13　脉冲频率 Pulse frequency

单位时间内脉冲出现的个数，用符号 f 表示，单位为赫兹（Hz）。

3.1.14　输出强度 Intensive of electroacupuncture

单位时间内输出给人体组织的脉冲能量，用符号 P 表示，单位为焦耳/秒（J/S）或瓦特（W）。

3.1.15　刺激量 Quantity of electroacupuncture stimulus

电针刺激强度与刺激时间的乘积，用符号 q 表示，单位为焦耳（J）。

3.2　操作步骤与要求

3.2.1　施术前准备

3.2.1.1　电针仪准备

检查电源开关，使用干电池的主机要备好电池，并确保电量充足；检查输出电极线，并保证导电性能良好，应确保电针仪正常工作。

3.2.1.2　针具选择

应符合 GB/T 21709.20 针具选择的规定。

3.2.1.3　腧穴选择

3.2.1.3.1　选择原则

根据病症选取相应的腧穴或治疗部位。具体应符合 GB/T 21709.20 腧穴选择的规定，腧穴的定位应符合 GB/T 12346 和 GB/T 13734 的规定。

3.2.1.3.2　选择规律

按电流回路要求，选穴宜成对，以 1~3 对（2~6 个穴位）为宜，当选择单个腧穴进行治疗时，应使用无关电极。

3.2.1.4　体位选择

应便于医生正确选穴，方便操作；病人肢体舒适，能持久。

3.2.1.5　电针参数选择

应根据疾病的性质选取合适的电针参数。

3.2.1.6　环境要求

保持治疗环境清洁卫生，防止污染。

3.2.1.7 消毒

毫针针刺前应对针具、针刺穴位和医生双手进行严格消毒，具体的消毒方法应按 GB/T 21709.20 消毒部分的规定；必要时电针仪及附件也要进行消毒，消毒操作应符合 GB 15982—1995 的规定。

3.2.2 操作方法

3.2.2.1 开机前检查

检查电针仪各输出旋钮或按键并调整到"零"位。

3.2.2.2 针刺

选穴位，按毫针进针和行针方法完成操作，具体应符合 GB/T 21709.20 针刺的要求。

3.2.2.3 输出连接

将电极线插头端插入相应的主机输出插孔，电极线输出端两极分别连接于毫针针柄或针体，当单穴治疗时，电极线输出端一极接穴位，另一极接无关电极。应确保连接牢靠、导电良好。

3.2.2.4 开机

在确保供电之后打开电针仪电源开关。

3.2.2.5 波形、频率选择

调节波形、频率旋钮或按键，选择治疗所需的波形、频率。

3.2.2.6 输出强度调节

调节对应输出旋钮或按键，逐级、缓慢增加输出幅度，以病人可耐受为度，或根据使用说明书的规定，在许可的范围内调节强度。调节时为了防止病人产生"电震"感，调节的幅度应小。

3.2.2.7 术中调整

有必要在电针治疗过程中对波形、频率进行调整时，应首先调节输出强度至最小，然后再变换波形和频率。

3.2.2.8 关机

电针治疗完成后，应首先缓慢调节强度旋钮或按键，使输出强度置零位，关闭电针仪电源开关，然后从针柄（针体）取下电极线。

3.2.2.9 出针

按毫针操作规范要求进行出针操作，具体操作应符合 GB/T 21709.20 出针的规定。

3.2.2.10 电针治疗持续时间

根据病情决定，宜在 15～60min 之间。

3.3 注意事项

a）电针仪在首次使用前应仔细阅读产品使用说明书，掌握电针仪的性能、参数、使用方法、注意事项及禁忌症等内容。

b）靠近延脑、脊髓等部位使用电针时，电流量宜小，并注意电流的回路不要横跨中枢神经系统，不可过强刺激。

c）禁止电流直接流过心脏，如不允许左右上肢的两个穴位同时接受一路输出治疗。

d）电针治疗过程中病人出现晕针现象时，应立即停止电针治疗，关闭电源，按毫针晕针的处理方法处理。

e）电针治疗过程中应严格确保每组输出电流回路通畅，不允许电针仪输出端与电极线，电极线与毫针之间产生任何接触不良现象。

f）使用毫针的注意事项，同样适用于电针。

g）电针仪的日常保养和维护规则参考产品使用说明书。

3.4 禁忌症

a）禁忌范围应参照电针仪使用说明书。

b）皮肤破损处、肿瘤局部、孕妇腹部、心脏附近、安装心脏起搏器、颈动脉窦附近禁电针。

4 电针治疗优势病种及推荐方案

4.1 神经系统疾病

4.1.1 面神经麻痹

4.1.1.1 疾病简介

面神经麻痹又称面神经炎或贝尔麻痹，是茎乳孔内面神经急性非特异性炎症所致的周围性面瘫。属中医"口眼㖞斜"范畴，临床以一侧口眼向一侧歪斜为主要表现。面瘫的发生常与劳作过度、正气不足、风寒或风热乘虚而入等因素有关，本病病位在面部，与少阳、阳明经筋相关。基本病机是气血痹阻、经筋功能失调。

4.1.1.2 电针治疗推荐方案

推荐方案一：

选穴：地仓、颊车、阳白、下关、翳风、牵正（患侧）。

操作方法：患者取仰卧位，皮肤常规消毒，用 0.3mm×40mm 毫针进针，各穴均用毫针刺 0.5～1寸，除下关、翳风两穴垂直刺入，其余各穴均水平进针，针刺得气后，颊车和牵正接电针。

电针仪器：韩氏电针仪。

电针参数：波形：疏密波；

频率：2/100Hz；

强度：刺激强度以患者能在电针辅助下活动患侧表情肌。

疗程：留针 30min，每日 1 次，连续治疗 5 次为 1 个疗程。

『推荐』

推荐建议：面神经麻痹亚急性期患者推荐电针治疗，电针波形选择疏密波。[GRADE 1C]

解释：本标准小组共纳入 4 篇文献，1 篇系统评价，3 篇 RCT 文献。经综合分析形成证据体发现，疏密波可以促进代谢，加速血液循环，消除炎症，改善水肿，故认为可作为亚急性期的首选波形，与其他波形相比，疏密波治疗面神经麻痹亚急性期具有较好的活血通络、疏调经筋的作用。但现有的证据体因纳入文献存在偏倚风险高，文献设计质量低、不精确性，经 GRADE 评价后最终证据质量等级为低。

推荐方案二：

选穴：地仓、颊车、阳白、鱼腰、下关（患侧）。

针刺方法：患者取仰卧位，皮肤常规消毒，用 0.30mm×40mm 毫针进针，除下关穴垂直刺入，其余各穴均水平进针，进针 1 寸，针刺得气后，地仓配颊车接电针仪。

电针仪器：G6805 型电针仪。

电针参数：波形：断续波；

频率：2Hz；

强度：刺激强度以患者能耐受为度。

疗程：留针 20min，每日 1 次，连续治疗 5 次为 1 个疗程。

『推荐』

推荐建议：面神经麻痹恢复期患者推荐电针治疗，电针波形选择断续波。[GRADE 1C]

解释：本标准小组共纳入 2 篇文献，均为 RCT 文献。经综合分析形成证据体发现，在该证据体中有 2 篇文献提到恢复期，均未说明分期标准。与其他波形相比，断续波治疗面神经麻痹恢复期患者具有较好的活血通络、疏调经筋的作用。但现有的证据体因纳入文献存在偏倚风险高，文献设计质量低、不精确性，经 GRADE 评价后最终证据质量等级为低。

推荐方案三：

选穴：地仓、颊车、头维、悬厘、神庭、颔厌（患侧）。

针刺方法：患者取仰卧位，皮肤常规消毒，用 0.30×50mm 毫针进针，地仓透颊车、头维透悬厘、神庭透颔厌，用连续捻转手法，得气后，地仓配头维接电针仪。

电针仪器：G6805 型电针仪。

电针参数：波形：密波；

频率：100Hz；

强度：刺激强度以患者能耐受为度。

疗程：留针 20min，每日 1 次，连续治疗 15 次为 1 个疗程。

『推荐』

推荐建议：面神经麻痹后遗症期患者推荐电针治疗，电针波形选择密波。［GRADE 1C］

解释：本标准小组共纳入 1 篇文献，均为 RCT 文献。经综合分析形成证据体发现，在该证据体中有 1 篇文献提到后遗症期，未说明分期标准。与其他波形相比，电针密波治疗伴治疗面神经麻痹后遗症期患者具有较好的疏调经筋的作用。但现有的证据体因纳入文献存在偏倚风险高，文献设计质量低、不精确性，经 GRADE 评价后最终证据质量等级为低。

4.1.2 三叉神经痛

4.1.2.1 疾病简介

原发性三叉神经痛，简称三叉神经痛，表现为三叉神经分布区内短暂的、反复发作性剧烈疼痛。属于中医"面痛"范畴，以眼、面颊部出现放射性、烧灼样抽掣疼痛为主症，又称"面风痛""面颊痛"。本病多发于 40 岁以上，女性多见，以右侧面部为主。面痛的发生常与外感邪气、外伤、情志不调等因素有关。本病病位在面部，与手、足三阳经有密切关系。基本病机是面部经络气血阻滞，不通则痛。

4.1.2.2 电针治疗推荐方案

推荐方案一：

选穴：颔厌、悬厘、率谷、曲鬓（患侧）。

针刺方法：患者取坐位，皮肤常规消毒，用 0.30mm×75mm 毫针进针，颔厌透悬厘，率谷透曲鬓，用连续捻转手法，得气后，颔厌配率谷接电针仪。

电针仪器：G6805 型电针仪。

电针参数：波形：连续波；

频率：30Hz；

强度：刺激强度以患者耐受为度。

疗程：留针 30min，每日 1 次，连续治疗 7 次为 1 个疗程，共 3 个疗程。

『推荐』

推荐建议：三叉神经痛患者推荐透刺穴后连接电针。［GRADE 1C］

解释：本标准小组共纳入文献 2 篇，均为 RCT 文献。经综合分析形成证据体发现，与常规针刺相比，电针透穴刺法治疗原发性三叉神经痛具有较好的行气活血，祛瘀止痛的作用。但现有的证据体因纳入文献存在偏倚风险高，文献设计质量低、不精确性，经 GRADE 评价后最终证据质量等级为低。

推荐方案二：

选穴：下关（患侧）；第Ⅰ支疼痛者加头维、攒竹；第Ⅱ支疼痛者加颧髎；第Ⅲ支疼痛者加承浆、颊车。

针刺方法：患者取仰卧位，皮肤常规消毒，针刺下关用 0.30mm×75mm 毫针进针，从颧弓下缘与下颌骨髁状突前缘之凹陷处进针，针尖向对侧目内眦方向缓慢刺入，针刺深度约 2 寸，患者出现面颊、鼻部及上唇部电麻感。得气后，下关穴与疼痛支配穴连接电针仪。

电针仪器：韩氏电针仪。

电针参数：波形：疏密波；

频率：2/100Hz；

强度：刺激强度以患者刚能感觉到电流刺激为度。

疗程：留针 30min，每日 1 次，连续治疗 5 次，休息 2 天，10 次为 1 个疗程。

『推荐』

推荐建议：三叉神经痛患者推荐深刺下关穴后连接电针。［GRADE 2C］

解释：本标准小组共纳入 10 篇文献，均为 RCT 文献。其中 6 篇是深刺下关穴电针与常规针刺进行比较，4 篇与卡马西平进行比较。经综合分析形成证据体发现，与常规针刺、西药治疗相比，电针深刺下关穴具有较好的行气活血，祛瘀止痛的作用。但现有的证据体因纳入文献存在偏倚风险高，文献设计质量低、不精确性，经 GRADE 评价后最终证据质量等级为低。

4.1.3 面肌痉挛

4.1.3.1 疾病简介

面肌痉挛，亦称面肌抽搐，是指以一侧面部肌肉阵发性不自主抽动为特点，无神经系统其他阳性体征。属中医"面风病""筋惕肉𥆧"范畴，其发生常与外邪侵入、正气不足等因素有关。病位主要在面部经筋。基本病机是外邪阻滞，壅遏筋脉或虚风内动。

4.1.3.2 电针治疗推荐方案

推荐方案一：

选穴：百会、太阳、四白、迎香（患侧）。

针刺方法：患者取仰卧位，皮肤常规消毒，取 0.30mm×40mm 毫针，将针体与皮肤呈 15°角快速刺入皮下，得气后，百会配太阳，四白配迎香接电针仪。

电针仪器：G6805 型电针仪。

电针参数：波形：连续波；

频率：30Hz；

强度：刺激强度以引起患侧面肌收缩及患者能耐受为度。

疗程：留针 30min，每日 1 次，连续治疗 20 次为 1 个疗程。

『推荐』

推荐建议：面肌痉挛患者推荐高频率连续波，频率 30Hz，选穴以局部腧穴为主。［GRADE 1B］

解释：本标准小组共纳入文献 6 篇，RCT 文献 3 篇。其中 2 篇仅说明采用电针连续波密波或高频，密波频率在 30Hz 以上，因此也被纳入。经综合分析形成证据体发现，高频率电针与低频率电针相比，具有较好的化瘀除滞，通络解痉的作用。但现有的证据体因纳入文献存在偏倚风险高，文献设计质量低、不精确性，经 GRADE 评价后最终证据质量等级为低。

推荐方案二：

选穴：下关、颊车、地仓、颧髎穴（患侧）。

针刺方法：患者取仰卧位，皮肤常规消毒，取 0.30mm×75mm 毫针，将针体与皮肤呈 15°快速刺入皮下，由下关、颊车、地仓分别向颧髎穴透刺，颧髎向地仓透刺，得气后，下关配地仓接电针仪。

电针仪器：G6805 型电针仪。

电针参数：波形：疏密波；

　　　　　频率：2/100Hz；

　　　　　强度：以患者能耐受为度。

疗程：留针 30min，每日 1 次，连续治疗 5 次为 1 个疗程。

『推荐』

推荐建议：面肌痉挛患者推荐电针透穴，选穴以头面部穴位为主，电针波形选择疏密波。［GRADE 2C］

解释：本标准小组共纳入文献 2 篇，均为 RCT 文献。经综合分析形成证据体发现，与常规针刺疗法相比，电针透穴具有较好的化瘀除滞，通络解痉的作用。但现有的证据体因纳入文献存在偏倚风险高，文献设计质量低、不精确性，经 GRADE 评价后最终证据质量等级为低。

推荐方案三：

选穴：夹脊穴（$C_2 \sim C_4$）。

针刺方法：患者取仰卧位。皮肤常规消毒，采用 0.30mm×40mm 一次性无菌针灸针，夹脊穴向脊柱方向斜刺 1 寸，得气后，同侧 C_2 配 C_4 接电针仪。

电针仪器：G6805 型电针仪。

电针参数：波形：连续波；

　　　　　频率：30Hz；

　　　　　强度：刺激强度以患者舒适耐受为度。

疗程：留针 30min，隔日 1 次，15 次为 1 个疗程。

『推荐』

推荐建议：面肌痉挛患者推荐电针颈夹脊穴。［GRADE 2C］

解释：本标准小组共纳入文献 1 篇，均为 RCT 文献。经综合分析形成证据体发现，常规针刺疗法相比，颈夹脊电针具有较好的化瘀除滞，通络解痉的作用。但现有的证据体因纳入文献存在偏倚风险高，文献设计质量低、不精确性，经 GRADE 评价后最终证据质量等级为低。

4.1.4 坐骨神经痛

4.1.4.1 疾病简介

坐骨神经痛是以坐骨神经循行和分布区域的持续性或阵发性疼痛、麻木为主要临床表现的周围神经疾病。该病的发病机制与神经根及其感觉神经节的受压有关，也与局部炎症因子浸润有关。本病属中医学"痹证""腰腿痛"等范畴。《灵枢·周痹》曰："周痹者，在于血脉之中，随脉以上，随脉以下，不能左右，各当其所。"，《素问·痹论》指出"风寒湿三气杂至，合而为痹也"。多由跌打闪挫，或劳逸不当，或姿势不良，或筋膜松弛，或气血凝滞，或细微损裂，或外伤后迁延日久，或汗出当风，或肾虚等症。上述病因使全身或局部气滞血瘀，瘀闭不通，风寒湿侵袭，痹阻督带脉，久而不散，久病及肾，虚则反复受风寒湿邪，正邪交争，气血筋骨活动失调，故而出现腰腿肿胀疼痛。

4.1.4.2 电针治疗推荐方案

推荐方案一：

选穴：夹脊穴、阿是穴。

针刺方法：患者取俯卧位，因腰椎间盘突出引起坐骨神经痛者，首先通过 CT 检查腰椎间盘突出的位置，分别在 $L_3 \sim L_4$，$L_4 \sim L_5$，$L_5 \sim S_1$ 处找到腰夹脊的位置，采用 0.35mm × 70mm 毫针对穴位进行深刺，针尖刺至腰椎间盘横突以下位置，存在酸麻及针感向下肢传导为宜。配穴常规针刺，病变部位夹脊穴和阿是穴接电针仪。

电针仪器：G6805 型电针仪。

电针参数：波形：断续波；

频率：2Hz；

强度：刺激强度以患者耐受为度。

疗程：每次 30min，1 次／日，10 次为 1 个疗程。

『推荐』

推荐建议：坐骨神经痛患者推荐病变部位腰夹脊穴和阿是穴接电针。［GRADE 1B］

解释：本标准共纳入相关文献 18 篇，均为 RCT 文献，9 篇为病例观察类文献。综合证据体，与常规针刺、药物治疗相比电针能更好地促进代谢和血液循环，改善组织营养，消除炎症水肿。但纳入文章较少，证据体质量等级经过 GRADE 评价后，由于临床偏倚风险高、不精确性，经 GRADE 评价后最终证据体质量等级为中级。

推荐方案二：

选穴：以背俞穴为主，如肾俞、大肠俞、膀胱俞、气海俞等。

针刺方法：患者取俯卧位，皮肤常规消毒，选用 0.35mm × 50mm 的毫针进行针刺，得气后取病变部位同侧背俞穴接电针仪。

电针仪器：G6805 型电针仪。

电针参数：波形：连续波；

频率：2Hz；

强度：刺激强度以患者耐受为度。

疗程：每次 30min，每日 1 次，10 次为 1 个疗程。

『推荐』

推荐建议：坐骨神经痛患者推荐电针，以背俞穴为主。［GRADE 1B］

解释：本标准共纳入相关文献 10 篇，均为病例观察类文献。综合证据体，较普通针刺相比电针能促进炎症的消退，缓解肌紧张，从而更好地缓解疼痛。但纳入文章较少，由于临床偏倚风险高、不精确性、不一致性及发表偏倚性，经 GRADE 评价后最终证据体质量等级为中级。

推荐方案三：

选穴：分经论治：疼痛在外侧者，取患侧的足少阳胆经穴为主，如环跳、风市、阳陵泉、悬钟、丘墟等；疼痛以后侧腿部为主的，取患侧的足太阳膀胱经穴为主，如秩边、承扶、殷门、委中、承山、昆仑等。

针刺方法：患者取侧卧位，皮肤常规消毒后，选用 0.35mm × 50mm 毫针，快速进针，得气后要求针感向下肢远端传导，疼痛在外侧者选环跳配风市、阳陵泉配悬钟接电针仪，若疼痛在后侧者选秩边配承扶，委中配承山接电针仪。

电针仪器：G6805 型电针仪。

电针参数：波形：连续波；

频率：2Hz；

强度：刺激强度以患者耐受为度。

疗程：每次 30min，每日 1 次，10 次为 1 个疗程。

『推荐』

> 推荐建议：上述穴位接电针治疗坐骨神经痛。［GRADE 1B］

解释：本标准共纳入相关文献 12 篇，均为病例观察类文献。综合证据体，较普通针刺相比，电针有镇痛、消炎之功效，且电针连续波可起协同治疗作用。但纳入文章较少，由于临床偏倚风险高、不精确性、不一致性及发表偏倚性，经过 GRADE 评价后最终证据体质量等级为中级。

4.1.5 脑卒中后遗症及并发症

4.1.5.1 脑卒中后肩手综合征

4.1.5.1.1 疾病简介

脑卒中后肩手综合征指脑卒中后 3 个月内患侧上肢的肩部、手指、腕关节疼痛，活动受限以及血管运动障碍所致的手背部发红、发绀、皮肤温度增高，重者可出现关节僵直、皮肤及肌肉萎缩或挛缩。

4.1.5.1.2 电针治疗推荐方案

推荐方案：

选穴：肩髃、肩髎、曲池、手三里（患侧）。

操作方法：患者取仰卧位，患侧上肢置体旁，手臂伸直，掌心向躯干，患侧下肢自然伸直。皮肤常规消毒，用 0.30mm×50mm 毫针直刺进针 1.0~1.5 寸，得气后，肩髃配肩髎，曲池配手三里接电针仪。

电针仪器：华佗牌 SDZ-Ⅱ型电针仪。

电针参数：波形：疏密波；

频率：50Hz；

强度：刺激强度以患者能够耐受并见肌肉跳动为度。

疗程：留针 30min，每日 1 次，连续治疗 5 次，休息 2 天，4 周为 1 个疗程。

『推荐』

> 推荐建议：中风后肩手综合征患者推荐电针，以肢体腧穴为主。［GRADE 1B］

解释：本标准小组共纳入文献 15 篇，其中 RCT 文献 14 篇。经综合分析形成证据体发现，电针与康复训练、常规针刺疗法相比，具有较好的益气活血、活血止痛的作用。但现有的证据体因纳入文献存在偏倚风险、间接性、不一致性、不精确性及发表偏倚，经 GRADE 评价后最终证据质量等级为中等。

4.1.5.2 脑卒中后肢体运动功能障碍

4.1.5.2.1 疾病简介

脑卒中后肢体功能障碍是由于中枢神经系统的功能受损，脑卒中患者出现肌力下降、肌张力异常和姿势运动模式异常等，急性期主要表现为弛缓性瘫痪，而后肌张力逐渐增加，导致痉挛性瘫痪，肌张力异常增高后所引起痉挛模式，极大地限制了患者的运动能力。属于中医学"中风偏瘫""中风偏枯""中风软瘫"等范畴。本病多发于中老年人，其多与正气亏虚、劳倦内伤、饮食不节、情志不畅

196

等内因及风、火、痰、瘀等外因致使血溢脉外或者脑脉痹阻的发生。

4.1.5.2.2 电针治疗推荐方案

推荐方案一：

选穴：上肢：肩髃、曲池、手三里、外关（患侧）；下肢：环跳、髀关、足三里、悬钟（患侧）。

操作方法：患者取侧卧位，皮肤常规消毒，肩髃、曲池、手三里、外关、阳陵泉用0.30mm×40mm毫针常规直刺进针1～1.5寸，环跳穴用0.30mm×75mm毫针直刺2～3寸，得气后，肩髃配曲池，手三里配外关，环跳配阳陵泉接电针仪。

电针仪器：G6805型电针仪。

电针参数：波形：断续波；

频率：10Hz；

强度：刺激强度以患者能够耐受并见肌肉跳动为度。

疗程：留针30min，每日1次，10次为1个疗程。

『推荐』

> 推荐建议：中风后弛缓性偏瘫患者推荐电针，以肢体腧穴为主。［GRADE 1B］

解释：本标准小组共纳入文献39篇，其中RCT文献35篇。经综合分析形成证据体发现，电针与康复训练、常规针刺疗法相比，具有较好的通经活络、益气活血的作用。但现有的证据体因纳入文献存在偏倚风险、间接性、不一致性、不精确性及发表偏倚，经GRADE评价后最终证据质量等级为中等。

推荐方案二：

选穴：上肢：肩髃、曲池、手三里、合谷（患侧）；下肢：足三里、悬钟、髀关、伏兔（患侧）。

操作方法：患者取仰卧位，用0.30mm×40mm毫针常规针刺，得气后，肩髃配曲池，手三里配合谷，足三里配悬钟，髀关配伏兔接电针仪。

电针仪器：G6805型电针仪。

电针参数：波形：断续波；

频率：10Hz；

强度：刺激强度以患者能够耐受并见肌肉跳动为度。

疗程：留针30min，每日1次，10次为1个疗程。

『推荐』

> 推荐建议：中风后弛缓性偏瘫患者推荐电针，以肢体腧穴为主。［GRADE 1B］

解释：本标准小组共纳入文献39篇，其中RCT文献35篇，经综合分析形成证据体发现，电针与康复训练、常规针刺疗法相比，具有较好的益气活血、活血止痛的作用。但现有的证据体因纳入文献存在偏倚风险、间接性、不一致性、不精确性及发表偏倚，经GRADE评价后最终证据质量等级为中等。

4.1.5.2.3 电针治疗中风后痉挛性偏瘫推荐方案

推荐方案一：

选穴：上肢：肩髃、曲池、天井、手三里（患侧）；下肢：环跳、髀关、足三里、悬钟（患侧）。

操作方法：患者取侧卧位，皮肤常规消毒，环跳穴用0.35mm×75mm毫针直刺2～3寸，余穴用0.30mm×40mm毫针直刺进针1.0～1.5寸，得气后，肩髃配曲池，天井配手三里，环跳配髀关，足三里配悬钟接电针仪。

电针仪器：韩氏电针仪。

电针参数：波形：疏密波；

频率：2/100Hz；

强度：刺激强度以患者能够耐受并见肌肉跳动为度。

疗程：留针30min，每日1次，10次为1个疗程。

『推荐』

推荐建议：中风后痉挛性偏瘫患者推荐电针，以肢体腧穴为主。[GRADE 1B]

解释：本标准小组共纳入文献68篇，其中RCT文献63篇。经综合分析形成证据体发现，电针与康复训练、常规针刺疗法相比，具有较好的平衡阴阳、柔筋缓急的作用。但现有的证据体因纳入文献存在偏倚风险、间接性、不一致性、不精确性及发表偏倚，经GRADE评价后最终证据质量等级为中等。

推荐方案二：

选穴：上肢：天井、纠内旋（患侧）；下肢：阳陵泉、纠内翻（患侧）。

操作方法：患者取仰卧位，皮肤常规消毒，用0.30mm×40mm毫针，天井、阳陵泉常规针刺，纠内旋取手三里外0.5寸，桡骨内缘常规针刺，纠内翻取外踝上3寸，腓骨后缘常规针刺，得气后，天井配纠内旋，阳陵泉配纠内翻接电针仪。

电针仪器：G6805型电针仪。

电针参数：波形：疏波；

频率：10Hz；

强度：刺激强度以患者能够耐受并见肌肉跳动为度。

疗程：留针30min，每日1次，10次为1个疗程。

『推荐』

推荐建议：中风后痉挛性偏瘫患者推荐电针，以肢体腧穴为主。[GRADE 1C]

解释：本标准小组共纳入文献68篇，其中RCT文献63篇。经综合分析形成证据体发现，电针与康复训练、常规针刺疗法相比，具有较好的平衡阴阳、柔筋缓急的作用。但现有的证据体因纳入文献存在偏倚风险、间接性、不一致性、不精确性及发表偏倚，经GRADE评价后最终证据质量等级为低等。

推荐方案三：

选穴：夹脊穴。

操作方法：患者取俯卧位，皮肤常规消毒，取夹脊穴C_3、C_5，用0.30mm×40mm毫针向脊柱方向斜刺进针，深度0.8~1寸，得气后，C_3配C_5接电针仪。

电针仪器：韩式电针仪。

电针参数：波形：疏密波；

频率：2/100Hz；

强度：刺激强度以患者能够耐受并见肌肉跳动为度。

疗程：留针30min，每日1次，10次为1个疗程。

『推荐』

推荐建议：中风后痉挛性偏瘫患者推荐电针，以颈夹脊腧穴为主。[GRADE 2C]

解释：本标准小组共纳入文献 68 篇，其中 RCT 文献 63 篇。经综合分析形成证据体发现，电针与康复训练、常规针刺疗法相比，具有较好的平衡阴阳、柔筋缓急的作用。但现有的证据体因纳入文献存在偏倚风险、间接性、不一致性、不精确性及发表偏倚，经 GRADE 评价后最终证据质量等级为低等。

4.1.5.3　脑卒中后言语障碍

4.1.5.3.1　疾病简介

言语障碍，又称"失语"，是脑卒中常见的并发症状之一，有21%～38%患者存在不同程度的失语症。失语患者通常表现出不同程度的语言交流能力障碍，各种语言符号表达或理解能力受损，阅读能力、写字能力与计算能力下降，不能正常与人交流，生活质量严重下降，阻碍患者康复。中医学没有具体提到"失语"的病名，但根据症状，本病可以归属于"瘖痱""风喑""中风不语"等范畴。其病位位于头部，即在脑。因风、火、痰、瘀四邪伤及心、脾、肝肾四经，阻闭舌窍是导致中风后失语的基本病机。

4.1.5.3.2　电针治疗推荐方案

推荐方案一：

选穴：言语一区、言语二区、言语三区。

针刺方法：患者取仰卧位，根据焦氏头针的选穴方案，常规消毒之后，取主侧半球（右利手患者，左侧半球为主侧）相应部位，选用 0.30mm×50mm 的毫针，在言语一区针刺向运动区方向向下刺 30～40mm，言语二区向下平刺 30～40mm，言语三区向耳后方向平刺 30～40mm，每区快速进针后，做快速捻转提插动作，持续1min。连接电针仪，运动性失语选取言语一区连接电针仪，命名性失语选取言语二区链接电针仪，感觉性失语选取言语三区连接电针仪。

电针仪器：G6805 型电针仪。

电针参数：波形：断续波；

　　　　　频率：50Hz；

　　　　　强度：刺激强度以患者耐受为度。

疗程：留针30min，每日1次，15次为1个疗程，一般治疗2～4个疗程。

『**推荐**』

推荐建议：脑卒中后运动性失语、感觉性失语、命名性失语及混合性失语患者推荐电针治疗。［GRADE 1B］

解释：本标准小组共纳入文献 4 篇，其中 RCT 文献 3 篇。经综合分析形成证据体发现，电针言语区与常规针刺、语言康复训练相比，具有良好的改善语言功能的作用，尤其电针选用疏密波，可以提高大脑皮层的兴奋性，恢复大脑对神经系统的调整功能。但纳入的文献偏倚风险高，文献设计质量低、不一致性、不精确性而降低，经过 GRADE 评价后最终证据体质量等级为中等。

推荐方案二：

选穴：大脑左侧优势半球 Broca 区。

针刺方法：患者取仰卧位，用软尺测量并标记出从鼻根点至枕外隆凸连线后 3/4 点，外侧裂投影为额颞点与 3/4 点连线。眼外眦与耳屏中点连线，取中点与该线垂直相交上 1cm。以此点为中心刺入一针，另外在其周围呈放射状距中心 2cm 向中心围刺。常规消毒后，选用 0.30mm×40mm 不锈钢毫针，针尖与头皮呈 15°～30°刺入，刺入深度达帽状腱膜，接电针仪。

电针仪器：G6805 型电针仪。

电针参数：波形：疏密波；

　　　　　　　频率：50Hz；

　　　　　　　强度：刺激强度以患者耐受为度。

　　疗程：留针30min，每日1次，14次为1个疗程。

『推荐』

　　推荐建议：脑卒中后言语障碍患者推荐电针，以头穴为主。[GRADE 1B]

　　解释：本标准小组共纳入文献4篇，均为RCT文献。综合证据体结合临床实际制定以上推荐方案。但纳入文献较少，临床偏倚风险较高，证据体量等级经过GRADE评价后，因纳入文献不精确性，最终证据体质量等级为中等。

　　推荐方案三：

　　选穴：头部选穴：百会、风池、哑门、翳风、率谷；体针选穴：金津、玉液、通里、后溪、廉泉、合谷、曲池、支沟。

　　针刺方法：患者取仰卧位，常规消毒后，采用0.35mm×40mm无菌毫针进行针刺，头针斜刺，深度30mm，得气后用提插捻转泻法，分别选取双侧风池，同侧通里配合谷连接电针仪。

　　电针仪器：G6805型电针仪。

　　电针参数：波形：疏密波；

　　　　　　　频率：50Hz；

　　　　　　　强度：刺激强度以患者耐受为度。

　　疗程：留针30min，每日1次，每周5次。

『推荐』

　　推荐建议：脑卒中言语障碍患者推荐电针，以头体穴结合为主。[GRADE 2B]

　　解释：本标准小组共纳入文献3篇，其中2篇为RCT文献，1篇为观察性研究文献。综合证据体，结合临床实际制订以上推荐方案。但纳入文献较少，临床偏倚风险较高，证据体量等级经过GRADE评价后，因纳入文献不精确性，最终证据体质量等级为低等。

　　推荐方案四：

　　选穴：主穴：外金津、玉液，上廉泉；配穴：风池、通里。

　　针刺方法：患者取仰卧位，常规消毒后，用0.35mm×50mm毫针，快速进针，平补平泻，得气后主穴外金津配玉液，双侧通里连接电针仪。

　　电针仪器：G6805型电针仪。

　　电针参数：波形：连续波；

　　　　　　　频率：10Hz；

　　　　　　　强度：刺激强度以患者耐受为度。

　　疗程：每次30min，1次/日，15次为1疗程。

『推荐』

　　推荐建议：脑卒中后言语障碍推荐电针，以局部选穴为主。[GRADE 2C]

　　解释：本标准小组共纳入文献1篇，为病例对照研究文献。综合证据体，结合临床实际制定以上推荐方案。但纳入文献较少，临床偏倚风险较高，证据体量等级经过GRADE评价后，因纳入文献不精确性，最终证据体质量等级为低等。

4.1.5.4　脑卒中后吞咽障碍

4.1.5.4.1　疾病简介

吞咽障碍是脑卒中后的常见并发症，多由脑干与吞咽有关的颅神经核受损产生的延髓麻痹或者双侧皮质延髓束损害产生的假性延髓麻痹引起，是食物从口腔运送到胃的过程出现障碍的一种表现。常发生误食、误吸、吸入性肺炎，甚至导致窒息、营养不良、机体抵抗力下降等，严重影响患者的营养摄取、疾病康复及生活质量。脑半球卒中、后颅窝或者脑干病灶以及其他弥漫性脑损伤均可以导致吞咽障碍。中医属"音痖""喉痹"范畴。吞咽障碍为中风后遗症的一个症状，因此其病机也是虚实夹杂。本虚为脑髓不足，标实为痰瘀闭阻脉络，脑窍闭塞而口舌咽喉气机功能失约或失用。假性延髓性麻痹患者，由于未伤及周围神经，故吞咽器官肌肉肌力正常而肌张力部分增高，咽反射正常或亢进，吞咽障碍多为感觉传入障碍及吞咽器官之间的协调障碍所致，为咽喉气机功能失约之象。真性延髓性麻痹患者伤及周围神经，多见吞咽相关肌肉失神经支配而表现为肌无力且肌张力降低，咽反射迟钝或消失，吞咽障碍多为吞咽器官在吞咽过程中"失职"所致，为咽喉气机功能失用之象。无论是假性延髓性麻痹还是真性延髓性麻痹所致的吞咽障碍，均为脑损伤所致，究其本因还是因脑髓不足、脑窍闭塞所致。

4.1.5.4.2　电针治疗推荐方案

推荐方案：

选穴：风池、翳风、廉泉、夹廉泉。

针刺方法：患者采取背靠坐位或仰卧位，皮肤常规消毒，风池及翳风穴用 0.30mm×40mm 毫针，向下朝鼻尖方向进针约1寸；廉泉、夹廉泉向舌根方向进针约1寸，手法宜轻柔和缓，得气后，同侧翳风配风池接电针仪。

电针仪器：G6805 型电针仪。

电针参数：波型：连续波；

频率：2Hz；

强度：刺激强度以患者耐受为度。

疗程：留针 30min，每日1次，连续治疗5次，休息2天，10次为1个疗程。

『推荐』

推荐建议：脑卒中后吞咽障碍推荐电针，以颈部腧穴为主。[GRADE 1B]

解释：本标准小组共纳入文献 28 篇，其中 RCT 文献 25 篇。综合分析形成证据体发现，采用本方案治疗脑卒中后吞咽障碍较普通针刺、药物或单纯吞咽训练等方式更具醒脑开窍、疏风通络、开关启闭的作用。但现有证据因纳入文献存在偏倚风险、间接性、不一致性、不精确性及发表偏倚，经 GRADE 评价后最终证据质量等级为中等。

4.1.5.5　脑卒中后抑郁

4.1.5.5.1　疾病简介

脑卒中后抑郁（Post-stroked depression，PSD），是指脑血管疾病发生后2年内出现的以情绪低落、活动机能减退、思维功能迟缓为主要特征的一类情感障碍性疾病，是脑卒中常见的并发症之一。临床表现主要包括三个方面：抑郁/焦虑症状；缺乏情绪控制能力；主动性降低。如临床上脑卒中后患者发生情绪异常、神经心理障碍、精神运动迟缓、洞察力下降及日常生活行为受累，还有患者表现出植物神经功能障碍症状，包括睡眠障碍、性欲减低及性功能障碍等。临床上多采用一些标准化的评定量表对 PSD 进行筛查和明确诊断，其中汉密尔顿抑郁量表（HAMD）常被用作量表效度检验中的"金标准"，适用于具有抑郁症状的成年患者。中医认为，人的情志与心、脑密切相关，PSD 的病变部位为脑,同时波及心,病程时间久,容易造成肝肾不足,致瘀致虚,且元神受扰或失养,气滞血瘀而不能上充于脑,最终导致精神抑郁、神明失用,属中医"郁证"的范畴。《素问·生气通天论》提出:"大怒则形气绝,而血苑于上,使人薄厥。"《素问·四时刺逆从论》曰:"血气内却,令人善恐……血气上逆,令人善怒。"可见情绪与中风的关系密切,情绪可使血气上逆。《素问·生气通天论》曰:"阴平阳秘,精神乃治。阴阳离决,精神乃绝。"其中对"精神"的描述主要提示脑主精神状态失常,血气逆乱后阴阳离决,最终出现精神乃至肢体、言语等脑综合功能障碍,其实质就是 PSD 发病之本。中风后气机逆乱,痰瘀内生损及人体阴阳气血,使脑神失养,神失所藏为本病病机。病变在脑,与肝、心、脾、肾有关,尤以肝失调畅为主,病多虚实兼见。

4.1.5.5.2 电针治疗推荐方案

推荐方案一:

选穴:耳针:神门、脑干、心、肝、肾。

针刺方法:患者取仰卧位或坐位,皮肤常规消毒,用 0.25mm×25mm 毫针常规针刺,得气后接电针仪,神门配脑干,心配肝。

电针仪器:G6805-2 型电针仪。

电针参数:波形:疏密波;

频率:15Hz;

强度:强度以患者耐受为度。

疗程:留针 30min,每日 1 次,左右耳交替治疗,每周连续治疗 5 次,休息 2 天,4 周为 1 个疗程。

『推荐』

推荐建议:脑卒中后抑郁患者推荐电针,以耳部穴位为主。[GRADE 1B]

解释:本标准小组共纳入相关文献 9 篇,全部为 RCT 文献。经综合分析形成证据体发现,电针与西药治疗相比,具有较好的舒肝解郁作用。但现有的证据体因纳入文献存在偏倚风险、间接性、不一致性、不精确性及发表偏倚,经 GRADE 评价后最终证据质量等级为中等。

推荐方案二:

选穴:百会、印堂、神庭、内关、神门、合谷、足三里、三阴交、太冲。

针刺方法:患者取仰卧位,皮肤常规消毒,用 0.30mm×40mm 毫针常规针刺,得气后接电针仪,百会配印堂或百会配神庭,同侧合谷配太冲,同侧内关配神门,或同侧三阴交配太冲。

电针仪器:韩氏电针仪。

电针参数:波形:疏密波;

频率:2/100Hz;

强度:刺激强度以局部肌肉轻微跳动,患者耐受为度。

疗程:留针 30min,每日 1 次,每周连续治疗 5 次,休息 2 天,4 周为 1 个疗程。

『推荐』

推荐建议:脑卒中后抑郁推荐电针,每次选上述 2~4 组穴位带电针。[GRADE 1B]

解释:本标准小组共纳入相关文献 59 篇,均为 RCT 文献。经综合分析形成证据体发现,电针与西药、中药、普通针刺及常规治疗等相比,具有理气活血、化痰通络、舒肝解郁的作用。但现有的证据体因纳入文献存在偏倚风险、间接性、不一致性、不精确性及发表偏倚,经 GRADE 评价后最终证据质量等级为中等。

4.1.5.6 脑卒中后排尿障碍

4.1.5.6.1 疾病简介

脑卒中后尿失禁属中医学"小便不禁"范畴，其发生常与禀赋不足、老年肾亏、暴受惊恐、跌打损伤、病后体虚等因素有关，本病病位在膀胱，与肾、脾、肺关系密切，基本病机是下元不固、膀胱失约。

脑卒中后尿潴留是以小便量少，点滴而出，甚则小便闭塞不通为主要临床表现的病证。"癃"指小便不利，点滴而短少，病势较缓；"闭"指小便闭塞，点滴不通，病势较急。癃和闭都是指排尿困难，只是程度上的不同，故常合称"癃闭"。癃闭的发生与久病体弱、情志不畅、外伤劳损、饮食不节、感受外邪等因素有关。本病病位在膀胱，与肾、三焦、肺、脾关系密切，基本病机是膀胱气化功能失常。

4.1.5.6.2 电针治疗中风后尿失禁推荐方案

推荐方案：

选穴：肾俞、会阳。

操作方法：患者取侧卧位或俯卧位，皮肤常规消毒，肾俞用 0.30mm×40mm 毫针直刺，会阳穴用 0.30mm×75mm 毫针，针尖方向向内侧斜刺，以针感向会阴部放射为宜，得气后接电针仪，同侧肾俞配会阳。

电针仪器：G6805 型电针仪。

电针参数：波形：连续波；

频率：1Hz；

强度：刺激强度以可见针刺部位肌肉轻微收缩，患者能耐受为度。

疗程：留针 30min，每日 1 次，每周治疗 5 次，休息 2 天，2 周为 1 个疗程。

『推荐』

> 推荐建议：中风后尿失禁患者推荐电针，以腰骶部腧穴为主。［GRADE 1C］

解释：本标准小组共纳入文献 13 篇，其中 RCT 文献 12 篇。经综合分析形成证据体发现，电针与盆底肌训练、常规针刺、口服西药及中成药疗法相比，具有较好的培肾固摄，扶正培元的作用。但现有的证据体因纳入文献存在偏倚风险、间接性、不一致性、不精确性及发表偏倚，经 GRADE 评价后最终证据质量等级为低级。

4.1.5.6.3 电针治疗中风后尿潴留推荐方案

推荐方案一：

选穴：次髎、会阳。

操作方法：患者取侧卧位或俯卧位，皮肤常规消毒，选用 0.30mm×75mm 毫针，直刺次髎，深度达 2.5 寸，针感向下肢及小腹部放射为佳，会阳穴针尖方向向内侧斜刺，以针感向会阴部放射为宜，得气后接电针仪，同侧次髎配会阳。

电针仪器：G6805 型电针仪。

电针参数：波形：连续波；

频率：1Hz；

强度：刺激强度以患者耐受为度。

疗程：留针 30min，每日 1 次，每周治疗 5 次，休息 2 天，2 周为 1 个疗程。

『推荐』

> 推荐建议：中风后尿潴留患者推荐电针，以腰骶部腧穴为主。［GRADE 1C］

解释：本标准小组共纳入文献 11 篇，其中 RCT 文献 9 篇。经综合分析形成证据体发现，电针与盆底肌训练、常规针刺、口服西药及中成药、导尿疗法相比，具有较好的补益肾气，通调水道的作用。但现有的证据体因纳入文献存在偏倚风险、间接性、不一致性、不精确性及发表偏倚，经GRADE 评价后最终证据质量等级为低级。

推荐方案二：

选穴：关元、中极、水道。

操作方法：患者取仰卧位，皮肤常规消毒，选用 0.30mm×50mm 毫针，刺入关元、中极时，针感以放射到阴茎或会阴部为度，水道穴针感以酸胀甚至向会阴部放射为度，得气后接电针仪，关元、中极分别配双侧水道。

电针仪器：韩氏电针仪。

电针参数：波形：疏密波；

频率：2/100Hz；

强度：刺激强度以患者耐受为度。

疗程：留针 30min，每日 1 次，每周治疗 5 次，休息 2 天，2 周为 1 个疗程。

『推荐』

推荐建议：中风后尿潴留患者推荐电针，以腰骶部腧穴为主。[GRADE 2C]

解释：本标准小组共纳入文献 11 篇，其中 RCT 文献 9 篇。经综合分析形成证据体发现，电针与盆底肌训练、常规针刺、口服西药及中成药、导尿疗法相比，具有较好的补益肾气，通调水道的作用。但现有的证据体因纳入文献存在偏倚风险、间接性、不一致性、不精确性及发表偏倚，经GRADE 评价后最终证据质量等级为低级。

4.1.5.7 脑卒中后便秘

4.1.5.7.1 疾病简介

脑卒中后便秘是临床上常见的一种脑卒中后遗症，目前关于脑卒中后便秘原因的研究还不多，机制尚不完全明确。可能脑卒中后损伤了排便中枢的交感神经和副交感神经系统，或自主活动受限及减少，或因吞咽功能障碍引起饮食量减少，或排便环境改变，或脑卒中后患者紧张、焦虑、抑郁等不良情绪等均可引起便秘。临床主要表现为排便次数减少，或排便量减少，或大便硬结不通，或排便费力，或时间延长，或虽有便意但是排便困难等症状。腹部平片检查需排除肠梗阻、肠套叠、肿瘤等。中医学认为，中风患者以气虚为本，故中风后便秘患者多因素体气虚不能推动大便而出，大便在大肠日久则干燥难解。如长期误入攻下，伤及脾胃则气更虚，气虚则水湿停滞郁而生热，湿热内生，则清阳不升，浊阴不降，上下不通，便秘更重。虚实夹杂者亦难治。如清·王清任云"既得半身不遂之后，无气力使手足动，无气力使舌言，如何有气力到下部催大恭下行。大恭在大肠，日久不行，自干燥也。"故中风后便秘的病因病机是以气虚为其根本。患者多因气虚不能推动大便而出致便秘。

4.1.5.7.2 电针治疗推荐方案

推荐方案：

选穴：天枢、关元、气海。

针刺方法：患者取仰卧位，暴露腹部，皮肤常规消毒，用 0.30mm×40mm 毫针常规针刺，得气后，右天枢穴配气海穴，左天枢穴配关元穴。

电针仪器：华佗牌 SDZ-Ⅱ型电针仪。

电针参数：波形：疏密波；

频率：20Hz；

强度：刺激强度以腹部肌肉轻度颤动，患者耐受为度。

疗程：留针 30min，每日 1 次，每周治疗 6 次，2 周为 1 个疗程。

『推荐』

> 推荐建议：脑卒中后便秘推荐电针，以腹部腧穴为主。[GRADE 1B]

解释：本标准小组共纳入文献 14 篇，其中 RCT 文献 13 篇。经综合分析形成证据体发现，电针与西药、常规针刺疗法相比，具有较好的理气通便的作用。但现有的证据体因纳入文献存在偏倚风险、间接性、不一致性、不精确性及发表偏倚，经 GRADE 评价后最终证据质量等级为中等。

4.1.5.8 血管性痴呆

4.1.5.8.1 疾病简介

血管性痴呆是因脑血管疾病所致认知功能障碍临床综合征，被认为是仅次于阿尔茨海默病的第二位最常见的痴呆原因，其 65 岁以上人群患病率为 1.26%～2.4%，占所有痴呆病因的 12%～20%。但最新病理学研究表明，单纯的血管性痴呆只有 3%，绝大多数为与阿尔茨海默病的混合型痴呆。我国脑卒中人群基数大，发生血管性痴呆患病人数较多。

4.1.5.8.2 电针治疗推荐方案

推荐方案：

选穴：四神聪、百会、神庭、风池。

操作方法：患者取背靠坐位，皮肤常规消毒，沿头皮成 15°～30°角斜刺进帽状腱膜下。风池进针时用 0.30mm×40mm 毫针，针尖方向微向下，向鼻尖斜刺 0.5～1.2 寸。神庭、前神聪、百会进针时，针尖向前，左右神聪和后神聪针尖向百会，进针 0.5～1 寸，得气后接电针仪，神庭、百会配左、右神聪，前后神聪配左右风池，每日一组，两组交替使用。

电针参数：波形：连续波；

频率：频率 5Hz；

强度：刺激强度以患者能够耐受为度。

疗程：留针 30min，每日 1 次，每周治疗 5 次，休息 2 天，4 周为 1 个疗程。

『推荐』

> 推荐建议：血管性痴呆患者推荐电针，以头部腧穴为主。[GRADE 1B]

解释：本标准小组共纳入文献 7 篇，均为 RCT 文献，经综合分析形成证据体发现，电针与西药相比，具有较好的改善患者认知功能及生活自理能力的作用。电针可改善脑部血液循环、清除自由基、调控基因表达、抑制神经细胞凋亡及保护神经元功能、抑制细胞炎症因子的产生、改善神经传导功能等。但现有的证据体因纳入文献存在偏倚风险、间接性、不一致性、不精确性及发表偏倚，经 GRADE 评价后最终证据质量等级为中等。

4.1.6 神经精神性疾病

4.1.6.1 失眠症

4.1.6.1.1 疾病简介

失眠是以入睡和（或）睡眠维持困难所致的睡眠质量或长度达不到正常生理需求而影响日常社会功能的一种主观体验，是最常见的睡眠障碍性疾患。属中医学"不寐""不得卧""目不瞑"等范畴。正常睡眠依赖于人体的"阴平阳秘"，脏腑调和，气血充足，心神安定，卫阳能入于阴。如思虑过度，内伤心脾，阴虚火旺；或受大惊大恐，心胆气虚；或宿食停滞化为痰热，扰动胃腑；或情志不舒，气郁化火，肝火扰神，均能使心神不安发为本病。阳盛阴衰，阴阳失交为基本病机，病位主要在心，与肝、脾、肾密切相关。

4.1.6.1.2 电针治疗推荐方案

推荐方案：

选穴：百会、四神聪、神门、风池。

针刺方法：患者取背靠坐位或仰卧位，皮肤常规消毒，针刺百会、四神聪穴时针身保持与头皮约15°倾斜，采用0.30mm×40mm毫针快速插入至下层的帽状腱膜以得气为主。待到达目标位置后捻转针体，实施手法使患者有局部紧胀感；风池穴用0.30mm×40mm毫针，向下鼻尖方向刺入以得气为主，手法宜轻柔和缓，局部出现紧、麻、胀、重为度；神门直刺，得气后选取1~2组穴位接电针仪。

电针仪器：G6805型电针仪。

电针参数：波型：连续波；

频率：2Hz；

强度：刺激强度以患者耐受为度。

疗程：留针30min，每日1次，连续治疗5次，休息2天，10次为1个疗程。

『推荐』

> 推荐建议：失眠症推荐电针，以头部腧穴为主。[GRADE 2C]

解释：本标准小组共纳入文献13篇，其中RCT文献11篇。综合分析形成证据体发现，采用本方案治疗失眠较普通针刺或药物相比，具有较好的补虚泻实，调整阴阳，改善患者睡眠效率及质量等作用。但现有证据因纳入文献存在偏倚风险、间接性、不一致性、不精确性及发表偏倚，经GRADE评价后最终证据质量等级为低等。

4.2 消化系统疾病

4.2.1 慢传输型便秘

4.2.1.1 疾病简介

慢传输型便秘是临床上一种常见的以腹胀及便意淡漠为主要症状的慢性顽固性便秘。该类型患者结肠转运时间显著延长，因此结肠转运时间测定是诊断该病的特意指标，临床有一定发病率，治疗较困难，近年来电针治疗慢传输型便秘的临床逐渐增多，一定数量的临床证据表明，电针对结肠慢传输型便秘有相对确切的治疗作用。

4.2.1.2 电针治疗荐方案

治疗原则：通腑行气，通便导滞。

推荐方案一：

选穴：天枢。

针刺方法：患者取仰卧位，皮肤常规消毒，取0.30mm×75mm毫针，夹持法进针直刺2.5寸左右，针尖处有揪痛感，得气后接电针仪。

电针仪器：韩氏电针仪。

电针参数：波型：连续波；

频率：15Hz；

强度：刺激强度以患者腹部肌肉轻度颤动并自觉微痛为度。

疗程：留针30min，每日1次，每周治疗5次，共治疗4周。

『推荐』

> 推荐建议：慢传输型便秘患者推荐电针，以深刺天枢穴为主。[GRADE 1B]

解释：本标准小组共纳入相关文献 3 篇，全部为 RCT 文献，经综合分析形成证据体发现，电针治疗慢传输型便秘，可改善患者结肠转运时间，电针与普通针刺，疗效比较。针刺天枢可通腑行气，通便导滞，电针持续刺激频率刺激穴位，可达到良好的治疗效果。但现有的证据体因纳入文献存在偏倚风险、间接性、不一致性、不精确性及发表偏倚，证据体质量 GRADE 评价后，最终证据体质量等级为中。

推荐方案二：

选穴：八髎（上髎、次髎、中髎、下髎）、承山。

针刺方法：患者取俯卧位，皮肤常规消毒，采用 0.30mm×40mm 毫针，诸穴常规针刺，得气后接电针仪，双侧中髎、承山分别接电针仪。

电针仪器：KWD–808I 型脉冲电疗仪。

电针参数：波型：连续波；

频率：15Hz；

强度：刺激强度以患者耐受为度。

疗程：留针 20min，隔日治疗 1 次，10 次为 1 个疗程。

『推荐』

推荐建议：慢传输型便秘患者推荐采用电针，以八髎穴、承山穴为主。［GRADE 1B］

解释：本标准小组共纳入相关文献 1 篇，经综合分析形成证据体发现，八髎穴、承山穴能运化水湿，固化脾土。电针八髎穴可有效改善患者便秘症状及结肠传输功能。但现有的证据体因纳入文献存在偏倚风险、间接性、不一致性、不精确性及发表偏倚，证据体质量 GRADE 评价后，最终证据体质量等级为中。

推荐方案三：

选穴：足三里，上巨虚。

针刺方法：患者取侧卧位，每天下午选择 14：00～16：00 开始治疗，针刺单侧足三里，上巨虚穴，行平补平泻法，患者有针感。同侧足三里配上巨虚，左、右交替。

电针仪：G6805 型电针仪。

电针参数：波型：连续波；

频率：20Hz；

强度：强度以可见局部肌肉轻微颤动以及患者感觉可耐受为度。

疗程：留针 30min，每日 1 次，每周治疗 5 次，周六，周日休息，5 次为 1 个疗程，共治疗 4 个疗程。

『推荐』

推荐建议：慢传输型便秘的患者推荐使用电针，以足三里、上巨虚为主。［GRADE 2B］

解释：本标准小组共纳入相关文献 1 篇，经综合分析形成证据体发现，电针足三里、上巨虚穴。足三里、上巨虚分别是足阳明胃经、手阳明大肠经的下合穴，下合穴主要用于治疗六腑病变，可有效改善慢传输型便秘。但现有的证据体因纳入文献存在偏倚风险、间接性、不一致性、不精确性及发表偏倚，经 GRADE 评价后最终证据质量等级为中。

4.2.2 功能性便秘

4.2.2.1 疾病简介

便秘是指大便秘结不通，排便周期或时间延长，或虽有便意但排便困难的病症。功能性便秘是指非器质性病因导致的、没有结构异常或代谢障碍、又除外肠易激综合征的慢性便秘。其典型症状包括排便次数减少、便质干硬、排便费力、排便不尽感以及腹胀、腹痛等伴随症状。属中医"脾约""燥结""秘结"等范畴。本病的发生常与饮食不节，情志失调和老年体虚等因素有关。本病病位在大肠，与脾、胃、肺、肾有关，基本病机是大肠传导不利。

4.2.2.2 电针治疗推荐方案

推荐方案一：

选穴：天枢、腹结。

针刺方法：患者取仰卧位，采用 0.30mm×75mm 毫针，深刺天枢和腹结穴，得气后接电针仪，同侧天枢配腹结。

电针仪器：华佗牌 SDC-V 型电子针疗仪。

电针参数：波型：疏密波；

频率：15Hz；

强度：刺激强度以患者腹部肌肉轻微颤动为度。

疗程：留针 30min，前 2 周每周治疗 5 次，每日 1 次，后 6 周每周治疗 3 次，隔日电针 1 次；连续治疗 8 周，共治疗 28 次。

『推荐』

推荐建议：功能性便秘患者推荐电针以天枢和腹结为主。[GRADE 1B]

解释：本标准小组共纳入相关文献 11 篇，均为 RCT 文献。经综合分析形成证据体发现，电针与西药、普通针刺相比较，具有较好的改善功能性便秘的自主排便次数和粪便性状的作用。但现有的证据体因纳入文献存在偏倚风险、间接性、不一致性、不精确性及发表偏倚，经 GRADE 评价后最终证据质量等级为中等。

推荐方案二：

选穴：曲池、上巨虚。

针刺方法：患者取仰卧位，皮肤常规消毒，取 0.30mm×40mm 毫针，针刺得气后，各穴位在近心端的位置用细规格再针刺一针作为辅助针，诸穴配辅助针接电针仪。

电针仪：G6850-1A 型电针仪。

电针参数：波型：连续波；

频率：20Hz；

强度：电针强度以患者耐受为度。

疗程：留针 30min，第 1~2 周每周连续治疗 5 天，每日 1 次，周末休息 2 天；第 3~4 周每周治疗 3 天，2 天 1 次，周末休息 2 天。

『推荐』

推荐建议：功能性便秘患者推荐采用电针，以曲池、上巨虚为主。[GRADE 2B]

解释：本标准小组共纳入相关文献 6 篇，均为 RCT 文献。经综合分析形成证据体发现，曲池对人体的消化系统、循环系统、内分泌系统等均有明显的调整作用，针刺曲池可调节肠道蠕动，空、回肠蠕动弱者可即时性增强，强者可即时性减弱。上巨虚治疗六腑方面的疾病可以改善功能性便秘的症状。但纳入文献偏倚风险较高，证据体治疗等级经 GRADE 评价后，因其纳入文献不精确性，最终证据体质量等级为中等。

4.2.3 单纯性膈肌痉挛

4.2.3.1 疾病简介

单纯性膈肌痉挛，属中医"呃逆"范畴，指气逆上冲，喉间呃呃连声，声短而频，不能自控为主要表现的病症。俗称"打嗝"，古称"哕""哕逆"。呃逆的发生常与饮食不当，情志不畅，正气亏虚等因素有关，本病病位在膈，关键病变脏腑在胃，与肝、脾、肺、肾等脏腑有关。基本病机是胃气上逆动膈。上、中、下三焦脏腑气机上逆或冲气上逆均可动而致呃逆。

4.2.3.2 电针治疗推荐方案

推荐方案一：

选穴：夹脊穴（$C_3 \sim C_5$）

针刺方法：患者取俯卧位，皮肤常规消毒，夹脊穴取 $C_3 \sim C_5$ 椎体两侧旁开 1.5 寸，采用 0.30mm × 50mm 毫针针刺，针尖向椎间孔方向斜刺，进针 1.5cm，得气后 $C_3 \sim C_5$ 分别接电针仪。

电针仪器：G6805 型电针仪。

电针参数：波型：连续波；

频率：80Hz；

强度：电针强度以患者能耐受为主。

疗程：留针 30min，每日 1 次，每周治疗 5 次，共治疗 10 次。

『推荐』

推荐建议：单纯性膈肌痉挛患者推荐使用电针治疗，以 $C_{3\sim5}$ 夹脊穴为主。［GRADE 1C］

解释：本标准小组共纳入 3 篇文章，其中 RCT 文献 1 篇。经综合分析形成证据体发现，电针颈夹脊穴可降低膈神经的兴奋性，解除膈肌痉挛，还能调整胸腹腔内各脏器的功能，顺气消胀。而加用电针可以积累刺激量，较之单纯针刺效果显著。但现有的证据体因纳入文献存在偏倚风险、间接性、不一致性、不精确性及发表偏倚，经 GRADE 评价后最终证据质量等级为低等。

推荐方案二：

选穴：攒竹。

针刺方法：患者取仰卧位，皮肤常规消毒，选用 0.35mm × 50mm 毫针，先针刺攒竹穴，采用提捏进针法，针尖向下，待患者有酸胀感后，采用平补平泻法，得气后接电针仪。

电针仪器：G6805 型电针仪。

电针参数：波型：连续波；

频率：50Hz；

强度：电针强度以患者耐受感觉舒适为度。

疗程：留针 30min，每日 1 次，2 次为 1 个疗程。

『推荐』

推荐建议：顽固性呃逆患者推荐电针攒竹。［GRADE 2D］

解释：本标准小组共纳入 5 篇文章，其中 RCT 文献 3 篇。经综合分析形成证据体发现，电针攒竹可治疗顽固性呃逆。但现有的证据体因纳入文献存在偏倚风险、间接性、不一致性、不精确性及发表偏倚，经 GRADE 评价后最终证据质量等级为低等。

推荐方案三

选穴：内关、足三里、中脘（铺针）。

针刺方法：患者取仰卧位，常规消毒皮肤后，选用 0.35mm × 50mm 毫针，取内关、足三里、中脘、铺针（中脘旁开 1 寸取一非经非穴为辅针），常规针刺，同侧内关配足三里，中脘配辅针接电针仪。

电针仪器：G6805 型电针仪。

电针参数：波型：连续波；

频率：80Hz；

强度：电针强度以患者能耐受为度。

疗程：留针 30 分钟，每日 1 次，每周治疗 5 次。

『推荐』

推荐建议：顽固性呃逆患者推荐电针内关、足三里、中脘。［GRADE 2D］

解释：本标准小组共纳入 13 篇文章，其中 RCT 文献 1 篇。经综合分析形成证据体发现，电针内关、足三里、中脘可治疗顽固性呃逆。但纳入文献偏倚风险较高，证据体质量等级经 GRADE 评价后因其纳入文章不精确性，最终证据体质量为低等。

4.2.4 功能性腹泻

4.2.4.1 疾病简介

功能性腹泻是以大便次数增多，便质稀溏或完谷不化，甚至如水样为主特征。中医属 "泄泻" 范畴。本病发生常与饮食不节、感受外邪、情志失调、脾胃虚弱、年老体弱等因素有关。本病病位在肠，与脾、胃、肝、肾等脏腑密切相关，脾失健运是关键。

4.2.4.2 电针治疗推荐方案

推荐方案：

选穴：天枢、曲池、足三里。

针刺方法：患者取仰卧位，常规消毒皮肤后，选用 0.35mm × 50mm 毫针，先针刺天枢、曲池穴针尖向下，待患者有酸胀感，采用平补平泻法，再刺足三里，用补法，进针 1～1.5 寸，得气后同侧天枢配曲池接电针仪。

电针仪器：G6805 型电针仪。

电针参数：波型：连续波；

频率：20Hz；

强度：电针强度以患者能耐受为度。

疗程：留针 30 分钟，每日 1 次，针刺治疗期为 4 周，共治疗 28 天。

『推荐』

推荐建议：慢性功能性腹泻患者推荐电针，以天枢、曲池、足三里穴为主。［GRADE 1B］

解释：本标准小组共纳入文献 7 篇，其中 RCT 文献 7 篇。3 篇评估了电针治疗腹泻型肠易激综合征，其中仅 2 篇提及腹泻，1 篇提及子午流注电针治疗腹泻。经综合分析形成证据体发现，电针与西药、常规针刺疗法相比，具有较好的消肿止痛、活血化瘀的作用。尤其电针连续波能够增强局部代谢，促进气血循环，改善组织营养，消除炎性水肿，从而加速腹泻功能恢复。但纳入的文献偏倚风险高，文献设计质量低、不一致性、不精确性，最终证据质量等级为中等。

4.2.5 胃下垂

4.2.5.1 疾病简介

胃下垂是指人站立时，胃的下缘（胃大弯）降至盆腔，胃小弯切迹（弧线最低点）低于两髂棘水平连线以下的一种疾病。主要由于胃隔韧带和胃肝韧带无力或腹壁肌肉松弛所致。胃下垂属中医学

"胃痛""胃缓""痞满""腹胀"等范畴，其发生常与禀赋不足、饮食不节、劳累过度、情志不畅等因素有关。本病病位在胃，与脾关系密切。基本病机是脾虚气陷。

4.2.5.2　电针治疗推荐方案

推荐方案：

选穴：中脘、气海、关元、天枢、足三里。

针刺方法：患者取仰卧位，常规消毒皮肤后，选用 0.35mm×50mm 毫针，先针刺中脘、天枢，待患者有酸胀感后，采用平补平泻法，再刺足三里、气海、关元用补法，进针 1～1.5 寸，得气后天枢配足三里接电针仪。

电针仪器：G6805-1 型电针仪。

电针参数：波型：断续波；

频率：15Hz；

强度：电针强度以患者能耐受为度。

疗程：留针 30min，每日 1 次，每周连续治疗 5 次，休息 2 天，2 周为 1 个疗程。

『推荐』

推荐建议：胃下垂患者治疗推荐电针，以足阳明胃经腧穴为主。[GRADE 2B]

解释：本标准小组共纳入文献 7 篇，其中 RCT 文献 1 篇。经综合分析形成证据体发现，能提高肌肉组织的兴奋性，对横纹肌有良好的刺激收缩作用，其动力作用最强。本研究表明，断续波对胃下垂患者的恢复确有显著疗效，且优于疏密波，为电针治疗胃下垂提供了较为可靠的临床证据。但纳入文章较少，由于临床偏倚风险高、不精确性、不一致性及发表偏倚性，经过 GRADE 评价后最终证据体质量等级为中级。

4.3　运动系统疾病

4.3.1　脊柱疾病

4.3.1.1　神经根型颈椎病

4.3.1.1.1　疾病简介

神经根型颈椎病亦称痹痛型颈椎病，是各型颈椎病中发病率最高、临床最为多见的一种，其主要表现为与脊神经根分布区相一致的感觉、运动障碍及反射变化。神经根症状的产生是由于颈部韧带肥厚钙化、颈椎间盘退变、骨质增生等病变，使椎间孔变窄、脊神经根受到压迫或刺激，即逐渐出现各种症状。由于第 5～6 颈椎及 6～7 椎间关节活动度较大，因而发病率较其余颈椎关节为高。颈椎病属中医学"眩晕""痹证"等范畴，其发生常与伏案久坐、跌仆损伤、外邪侵袭或年迈体弱、肝肾不足等有关。本病部位在颈部筋骨，与督脉、手足太阳、少阳经脉关系密切。基本病机是筋骨受损，经络气血阻滞不通。

4.3.1.1.2　神经根型颈椎病推荐方案

推荐方案：

选穴：C_4～C_7 夹脊穴、风池、肩井、后溪、外关。

针刺方法：患者取坐位或俯卧位，皮肤常规消毒，采用 0.25mm×40mm 毫针针刺得气。$C_{4～7}$ 夹脊穴直刺进针约 0.5 寸，风池穴向鼻尖方向斜刺进针约 1 寸，肩井穴直刺进针约 0.3 寸，后溪穴、外关穴直刺进针约 0.5 寸，行针得气后，同侧 2 组颈夹脊穴，风池配肩井，后溪配外关接电针仪。

电针仪器：华佗牌 SDZ-Ⅱ型电针仪。

电针参数：波形：疏密波；

频率：20Hz；

强度：刺激强度以局部肌肉跳动，患者耐受为度。

疗程：留针 30min，每日 1 次，10 次为 1 个疗程。

『推荐』

> 推荐建议：神经根型颈椎病患者推荐电针，以 $C_4 \sim C_7$ 夹脊穴、风池、肩井、后溪、外关。[GRADE 1B]

解释：本标准小组共纳入文献 15 篇，均为 RCT 文献。经综合分析形成证据体发现，电针与西药、理疗、常规针刺疗法相比，具有较好的舒筋活络、荣养经脉、解痉止痛的作用。尤其电针疏密波能够增强局部代谢，促进气血循环，改善组织营养，消除炎性水肿，从而加速功能恢复。但现有证据体因纳入文献存在偏倚风险、间接性、不一致性、不精确性及发表偏倚，经 GRADE 评价后最终证据质量等级为中等。

4.3.1.2 腰椎间盘突出症

4.3.1.2.1 疾病简介

腰椎间盘突出症，又称腰椎间盘纤维环破裂髓核突出症，因腰椎间盘发生退行性变，在外力的作用下，使纤维环破裂、髓核突出，刺激或压迫神经根而引起的以腰痛及下肢坐骨神经放射痛等症状为特征的腰腿痛疾患。本病归属中医的"腰痛"范畴。古代文献中常称之为"腰痛""痹证""腰腿痛"。其病机为正气不足、肝肾两虚、风寒湿邪滞留腰部经脉，加之跌仆闪挫、过度劳倦、损伤腰部，致使腰部经脉受损，气血痹阻经脉，经脉不通，不通则痛。

4.3.1.2.2 电针治疗推荐方案

推荐方案：

选穴：夹脊穴。

针刺方法：患者取俯卧位，前胸及踝部可垫薄枕使患者充分放松。取病变椎体及上下一个椎体两侧的夹脊穴，皮肤常规消毒，用 0.30mm×50mm 毫针针尖向脊柱方向进针 1.2～1.8 寸。得气后，接电针仪病变椎体上下一个椎体两侧的夹脊穴，同侧接电针仪。

电针仪器：华佗牌 SDZ-Ⅱ型电针仪。

电针参数：波形：连续波；

　　　　　　频率：2Hz；

　　　　　　强度：刺激强度以患者耐受为度。

疗程：留针 30min，每日 1 次，连续治疗 5 次，休息 2 天，10 次为 1 个疗程。

『推荐』

> 推荐建议：腰椎间盘突出症患者推荐电针，以夹脊穴为主。[GRADE 1C]

解释：本标准小组共纳入文献 28 篇，其中 RCT 文献 16 篇，系统评价 1 篇，Meta 分析 1 篇。经综合分析形成证据体发现，电针夹脊穴与西药、常规针刺疗法相比，具有较好的舒筋通络、活血止痛的作用，尤其低频电针的镇痛作用更强。但现有的证据体因纳入文献存在偏倚风险、间接性、不一致性、不精确性及发表偏倚，经 GRADE 评价后最终证据质量等级为低等。

4.3.1.3 第三腰椎横突综合征

4.3.1.3.1 疾病简介

由于第三腰椎横突周围组织的损伤，造成慢性腰痛，出现以第三腰椎横突处明显压痛为主要特征的疾病称为第三腰椎横突综合征，亦称第 3 腰椎横突滑囊炎，或第三腰椎横突周围炎。因其可影响邻近的神经纤维，故常伴有下肢疼痛。本病多见于青壮年，体力劳动者常见。中医属于"痹证""伤筋""腰痛"等范畴，隋朝名医巢元方所著的《诸病源候论》中就有提及："凡腰痛有五……少阴肾也，十月万物阳气皆衰，是以腰痛……风寒着腰，是以腰痛……役用伤肾，是以腰痛……坠堕伤腰，是以腰痛……寝卧湿地，是以腰痛。"主要病理变化为寒湿侵袭、跌打损伤等原因造成气滞血瘀、经络阻塞，"不通则痛"。

4.3.1.3.2 电针治疗推荐方案

推荐方案：

选穴：阿是穴、夹脊穴。

针刺方法：患者取俯卧位，前胸及踝部可垫薄枕使患者充分放松。皮肤常规消毒，取第三腰椎横突末端局部压痛点（阿是穴），用 0.30mm×75mm 毫针进针，针尖达第三腰椎横突尖端骨面时稍退针；取 $L_2 \sim L_4$ 夹脊穴，用 0.30mm×75mm 毫针进针，针尖达椎板，得气后，同侧阿是穴配 L_3 夹脊穴接电针仪。

电针仪器：G6805 型电针仪。

电针参数：波形：急性发作期选连续波，慢性疼痛期选疏密波；

频率：连续波（40Hz）；疏密波（2/100Hz）；

强度：刺激强度以局部肌肉跳动，患者耐受为度。

疗程：留针 30min，每日 1 次，7 次为 1 个疗程。

『推荐』

推荐建议：第 3 腰椎横突综合征患者推荐电针，以阿是穴、夹脊穴为主。［GRADE 1C］

解释：本标准小组共纳入文献 13 篇，其中 RCT 文献 4 篇。经综合分析形成证据体发现，电针阿是穴、华佗夹脊穴与西药、常规针刺疗法相比，具有较好的舒筋通络、活血止痛的作用。但现有的证据体因纳入文献存在偏倚风险、间接性、不一致性、不精确性及发表偏倚，经 GRADE 评价后最终证据质量等级为低。

4.3.2 骨关节疾病

4.3.2.1 肩周炎

4.3.2.1.1 疾病简介

肩关节周围炎是一种以肩痛、肩关节活动障碍为主要特征的筋伤，简称"肩周炎"。其病名较多，因睡眠时肩部受凉引起的称"漏肩风"或"露肩风"，因肩部活动明显受限，形同冻结而称"冻结肩"；因该病多发生于 50 岁左右的患者又称"五十肩"，还有称"肩凝风""肩凝症"；其病理表现主要是肩关节囊及其周围韧带、肌腱的慢性非特异性炎症，关节囊与周围组织发生粘连，又称"粘连性关节囊炎"。女性发病率高于男性，多为慢性发病。本病的确切病因未明，但一般认为是由于年过五旬、肝肾渐衰、气血虚亏、筋肉失于濡养，导致局部组织退变，常常是本病的发病基础。

4.3.2.1.2 电针治疗推荐方案

急性期

推荐方案一：

选穴：条口穴（健侧）。

针刺方法：患者取坐位，取健侧条口穴，皮肤常规消毒，用 0.30mm×75mm 毫针进针 1.5~2 寸，针尖正对后侧承山穴，得气后接电针仪，另一电极贴于同侧下肢远端非经穴处。

电针仪器：韩氏电针仪。

电针参数：波形：疏密波；

频率：2/100Hz；

强度：刺激强度以患者耐受为度，同时活动肩关节。

疗程：留针20min，每日1次，6次为1个疗程。

『推荐』

推荐建议：肩周炎患者推荐电针，以条口穴为主。［GRADE 1B］

解释：本标准小组共纳入文献5篇，均为RCT文献。经综合分析形成证据体发现，电针条口穴与西药、常规针刺疗法相比，具有较好的舒筋通络，活血止痛的作用。但现有的证据体因纳入文献存在偏倚风险、间接性、不一致性、不精确性及发表偏倚，经GRADE评价后最终证据质量等级为中等。

推荐方案二：

选穴：肩髃、肩贞、肩前、肩髎（患侧）。

针刺方法：患者取坐位，皮肤常规消毒，用0.30mm×40mm毫针进针0.8~1.2寸，得气后，肩髃配肩贞，肩前配肩髎接电针仪。

电针仪器：英迪牌KWD电针仪。

电针参数：波形：疏密波；

频率：2/100Hz；

强度：刺激强度以患者耐受为度。

疗程：留针20min，每日1次，10次为1个疗程。

『推荐』

推荐建议：肩周炎患者推荐电针，以肩髃、肩贞、肩前、肩髎为主。［GRADE 1C］

解释：本标准小组共纳入文献15篇，其中RCT文献12篇。经综合分析形成证据体发现，电针肩髃、肩贞、肩前、肩髎穴与单纯西药、中药、中频、常规针刺疗法相比，具有较好的调畅气血、通络止痛的作用。但现有的证据体因纳入文献存在偏倚风险、间接性、不一致性、不精确性及发表偏倚，经GRADE评价后最终证据质量等级为低等。

4.3.2.2 肱骨外上髁炎

4.3.2.2.1 疾病简介

肱骨外上髁炎是以肱骨外上髁部局限性疼痛，并影响伸腕和前臂旋转功能为特征的慢性劳损性疾病。本病属中医学"伤筋""痹证""肘劳"范畴，一般起病缓慢，常反复发作，无明显外伤史，多见于从事经常旋转前臂和屈伸肘关节的劳动者，如木工、钳工、水电工、矿工及网球运动员等。该病的发生常与慢性劳损有关，前臂在反复做拧、拉、旋转等动作时，可使肘部的经筋慢性劳损；本病病位在肘部手三阳经筋。

4.3.2.2.2 电针治疗推荐方案

推荐方案：

选穴：阿是穴、手三里、曲池、肘髎（患侧）。

针刺方法：患者取坐位或卧位，肘关节周围痛点皮肤常规消毒，采用0.25mm×40mm毫针针刺得气。手三里、曲池穴、肘髎穴直刺，进针0.8~1寸，得气后，阿是穴配手三里，曲池配肘髎接电针仪。

电针仪器：英迪牌KWD电针仪。

电针参数：波形：疏密波；

频率：2/100Hz；

强度：刺激强度以局部肌肉跳动，患者耐受为度。

疗程：留针 30min，每日 1 次，7 次为 1 个疗程。

『推荐』

> 推荐建议：肱骨外上髁炎推荐电针，以阿是穴、手三里、曲池、肘髎为主。［GRADE 2B］

解释：本标准小组共纳入文献 16 篇，其中 RCT 文献 5 篇。经综合分析形成证据体发现，电针阿是穴、疼痛局部穴位与西药、常规针刺疗法相比，具有较好的舒筋通络，活血化瘀，荣筋养骨的作用。尤其电针疏密波能够增强局部代谢，促进气血循环，改善组织营养，消除炎性水肿，促进功能恢复。但现有证据体因纳入文献存在偏倚风险、间接性、不一致性、不精确性及发表偏倚，经 GRADE 评价后最终证据质量等级为低等。

4.3.2.3 膝骨关节炎

4.3.2.3.1 疾病简介

膝骨性关节炎是指关节软骨出现原发性或继发性退行性改变，并伴有软骨下骨质增生，从而使关节逐渐被破坏及产生畸形，是影响膝关节功能的一种退行性疾病。髌骨下疼痛，可有摩擦感，上下楼梯或坐位起立时明显。关节肿胀积液可自行消退但可反复发作。关节活动减少，疼痛加重，关节出现僵硬、不稳、屈伸活动范围减少的现象。病情逐渐发展可产生骨缘增大，出现内翻或外翻畸形。膝骨性关节炎属中医"痹证""骨痹"范畴，其发生常与劳伤、行走过多或跑跳跌撞等因素有关。病位在膝部筋骨，属本虚标实之证。基本病机是气血瘀滞，筋骨失养。

4.3.2.3.2 电针治疗推荐方案

推荐方案：

选穴：内外膝眼、梁丘、血海（患侧）。

针刺方法：患者取仰卧位，膝部用枕头垫起，取患侧穴位。皮肤常规消毒，取患侧内外膝眼、梁丘、血海，用 0.30mm×40mm 毫针常规针刺得气后，内膝眼配外膝眼，梁丘配血海接电针仪。

电针仪器：华佗牌 SDZ-Ⅱ型电针仪。

电针参数：波形：疏密波；

频率：20Hz；

强度：刺激强度以患者自觉局部肌肉跳动，患者耐受为度。

疗程：留针 30min，每日 1 次，10 次为 1 疗程。

『推荐』

> 推荐建议：膝骨性关节炎患者推荐电针，以患侧内外膝眼、梁丘、血海为主。［GRADE 1C］

解释：本标准小组共纳入文献 17 篇，均为 RCT 文献。经综合分析形成证据体发现，电针患侧内外膝眼、梁丘、血海与西药、推拿、理疗、常规针刺疗法相比，具有较好的舒筋通络、活血止痛的作用。但现有证据体因纳入文献存在偏倚风险、间接性、不一致性、不精确性及发表偏倚，经 GRADE 评价后最终证据质量等级为低等。

4.3.2.4 踝扭伤

4.3.2.4.1 疾病简介

踝关节扭伤是临床上常见的一种损伤，由于剧烈运动、不堪负重、跌仆损伤、外在力量过度牵拉扭转等原因使踝关节过度内翻或外翻，导致踝关节周围韧带、肌腱、关节囊等软组织损伤。临床主要表现为踝关节肿胀疼痛，伤处皮肤见青紫色瘀斑，活动受限等。X 线检查需排除骨折、脱臼。中医学认为，外伤是踝关节扭伤的主要病因，属于筋病范畴。《杂病源流犀烛》记载"忽然闪挫，必气为之震，震则激，激则壅，壅则气之周流一身者，忽因所壅而聚在一处……气聚在何处，则血亦凝在何处""跌仆闪挫，卒然身受，由外及内，气血俱伤病也"。可见外伤之后，踝关节局部筋肉受损，血脉破裂，血不循经溢于脉外，留伏经络之间，血瘀不能生新，阻塞脉络，气机运行不畅而形成踝关节损伤。《素问·阴阳应象大论》又曰："气伤痛，形伤肿。"气以痛为用，气伤则滞，不通则痛；筋肉血脉有形实质受损则局部血液瘀滞，形成肿胀。故而筋脉受损，气滞血瘀是踝关节扭伤的主要病机。

4.3.2.4.2　电针治疗推荐方案

推荐方案：

踝扭伤，以外踝扭伤的概率大于内踝，内侧副韧带面积大，纤维细密且韧性强，不易受伤，而外侧副韧带较其内侧副韧带薄弱而分散，且外踝比内踝低 1~2cm，因而足的内翻活动比较容易，而外翻活动受到一定限制。故大多数踝关节韧带损伤集中在外侧副韧带，电针治疗踝扭伤证据多集中于外踝扭伤慢性期，故本标准暂对慢性期外踝扭伤电针治疗做以推荐。

选穴：解溪、昆仑、丘墟、阿是穴（患侧）。

针刺方法：患者取仰卧位或坐位，放松足踝部，皮肤常规消毒，取 0.30mm×40mm 毫针常规针刺得气后，解溪配昆仑，丘墟配阿是穴接电针仪。

电针仪器：韩式电针仪。

电针参数：波形：疏密波；

频率：2/100Hz；

强度：刺激强度以患者耐受为度。

疗程：留针 30min，连续治疗 5 次，休息 2 天，10 次为 1 个疗程。

『推荐』

> 推荐建议：踝关节扭伤患者慢性期外踝扭伤推荐电针，以患侧解溪、昆仑、丘墟、阿是穴为主。[GRADE 2C]

解释：本标准小组共纳入文献 7 篇，其中 RCT 文献 4 篇，所纳入文献中 6 篇评估了电针治疗外踝扭伤，其中 2 篇提及外踝及内踝扭伤，仅 1 篇提及急性期。经综合分析形成证据体发现，电针与西药、常规针刺疗法相比，具有较好的消肿止痛、活血化瘀的作用。尤其电针疏密波能够增强局部代谢，促进气血循环，改善组织营养，消除炎性水肿，从而加速关节功能恢复。但现有的证据体因纳入文献存在偏倚风险、间接性、不一致性、不精确性及发表偏倚，经 GRADE 评价后最终证据质量等级为低等。

4.3.3　肌肉疾病

4.3.3.1　急性腰扭伤

4.3.3.1.1　疾病简介

本病系指腰部筋膜、肌肉、韧带、椎间小关节、腰骶关节的急性损伤，多因突然遭受间接暴力所致，俗称闪腰、岔气。若处理不当，或治疗不及时，也可使症状长期延续，变成慢性。腰部扭挫伤是常见的筋伤疾病，多发于青壮年、体力劳动者及偶尔参加体力劳动者。

4.3.3.1.2　电针治疗伤推荐方案

推荐方案一：

选穴：后溪穴（双侧）。

针刺方法：患者取坐位，皮肤常规消毒，取 0.30mm×40mm 毫针，采用夹持法进针直刺 1.2 寸，针尖向合谷方向，得气后接电针仪。

电针仪器：G6805 型电针仪。

电针参数：波形：连续波；

　　　　　频率：40Hz；

　　　　　强度：刺激强度以患者耐受为度。

疗程：留针 20min，每日 1 次，取针后活动腰部 3～5 次，每次 5min，连续治疗 5 次为 1 个疗程。

『推荐』

推荐建议：急性腰扭伤患者推荐电针，以后溪穴为主。［GRADE 1B］

解释：本标准小组共纳入文献 8 篇，其中 RCT 文献 6 篇，Meta 分析 1 篇。经综合分析形成证据体发现，电针后溪穴与西药、常规针刺疗法相比，具有较好的通经活络，舒筋止痛的作用。尤其与西药相比，在近期疗效上更具优势。但现有的证据体因纳入文献存在偏倚风险、间接性、不一致性、不精确性及发表偏倚，经 GRADE 评价后最终证据质量等级为中。

推荐方案二：

选穴：夹脊穴。

针刺方法：患者取俯卧位，皮肤常规消毒，取腰痛部位椎体上下夹脊穴，按常规消毒，用 0.30mm×50mm 毫针进针直刺 1.5 寸，得气后同侧夹脊穴接电针仪。

电针仪器：华佗牌 SDZ－Ⅱ型电针仪。

电针参数：波形：疏密波；

　　　　　频率：5Hz；

　　　　　强度：刺激强度以患者耐受为度。

疗程：留针 20min，每日 1 次，连续治疗 6 次为 1 个疗程。

『推荐』

推荐建议：急性腰扭伤患者推荐电针，以夹脊穴为主。［GRADE 2D］

解释：本标准小组共纳入文献 7 篇，其中 RCT 文献 4 篇。经综合分析形成证据体发现，电针夹脊穴具有调畅气血、通络止痛的作用。但现有的证据体因纳入文献存在偏倚风险、间接性、不一致性、不精确性及发表偏倚，经 GRADE 评价后最终证据质量等级为极低。

推荐方案三：

选穴：阿是穴。

针刺方法：患者取俯卧位，皮肤常规消毒，取局部肌肉痉挛、压痛明显处，选穴 2～4 处，按常规消毒，用 0.30mm×50mm 毫针进行直刺 1～1.5 寸，得气后接电针仪。

电针仪器：G6805 型电针仪。

电针参数：波形：连续波；

　　　　　频率：40Hz；

　　　　　强度：刺激强度以患者耐受为度。

疗程：留针 20min，每日 1 次，连续治疗 6 次为 1 个疗程。

『推荐』

推荐建议：急性腰扭伤患者推荐电针，以阿是穴为主。［GRADE 2B］

解释：本标准小组共纳入文献 5 篇，均为 RCT 文献。经综合分析形成证据体发现，电针阿是穴与西药、常规针刺、单纯中药疗法相比，具有调畅气血、通络止痛的作用。但现有的证据体因纳入文献存在偏倚风险、间接性、不一致性、不精确性及发表偏倚，经 GRADE 评价后最终证据质量等级为中等。

4.3.3.2 腰肌劳损

4.3.3.2.1 疾病简介

腰肌劳损又称为腰背肌筋膜炎、腰肌纤维炎、功能性腰痛、腰背筋膜疼痛综合征等。属于中医学"腰痛"范畴，又称"腰脊痛"，是以腰部疼通为主症的病证。腰痛的发生常与感受外邪、跌仆损伤和劳欲过度等因素有关。本病与肾、足太阳膀胱经、督脉等关系密切。基本病机是腰部经络不通，气血痹阻，或肾精亏虚，腰部失于濡养、温煦。

4.3.3.2.2 电针治疗推荐方案

推荐方案：

选穴：阿是穴、肾俞、大肠俞、委中、昆仑。

针刺方法：采取俯卧或侧卧位，在腰部取敏感点、痛点，皮肤常规消毒，选用 0.30mm×40mm 毫针，肾俞、大肠俞直刺进针，直刺 15~35mm，针刺得气。委中穴直刺 25~35mm，针刺得气。昆仑穴直刺 10~25mm，针刺得气后，阿是穴，同侧肾俞配大肠俞，委中配昆仑接电针仪。

电针仪器：华佗牌 SDZ-Ⅱ型电针仪。

电针参数：波形：疏密波；

频率：50Hz；

强度：刺激强度以局部肌肉跳动，患者耐受为度。

疗程：留针 30~40min，每日 1 次，7 次为 1 个疗程。

『推荐』

> 推荐建议：腰肌劳损患者推荐电针，阿是穴、肾俞（双侧）、大肠俞（双侧）、委中、昆仑为主。[GRADE 2C]

解释：本标准小组共纳入文献 11 篇，其中 RCT 文献 6 篇。经综合分析形成证据体发现，电针与西药、理疗、常规针刺疗法相比，具有较好的活血舒筋，强腰补肾，通络止痛的作用。尤其电针疏密波能够增强局部代谢，促进气血循环，改善组织营养，消除炎性水肿，从而加速功能恢复。但现有证据体因纳入文献存在偏倚风险、间接性、不一致性、不精确性及发表偏倚，经 GRADE 评价后最终证据质量等级为低等。

4.4 泌尿系统疾病

4.4.1 膀胱过度活动症

4.4.1.1 疾病简介

膀胱过度活动症（Qveractive bladder，OAB）：国际尿控协会（ICS）2001 年将临床表现主要为尿频（24 小时排尿 >8 次，每次尿量 <200mL）、尿急（有突发的急迫排尿感）、伴或不伴有尿失禁（急迫排尿感未被抑制或未及时入厕而发生尿液不自主流出）的一组下尿路症状，正式定义为膀胱过度活动症。在中医学中没有"膀胱过度活动症"的具体病名，因其尿频，尿急，夜尿的症状特点，将其归属于"淋证""遗溺""小便不禁""癃闭"等范畴。《诸病源候论·诸淋候》有"诸淋者……肾虚则小便数……则淋漓不宣，故谓之为淋"的描述，《素问·宣明五气》中"膀胱不约为遗尿"，《景岳全书·杂症读》中亦有"遗溺一证……又不禁者，以气门不固而频数不能禁也"。

4.4.1.2 电针治疗推荐方案

推荐方案：

选穴：中髎穴、会阳穴、三阴交。

针刺方法：患者取俯卧位，穴位局部皮肤常规消毒。中髎穴采用长75mm毫针，与体表30°~60°角斜刺50~60mm，均匀提插捻转3次，局部酸麻胀得气感；会阳穴采用长75mm毫针稍向外上斜刺50~60mm，均匀提插捻转3次，局部酸麻胀得气感；三阴交采用40mm毫针直刺；双侧中髎穴和会阳穴分别接电针仪。

电针仪器：韩氏电针仪。

电针参数：波形：连续波；

频率：10Hz；

强度：刺激强度以患者耐受为度。

疗程：留针30min，隔日1次，每周治疗3次，共治疗4周。

『推荐』

推荐建议：膀胱过度活动症推荐电针，以中髎、会阳、三阴交为主。[GRADE 1B]

解释：本标准小组共纳入文献12篇，其中RCT文献11篇。经综合分析形成证据体发现，电针与药物、常规针刺、盆底肌训练等相比，可减少患者日平均尿急次数、排尿次数、尿失禁次数，改善患者生活质量。电针选连续波10Hz，一方面加强对穴位刺激强度，另一方面局部的低频轻微电流的刺激可以双向调节机体组织功能。多项研究表明，电针会阳、中髎能通过调节神经肽等神经递质含量影响排尿中枢的兴奋水平，从而对膀胱逼尿肌、尿道括约肌起双向调节作用。但现有的证据体因纳入文献存在偏倚风险、间接性、不一致性、不精确性及发表偏倚，经GRADE评价后最终证据质量等级为中等。

4.4.2 尿失禁

4.4.2.1 疾病简介

尿失禁指在清醒状态下小便不能控制而自行流出的一种病证，可分为充盈性尿失禁、无阻力性尿失禁、反射性尿失禁、急迫性尿失禁和压力性尿失禁。属中医学"小便不禁"范畴，其发生常与禀赋不足、老年肾亏、暴受惊恐、跌打损伤、病后体虚等因素有关，本病病位在膀胱，与肾、脾、肺关系密切，基本病机是下元不固、膀胱失约。

压力性尿失禁被国际尿控协会定义为当腹压增高时，如喷嚏、咳嗽、运动或体位改变等，出现的一系列不自主的尿液自尿道外口漏出的症状。其发病率高，且难以启齿的症状困扰着女性的日常生活，严重影响着女性的生活质量。

急迫性尿失禁是指伴有强烈尿意的不自主性漏尿。该病主要表现为患者在产生强烈尿意后无法由意识控制而导致尿失禁，或在出现强烈尿意的同时发生尿失禁，临床上常伴有尿频、尿急的症状。

混合性尿失禁是指既与尿急有关，又与用力、喷嚏和咳嗽等有关的不自主的尿液流出。是一种复杂的膀胱尿道障碍，同时存在急迫性尿失禁和压力性尿失禁症状。

4.4.2.2 电针治疗推荐方案

4.4.2.2.1 压力性尿失禁

推荐方案：

选穴：中髎、会阳。

针刺方法：嘱患者俯卧位，暴露腰骶部，皮肤常规消毒。采用0.35mm×75mm毫针，中髎穴在第3骶后孔处外上约1cm处进针，向内向下30°~45°角斜刺50~60mm，均匀提插捻转3次，局部酸麻胀；会阳穴针尖稍向外上斜刺50~60mm，均匀提插捻转3次，得气后，双侧中髎穴和会阳穴分别接电针仪。

电针仪器：韩氏电针仪。

电针参数：波形：连续波；

频率：50Hz；

强度：刺激强度以患者耐受为度。

疗程：留针30min，每周3次，共治疗8周。

『推荐』

推荐建议：压力性尿失禁推荐电针，以中髎、会阳为主。［GRADE 1A］

解释：本标准小组共纳入文献27篇，其中RCT文献26篇。经综合分析形成证据体发现，电针与西药、中药、常规针刺、盆底肌训练、安慰电针、埋线相比，可减少尿失禁漏尿次数、漏尿量，改善患者生活质量。尤其电针连续波能够兴奋神经肌肉组织，促进局部血液循环，增强盆底肌肉收缩，调节膀胱功能，对神经系统及尿道括约肌协同的功能有调节并修复作用。纳入的文献一致性强，文献设计质量高、样本量较大，临床干预利大于弊，最终证据质量等级为高等。

4.4.2.2.2 急迫性尿失禁

推荐方案：

选穴：肾俞、次髎、会阳、三阴交。

针刺方法：患者取俯卧位，皮肤常规消毒。次髎穴采用0.35mm×75mm毫针，与体表30°～60°角斜刺50～60mm，均匀提插捻转3次，局部酸麻胀得气；会阳穴采用0.35mm×75mm毫针稍向外上斜刺50～60mm，均匀提插捻转3次，局部酸麻胀得气；肾俞、三阴交，常规针刺，采用0.30mm×40mm毫针直刺；得气后，双侧次髎穴和会阳穴分别接电针仪。

电针仪器：韩氏电针仪。

电针参数：波形：疏密波；

频率：2/100Hz；

强度：刺激强度以患者耐受为度。

疗程：留针30min，每周3次，共治疗12周。

『推荐』

推荐建议：急迫性尿失禁推荐电针，以次髎、会阳为主。［GRADE 1B］

解释：本标准小组共纳入文献7篇，均为RCT文献。经综合分析形成证据体发现，电针与西药、中药、常规针刺、盆底肌训练、安慰电针等相比，通过治疗增加患者膀胱最大容量，提高膀胱充盈初始感觉阈，降低膀胱最大收缩压，抑制逼尿肌的无抑制性收缩而起到治疗作用。电针加强对穴位刺激强度，低频轻微电流的刺激可以双向调节机体组织功能。但现有的证据体因纳入文献存在偏倚风险、间接性、不一致性、不精确性及发表偏倚，经GRADE评价后最终证据质量等级为中等。

4.4.2.2.3 混合性尿失禁

推荐方案：

选穴：中髎、会阳。

针刺方法：患者取俯卧位，穴位局部皮肤常规消毒。中髎穴采用0.35mm×75mm毫针，在第3骶后孔处外上约1cm处进针，向内向下30°～45°角斜刺50～60mm，均匀提插捻转3次，局部酸麻胀得气；会阳穴采用0.35mm×75mm毫针稍向外上斜刺50～60mm，均匀提插捻转3次；得气后，双侧中髎穴、会阳穴分别接电针仪。

电针仪器：韩氏电针治疗仪。

电针参数：波形：疏密波；

　　　　　频率：2/100Hz；

　　　　　强度：刺激强度以患者耐受为度。

　　疗程：留针30min，每周3次，共治疗12周。

　　『推荐』

　　推荐建议：混合性尿失禁推荐电针，以中髎和会阳为主。[GRADE 1B]

　　解释：本标准小组共纳入文献4篇，其中RCT文献3篇。经综合分析形成证据体发现，电针与西药、盆底肌训练相比，可减少尿失禁漏尿次数、漏尿量，改善患者生活质量。尤其电针疏密波能够兴奋神经肌肉组织，促进局部血液循环，增强盆底肌肉收缩，调节膀胱功能，对神经系统及尿道括约肌协同的功能有调节并修复作用。但现有的证据体因纳入文献存在偏倚风险、间接性、不一致性、不精确性及发表偏倚，经GRADE评价后最终证据质量等级为中等。

4.4.3　尿潴留

4.4.3.1　疾病简介

　　西医学中各种原因导致的尿潴留及无尿症等，属中医"癃闭"范畴，是以小便量少，点滴而出，甚则小便闭塞不通为主要临床表现的病证。"癃"指小便不利，点滴而短少，病势较缓；"闭"是指小便闭塞，点滴不通，病势较急，癃和闭都是指排尿困难，只是程度上的不同，故常合称"癃闭"。癃闭的发生多与久病体弱、情志不畅、外伤劳损、饮食不节、感受外邪等因素有关。本病病位在膀胱，与肾、三焦、肺、脾关系密切，基本病机是膀胱气化功能失常。

4.4.3.2　电针治疗推荐方案

4.4.3.2.1　术后尿潴留

　　术后尿潴留是手术后膀胱内充满尿液但不能自行排出，是术后常见的并发症，可致膀胱过渡膨胀和永久逼尿肌损伤。多见于外科、妇科及肛肠科术后。若术后6~8小时内患者不能自主排尿而膀胱残余尿量>600 mL即可诊断为术后尿潴留。

　　推荐方案：

　　选穴：气海、关元、中极、水道、阴陵泉、足三里、三阴交、太溪。

　　针刺方法：嘱患者平卧位，暴露小腹部及双侧下肢，皮肤常规消毒，选用0.3mm×50mm毫针进针关元、气海、中极、水道可直刺1~1.5寸。针刺前先叩诊，检查膀胱充盈情况后再决定针刺方向，以免刺伤膀胱；阴陵泉、三阴交、足三里、太溪均为双侧选穴，可直刺1~1.5寸。得气后，气海配关元，同侧三阴交配足三里接电针仪。

　　电针仪器：G6805电针治疗仪。

　　电针参数：波形：疏密波；

　　　　　频率：2/100Hz；

　　　　　强度：刺激强度以患者耐受为度。

　　疗程：留针30min，每日1次，7次为1个疗程。

　　『推荐』

　　推荐建议：术后尿潴留患者推荐电针，以气海、关元、三阴交、足三里、中极、水道、阴陵泉、太溪为主。[GRADE 1B]

　　解释：本标准小组共纳入文献23篇，其中RCT文献20篇。经综合分析形成证据体发现，电针与西药、常规针刺疗法相比，具有较好的温补下元，行气开闭的作用，针刺作用于经络除了疏通局部经脉，恢复膀胱气化功能，亦改善膀胱、尿道功能，使盆神经的兴奋性增强，引起膀胱逼尿肌收缩和

括约肌松弛。但现有的证据体因纳入文献存在偏倚风险、间接性、不一致性、不精确性及发表偏倚，经 GRADE 评价后最终证据质量等级为中。

4.4.3.2.2 脊髓损伤尿潴留

脊髓损伤后，尿潴留是常见的并发症之一，主要表现为小便痛，小便点滴而下，膀胱胀满甚至闭绝等一系列排尿功能障碍。由于排尿功能要经过漫长的脊髓休克期 3~8 个月，自主膀胱形成后才能恢复。病人在此期间要靠留置尿管排尿，极易造成泌尿系统乃至全身感染。通常采用导尿法治疗，但长期留置导尿大大增加了患者继发性泌尿系感染的发生，同时增加了患者的痛苦和经济负担。

推荐方案：

选穴：肾俞、次髎、中髎、会阳、三阴交。

针刺方法：患者取俯卧位，皮肤常规消毒。次髎穴与中髎穴在第二、三骶后孔外上约 1cm 处进针，用 0.30mm×75mm 或 0.40mm×100mm 毫针斜向内下与中线成 20°~30°刺向第二、第三骶后孔，进针深度 70mm~95mm。会阳穴用 0.30mm×75mm 毫针，斜向外上方向直刺入 60~70mm。肾俞穴、三阴交穴（若刺及神经干，则调整方向，重新针刺）用 0.30mm×40mm 毫针直刺入 25~30mm。双侧中髎、次髎、会阳分别接电针仪。

电针仪器：G6805 电针治疗仪。

电针参数：波形：连续波；

　　　　　频率：10Hz；

　　　　　强度：刺激强度以患者耐受为度。

疗程：留针 30min，每日 1 次，每周 3 次，共治疗 12 周。

『推荐』

> 推荐建议：脊髓损伤尿潴留患者推荐电针，以次髎、中髎、会阳、肾俞、三阴交为主。
> ［GRADE 1B］

解释：本标准小组共纳入文献 7 篇，均为 RCT 文献。经综合分析形成证据体发现，电针与西药、常规针刺、康复疗法相比，具有较好的行气利尿的作用，针刺作用于腰骶部，调节膀胱气化功能，促使膀胱逼尿肌及括约肌调节紊乱趋于协调，从而促进了排尿反射的重建。但现有的证据体因纳入文献存在偏倚风险、间接性、不一致性、不精确性及发表偏倚，经 GRADE 评价后最终证据质量等级为中等。

4.4.4 神经源性膀胱

文献中主要提及脊髓损伤引起尿潴留，还有无抑制性神经源性膀胱，主要表现为急迫性尿失禁，故治疗方案参照脊髓损伤性尿潴留和急迫性尿失禁。

4.4.5 慢性前列腺炎

4.4.5.1 疾病简介

慢性前列腺炎是指青年男性生殖泌尿系统感染而致前列腺长期充血、腺泡淤积、腺管水肿引起的炎症性改变，可分为细菌性和非细菌性两类。慢性前列腺炎属于中医学"精浊""白浊""淋浊等范畴，其发生常与饮食不节、思虑过度、房劳太过等因素有关。本病病位在下焦，与肾、膀胱、脾关系密切。基本病机是膀胱泌别失职，脾虚精微下渗、肾虚失于固摄。

4.4.5.2 电针治疗慢性前列腺炎推荐方案

推荐方案：

选穴：肾俞、中髎、会阳、三阴交。

针刺方法：嘱患者俯卧位，暴露腰骶部及踝部，穴位局部皮肤常规消毒。肾俞、三阴交采用
0.30mm×40mm 毫针直刺 30mm，中髎穴采用长 0.35mm×75mm 毫针，在第三骶后孔处外上约 1cm
处进针，向内向下 30°~45°斜刺 50~60mm，均匀提插捻转 3 次，局部酸麻胀得气感；会阳穴采用长
0.30mm×75mm 毫针稍向外上斜刺 50~60mm，得气后均匀提插捻转 3 次，中髎配会阳接电针仪。

电针仪器：G6805 型电针仪。

电针参数：波形：连续波；

　　　　　频率：20Hz；

　　　　　强度：强度以患者耐受为度。

疗程：留针 30min，隔日 1 次，每周 3 次，共治疗 24 次。

『推荐』

推荐建议：慢性前列腺炎推荐电针，以腰骶部腧穴为主。［GRADE 1B］

解释：本标准小组共纳入文献 10 篇，均为 RCT 文献。经综合分析形成证据体发现，电针与西
药、中药、常规治疗相比，可减轻患者疼痛和改善排尿功能障碍，提高患者生活质量。尤其电针能减
少神经末梢炎性介质释放，能直接作用于盆底肌肉群，缓解盆底肌肉痉挛，促进盆底神经肌肉活动正
常，以调节血管括约肌张力，减轻盆腔静脉丛瘀血，电针对尿道动力学具有显著改善作用，并能改善
前列腺组织的病理变化和生理功能。纳入的文献一致性强，文献样本量小，存在偏倚风险，临床干预
利大于弊，最终证据质量等级为中等。

4.5 生殖系统疾病

4.5.1 原发性痛经

4.5.1.1 疾病介绍

痛经是指伴随着月经而出现的下腹部疼痛，疼痛可以出现在行经前后或经期，规律性发作，常呈
痉挛性，通常还伴有其他症状，包括腰腿疼、头痛、头晕、乏力、恶心、呕吐、腹泻、腹胀等，是导
致盆腔慢性痛的常见原因，常常影响情绪、工作、社交和生活质量，甚至导致活动受限。痛经分为原
发性痛经和继发性痛经两种。原发性痛经是指不伴有其他明显盆腔疾病的单纯性功能性痛经。

4.5.1.2 电针治疗推荐方案

推荐方案：

选穴：次髎、足三里、三阴交。

针刺方法：患者取俯卧位，皮肤常规消毒，取次髎穴以 0.30mm×75mm 毫针进针，以针感向会
阴部放射为度；取双侧足三里、三阴交以 0.30mm×40mm 毫针进针，视患者体质及针刺部位刺入 1~
1.2 寸，得气后同侧足三里配三阴交接电针仪。

电针仪器：华佗牌 SDZ-Ⅱ型电针仪。

电针参数：波形：连续波；

　　　　　频率：50Hz；

　　　　　强度：刺激强度以患者局部出现酸、麻、沉、胀感为度。

疗程：留针 30min，于行经前 7 天开始治疗，每日 1 次，至月经来潮前停止治疗，连续治疗 3 个
月经周期。

『推荐』

推荐建议：原发性痛经患者推荐电针，以次髎、足三里、三阴交穴为主。［GRADE 1B］

解释：本标准小组共纳入文献 8 篇，其中 RCT 文献 7 篇，阐述了电针治疗原发性痛经的进展和

机理的文章 1 篇。经综合分析形成证据发现，电针与西药、普通针刺相比，具有较好的益肾壮阳、行气活血、调经止痛的作用。但现有的证据体因纳入的文献数目少，存在偏倚风险，间接性、不一致性及发表偏倚，经 GRADE 评价后最终证据质量等级为中级。

4.5.2 不孕症

4.5.2.1 疾病介绍

不孕症是指女子婚后不避孕，有正常性生活，配偶生殖功能正常，同居 2 年以上而未受孕者；或曾有过孕育史，而后未避孕，又连续 2 年未再受孕者。前者为原发性不孕，古称"全不产"；后者为继发性不孕，古称"断续"。

4.5.2.2 排卵障碍性不孕症

推荐方案：

选穴：三阴交、子宫、足三里。

针刺方法：患者取仰卧位，皮肤常规消毒，取双侧子宫、足三里、三阴交穴，以 0.30mm × 40mm 毫针进针，视患者体质及针刺部位刺入 1～1.2 寸，得气后，双侧子宫、足三里分别接电针仪。

电针仪器：G6805 型电针仪。

电针参数：波形：疏密波；

　　　　　频率：2/15Hz；

　　　　　强度：刺激强度以患者可耐受为度。

疗程：留针 30min，在月经周期经净第 1 天给予患者电针干预（无月经来潮的患者采用肌注黄体酮，以使其月经来潮），每日 1 次，持续 15 天，1 个月经周期为 1 个疗程，共观察 3 个疗程。

『推荐』

> 推荐建议：排卵障碍患者推荐电针，以三阴交、子宫、足三里穴选穴为主。［GRADE 2C］

解释：本标准小组共纳入文献 4 篇，其中 RCT 文献 1 篇。经综合分析形成证据发现，电针对改善排卵障碍所致的不孕症，具有较好的温肾活血、益气生血、调理冲任的作用。但现有的证据体因纳入的文献数目少，存在偏倚风险、间接性、不一致性及发表偏倚，经 GRADE 评价后最终证据质量等级为低级。

4.5.2.3 不孕症患者体外受精–胚胎移植结局

推荐方案：

选穴：三阴交、子宫、中极、关元。

操作方法：患者取仰卧位，皮肤常规消毒，取中极、关元、双侧子宫、双侧三阴交穴，以 0.30mm ×40mm 毫针，垂直进针，视患者体质及针刺部位刺入 1～1.2 寸。得气后双侧三阴交，左子宫配中极，右子宫配关元接电针仪。

电针仪器：华佗牌 SDZ–Ⅱ型电针仪。

电针参数：波形：疏密波；

　　　　　频率：40Hz；

　　　　　强度：刺激强度以患者能耐受为度。

疗程：留针 30min，自体外受精（IVF）周期的月经第 5 天开始行电针治疗，隔日 1 次至取卵日，一般治疗 5～7 次。

『推荐』

> 推荐建议：体外受精–胚胎移植患者推荐电针，以三阴交、子宫、中极、关元为主。［GRADE 2C］

解释：本标准小组共纳入文献 7 篇，均为 RCT 文献。经综合分析形成证据发现，电针与西药、普通针刺相比，具有较好的补肾活血、调理冲任的作用。但现有的证据体因纳入的文献数目少，存在偏倚风险、间接性、不一致性及发表偏倚，经 GRADE 评价后最终证据质量等级为低级。

4.5.3 男性少弱精症

4.5.3.1 疾病介绍

少弱精症一直是男性不育症的重要原因，随着生活压力的增大和周围环境的变化，男性少弱精症的发病率呈现上升的趋势。临床上，男性少弱精症的常见病因有内分泌功能紊乱、生殖系统炎症、微量元素缺乏、免疫功能失衡、生殖畸形与损伤以及环境污染加重、接触放射性物质等。中医学认为，肾藏精，主生长发育与生殖，精液化生于肾，有赖于后天水谷精微的滋养，也有赖于经络、脏腑、气血的协调作用。特发性少弱精子症主要责之于肾，其中医病机主要以肾虚为主。

4.5.3.2 电针治疗推荐方案

推荐方案：

选穴：肾俞、三阴交。

针刺方法：患者取俯卧位，皮肤常规消毒，双侧肾俞、三阴交穴，以 0.30mm × 40mm 毫针进针，垂直进针，视患者体质及针刺部位刺入 1 ~ 1.2 寸，得气后，同侧肾俞配三阴交接电针仪。

电针仪器：KHD808 – Ⅱ型电针仪。

电针参数：波形：连续波；

频率：2Hz；

强度：刺激强度以患者能耐受为度。

疗程：留针 30min，隔日 1 次，2 个月为 1 个疗程。

『推荐』

推荐建议：男性少弱精症患者推荐电针，以肾俞、三阴交穴为主。[GRADE 2B]

解释：本标准小组共纳入文献 5 篇，其中 RCT 文献 3 篇。经综合分析形成证据发现，电针与西药、普通针刺相比，具有较好的益气养血、补虚扶正、培元固肾的作用。但现有的证据体因纳入的文献数目少，存在偏倚风险、间接性、不一致性及发表偏倚，经 GRADE 评价后最终证据质量等级为中级。

4.5.4 多囊卵巢综合征

4.5.4.1 疾病介绍

多囊卵巢综合征以长期无排卵和高雄激素血症为基本特征，普遍存在胰岛素抵抗，远期可发展为代谢性综合征、心血管疾病、子宫内膜癌等。多囊卵巢综合征常见的临床表现为月经失调、不孕、雄激素过多、肥胖等。育龄妇女中多囊卵巢综合征的患病率是 5% ~ 10%，而在无排卵性不孕症的人中发病率高达 30% ~ 60%。

4.5.4.2 电针治疗推荐方案

推荐方案：

选穴：三阴交、子宫。

针刺方法：患者取仰卧位，局部常规消毒后，选用直径 0.30mm × 40mm 毫针，根据肌肉的丰厚程度决定针刺深度，得气后行平补平泻法，同侧三阴交配子宫接电针仪。

电针仪器：G6805 型电针仪。

电针参数：波形：连续波；

频率：2Hz；

强度：刺激强度以患者能耐受为度。

疗程：留针30min，自月经或撤药性出血第5天开始治疗，隔日1次，1周治疗3次，连续针灸至阴道超声检测卵泡直径≥18mm，1个月经周期或1个月为1个疗程。

『推荐』

推荐建议：多囊卵巢综合征患者推荐电针，以三阴交、子宫穴为主。〔GRADE 2D〕

解释：本标准小组共纳入文献3篇，其中RCT文献2篇，阐述电针治疗多囊卵巢综合征机理的文章1篇。经综合分析形成证据发现，电针结合西药，与单纯西药治疗相比，具有较好的益气补肾，化瘀祛痰的作用。但现有的证据体因纳入的文献数目少，存在偏倚风险、间接性、不一致性及发表偏倚，经GRADE评价后最终证据质量等级为极低。

4.6 内分泌系统疾病

4.6.1 肥胖病

4.6.1.1 疾病简介

肥胖病指人体脂肪积聚过多，体重超过标准体重的20%以上。分为单纯性和继发性两类。前者不伴有明显神经内分泌系统功能变化，临床上最为常见；后者常继发于神经、内分泌和代谢疾病，或与遗传、药物有关。肥胖病的发生常与暴饮暴食、过食肥甘、安逸少动、情志不舒、先天禀赋不足等因素有关。本病与胃、肠、脾、肾关系密切。基本病机是痰湿浊脂滞留。无论是胃肠积聚的痰热还是脾肾不能运化的痰浊，停滞于全身或局部都可成肥胖。

4.6.1.2 电针治疗推荐方案

推荐方案：

选穴：中脘、气海、天枢、足三里、丰隆。

针刺方法：患者取仰卧位，皮肤常规消毒，采用0.25mm×40mm针灸针，中脘、气海、天枢、足三里、丰隆直刺进针1.0~1.5寸，针刺得气后，中脘配气海，双侧天枢、足三里、丰隆分别接电针仪。

电针仪器：华佗牌SDZ-Ⅱ型电针仪。

电针参数：波形：疏密波；

频率：2/50Hz；

强度：刺激强度以患者能够耐受并见肌肉跳动为度。

疗程：留针30min，每日1次，每周治疗5次，休息2天，4周为1个疗程。

『推荐』

推荐建议：肥胖病患者推荐电针，以中脘、气海、天枢、足三里、丰隆穴为主。〔GRADE 2C〕

解释：本标准小组共纳入文献9篇，其中RCT文献7篇。经综合分析形成证据体发现，电针与体针、假电针、有氧运动等相比，具有较好健脾化痰，消脂降浊，调和气血的作用，但现有的证据体因纳入文献篇数较少，文献存在偏倚风险、间接性、不一致性、不准确性，经GRADE评价后最后证据质量等级为低等。

4.6.2 糖尿病

4.6.2.1 2型糖尿病

4.6.2.1.1 疾病简介

2型糖尿病是一种常见的以血浆葡萄糖含量增高为特征的代谢性疾病，基本病因病机为胰岛素调控葡萄糖代谢能力下降（胰岛素抵抗）伴随胰岛 β 细胞功能缺陷所致的胰岛素分泌减少，患者后期往往伴随心、脑、肾等严重并发症，具有较高的死亡率。根据世界卫生组织糖尿病流行情况的调查，到 2020 年全世界的糖尿病患者将过亿，中国将超过千百万，且糖尿病患者正在呈低龄化。糖尿病中医学"消渴"范畴。对于其病因病机古代中医学文献早有记载。《灵枢·五变》说："余闻百疾之始期也……为消瘅。"《灵枢·五变》说："人之善病消瘅者，何以候之？少俞答曰：五脏皆柔弱者，善病消瘅。"体虚弱，先天禀赋不足之人易患消渴，膏粱厚味，七情失调，酒色过度皆为消渴之诱因。消渴的病机为本虚标实，以阴虚燥热、胃热炽盛、气阴两虚等为基本病机。

4.6.2.1.2 电针治疗推荐方案

推荐方案：

选穴：天枢、足三里、丰隆、曲池。

针刺方法：患者取仰卧位，皮肤常规消毒，采用 0.25mm×40mm 针灸针，天枢、足三里、丰隆、曲池直刺进针 1.0～1.5 寸，针刺得气，双侧天枢、足三里、丰隆、曲池分别接电针仪。

电针仪器：华佗牌 SDZ－Ⅱ型电针仪。

电针参数：波形：连续波；

　　　　　频率：2Hz；

　　　　　强度：刺激强度以患者能够耐受并见肌肉跳动为度。

疗程：留针 30min，每日 1 次，每周治疗 5 次，休息 2 天，4 周为 1 个疗程。

『推荐』

推荐建议：2 型糖尿病患者推荐电针，以天枢、足三里、丰隆、曲池穴为主。［GRADE 2C］

解释：本标准小组共纳入文献 5 篇，其中 RCT 文献 2 篇。经综合分析形成证据体发现，电针与体针相比，具有较好滋阴润燥、健脾和胃、益气养阴的作用，但现有的证据体因纳入文献篇数较少，文献存在偏倚风险、间接性、不一致性、不准确性，经 GRADE 评价后最后证据质量等级为低等。

4.6.2.2 糖尿病胃轻瘫

4.6.2.2.1 疾病简介

糖尿病胃轻瘫是糖尿病自主神经病变的常见并发症。典型症状为腹胀、早饱、厌食、嗳气、恶心、呕吐、体重减轻，餐后可加剧症状反应，约 50% 糖尿病患者会发生糖尿病胃轻瘫，情况严重者可出现剧烈呕吐、腹泻，形体日久消瘦，抵抗力逐渐下降，并进一步恶化形成低血糖和酮症酸中毒等，极大危害患者的健康。中医虽无明确的对应病名，但我国古代的中医学家已发现了糖尿病并发胃轻瘫的临床事实，古籍中已有类似的论述，如明·孙一奎在其《赤水玄珠》一书中，就记载了消渴"一日夜小便余度……味且甜……载身不起，饮食减半，神色大瘁"。即是说糖尿病人尿多且甜，若病程久延，就可出现饮食显著减少、身体枯瘦的表现。张景岳在其《景岳全书·杂证论》中也提到了"不能食而渴"的认识。糖尿病胃轻瘫属中医"消渴"兼"胃缓""痞满"等范畴。糖尿病屡治不愈或迁延失治，使脾胃受损，运化失司，加之土虚木旺，肝气横逆，使气机逆乱，升降失和，发为本病。糖尿病胃轻瘫的病位在脾胃，病机以脾胃气机运化失职为主。

4.6.2.2.2 电针治疗推荐方案

推荐方案：

选穴：足三里、梁门、天枢、上巨虚。

操作：患者取仰卧位，皮肤常规消毒，采用 0.25mm×40mm 针灸针，足三里、梁门、天枢、上巨虚直刺进针 1.0～1.5 寸，针刺得气，双侧天枢、足三里、梁门、上巨虚分别接电针仪。

电针仪器：华佗牌 SDZ－Ⅱ型电针仪。

电针参数：波形：疏密波；
　　　　　频率：2/100Hz；
　　　　　强度：刺激强度以患者能够耐受并见肌肉跳动为度。

疗程：留针30min，每日1次，5次为1个疗程，疗程期间休息2天，连续治疗2疗程。

『推荐』

推荐建议：糖尿病胃轻瘫患者推荐电针，以足三里、梁门、天枢、上巨虚穴为主。[GRADE 1B]

解释：本标准小组共纳入文献5篇，其中RCT文献4篇。经综合分析形成证据体发现，电针与口服西沙比利、多潘立酮等西药相比，可健脾和胃、益气养阴、升清降浊，明显改善糖尿病胃轻瘫患者痞满等临床症状，促进患者的胃排空，从而提高患者的生活质量，是一种有效治疗糖尿病胃轻瘫的方法。但现有的证据体因纳入文献篇数较少，文献存在偏倚风险、间接性、不一致性、不准确性，经GRADE评价后最后证据质量等级为低等。

4.6.2.3　糖尿病周围神经病

4.6.2.3.1　疾病简介

糖尿病周围神经病变为糖尿病临床常见的慢性并发症之一，不同类型的糖尿病患者均可罹患，常表现为对称性、多发性的神经损害，临床上以下肢感觉或运动神经病变为最常见，常表现为肢体麻木、疼痛、蚁行虫咬等异常感觉，久之出现肌肉萎缩，甚至足部溃烂导致截肢，不仅使患者苦于症状难解、生活质量下降，更是糖尿病患者致残、致畸、致死的主要原因之一。目前现代医学尚无特异性治疗方法，中医在治疗本病中优势较为突出。中医认为本病发病机制不外乎虚实两大类，虚者为气血阴阳耗伤，脏腑机能失调，四肢百骸失其温润濡养，则不荣为病，其中与肝、脾、肾三脏精气亏虚密切相关；实者为痰瘀湿热等病理产物相互搏结，阻塞脉络，则不通而为病。一虚一实，纠结为病，虚者失补则实者更实，实者不散则虚者愈虚，往往使得疾病病程缠绵，经久难愈。

4.6.2.3.2　电针治疗推荐方案

推荐方案：

选穴：曲池、合谷、足三里、太冲。

操作：患者取仰卧位，皮肤常规消毒，采用0.25mm×40mm针灸针，曲池、合谷、足三里、太冲直刺进针1.0~1.5寸，针刺得气，左侧曲池配合谷，右侧曲池配合谷，双侧足三里、太冲分别接电针仪。

电针仪器：G6805型电针仪。

电针参数：波形：连续波；
　　　　　频率：2Hz；
　　　　　强度：刺激强度以患者能够耐受并见肌肉跳动为度。

疗程：留针30min，每日1次，2周为1个疗程，疗程间休息1天，连续治疗2疗程。

『推荐』

推荐建议：糖尿病周围神经病患者推荐电针，以曲池、合谷、足三里、太冲为主。[GRADE 1B]

解释：本标准小组共纳入文献7篇，其中RCT文献6篇。经综合分析形成证据体发现，电针在口服药物基础上，可固本培元，疏通经络，祛瘀化痰，明显改善糖尿病周围神经病患者的疼痛、麻木、无力等临床症状，改善神经系统的一些阳性体征。但现有的证据体因纳入文献篇数较少，文献存在偏倚风险、间接性、不一致性、不准确性，经GRADE评价后最后证据质量等级为中等。

4.7 呼吸系统疾病

4.7.1 哮喘

4.7.1.1 疾病简介

支气管哮喘简称哮喘，是一种常见的呼吸道慢性炎症反应性疾病，其特征是可逆性气道阻塞，临床表现为反复发作性喘息、咳嗽、呼吸困难、胸闷等症状，常在清晨或夜间发作、加剧，往往由于气候的突然变化、饮食不当、精神情绪的刺激等因素诱发，呈反复发作性。支气管哮喘属于中医"哮病""喘病"范畴。中医学理论中认为哮喘的主要病位在肺。肺主气、司呼吸，肺病则呼吸失司，气无所主，逆而上行，发为喘促。肺又主肃降，通调水道，参与调节水液代谢，并负责清肃肺和呼吸道内的异物。肺病失职，则呼吸不利，水液不化，浊痰内生。痰饮内伏则影响肺气的正常宣肃，若有气候、饮食、情志等因素则加重肺的宣肃失常，则肺气可上逆引动内伏之痰饮而阻碍肺之气机，痰气相互搏结于气道而致气道狭窄发生哮喘。痰邪内藏肺脏、外邪引触，使痰随气升，肺宣降异常是致哮喘的主要病机。

4.7.1.2 电针治疗推荐方案

推荐方案：

哮喘分为急性发作期、临床缓解期和慢性持续期，电针治疗哮喘证据多集中于急性发作期，故本标准暂对电针治疗支气管哮喘急性发作期做以推荐。急性发作是指喘息、气急、咳嗽、胸闷等症状突然发生，或原有症状急剧加重，常有呼吸困难，以呼气流量降低为其特征，常因接触变应原等刺激物或治疗不当等所致。其程度轻重不一，病情加重可在数小时或数天内出现，偶尔可在数分钟内危及生命。

选穴：肺俞穴。

操作方法：患者取俯卧位，皮肤常规消毒，取 0.30mm×40mm 毫针，持针向脊柱方向斜刺，根据患者胖瘦进针 1～1.2 寸，得气后，双侧肺俞接电针仪。

电针仪器：G6805 型电针仪。

电针参数：波形：疏密波；

频率：20Hz；

强度：刺激强度以针柄轻微颤动，患者能够耐受为度。

疗程：留针 30min，每天 1 次，14 次为 1 个疗程。

『推荐』

> 推荐建议：哮喘患者急性发作期推荐电针，以肺俞穴为主。［GRADE 1B］

解释：本标准小组共纳入 RCT 文献 5 篇。经综合分析形成证据体发现，电针与西药治疗相比，具有较好的宣肺平喘的作用。但现有的证据体因纳入文献存在偏倚风险、间接性、不一致性、不精确性及发表偏倚，经 GRADE 评价后最终证据质量等级为中等。

4.8 免疫系统疾病

4.8.1 类风湿性关节炎

4.8.1.1 疾病简介

类风湿性关节炎是一种发病机制复杂，以血管翼、滑膜炎为主要病理改变，可造成对称性、侵袭性关节炎的自身免疫性疾病，临床主要表现为关节肿胀、晨僵、疼痛以及肢体运动功能异常等，是引起劳动力丧失和致残的主要原因之一。本病病程长，病情反复，迁延不愈，严重影响患者的生活质量。中医属"历节风""骨骱痹""顽痹"等范畴，其典型症状为对称性、周围性多个关节慢性炎性病变，表现为受累关节疼痛、肿胀、功能下降，痛无定处、游走不定，或胀痛，机体重着，或疼痛遇寒加重、关节屈伸不利。疼痛感以骨、关节、肌肉等部位为主，犹如被老虎咬伤一样，又称"白虎历节"。类风湿性关节炎病变呈持续、反复发作过程、疗程长、迁延不愈，随着病情进展可导致关节的畸形，是临床常见的疑难病之一。

4.8.1.2 电针治疗推荐方案

推荐方案：

选穴：足三里、血海、阿是穴。

针刺方法：患者取仰卧位，皮肤常规消毒，采用 0.25mm×40mm 针灸针，针刺得气，足三里、血海直刺进针 1.0~1.5 寸，阿是穴根据部位选择进针适宜深度，双侧足三里、血海、阿是穴分别接电针仪。

电针仪器：华佗牌 SDZ-Ⅱ型电针仪。

电针参数：波形：连续波；

频率：2Hz；

强度：刺激强度以患者能够耐受并见肌肉跳动为度。

疗程：留针 30min，隔日 1 次，每周治疗 3 次，连续治疗 3 个月。

『推荐』

> 推荐建议：类风湿性关节炎患者推荐电针，以足三里、血海、痛点阿是穴为主。 ［GRADE 1B］

解释：本标准小组共纳入文献 11 篇，均为 RCT 文献。经综合分析形成证据体发现，电针与口服西药、中药、体针等相比，具有较好的祛风除湿、通络消肿止痛的作用，可补益肝肾，调整全身气血及阴阳，达到扶正祛邪之效，有效改善患者疼痛症状。虽现有的证据体纳入文献篇数较少，文献存在偏倚风险、间接性、不一致性、不准确性，经 GRADE 评价后最后证据体质量等级为中等。

参 考 文 献

[1] 周振坤，王威岩，刘军，等．电针透穴刺法治疗原发性三叉神经痛 30 例临床观察 [J]．中国中医药科技．2014，21（6）：643．

[2] 苏冠华．头穴透刺电针疗法治疗原发性三叉神经痛的临床研究 [D]．哈尔滨：黑龙江省中医药科学院，2017．

[3] 王坤，黄德裕，苗芳，等．电针治疗特发性面神经麻痹急性期疗效的系统评价 [J]．广州中医药大学学报．2018，35（2）：276－283．

[4] 陈英华，苏晓庆，孙忠人，等．电针疏密波治疗特发性面神经麻痹临床观察 [J]．上海针灸杂志．2013，32（8）：653－654．

[5] 师帅，李雪岩，蔡玉梅，等．电针密波治疗伴面肌痉挛的特发性面神经麻痹 60 例临床观察 [J]．中医药学报．2015（4）：81－83．

[6] 葛瑞英．电针密波对伴有面肌痉挛的特发性面神经麻痹临床疗效 [J]．社区医学杂志．2016，14（10）：65－66．

[7] 易平．变换电针波型治疗周围性面神经麻痹 30 例 [J]．现代中西医结合杂志．2005，14（8）：1002．

[8] 李秀叶．不同波形电针治疗周围性面神经麻痹疗效对比研究 [J]．上海针灸杂志．2017，36（1）：34－37．

[9] 王体敏．电针断续波治疗周围性面神经麻痹临床观察 [J]．上海针灸杂志．2004，23（1）：13－14．

[10] 孙春晓，刘锦．傍刺下关加电针治疗原发性三叉神经痛 30 例 [J]．江西中医药．2015（8）：56－57．

[11] 张志萍，刘明，张泓．局部深刺加电针治疗原发性三叉神经痛 20 例 [J]．中国中医药现代远程教育．2011，9（8）：44－45．

[12] 李崖雪，高瑞雪，刘潇，等．深刺下关穴配合电疗法治疗三叉神经痛的疗效 [J]．中国老年学杂志．2017，37（9）：2250－2251．

[13] 石育才．电针"扳机点"法治疗三叉神经痛 [J]．针灸临床杂志．2008，24（12）：32－33．

[14] 罗春晖．深刺下关穴配合电针治疗三叉神经痛疗效观察 [J]．中国医疗前沿．2010，5（5）：29，58．

[15] 郑士立，葛佳伊，宋丰军．下关穴深刺配合电针治疗三叉神经痛 45 例 [J]．浙江中医杂志．2008，43（8）：471．

[16] 王元周．电针治疗三叉神经痛疗效分析 [J]．实用中医药杂志．2011，27（9）：615．

[17] 盛国滨，田杨杨，唐英．电针下关穴治疗轻中度三叉神经痛的临床观察 [J]．湖北中医杂志．2016，38（4）：61－62．

[18] 郑嘉泉，师建平．电针治疗原发性三叉神经痛疗效观察 [J]．内蒙古中医药．2011，30（1）：62－64．

[19] 韩秋珍．电针治疗原发性三叉神经痛 30 例临床观察 [J]．中医药导报．2009，15（9）：35．

［20］郭锦华，朱志义，王爱军，等．不同脉冲频率电针治疗面肌痉挛临床观察［J］．上海针灸杂志，2007，26（1）：29．

［21］曹莲瑛，张伟，沈特立，等．不同频率电针治疗面肌痉挛临床疗效观察［J］．上海针灸杂志．2010，29（6）：372－374．

［22］葛佳伊，郑士立．电针治疗特发性面肌痉挛30例［J］．浙江中医杂志．2009，44（10）：754－755．

［23］陈银环，田平．高频电针治疗面肌痉挛26例［J］．中国针灸．2000，20（3）：142．

［24］吴绪荣．电针治疗面肌痉挛临床观察［J］．上海针灸杂志．1993，12（2）：75．

［25］黄禾生．电针治疗面肌痉挛35例临床观察［J］．云南中医杂志．1994（6）：46．

［26］桑鹏，王顺．头部电针透穴治疗面肌痉挛临床观察［C］．中国针灸学会针法灸法分会、黑龙江省针灸学会．针灸技术规范及学术发展研讨会论文集［A］．哈尔滨：中国针灸学会针法灸法分会、黑龙江省针灸学会：中国针灸学会，2005：140－143．

［27］白浩斌，马学清，张军．电针透穴治疗面肌痉挛临床观察［J］．临床和实验医学杂志．2007，6（6）：149－150．

［28］李龙芬，尹国良，邵中兴．电针颈夹脊治疗面肌痉挛疗效观察［J］．上海针灸杂志．2015（4）：341－342．

［29］尚蓉，马七一．拨点经穴治腰法加电针治疗腰椎间盘突出症60例［J］．贵阳医学院学报，2006，31（5）：462－463．

［30］朱赤．电针加拔罐治疗坐骨神经痛165例报告［J］．甘肃中医，1999，12（6）：38－39．

［31］陈献东．电针结合腰俞穴注射治疗根性坐骨神经痛73例［J］．中国实用医药，2015，10（28）：151－152．

［32］赵吉会．电针治疗坐骨神经痛37例［J］．中国针灸，1993（6）：36．

［33］王志军．电针治疗坐骨神经痛74例［J］．中医外治杂志，2003，12（6）：26－27．

［34］杨庆宇．独活寄生汤配合电针治疗坐骨神经痛350例［J］．中外医疗，2009，28（30）：99．

［35］冯旭．穴位注射配合电针治疗在腰椎间盘突出症中应用［J］．医药前沿，2013（27）：335．

［36］王道舟．腰牵配合电针治疗腰椎间盘突出症180例疗效观察［J］．贵州医药，2009，33（4）：331－332．

［37］刘松雨，卢雪琴，郑文成等．针刺腰夹脊穴配合电针、TDP、拔罐治疗根性坐骨神经痛50例临床观察［J］．医药前沿，2012（27）：319．

［38］周光辉，梁桂生，钟秋生．电针治疗腰椎间盘突出症合并坐骨神经痛患者的疗效评价［J］．光明中医，2009，24（2）：297－299．

［39］刘侠．电针治疗腰椎间盘突出症合并坐骨神经痛54例疗效观察［J］．医学信息（下旬刊），2013，26（8）：584－585．

［40］胡朝耀，龙喜，彭中华，许云艳．电针与骶管内注射治疗腰椎间盘突出症的临床对比观察［J］．针灸临床杂志，2010，26（5）：32－34．

［41］金玲．手法推拿联合电针治疗坐骨神经痛的疗效及对血清 IL－6、TNF－α 及 MCP－1 的影响［J］．现代中西医结合杂志，2017，26（19）：2107－2109．

［42］曹友德，王敏华，王敏，等．电针夹脊穴治疗根性坐骨神经痛临床观察［J］．上海针灸杂志，

2003，22（10）：19-20.

[43] 王敏，王敏华，华启海，等.电针夹脊穴对腰椎间盘突出症镇痛作用的观察［J］.中医药临床杂志，2005，17（6）：594-595.

[44] 李凯，许辛寅，丁德光，等.电针加穴位注射治疗根性坐骨神经痛的疗效观察（英文）［J］. Journal of Acupuncture and Tuina Science，2015，13（1）：32-35.

[45] 周炜.电针加 TDP 照射治疗腰腿痛 52 例疗效观察［J］.针灸临床杂志，2001，17（10）：33-34.

[46] 王小宁，南彦武，李洋.手法推拿配合电针治疗腰椎间盘突出所致坐骨神经痛的临床观察［J］.中医药导报，2017，23（17）：65-68.

[47] 杜健茹.电针和水针等综合疗法治疗坐骨神经痛 90 例［J］.新中医，1996（S1）：72.

[48] 余功献.电针加 TDP 照射治疗坐骨神经痛 185 例疗效观察［J］.山西中医学院学报，2000（3）：22-23.

[49] 尹志娟，刘绍杰.电针加推拿复位治疗腰椎间盘突出压迫坐骨神经痛 48 例疗效观察［J］.临床合理用药杂志，2009，2（3）：72.

[50] 王健.电针结合特定电磁波治疗坐骨神经痛 61 例［J］.中国城乡企业卫生，2012，27（1）：126-127.

[51] 张立夫，李兰敏.电针配合穴位注射治疗坐骨神经痛 90 例［J］.中国自然医学杂志，2000，2（4）：222.

[52] 周华，高雪岭，付霞.电针配合中药治疗坐骨神经痛 120 例［J］.四川中医，1996（8）：49.

[53] 李建武.电针神经根部穴为主治疗根性坐骨神经痛疗效观察［J］.针灸临床杂志，1997（8）：32-33.

[54] 朱长山.电针治疗坐骨神经痛 186 例［J］.天津中医药，2004，21（1）：61.

[55] 尹芳秋，王惠萍，司马多高.埋线、电针和刺络拔罐治疗坐骨神经痛 220 例［J］.白求恩军医学院学报，2007，5（4）：230-231.

[56] 司马多高.埋线三法同疗治疗坐骨神经痛 220 例［J］.中国医药导报，2006，3（33）：115-116.

[57] 丁杏芳.电针、TDP 治疗坐骨神经痛 108 例［J］.中国医师杂志，2004（S1）：122-123.

[58] 周晓平.电针、水针、红外线联合治疗坐骨神经痛 186 例临床分析［J］.广东医学，1997（4）：261.

[59] 陈鼎盛.电针加 WS——频谱治疗仪治疗坐骨神经痛 42 例［J］.针灸临床杂志，1996，12（10）：25.

[60] 叶立汉.电针配合腰牵治疗腰椎间盘突出症 106 例［J］.中国临床康复，1999，3（8）：961.

[61] 王玉凤.电针治疗坐骨神经痛 40 例临床观察［J］.包头医学，2008，32（3）：158-159.

[62] 高玄根.电针治疗坐骨神经痛 108 例观察［J］.江西中医药，1982（2）：57-58.

[63] 谭伟阳，郭炜.电针治疗坐骨神经痛 138 例［J］.中国临床康复，2002，6（18）：2741.

[64] 冯世华.电针治疗坐骨神经痛 180 例［J］.上海针灸杂志，1996（S1）：155-156.

[65] 周光辉.牵引配合电针治疗腰椎间盘突出继发坐骨神经痛 100 例［J］.中国民间疗法，2001，9（2）：21-22.

[66] 段静.神经阻滞配合电针治疗坐骨神经痛 50 例 [J].中国医药指南,2013,11(19): 149-150.

[67] 米德萍.循经治疗坐骨神经痛 40 例 [J].中国针灸,2004,24(S1):78-79.

[68] 黎鼎如.针刺加密波电针治疗原发性坐骨神经痛 50 例 [J].广东微量元素科学,1997(6): 68-69.

[69] 赖明正.电针肩四穴为主治疗中风后肩手综合征的临床研究 [D].广州:广州中医药大学,2010.

[70] 林坚.电针合康复训练治疗脑卒中后肩手综合征 60 例 [J].福建中医学院学报,2008,18 (3):46-47.

[71] 朱永刚,苏清伦,赵秦,等.电针结合艾灸治疗中风后肩手综合征 30 例 [J].广西中医药, 2011,34(6):25-26.

[72] 段英春,刘芳,张彦.电针结合康复训练治疗肩手综合征 [J].吉林中医药,2014,34(2): 190-191.

[73] 唐强,张立雅,李晶.电针结合康复训练治疗脑卒中后肩—手综合征 60 例 [J].针灸临床杂志,2005,21(4):19-20.

[74] 梁楠,刘宪彤.电针结合康复训练治疗脑卒中后肩手综合征的临床疗效观察 [J].中国医药指南,2016,14(25):200-201.

[75] 张效玮.电针结合康复训练治疗中风后肩手综合征的疗效观察 [D].广州:广州中医药大学,2011.

[76] 宋弈萱,解光尧.电针联合推拿康复训练治疗缺血性卒中后肩手综合征Ⅰ期疗效观察 [J].上海针灸杂志,2019,38(5):487-491.

[77] 徐哲.电针手阳明经五输穴治疗中风后肩手综合征的临床观察 [D].长春:长春中医药大学,2008.

[78] 宋祖琪.电针与低频电治疗中风后肩手综合征疗效的比较研究 [D].武汉:湖北中医药大学,2011.

[79] 王玲.电针针刺经筋结点治疗中风后肩—手综合征的临床观察 [D].哈尔滨:黑龙江中医药大学,2009.

[80] 徐哲,吕淑莲,刘洋.电针治疗中风后肩手综合征 36 例 [J].长春中医药大学学报.2008,24 (2):210.

[81] 魏向阳.电针治疗中风偏瘫肩手综合征临床观察 [J].上海针灸杂志,2006,25(7):13-14.

[82] 李峰,涂美.作业疗法配合电针治疗脑卒中后肩手综合征Ⅰ期疗效观察 [J].中国药物经济学, 2013(9):370-371.

[83] 张玉红.针刺加电针治疗脑卒中后肩手综合征疗效观察 [J].吉林中医药,2010,30(5): 421-422.

[84] 朱沁.电针神经刺激点治疗中风后弛缓性瘫痪的临床研究 [J].山东中医药大学学报,2007, 31(6):469-471.

[85] 朱现民,侯静玥.电针五泉穴治疗脑卒中弛缓性瘫痪疗效观察 [J].上海针灸杂志,2012,31 (9):634-636.

[86] 王秋云. 按期分经电针法治疗中风后偏瘫疗效观察 [J]. 中国针灸, 2006, 26 (1): 33 - 35.

[87] 喻澜, 黄晓琳, 王伟. 电针对急性脑梗死患者运动功能和 ADL 的影响 [J]. 中国康复, 2005, 20 (6): 337 - 338.

[88] 王新燕, 徐冬梅, 牛犇. 电针加体针治疗中风后偏瘫 106 例疗效观察 [J]. 河北中医, 2001, 23 (2): 124 - 125.

[89] 王志扬, 吕德纯. 电针加物理康复治疗脑出血术后偏瘫患者疗效分析 [J]. 河南科技大学学报 (医学版), 2013, 31 (2): 127 - 129.

[90] 张生玉, 彭碧文, 刘哨兵, 等. 电针联合康复训练治疗中风偏瘫 41 例 [J]. 湖北民族学院学报 (医学版), 2015, 32 (1): 77 - 78, 80.

[91] 李昌柳, 李争鸣, 王毅, 等. 电针配合康复治疗对偏瘫后站立的改善作用 [J]. 现代中西医结合杂志, 2009, 18 (24): 2930 - 2931.

[92] 吕宏. 电针为主治疗缺血性中风 162 例 [J]. 湖南中医杂志, 2007, 23 (4): 47 - 48.

[93] 李勇. 电针为主治疗中风偏瘫 162 例疗效观察 [J]. 针灸临床杂志, 2000 (11): 15 - 16.

[94] 张炘, 谭峰, 段传志, 等. 电针阳明经穴对急性脑梗死患者 PAC - 1 表达及下肢功能恢复的影响 [J]. 中国中西医结合杂志, 2011, 31 (4): 483 - 486.

[95] 薛茜, 熊国星, 霍国敏, 等. 电针阳明经穴位对偏瘫患者运动功能康复的影响 [J]. 中国康复理论与实践, 2007, 13 (11): 1056 - 1057.

[96] 刘传瑞, 邱泽法, 张洪清. 电针与金针促通术治中风肢体运动功能障碍临床观察 [J]. 针灸临床杂志, 2003, 19 (8): 48 - 49.

[97] 刘英, 邹尚军. 电针治疗对早期康复急性脑卒中患者运动功能的影响 [J]. 中国康复理论与实践, 2007, 13 (10): 969 - 970.

[98] 邢松丽. 电针治疗脑卒中偏瘫的临床观察 [J]. 河南职工医学院学报, 2014, 26 (4): 380 - 382.

[99] 刘菲菲, 陈顺喜. 高频电针配合康复治疗及护理对脑卒中偏瘫患者肢体功能改善的临床研究 [J]. 浙江医学教育, 2010, 9 (4): 48 - 50.

[100] 万娇, 谢卉, 阳文浩, 等. 巨刺针法治疗中风偏瘫 35 例疗效观察 [J]. 中医杂志, 2011, 52 (20): 1763 - 1765.

[101] 项小林, 杨婷婷. 双侧头皮透刺电针疗法结合穴位注射治疗中风后遗症疗效观察 [J]. 中国全科医学, 2011, 14 (23): 2701 - 2703.

[102] 刘未艾, 吴清明, 李向荣, 等. 头电针配合卒中单元综合疗法治疗脑卒中偏瘫疗效观察 [J]. 上海针灸杂志, 2010, 29 (3): 149 - 151.

[103] 彭支莲, 雷宏, 丁盼, 等. 醒脑开窍针刺加电针治疗脑卒中肢体瘫痪疗效观察 [J]. 实用中医药杂志, 2009, 25 (10): 684 - 685.

[104] 邱茜茜, 许燕, 范波胜, 等. 尤瑞克林联合电针治疗急性进展性脑梗死偏瘫患者的临床分析 [J]. 中国实用神经疾病杂志, 2013, 16 (21): 78 - 79.

[105] 涂新生. 在阴阳经中分别应用不同电针波型对中风偏瘫患者的影响 [J]. 中医外治杂志, 2014, 23 (4): 38 - 39.

[106] 刘俊红. 综合针法加穴位注射治疗中风后半身不遂 61 例 [J]. 中医研究, 2006, 19 (9):

60 – 61.

[107] 朱首豪，林籹祥，王少贞．电针对急性脑梗死上肢运动功能康复的影响［J］．实用中医药杂志，2007，23（4）：238 – 239.

[108] 姚淑琴．电针极泉穴对脑卒中患者上肢体功能的影响研究［J］．甘肃科技，2015，31（9）：132 – 133.

[109] 刘国明．断续波电针结合头穴丛刺促进中风病上肢功能恢复的研究［D］．哈尔滨：黑龙江中医药大学，2014.

[110] 郭晋斌，杨路庭，路怀忠．针刺为主治疗脑梗死后上肢功能障碍临床观察［J］．光明中医，2015，30（1）：90 – 91.

[111] 张涧，何铭锋，赵书恒，等．电针大腿前后肌群穴位配合等速训练治疗中风后下肢功能障碍的临床研究［J］．广州中医药大学学报，2015，32（4）：623 – 627.

[112] 谢冬玲，朱丽芳，刘惠宇，等．电针对急性脑梗死患者下肢功能的影响［J］．上海针灸杂志，2004，23（8）：21 – 22.

[113] 罗晓萍．电针结合康复训练对偏瘫患者下肢运动功能的影响［J］．四川中医，2014，32（4）：159 – 161.

[114] 吴华，顾旭东，姚云海，等．电针结合神经促通技术对脑卒中偏瘫患者下肢运动功能及步行能力的影响［A］．中国康复医学会、中国康复医学会脑血管病专业委员会．中国康复医学会脑血管病专业委员会换届暨第十五次全国脑血管病康复学术年会、湖南省康复医学会神经康复专业委员会2012学术年会论文集［C］．长沙：中国康复医学会、中国康复医学会脑血管病专业委员会：中国康复医学会，2012：164 – 169.

[115] 郭晋斌，杨路庭，朱红芳，等．针药结合治疗脑梗死后下肢功能障碍临床观察［J］．山西中医，2009，25（4）：36 – 37.

[116] 楚佳梅，冯伟民，包烨华，等．电针分期针刺对中风患者瘫痪肢体促分离运动的影响［J］．中华中医药学刊，2011，29（7）：1642 – 1644.

[117] 冯伟民，楚佳梅，包烨华，等．电针配合促通技术治疗中风后偏瘫40例临床观察［J］．浙江中医杂志，2010，45（12）：900 – 901.

[118] 朱敏，楚佳梅，曾友华．电针平衡区对脑卒中患者步行能力及生活质量的影响［J］．上海针灸杂志，2016，35（5）：507 – 509.

[119] 张辉，李立．脑卒中早期应用电针治疗对偏瘫患者运动功能的影响［J］．中国康复理论与实践，2008，14（9）：824 – 825.

[120] 刘鸿慧，张辉，张学仕，等．脑卒中后早期应用电针治疗对偏瘫患者上肢运动功能的影响［J］．辽宁中医药大学学报，2009，11（7）：157 – 158.

[121] 孙士红．电针治疗脑梗塞后偏瘫的临床研究［D］．哈尔滨：黑龙江中医药大学，2005.

[122] 曾榕颜，张保球，李茜茜，等．电针结合物理疗法对恢复期脑卒中后足下垂患者平衡功能的影响［J］．热带医学杂志，2018，18（2）：151 – 155.

[123] 安一，张欣，王政研．电针结合康复技术治疗脑卒中后足下垂的临床观察［J］．针灸临床杂志，2007，23（8）：43 – 44.

[124] 徐蓉贞，卢建新，王天然．电针结合康复疗法对脑卒中后肌肉痉挛状态的影响观察研究［J］．

临床医药文献电子杂志，2018，5（A2）：163.

[125] 吴勇．电针刺激神经干治疗中风偏瘫痉挛期疗效观察［J］．湖北中医杂志，2005，27（12）：38－39.

[126] 单玲玲，邢艳丽，高潇，等．电针环跳、承扶穴治疗脑卒中偏瘫患者下肢伸肌痉挛状态的疗效观察［J］．针灸临床杂志，2014，30（3）：44－46

[127] 熊江波．电针加推拿疗法治疗脑卒中痉挛瘫痪临床观察［J］．中国实用医药，2014，9（36）：226－227.

[128] 陈佳佳，陆必波，余海．电针拮抗肌腧穴联合康复训练治疗脑卒中偏瘫痉挛的临床评价［J］．中国医药指南，2018，16（34）：166－167.

[129] 耿会，成传霞．电针拮抗肌联合康复疗法治疗脑卒中后肌张力增强的临床观察［J］．中医临床研究，2018，10（29）：70－72.

[130] 杨杏萍，黄旭明，拉贵，等．电针刺激常规腧穴与拮抗肌运动点对脑卒中后肢体痉挛的对比分析［J］．湖北中医药大学学报，2018，20（2）：91－93.

[131] 谢晶军，孙琦，李金霞．电针拮抗肌腧穴结合康复训练对卒中后上肢痉挛状态患者的影响［J］．中国康复医学杂志，2017，32（12）：1417－1419.

[132] 任宏伟，王恩龙．电针拮抗肌联合康复疗法治疗脑卒中后肌张力增强68例临床观察［J］．中医药临床杂志，2017，29（10）：1752－1754.

[133] 胡德宇，赵明，栗雪梅．电针结合康复训练治疗脑卒中后偏瘫痉挛状态的临床研究［J］．针灸临床杂志，2017，33（7）：26－29.

[134] 刘铭，李芝慧，马晖．电针拮抗肌腧穴联合康复训练治疗脑卒中偏瘫痉挛的临床评价［J］．针灸临床杂志，2016，32（5）：8－10.

[135] 陈晓军，陈利芳，章旭萍，等．电针夹脊穴为主治疗中风后痉挛性偏瘫的临床疗效评价［J］．中华中医药学刊，2014，32（4）：742－744.

[136] 温月贤，黄源鹏．电针夹脊穴治疗中风偏瘫痉挛状态的临床研究［J］．光明中医，2010，25（10）：1858－1859.

[137] 黄立辉．电针结合康复疗法治疗脑梗死后痉挛性瘫痪的临床研究［D］．哈尔滨：黑龙江中医药大学，2010.

[138] 于晋云，郭兴富．电针结合康复训练治疗脑卒中痉挛状态的疗效观察［J］．中医外治杂志，2009，18（4）：42－43.

[139] 褚瑰翔，易小琴．电针结合康复疗法治疗中风痉挛性瘫痪的临床观察［J］．湖北中医杂志，2009，31（8）：13－14.

[140] 陈春林．电针拮抗法治疗脑梗死后痉挛性瘫痪的临床研究［D］．哈尔滨：黑龙江中医药大学，2008.

[141] 于学平，齐欢，黄昕．电针夹脊穴治疗中风偏瘫痉挛状态临床疗效观察［J］．针灸临床杂志，2007，23（10）：21－23.

[142] 曲建平，莫通，杨标，等．电针治疗脑损伤后偏瘫痉挛的疗效观察［J］．现代康复，2001，5（6）：114.

[143] 魏冰，李岩．电针治疗脑卒中后上肢痉挛性瘫痪32例［J］．针灸临床杂志，2010，26（6）：

40 – 41.

[144] 张淑杰，高维滨．电针治疗脑卒中痉挛性偏瘫的临床研究［J］．针灸临床杂志，2006（11）：36 – 37，63.

[145] 耿吉冬．电针治疗中风偏瘫肢体痉挛的临床研究［J］．中国伤残医学，2012，20（10）：97 – 98.

[146] 公维军，张通，崔利华，等．电针足三里改善脑卒中偏瘫痉挛期患者下肢运动功能的临床研究［J］．中国康复理论与实践，2008，14（11）：1057 – 1058.

[147] 楚彩云．化痰通络解痉汤加减联合电针治疗卒中偏瘫痉挛38例［J］．光明中医，2017，32（20）：2938 – 2940.

[148] 李娜，滕以亮，李静，等．平衡阴阳针结合电针治疗卒中后肌痉挛的疗效观察［J］．按摩与康复医学，2019，10（5）：15 – 16.

[149] 周璐，谢辉，陈锐，等．牵张训练配合"平衡阴阳"电针法治疗脑卒中痉挛期足内翻的临床观察［J］．湖南中医药大学学报，2013，33（11）：90 – 92，97.

[150] 杨金山，邢晓东．头脊电针治疗脑卒中痉挛性瘫痪的临床观察［J］．黑龙江中医药，2013，42（6）：61 – 62.

[151] 肖凌勇．头体联合电针法改善脑卒中后偏瘫痉挛状态的临床研究［D］．哈尔滨：黑龙江中医药大学，2008.

[152] 尔兆娟，赵琨，苏红军，等．托哌酮和电针补泻法治疗脑卒中后早期肌张力增高的临床研究［J］．四川中医，2010，28（2）：120 – 122.

[153] 李丹．针灸联合电针治疗脑卒中痉挛性瘫痪随机平行对照研究［J］．实用中医内科杂志，2013，27（5）：145 – 146，162.

[154] 韩宝杰．头皮针加电针治疗中风失语症临床疗效观察［J］．天津中医，2000，17（5）：31.

[155] 马洪丹．基于言语三区电针丛刺法对中风后运动性失语的临床疗效观察［D］．哈尔滨：黑龙江中医药大学，2013.

[156] 张小林，王爱平，张建荣．电针刺激配合语言训练治疗脑卒中失语症的临床研究［J］．实用神经疾病杂志，2005，8（1）：16 – 17.

[157] 杨玲，郭耀光．头电针配合言语训练治疗脑卒中后失语的临床研究［J］．中国康复医学杂志，2017，32（3）：305 – 308，312.

[158] 江玉娟，杨玉霞，项蓉，等．解剖定位下头电针结合康复训练治疗脑卒中言语失用症临床研究［J］．中国针灸，2015，35（7）：661 – 664.

[159] 江玉娟，项蓉，张艳春，等．体表定位头皮电针治疗脑梗死失语症的临床研究［J］．河北中医，2016，38（7）：1057 – 1060.

[160] 李婷，王煜，张立，等．头电针疗法联合言语训练对脑卒中后Broca语言功能障碍的干预效果评价［J］．针灸临床杂志，2017，33（9）：13 – 16.

[161] 盛国滨，尹晓娜，唐英．电针颞区治疗中风后非流畅性失语的临床观察［J］．中国中医药科技，2015，22（2）：235.

[162] 宋兆瑛，刘俊双，刘兢，等．头针联合电针治疗缺血性脑卒中后失语症临床研究［J］．中国中医药信息杂志，2018，25（7）：21 – 24.

[163] 刘立安，牟姗，贺鑫，等．电针头穴配合语言训练治疗中风失语症的临床观察 ［J］．中国针灸，2000（3）：17－20.

[164] 田红利．电针中药辨证治疗中风失语症50例分析 ［J］．临床医药文献电子杂志，2017，4（31）：5993－5994.

[165] 李兰敏，李云琴，张立夫．电针治疗中风引起失语症155例 ［J］．针灸临床杂志，1998（2）：26－27.

[166] 李玲，薛艳艳．电针配合康复训练治疗脑卒中后吞咽困难30例 ［J］．中国中医急症．2010，19（11）：1951－1952.

[167] 彭荣光．电针"舌三针"治疗脑卒中后吞咽困难临床疗效观察 ［D］．广州：广州中医药大学．2014.

[168] 戴伟，林靖．电针配合吞咽训练治疗脑卒中后吞咽障碍临床观察 ［C］．中国针灸学会针灸临床分会．中国针灸学会临床分会2014年年会暨第二十一次全国针灸临床学术研讨会论文集 ［A］．重庆：中国针灸学会针灸临床分会：中国针灸学会：2014，44－46.

[169] 吕晖．电针配合药物治疗卒中吞咽困难70例的疗效观察 ［J］．中医中药．2008，46（24）：93－94.

[170] 王宝玉，成慧娣．低频电针配合康复训练对脑卒中后吞咽障碍的临床研究 ［J］．中华中医药学刊．2010，28（10）：2224－2225.

[171] 毛立亚，毛忠南，张晓凌，等．电针夹廉泉穴为主治疗脑卒中后吞咽障碍的疗效观察 ［J］．中华中西医结合杂志．2016，36（5）：632－633.

[172] 陈冬梅．电针结合吞咽康复训练治疗脑卒中吞咽障碍的临床研究 ［D］．泸州：西南医科大学．2018.

[173] 王会芳．电针配合康复训练治疗中风恢复期吞咽困难的临床研究 ［D］．长沙：湖南中医药大学．2017.

[174] 王海琴，高希言，周艳丽．电针人迎穴治疗中风吞咽困难的临床研究 ［J］．中医学报．2011，26（4）：501－502.

[175] 杨春光，朱彬，廖明霞，等．电针头针配合吞咽训练治疗脑卒中后假性球麻痹吞咽障碍临床研究 ［J］．四川中医．2016，34（6）．195－198.

[176] 朱世婷．电针吞咽穴治疗脑梗死后真性延髓麻痹吞咽障碍的临床观察 ［D］．哈尔滨：黑龙江中医药大学．2012.

[177] 贺琨．电针翳风、夹廉泉为主配合康复训练治疗脑卒中后吞咽障碍的临床观察 ［C］．中国中医药研究促进会、山东针灸学会．中国中医药研究促进会针灸康复分会第二届学术年会暨山东针灸学会第九届学术年会论文集 ［A］．济南：中国中医药研究促进会、山东针灸学会：山东针灸学会，2017：164－172.

[178] 雷靖安．经肌肉电刺激联合电针改善老年脑卒中患者吞咽功能效果观察 ［J］．现代中西医结合杂志．2015，24（3）：265－266.

[179] 于水源．深刺风池配合电针治疗风后假性球麻痹吞咽障碍的临床研究 ［D］．长春：长春中医药大学．2018.

[180] 方美凤，谭峰等．神经肌肉电刺激联合电针治疗急性脑梗死吞咽障碍的临床研究 ［J］．深圳中

西医结合杂志.2018,28（6）：8－9.

[181] 陆敏,孟玲等.神经肌肉电刺激疗法与电针治疗脑卒中后吞咽障碍的疗效对比研究［J］.中国康复医学杂志.2010,25（2）：135－138.

[182] 曹强.头电针配合吞咽功能训练治疗脑卒中后吞咽障碍60例［J］.针灸临床杂志.2008,24（11）：12－13

[183] 孟晓岚.头颈部督脉电针治疗脑卒中后吞咽障碍疗效观察［J］.世界最新信息医学杂志.2015,15（82）：67－68.

[184] 何虹,张伟,朱俊平,等.以电针颈夹脊穴为主治疗脑卒中后吞咽障碍疗效观察［J］.上海针灸.2018,37（8）：852－855.

[185] 张达琳,梁志安,钟燕文.Vitalstim电针结合吞咽训练治疗脑卒中后吞咽障碍的疗效［J］.心血管康复医学杂志.2016,25（3）：335－338.

[186] 王俊卿,孙玉娇,朱银星,等.电针配合康复训练对脑卒中后吞咽障碍疗效观察［J］.中国中医急症.2012,21（10）：1701－1702.

[187] 鲍文扬.电针治疗中风后假性球麻痹吞咽困难临床疗效观察［D］.沈阳：辽宁中医药大学,2016.

[188] 张生玉,刘哨兵,吴伟,等.Vitalstim穴位电针法联合康复训练治疗脑卒中后吞咽障碍的疗效观察［J］.针刺研究.2017,42（2）：168－172.

[189] 周志军.翳风穴电针治疗脑卒中吞咽障碍患者60例体会［J］.中国临床康复.2004,8（19）：3848.

[190] 牛淑芳,古丽巴哈尔.电针治疗中风后假性球麻痹吞咽困难临床观察［J］.新疆中医.2008,26（6）：33－34.

[191] 苏永立,李沛,赵高峰.电针治疗中风后吞咽困难45例［J］.山东中医杂志.2003,22（3）：164－165.

[192] 赖日英.电针结合经颅直流电刺激对脑卒中后吞咽障碍的疗效观察［D］.广州：广州中医药大学,2017.

[193] 杨海芳.电针联合康复训练治疗脑卒中后吞咽障碍的临床研究［D］.广州.广州中医药大学,2010.

[194] 孙海东,王非.电针耳穴治疗中风后抑郁症22例［J］.中医外治杂志,2015,24（1）：38－39.

[195] 段波,郭蓓.针刺配合耳穴电针治疗中风后抑郁的疗效观察及对生活质量的影响［J］.中国民间疗法,2018,26（10）：39－40.

[196] 王非,潘微,李云芳.针刺配合耳穴电针治疗中风后抑郁疗效观察及其对生活质量的影响［J］.上海针灸杂志,2016,35（9）：1033－1035.

[197] 王非,孙海东.耳穴治疗中风后抑郁症60例［J］.实用中西医结合临床,2016,16（2）：42－43.

[198] 杨晶,王非,肖文华.针药合用治疗中风后抑郁症33例临床观察［J］.中国中医急症,2015,24（7）：1227－1228.

[199] 杨晶,王非,肖文华,等.耳穴电针结合中药治疗中风后抑郁症临床观察［J］.湖北中医药大

240

学学报，2016，18（1）：102 – 104.

[200] 娄晓敏. 甘麦大枣汤配合电针耳穴治疗中风后抑郁症的临床疗效观察 [J]. 中国社区医师，2016，32（32）：99 – 100.

[201] 张京兰，王非. 电针耳穴治疗中风后抑郁症 34 例 [J]. 中医外治杂志，2013，22（1）：46 – 47.

[202] 焦勇钢，邢一兰. 耳穴电针对 2 型糖尿病患者脑卒中后抑郁症状改善作用的研究 [J]. 新医学，2018，49（12）：889 – 893.

[203] 彭慧渊，何希俊，赵明华. 电针颞三针为主对脑卒中后抑郁患者日常生活活动能力及生存质量的影响（英文）[J]. World Journal of Acupuncture – Moxibustion，2010，20（4）：9 – 12,18.

[204] 李厥宝，叶祥明，程瑞动，等. 电针对脑卒中后抑郁患者脑血流量的影响 [J]. 中国康复理论与实践，2015，21（2）：192 – 195.

[205] 李方存. 电针联合耳穴贴压法治疗中风后抑郁临床观察 [J]. 世界最新医学信息文摘，2015，15（17）：122，125.

[206] 弥晓娟. 帕罗西汀辅助电针治疗卒中后抑郁 30 例 [J]. 实用中医内科杂志，2012，26（12）：63 – 64.

[207] 黄亮，孙忠人. 电针治疗脑卒中后抑郁症的临床观察 [J]. 针灸临床杂志，2005，21（5）：48 – 49.

[208] 高琛. 头部电针疗法治疗中风后抑郁的临床疗效观察 [D]. 哈尔滨：黑龙江中医药大学，2013.

[209] 姚舜. 额区腧穴行电针治疗中风后抑郁症的临床观察 [D]. 哈尔滨：黑龙江中医药大学，2010.

[210] 丁明桥，雷慧敏，何玲，等. 头皮电针配合开四关治疗中风后抑郁症疗效观察 [J]. 上海针灸杂志，2011，30（10）：661 – 662.

[211] 董建萍，徐悦泽，张燕，等. 头部电针透穴刺法治疗脑卒中后抑郁症的临床研究 [J]. 中国中医药科技，2017，24（4）：395 – 398.

[212] 戴伟. 电针治疗中风后抑郁症的疗效观察 [J]. 湖北中医杂志，2009，31（9）：22 – 23.

[213] 高媛媛. 针刺治疗对脑卒中后抑郁患者血清 Hp 和 RBP4 影响的临床研究 [D]. 青岛：青岛大学，2013.

[214] 张蕊，燕平. 电针腧穴"解郁方"治疗卒中后抑郁 70 例疗效观察 [J]. 山西中医学院学报，2017，18（5）：39 – 41.

[215] 张自茹. 电针神五星治疗中风后抑郁的临床研究 [D]. 成都：成都中医药大学，2013.

[216] 黄史乐，魏莹，张自茹. 电针"神五星组穴"联合西药治疗脑卒中后抑郁症临床随机对照研究 [J]. 上海中医药杂志，2014，48（7）：33 – 36.

[217] 冀书峰. 电针治疗卒中后抑郁症 30 例 [J]. 中西医结合心脑血管病杂志，2008，6（7）：868.

[218] 王晓毅，高敏. 电针督脉经穴结合文拉法辛缓释胶囊治疗中风后抑郁症疗效观察 [J]. 按摩与康复医学. 2013（8）：86 – 88.

[219] 徐萍. 电针"调督任"为主治疗中风后抑郁的临床研究 [D]. 济南：山东中医药大学，2012.

[220] 盛国滨，高琛，于景坤，等. 头部电针疗法治疗中风后抑郁的临床疗效观察 [J]. 中医药信

息, 2013, 30 (3): 125 – 126.

[221] 杨秋霞. 疏肝解郁化瘀汤辅加电针治疗中风后抑郁症 30 例 [J]. 中医研究, 2005, 18 (8): 27 – 28.

[222] 刘葛, 吕强, 王艳明, 等. 越鞠丸结合电针治疗中风后抑郁 30 例 [J]. 中国中医药现代远程教育, 2014, 12 (1): 65 – 66.

[223] 吕强. 解郁汤结合电针治疗中风后抑郁 32 例 [J]. 中国中医药现代远程教育, 2015, 13 (2): 52 – 53.

[224] 庄子齐, 王敦建. 电针智三针治疗中风后抑郁症疗效评价及对生存质量的影响 [J]. 辽宁中医杂志, 2009, 36 (8): 1400 – 1402.

[225] 崔美娜. 通督调神法电针对中风后抑郁障碍疗效及生存质量的影响 [D]. 广州: 广州中医药大学, 2008.

[226] 侯冬芬, 罗和春. 电针百会印堂治疗 30 例中风后抑郁患者临床疗效观察 [J]. 中国针灸, 1996 (8): 23 – 24.

[227] 陈晨. 头部电针透穴对脑卒中后抑郁症患者脑电图影响的临床研究 [D]. 哈尔滨: 黑龙江省中医药科学院, 2014.

[228] 黄泳, 夏东斌, 邹军. 头电针治疗中风后抑郁症 46 例临床观察 [J]. 中国中医基础医学杂志, 2003, 9 (2): 60 – 62.

[229] 邓兰萍, 李安洪. 针灸通督调神法治疗卒中后抑郁机理探讨 [J]. 亚太传统医药, 2016, 12 (9): 118 – 119.

[230] 谭峰, 蒙迪, 梁艳桂, 等. 电针对急性脑卒中后抑郁症患者神经功能影响的研究 [J]. 中国中医急症, 2017, 26 (2): 198 – 200.

[231] 王伟华, 张倩. 电针结合五音疗法治疗中风后抑郁的临床观察 [J]. 四川中医, 2014, 32 (4): 157 – 158.

[232] 张一帆, 白文, 杨嘉颐, 等. 电针结合音乐疗法对卒中后抑郁患者磁共振波谱脑神经代谢物变化的影响 [J]. 中国康复理论与实践, 2018, 24 (8): 924 – 929.

[233] 周志明. 电针治疗与药物治疗脑卒中后抑郁的对照研究 [J]. 中国医药导报, 2007, 4 (16): 23, 128.

[234] 申斌, 于川. 电针百会、印堂配合背俞穴走罐治疗中风后抑郁 49 例临床观察 [J]. 现代中医临床, 2016, 23 (4): 36 – 38, 42.

[235] 康伟格, 杨宝刚. 电针疗法对卒中后抑郁的临床疗效观察 [J]. 针灸临床杂志, 2014, 30 (11): 35 – 37.

[236] 武晓云, 霍小宁. 电针三阴交印堂治疗脑卒中后抑郁症的对照研究 [J]. 甘肃中医, 2007, 20 (6): 53 – 54.

[237] 董建萍, 孙伟义, 王顺, 等. 头部电针透穴治疗脑卒中后抑郁症临床观察 [J]. 中国针灸, 2007, 27 (4): 241 – 244.

[238] 陈美丹. 头皮电针治疗中风后抑郁症的临床观察 [D]. 长沙: 湖南中医药大学, 2009.

[239] 朱根应, 叶祥明, 李厥宝, 等. 电针开 "四关" 与盐酸氟西汀治疗脑卒中后抑郁临床对照研究 [J]. 浙江中西医结合杂志, 2012, 22 (11): 865 – 867.

[240] 李晓艳，时国臣，董勤建．电针头三神、四关穴治疗脑卒中后抑郁患者 70 例 [J]．黑龙江中医药，2013，42（1）：31－32.

[241] 陈素华．电针疗法治疗中风后抑郁疗效观察 [J]．中国基层医药 2012，19（20）：3094－3095.

[242] 吕强，孙忠人．电针治疗中风后抑郁的临床研究 [J]．中外健康文摘 2012，9（49）：148－149.

[243] 张胜利，娄渊敏，黄永宏．西酞普兰联用电针治疗脑卒中后抑郁症效果观察 [J]．医疗装备，2016，29（14）：77－78.

[244] 孙宝民，吕燕华，原晓晶，等．电针联合西酞普兰治疗脑卒中后抑郁的疗效观察 [J]．中华物理医学与康复杂志．2010，32（7）：546－547.

[245] 刘玉红．电针联合黛力新治疗卒中后抑郁 43 例 [J]．中国中医药现代远程教育，2016，14（4）：107－108.

[246] 盛玉山．文拉法辛缓释片辅助电针治疗卒中后抑郁 60 例 [J]．中国中医药现代远程教育，2013，11（8）：37－38.

[247] 杨加顺．电针百会、神庭穴治疗脑卒中后抑郁的临床研究 [D]．哈尔滨：黑龙江中医药大学，2003.

[248] 王莉．解郁汤结合电针治疗中风后抑郁临床效果观察 [J]．亚太传统医药，2016，12（8）：107－108.

[249] 王纪华，刘文枝．解郁醒神胶囊配合电针治疗脑卒中后心境不良的临床研究 [C]．中华中医药学会．全国中医药创新与发展研讨会专辑 [A]．昆明：中华中医药学会：《中华中医药杂志》编辑部，2005：120－122.

[250] 郭爱松，李爱红，陈鑫，等．电针联合氟西汀对卒中后抑郁症患者抑郁状态及神经功能的影响 [J]．山东医药，2011，51（25）：9－11.

[251] 董智恒，刘永立，张银涛，等．电针联合艾司西酞普兰对卒中后抑郁症患者抑郁状态及神经功能的影响 [J]．中国保健营养．2016，26（12）：92.

[252] 蒋振亚，高李，李常度，等．电针"泥丸八阵"穴治疗中风后抑郁症的临床研究（英文）[J]. World Journal of Acupuncture – Moxibustion，2007（1）：11－16.

[253] 李莉，姜佳丽．电针配合帕罗西汀治疗卒中后抑郁临床观察 [J]．甘肃中医学院学报，2011，28（1）：53－54.

[254] 常新斗，许世玲．中西医结合治疗卒中后抑郁 40 例 [J]．中国继续医学教育，2015，7（26）：190－191.

[255] 杨利明．电针情感区治疗缺血性中风后抑郁患者焦虑症 25 例观察 [J]．浙江中医杂志，2018，53（7）：509.

[256] 黄泳，陈静，邹军．头电针对脑卒中后抑郁障碍的影响（英文）[J]．中国临床康复，2005，9（40）：172－173.

[257] 冼益民，梁艳安，朱丽华，等．电针治疗肝气郁结气虚血瘀型缺血性中风后抑郁疗效观察 [J]．新中医，2018，50（9）：185－187.

[258] 蒙迪．TST 评估电针对卒中后抑郁患者神经功能恢复影响的研究 [D]．广州：广州中医药大

学，2014.

[259] 张雪，丁文涛，屈天青．电针结合佛曲音乐治疗中风后抑郁症的疗效及安全性临床观察［J］．针灸临床杂志，2013，29（10）：13-15.

[260] 冯卫星，闫咏梅，廖小艳．电针联合醒脑解郁胶囊治疗脑卒中后抑郁症45例临床观察［J］．中医杂志，2012，53（20）：1750-1752.

[261] 占道伟，罗开涛，茅利玉，等．针刺配合康复训练治疗卒中后抑郁的临床研究［J］．上海针灸杂志，2016，35（7）：792-795.

[262] 陈柚杕．电针治疗脑卒中后尿失禁60例临床观察［J］．中国实用医药，2015，10（24）：271-272.

[263] 李晓艳，刘尔林．四神聪联合肾俞会阳电针治疗中风后尿失禁62例临床观察［J］．中国伤残医学，2014，22（9）：156-157.

[264] 王玉凤，王德军．电针加用托特罗定治疗脑卒中后患者膀胱过度活动症的临床观察［J］．世界最新医学信息文摘，2016，16（50）：97.

[265] 管志敏，潘艳伶，霍会霞，等．电针治疗脑卒中后无抑制性神经原膀胱30例［J］．针灸临床杂志，2014，30（1）：32-34.

[266] 张群，崔秋红，宋波．电针配合盆底肌锻炼治疗脑卒中尿失禁50例［J］．中国中医药科技，2012，19（1）：83-84.

[267] 冯晓东，白俊敏．电针治疗脑卒中后尿失禁的临床观察［J］．光明中医，2011，26（2）：321-322.

[268] 刘志顺，王扬，徐海蓉，等．电针治疗中风后急迫性尿失禁疗效观察［J］．新中医，2010，42（2）：73-75.

[269] 陈婧怡，刘志顺，王漪．电针治疗中风后急迫性尿失禁32例［J］．环球中医药，2008（4）：38-41.

[270] 宋丰军，郑士立，杨迎民．电针治疗中风后尿失禁的临床疗效观察［J］．针灸临床杂志，2008，24（6）：32-33.

[271] 刘志顺，杜仪．电针治疗中风后尿失禁的疗效评价［J］．上海针灸杂志，2007，26（10）：13-14.

[272] 孙晓红．电针治疗脑血管意外后无抑制性神经源性膀胱40例［J］．中国中医药科技，2007，14（5）：360.

[273] 杨续艳，高维滨．电针治疗脑卒中后尿失禁的临床观察［J］．针灸临床杂志，2006，22（6）：33-34.

[274] 刘路然．电针治疗急性脑卒中后排尿障碍的临床研究［J］．中医药信息，2008，25（4）：71-73.

[275] 董桂英，李泉红，杨静．五苓散加味配合电针治疗急性脑卒中后尿潴留68例疗效分析［J］．中医药信息，2006，23（1）：36-37.

[276] 杨国荣．电针八髎配合头皮针治疗中风后尿潴留［J］．四川中医，2006，24（4）：102-103.

[277] 莫剑翎，寿依群，叶晔，等．电针及隔盐葱灸治疗脑卒中后尿潴留的疗效观察［J］．中华物理医学与康复杂志，2012，34（4）：305-307.

[278] 刘路然. 电针治疗急性脑卒中后排尿障碍的临床研究 [J]. 中医药信息, 2008, 25 (4): 71 - 73.

[279] 牛月华, 赵明先吗, 王俊. 电针治疗脑卒中后癃闭49例 [J]. 临床医药文献电子杂志, 2014, 1 (5): 692.

[280] 宋丰军, 方君辉, 刘海飞. 电针治疗中风后排尿功能障碍211例 [J]. 浙江中医杂志, 2009, 44 (11): 788.

[281] 龚燕, 王延武. 头针结合电针治疗脑卒中后尿潴留30例观察 [J]. 浙江中医杂志, 2009, 44 (4): 292.

[282] 相永梅, 王健. 腹部电针配合TDP治疗中风后尿潴留疗效观察 [J]. 辽宁中医杂志, 2009, 36 (7): 1060 - 1062.

[283] 王淑慧, 汪泽栋, 高维滨, 等. 电针结合头针治疗脑卒中后尿潴留的疗效观察 [J]. 健康必读 (中旬刊), 2012 (9): 169 - 170.

[284] 李明, 毛忠南, 毛立亚, 等. 电针"膀胱组穴"治疗脑卒中后神经源性膀胱尿潴留的疗效分析 [J]. 系统医学, 2018, 3 (20): 1 - 3.

[285] 李继安. 开窍启闭电针治疗中风尿潴留65例 [J]. 中国煤炭工业医学杂志, 1998 (3): 232.

[286] 贺伟平. 肠三针电刺激治疗中风后便秘的临床疗效观察 [D]. 成都: 成都中医药大学, 2009.

[287] 李超然. 腹部电针治疗中风后便秘的临床疗效观察 [D]. 哈尔滨: 黑龙江中医药大学, 2016.

[288] 金红光. 电针结合药物治疗中风后便秘的临床观察 [D]. 哈尔滨: 黑龙江中医药大学, 2015.

[289] 尹云霞, 张坤西, 王艳丽, 等. 电针联合双歧杆菌三联活菌治疗急性脑卒中后便秘疗效观察 [J]. 结直肠肛门外科, 2015, 21 (S1): 106.

[290] 吴玉敏, 赵浩, 丁文涛, 等. 电针配合大承气汤离子导入天枢穴治疗脑梗死后便秘临床观察 [J]. 中国卫生产业, 2011, 8 (Z3): 119 - 120.

[291] 彭拥军, 孙建华, 李忠仁. 电针深刺天枢穴治疗中风后便秘临床观察 [J]. 上海针灸杂志, 2016, 35 (10): 1181 - 1183.

[292] 杨文祥, 蒋冬玲, 祝晓忠, 等. 电针天枢穴联合直肠功能训练治疗中风后便秘30例临床观察 [J]. 现代诊断与治疗, 2015, 26 (16): 3634 - 3635.

[293] 尤阳. 电针为主配合摩腹治疗脑卒中后便秘的疗效观察 [J]. 中国疗养医学, 2009, 18 (4): 343 - 344.

[294] 刘未艾, 吴清明, 李向荣, 等. 电针治疗中风后便秘的疗效观察 [J]. 针灸临床杂志, 2008, 24 (9): 17 - 18.

[295] 熊中慧, 龚欣, 卢添娇. 腹部电针配合中药敷脐治疗中风后便秘疗效观察 [J]. 上海针灸杂志, 2017, 36 (3): 265 - 268.

[296] 王东升, 王顺, 孔令丽, 等. 腹部电针治疗中风后便秘临床观察 [J]. 中国针灸, 2008, 28 (1): 7 - 9.

[297] 王成伟, 刘梦阅, 文谦, 等. 缺血性脑卒中急性期电针干预防治便秘临床观察 [J]. 中国针灸, 2015, 35 (5): 430 - 434.

[298] 关浩峰. 针刺配合电针治疗中风后便秘的临床研究 [D]. 广州: 广州中医药大学, 2009.

[299] 汪伟, 刘跃中. 电针八髎穴治疗脑卒中排便障碍36例 [J]. 山东中医杂志, 2004, 23

(6)：350.

[300] 叶迎安．银杏叶片加电针治疗血管性痴呆疗效观察［J］．人民军医，2009，52（1）：36－37.

[301] 张红艳．醒脑回智法治疗血管性痴呆的临床研究［D］．哈尔滨：黑龙江中医药大学，2012.

[302] 张虹，赵凌，何成奇，等．头电针治疗血管性痴呆的临床多中心随机对照研究［J］．中国针灸，2008，28（11）：783－787.

[303] 钟倩．电针结合涤心汤治疗痰浊阻窍型血管性痴呆的临床疗效观察［D］．福州：福建中医药大学，2016.

[304] 彭晓虹，赵煜，刘耀，等．头电针对血管性痴呆认知功能影响的随机对照研究［J］．四川中医，2009，27（2）：113－115.

[305] 陈振虎，江钢辉，赖新生．电针治疗血管性痴呆临床疗效观察［J］．针灸临床杂志，2000，16（12）：18－20.

[306] 陈振虎，赖新生，江钢辉．电针治疗血管性痴呆23例临床观察［J］．江西中医药，2006，37（1）：46－47.

[307] 王实涛．标本配穴联合电针治疗心脾两虚型不寐的临床观察［D］．哈尔滨：黑龙江中医药大学，2018.

[308] 张锋利，林洪生，李平，等．电针配合中药内服治疗肿瘤伴失眠患者30例［J］．中国中医信息杂志，2009，16（9）：59－60.

[309] 代晓光，刘勇．电针结合归脾汤治疗心脾两虚型失眠的临床研究［J］．中医药信息，2018，35（3）：109－112.

[310] 王寅、路秀珍．电针为主治疗失眠症55例［J］．上海针灸杂志，2003，22（2）：31－32.

[311] 练书发，罗佳轩．电针"乳突穴"治疗顽固性失眠症15例［J］．四川中医，2004，22（2）：94.

[312] 李崇宁，吴海标．针刺结合电针治疗顽固性失眠症42例临床观察［J］．中医药导报，2013（7）：76－77.

[313] 廖恒，高玉娇，廖莎，等．电针治疗失眠症30例临床观察［J］．针灸推拿，2013（7）：45－46.

[314] 陈秀玲，徐凯，秦小红．电针治疗女性围绝经期失眠症疗效观察［J］．临床研究，2011，30（6）：366－367.

[315] 潘先明，张礼，杨洋，等．电针治疗中重度失眠症的疗效观察［J］．中西医结合心血管病杂志，2016，4（12）：51－54.

[316] 祝源隆．头项针电刺激疗法治疗原发性失眠疗效观察［J］．中国卫生标准管理 CHSM．2015（26）：130－132.

[317] 王飞宇．电针安眠穴为主治疗失眠症临床观察［J］．光明中医．2016，31（16）：2387－2389.

[318] 刘大平，张铁．电针头部穴位为主治疗失眠症60例临床观察［J］．中国民康医学．2010，22（13）：1704，1728.

[319] 赵立刚，史榕荇，吴茜，等．电针四神聪穴治疗失眠疗效及脑电地形图观察［J］．针灸临床．2011，27（6）：35－36.

[320] 杨壮立．针刺治疗习惯性便秘疗效观察［J］．上海针灸杂志，2008，27（12）：13－14.

[321] 刘文军，张坤西，吕桂军，等. 电针结合乳果糖治疗慢性前列腺炎便秘患者疗效观察 [J]. 结直肠肛门外科，2015，21（S1）：84.

[322] 彭随风，石拓，时昭红，等. 电针疗法对慢传输型便秘患者便秘症状、心理状态和结肠传输功能的影响 [J]. 胃肠病学和肝病学杂志，2013，22（3）：250 – 253.

[323] 王琳，彭唯娜，郭郡，等. 电针深刺天枢穴改善结肠慢传输型便秘患者临床症状及满意度的疗 [J]. 针灸临床杂志，2013，29（2）：1 – 5.

[324] 何洪波，李宁，王成伟，等. 电针"天枢穴"不同深度刺激对慢传输型功能性便秘患者结肠转运时间的影响 [J]. 针灸临床杂志，2011，27（6）：11 – 13.

[325] 任叔阳. 电温针"俞募配穴法"治疗结肠慢传输型便秘的临床疗效观察 [D]. 成都：成都中医药大学，2009.

[326] 贾菲，李国栋. 电针八髎穴及承山穴治疗慢传输型便秘疗效观察 [J]. 现代中西医结合杂志，2015，24（10）：1055 – 1057.

[327] 任叔阳. 电温针"俞募配穴法"治疗结肠慢传输型便秘的临床疗效观察 [D]. 成都：成都中医药大学，2009.

[328] 石杰，秦黎虹，刘振，等. 电针治疗严重功能性便秘疗效观察 [J]. 安徽中医药大学学报，2015，34（1）：42 – 45.

[329] 沈亚芳，方剑乔，陈利芳，等. 电针治疗严重功能性便秘随机对照试验 [J]. 上海针灸杂志，2016，35（12）：1393 – 1396.

[330] 刘静，周炜，吕晖，等. 基于电针治疗严重功能性便秘有效性的经络变动规律探析 [J]. 中国针灸，2015，35（8）：785 – 790.

[331] 毛珍. 电针与普芦卡必利治疗严重功能性便秘的疗效比较 [D]. 武汉：湖北中医药大学，2017.

[332] 金民. 电针对严重功能性便秘患者自主排便次数和大便性状的影响研究 [D]. 南京：南京中医药大学，2014.

[333] 赖春玉. 电针治疗女性严重功能性便秘的临床疗效观察 [D]. 南京：南京中医药大学，2014.

[334] 沈亚芳，方剑乔，陈利芳，等. 电针治疗严重功能性便秘随机对照试验 [J]. 上海针灸杂志，2016，35（12）：1393 – 1396.

[335] 吴佳霓，张碧莹，许焕芳，等. 电针治疗严重功能性便秘有效性的随机对照预试验 [J]. 中华中医药杂志，2014，29（5）：1424 – 1428.

[336] 韩桂华. 深刺天枢、腹结穴治疗严重功能性便秘的随机对照研究 [D]. 南京：南京中医药大学，2014.

[337] 徐派的，辛玉，张红星，等. 针刺与电针治疗功能性便秘的疗效及机制 [J]. 世界华人消化杂志，2015，23（16）：2665 – 2670.

[338] 尹发明. 电针治疗慢性功能性便秘的临床观察 [D]. 济南：山东中医药大学，2016.

[339] 朱锐炫. 大肠经合腑合配穴治疗功能性便秘的临床疗效观察 [D]. 长沙：湖南中医药大学，2012.

[340] 吴琼. 电针合穴、俞募穴对功能性便秘患者治疗作用的比较研究 [D]. 广州：广州中医药大学，2013.

[341] 熊繁，王颖，黎诗祺，等．电针治疗功能性便秘的临床研究［J］．中西医结合研究，2014，6（3）：126－130.

[342] 齐琳婧，苏同生，刘志顺，等．针刺曲池上巨虚治疗功能性肠病临床观察［J］．陕西中医，2014，35（2）：224－225.

[343] 吴佳霓，张碧莹，朱文增，等．电针不同穴方治疗功能性便秘疗效比较：随机对照预试验［J］．中国针灸，2014，34（6）：521－528.

[344] 赵晓．电针颈3、4夹脊穴为主治疗呃逆165例［J］．内蒙古中医药，2009，28（22）：17－18.

[345] 钱晓平，徐芳，宋佳霖，等．电针部分胸段夹脊穴治疗顽固性呃逆87例［J］．中国中医急症，2009，18（6）：982－983.

[346] 张梅，郑淑华．电针配合654－2穴位注射治疗呃逆30例［J］．中国针灸，2000，20（S1）：106－107.

[347] 董媛．电针结合TDP治疗顽固性呃逆48例［J］．光明中医，2011，26（6）：1194.

[348] 周君．电针配合红外线照射治疗呃逆79例［J］．实用中医药杂志，2006，22（12）：762.

[349] 陈杰，张帅州．电针攒竹穴治疗顽固性呃逆30例［J］．四川中医，2004（6）：92－93.

[350] 贺亚辉、刘雪娥．电针治疗呃逆54例临床观察［J］．南华大学学报（医学版），2006（5）：735－736.

[351] 杨廷辉，周清毅，赵开祝．电针治疗呃逆的临床研究［J］．针灸临床杂志2004，20（3）：33－34.

[352] 樊瑾，杨琴华．电针加磁珠耳压治疗呃逆69例［J］．河北中医，2001，23（10）：798.

[353] 林宝计．电针加穴位注射治疗呃逆68例［J］．中国针灸，1994（S1）：212－213.

[354] 周冬松，张利．电针内关、足三里为主治疗呃逆42例［J］．中国针灸，2002，22（7）：38.

[355] 药玲．电针配耳穴贴压治疗呃逆50例［J］．光明中医，2006，21（9）：23－24.

[356] 冯玉英．电针配合穴位注射治疗呃逆26例［J］．云南中医中药杂志，2013，34（2）：39－40.

[357] 陈立娟．电针配合穴位治疗顽固性呃逆36例临床观察［J］．针灸临床杂志，2005，21（3）：41.

[358] 李汝宏．电针配合指压翳风穴加TDP治疗药物性呃逆30例疗效观察［J］．中医临床研究，2013，5（5）：58－59.

[359] 贺亚辉，刘雪娥．电针治疗呃逆54例临床观察［J］．南华大学学报（医学版），2006（5）：735－736.

[360] 李华宏，鲍秀山，吴同芝．电针配合中药治疗顽固性呃逆50例疗效观察［J］．河北中医，2002，24（11）：835.

[361] 曹文然．电针治疗呃逆的上病下取法在实践中的应用［A］．中国针灸学会．西南片区针灸学术研讨会论文汇编［C］．重庆：中国针灸学会：中国针灸学会，2004：60－61.

[362] 赵仓焕，李静铭，胡静，等．电针治疗重症呃逆57例［J］．新中医，2002，34（4）：53.

[363] 高岚．电针治疗呃逆症38例［J］．河南中医，2000（2）：61.

[364] 朱文红．耳穴贴压配合电针治疗呃逆［J］．山东中医杂志，2004，23（6）：372.

[365] 钟峰，曹越，罗容，等．电针大肠合募俞配穴治疗腹泻型肠易激综合征疗效观察［J］．湖南中

医药大学学报, 2018, 38 (4): 435 - 438.

[366] 李逸伟, 姜艳, 王慧卿. 电针治疗胃下垂38例 [J]. 针灸临床杂志, 2002, 18 (8): 28.

[367] 张凤珍. 电针治疗胃下垂78例 [J]. 光明中医, 2004, 19 (3): 21.

[368] 张林昌, 陈英红. 电针治疗胃下垂82例B超变化的观察 [J]. 上海针灸杂志, 2002, 21 (2): 28.

[369] 相永梅. 电针治疗胃下垂126例临床观察 [J]. 中国针灸, 2004, 24 (z1): 50.

[370] 杜成喜, 刘桂玲. 电针治疗胃下垂156例临床报道 [J]. 北京针灸骨伤学院学报, 1995 (2): 28.

[371] 杨圆圆. 断续波电针治疗胃下垂疗效观察 [J]. 上海针灸杂志, 2014, 33 (8): 760.

[372] 张优优, 许丹丹. 腹部多穴位使用电针治疗胃下垂11例 [J]. 江西中医药, 2014. (5): 61 - 52.

[373] 路阳, 黄柱玲, 倪瑛. 电针刺激颈夹脊穴为主治疗神经根型颈椎病 [J]. 四川医学, 2013, 5 (34): 707 - 708

[374] 彭建民, 曾少平. 电针夹脊穴结合牵引治疗神经根型颈椎病的临床观察 [J]. 海南医学, 2002, 13 (8): 103.

[375] 张健. 电针结合牵引治疗神经根型颈椎病52例 [J]. 中医药导报, 2012, 18 (6): 62 - 63.

[376] 薛少伟, 李晓涛. 电针结合推拿牵引治疗神经根型颈椎病的效果观察 [J]. 中医中药, 2015, 15 (28): 164 - 165.

[377] 蔡贺. 电针联合颈椎牵引治疗神经根型颈椎病的临床疗效观察 [J]. 现代养生B, 2014 (11): 92 - 93.

[378] 阮黄越. 电针配合耳针干预神经根型颈椎病的镇痛效应探讨 [D]. 南京: 南京中医药大学, 2014.

[379] 薛金, 林妍君, 薛丽莉. 电针配合颈椎牵引治疗神经根型颈椎病36例 [J]. 内蒙古中医药, 2012, 31 (21): 59 - 60

[380] 冯意伟. 电针治疗23例神经根型颈椎病的临床体会 [J]. 求医问药, 2012, 10 (8): 301 - 302.

[381] 杨晓波, 欧艳凯, 安军明. 电针治疗神经根型颈椎病36例 [J]. 中医外治杂志, 2011, 20 (3): 30 - 31.

[382] 张芸, 邱晓虎. 电针治疗神经根型颈椎病50例 [J]. 福建中医药, 2010, 41 (1): 35 - 36.

[383] 杨耀洲, 王冲. 电针治疗神经根型颈椎病的疗效评价 [J]. 中医药信息, 2009, 26 (4): 69 - 70.

[384] 赖显荣. 电针治疗神经根型颈椎病的临床研究 [D]. 广州: 广州中医药大学, 2010.

[385] 张琴. 夹脊平衡电针治疗神经根型颈椎病的临床研究 [J]. 湖北中医杂志, 2014, 36 (9): 59 - 60.

[386] 田洪昭, 孙忠人, 张秦宏, 等. 颈夹脊电针治疗神经根型颈椎病临床观察 [J]. 中国中医急症, 2015, 24 (6): 1050 - 1051.

[387] 陶聪, 应用电针疗法结合牵引疗法治疗神经根型颈椎病的效果分析 [J]. 当代医药论丛, 2015, 13 (6): 32 - 33.

[388] 杜震，邵萍．电针华佗夹脊穴治疗腰椎间盘突出症 32 例临床观察［J］．中医杂志，2009，50
（7）：617－619.

[389] 其其格．针刺加电针治疗腰椎间盘突出症 65 例疗效对比观察［J］．中医临床研究，2016，8
（10）：29－30.

[390] 刘如林，张金兰．取华佗夹脊穴输刺配合电针连续波治疗腰椎间盘突出症的临床研究［J］．中
国社区医师（医学专业），2011，35（13）：207.

[391] 李林，袁坤，张立恒，等．电针夹脊穴治疗腰椎间盘突出症临床随机对照试验系统评价［J］.
中国中医骨伤科杂志，2012，20（12）：13－17.

[392] 郝先辉．电针治疗腰椎间盘突出症 150 例临床观察［J］．山西中医学院学报，2014，15（1）：
51－53.

[393] 刘爱芹．电针夹脊穴为主治疗腰椎间盘突出症疗效观察［J］．现代中西医结合杂志，2005，5，
14（10）：1319－1320.

[394] 邓伟，蔡立皓．电针夹脊穴为主治疗腰椎间盘突出症 60 例［J］．针灸临床杂志，2011，27
（7）：40－42.

[395] 文强，张联太，柳玉琴，等．电针华佗夹脊穴治疗腰椎间盘突出症 108 例临床观察［J］．针灸
临床杂志，2001，17（5）：35－36.

[396] 佟帅，王胜，孙忠人，等．电针治疗腰椎间盘突出症 32 例临床观察［J］．中国中医药科技，
2007，14（4）：272.

[397] 李守栋．电针治疗腰椎间盘突出症 60 例临床观察［J］．陕西中医，2006，27（11）：1422.

[398] 马桂芝，张奕，陈雷．不同频率电针治疗腰椎间盘突出症临床疗效观察及其对患者血清白介
素－6 的影响［J］．浙江中医杂志，2012，47（11）：787－789.

[399] 罗华丽，龚彪，李荣亨．针刺治疗腰椎间盘突出症疗效观察［J］．实用中医杂志，2005，21
（8）：486－487.

[400] 张殿全，赵宇辉，李海宁，等．电针对腰椎间盘突出症患者 Oswestry 功能障碍指数的影响
［J］．中医研究，2013，26（11）：56－58.

[401] 谢俊杰．电针治疗腰椎间盘突出症 96 例［J］．福建中医，2001，32（4）：20.

[402] 忻志平．电针华佗夹脊治疗腰椎间盘突出症 159 例［J］．上海中医药杂志，1996（10）：
22－23.

[403] 菅明，师建平．电针夹脊穴治疗老年腰椎间盘突出症 68 例［J］．内蒙古中医药，2012，31
（23）：76－77.

[404] 鹿传娇．针刺治疗腰椎间盘突出症的临床正交设计研究［D］．济南：山东中医药大学，2010.

[405] 赵鹏，潘百灵．电针治疗腰椎间盘突出症 160 例［J］．现代中医药，2006，26（4）：60－61.

[406] 姜冰．夹背电针治疗腰椎间盘突出症［J］．针灸临床杂志，2001，17（12）：22.

[407] 张华．电针治疗腰椎间盘突出症 71 例［J］．上海针灸杂志，1996（2）：11.

[408] 邱秋堂．电针夹脊穴治疗腰椎间盘突出症的临床研究［D］．广州：广州中医药大学，2009.

[409] 黄俊浩．针刺华佗夹脊穴治疗腰椎间盘突出症的临床研究［D］．广州：广州中医药大
学，2011.

[410] 王焕梅．不同频率的电针治疗腰椎间盘突出症的临床研究［D］．武汉：湖北中医药大

学，2010.

[411] Hua GU. A 10 – year follow – up of electric acupuncture for lumbar disc herniation and sciatica ［J］. World Journal of Acupuncture – Moxibustion，2019. 29（3）：221 – 223.

[412] 李梦雪，莫启功. 电针夹脊穴联合康复训练治疗腰椎间盘突出症疗效分析 ［J］. 针灸临床杂志，2019，35（7）：20 – 23.

[413] 华先进，杨峰，姚强，等. 电针深刺夹脊穴联合补阳还五汤治疗腰椎间盘突出症下肢疼痛患者的疗效及对血清疼痛介质的影响 ［J］. 现代中西医结合杂志，2019，28（22）：2481 – 2485.

[414] 王昭琦，赵耀，王立恒. 电针夹脊穴治疗腰椎间盘突出症的临床研究 ［J］. 中国医疗器械信息，2019，25（12）：100 – 101.

[415] 李佳靓，孙晶，车锦礼，等. 电针夹脊穴治疗腰椎间盘突出症疗效 Meta 分析 ［J］. 内蒙古中医药，2019，38（4）：，23：76 – 77.

[416] 赵忠胜，朱定钰，林洁，等. 电针配合滞针法治疗第三腰椎横突综合征 38 例临床观察 ［J］. 风湿病与关节炎，2018，7（1）：23 – 25.

[417] 郭小春，赵明磊，马秀霞. 电针配合拔罐放血治疗第三腰椎横突综合征 58 例 ［J］. 河南中医，2014，34（8）：1603.

[418] 麦超常，陈莹，王升旭. 不同针灸方法治疗第 3 腰椎横突综合征的临床效果 ［J］. 中国康复理论与实践，2013，19（4）：378 – 380.

[419] 邓兴华，王友良. 电针联合局部封闭对第三腰椎横突综合征治疗效果观察 ［J］. 西南军医，2009，11（3）：407 – 408.

[420] 蔡岩松. 电针结合穴位注射治疗第三腰椎横突综合征 42 例 ［J］. 中国中医药科技，2008，15（2）：123.

[421] 薛堂. 电针结合推拿治疗腰椎横突综合征 83 例临床报道 ［J］. 浙江中医药大学学报，2007，31（4）：486，491.

[422] 杨纳新，姜卉，陈成. 电针斜刺配合闪罐治疗第 3 腰椎横突综合征 60 例 ［J］. 实用中医药杂志，2006，22（6）：357.

[423] 尤冉，周蜜娟，章荣. 电针治疗第三腰椎横突综合征 56 例 ［J］. 江西中医药，2007，38（5）：57.

[424] 刘小凤. 电针配合按摩治疗第 3 腰椎横突综合征 80 例 ［J］. 中国中医急症，2004，13（10）：636.

[425] 郗海铭，席宁. 电针治疗第三腰椎横突综合征 76 例临床观察 ［J］. 中国针灸，2000，20（5）：279 – 280.

[426] 谢俊杰. 第三腰椎横突综合征的电针疗法 ［J］. 颈腰痛杂志，2000，21（1）：8.

[427] Guo CQ，Dong FH，Li SL，et al. Effects of acupotomy lysis on local soft tissue tension in patients with the third lumbar vertebrae transverse process syndrome ［J］. Zhongguo Zhen Jiu. 2012，32（7）：617 – 620.

Chinese. PubMed PMID：22997792.

[428] Wang S，Lai X，Lao J. The third lumbar transverse process syndrome treated by electroacupuncture at huatuojiaji points. ［J］. Journal of Traditional Chinese Medicine，2000，19（3）：190 – 194.

[429] 刘莉.电针肩痛穴条口穴治疗肩周炎临床疗效观察［A］.重庆市针灸学会.重庆市针灸学会2010 年学术年会论文集［C］.重庆：重庆市针灸学会：重庆市科学技术协会，2010：67－71.

[430] 李岩峰，郑晓，忻志平，等.电针条口穴配合运动治疗粘连期肩周炎［J］.中国中医骨伤科杂志，2016，24（3）：63－65.

[431] 宣丽华，张万清，高宏，等.电针条口穴治疗肩关节周围炎的临床多中心观察［J］.中国中医药科技，2008，15（3）：221－222.

[432] 于恒，邵萍，李月，等.电针条口穴治疗肩关节周围炎的临床疗效观察［J］.光明中医，2012，27（2）：311－313.

[433] 邵萍，忻志平，裘敏蕾，等.电针条口穴治疗肩关节周围炎临床研究［J］.中医正骨，2006，18（1）：8－9.

[434] 王晨瑶，方剑乔，石慧，等."肩三针"温针配合电针治疗粘连期风寒湿型肩周炎 19 例［J］.中医杂志，2011，52（20）：1752－1754.

[435] 王宁，吴晓萍，盛鹏杰.并针缠提法配合电针治疗肩关节周围炎的临床研究［J］.针刺研究，2017，42（3）：267－270.

[436] 车涛，裘敏雷，忻志平，邵萍.电针肩髃穴治疗肩关节周围炎疗效观察［J］.上海针灸杂志，2006，25（1）：21－22.

[437] 陶淑贞，薛莲.针刺运动疗法配合电针治疗肩周炎 30 例［J］.光明中医，2013，28（9）：1887－1888.

[438] 朱建红，朱小娟.电针结合独活寄生汤加减治疗肩周炎 40 例临床观察［J］.中医药信息，2012，29（2）：93－95.

[439] 郭建坤.电针结合麦粒灸治疗肩周炎的临床观察［D］.广州：广州中医药大学，2016.

[440] 黄乃好，马洪辉，郑春雪.电针配合 TDP 照射治疗肩周炎 52 例［J］.针灸临床杂志，2009，25（12）：29－30.

[441] 胡佳.电针配合走罐治疗肩关节周围炎的临床观察［J］.中国民族民间医药，2013，22（9）：88.

[442] 周金凤，赵军超，倪凌凯，等.电针治疗肩周炎 30 例临床观察［J］.江苏中医药，2011，43（8）：70.

[443] 徐晓，方剑乔，张奕，等.肩穴电针对粘连前期肩关节周围炎的治疗作用［J］.针刺研究，2006（5）：298－301.

[444] 姚益龙.电针封闭治疗瘀滞型肩周炎 112 例［J］.现代中医药，2009，29（3）：66－67.

[445] 何祖书.电针配合中频治疗肩周炎 32 例［J］.针灸临床杂志，2012，28（8）：28－29.

[446] 柯志钢，叶飞，肖少华，韩肖华.辅以电针疗法对肩周炎的疗效观察［J］.中国康复，2012，27（1）：31－32.

[447] 杨廷辉，冷钰铃，潘清容.推拿配合电针治疗肩关节周围炎 86 例［J］.中医外治杂志，1996（5）：12－13.

[448] 粟漩，巫祖强，曹雪梅.不同频率的电针对顽固性网球肘患者疗效的影响［J］.海南医学.2002，13（8）：111－113.

[449] 严兴国，段青梅，王润.电针联合物理疗法治疗肱骨外上髁炎的疗效分析［J］.青海医药杂

志．2013，43（4）：71－72.

[450] 王元利．电针治疗顽固性肱骨外上髁炎临床疗效观察［J］．亚太传医药．2018，14（8）：165－166.

[451] 孙世超，董宝强，王刚．交替电针天宗次秉风次为主治疗顽固性肘外侧疼痛综合征 31 例疗效观察［J］．云南中医中药杂志 2015，36（11）：55－56.

[452] 沈蓉蓉．围刺加电针治疗肱骨外上髁炎 41 例［J］．吉林中医药 1999，（4）：45.

[453] 许衍兰，李娟．电针加电脑中频治疗肱骨外上髁炎 50 例临床分析［J］．工企医刊 2007，20（5）40－41.

[454] 谈月涓，刺络拔罐治疗网球肘 203 例［J］．临证验案 1992（1）：46.

[455] 高瑞红，电针结合穴位注射治疗肱骨外上髁炎 46 例［J］．中医药导报．2012，18（11）：109.

[456] 李瑞云．电针配合红外线治疗肱骨外上髁炎 49 例疗效观察［J］．青海医药杂志．2016，46（3）：45－46.

[457] 王萍，电针配合推拿治疗网球肘 78 例临床观察［J］．湖北中医杂志．2014，36（10）：65.

[458] 杨阳，吕颖．电针配合中药薰药治疗肱骨外上髁炎 68 例［J］．Clinical Journal of Chinese Medicine. 2012，06（4）：65：98－99.

[459] 夏建，电针治疗"网球肘"12 例［J］．中国针灸．1999（11）：664.

[460] 刘庆明，电针治疗肱骨外上髁炎 25 例［J］．中国煤炭工业医学杂志．2004，8（7）：799.

[461] 刘沙沙，王健．电针治疗网球肘验案一则［J］．中国民间疗法．2016，24（1）：56.

[462] 罗钰莹，李秀芬．患肌皮下电针法治疗肱骨外上髁炎 33 例［J］．中国针灸．2017，37（10）：1040.

[463] 李锁强，拜剑利．两点电针加 TDP 照射治疗肱骨外上髁炎 78 例［J］．中国中药．2016，10（12）：65.

[464] 余丹．电针对膝骨关节炎患者 IL－8 及 MCP－1 的影响［D］．武汉：湖北中医药大学，2016.

[465] 田雯，沈林林，黄国付，等．电针改善不同病程膝骨关节炎患者 WOMAC 和 VAS 评分的临床研究［J］．针灸临床杂志，2015，31（4）：26－27.

[466] 黄晓文．电针治疗圭亚那人膝骨关节炎临床观察［J］．光明中医，2016，31（2）：248.

[467] 周向红，透穴刺加电针治疗膝关节骨关节炎 58 例［J］．中医中药，2007，45（19）：100.

[468] 戴琪萍，裘敏蕾，袁晓静，等．不同频率电针治疗膝骨性关节炎的临床疗效观察［J］．现代生物医学进展，2011，11（19）：3655－3657.

[469] 屈晓光，不同频率电针治疗膝关节退行性关节炎的临床评价［J］．中医药导报，2009，6（15）：60－61.

[470] 库秀娟，电针和推拿手法治疗膝骨性关节炎临床疗效比较研究［J］．上海中医药杂志，2009，43（8）：19.

[471] 周光辉，电针疗法缓解膝关节骨关节炎疼痛的疗效［J］．中国临床康复，2004，7（15）：4082.

[472] 付慕勇，电针配合辨证选穴治疗膝关节骨性关节炎的随机对照试验［J］．天津中医药，2013，10（30）：597－598.

[473] 裘敏蕾，电针膝眼穴治疗膝骨性关节炎的临床研究［J］．中医正骨，2006，18（3）：15.

[474] 高洁．电针与温针灸治疗肾虚髓亏型膝骨关节炎疗效比较 [J]．中国针灸，2012，322（5）：395－396.

[475] 吉玲玲．电针治疗膝骨关节炎疗效观察 [J]．中国针灸，2011，30（9）：620.

[476] 车涛．电针治疗膝骨关节炎疗效观察 [J]．上海针灸，2012，31（8）：595－596.

[477] 包飞，张燕．电针治疗膝骨关节炎疗效观察及对软骨磁共振 T₂ 图的影响 [J]．中国针灸，2011，30（9）：620.

[478] 侯振民．电针治疗膝骨关节炎临床观察 [J]．武警医学学报，2008，17（4）：316－317.

[479] 电针治疗膝关节骨性关节炎临床观察 [J]．针灸临床杂志，2010，26（8）：38－39.

[480] 王瑞森．电针治疗膝关节骨性关节炎临床疗效之研究 [D]．北京：北京中医药大学，2006.

[481] 林建军．电针治疗瘀血阻滞型膝骨性关节炎的临床疗效观察 [D]．福州：福建中医药大学，2011.

[482] 张子谦．电针治疗早期膝关节炎的近远期疗效观察 [J]．光明中医，2011，28（6）：1616－1617.

[483] 李必保．针灸治疗膝骨关节炎临床观察 [J]．湖北中医杂志医，2007，27（9）：54－55.

[484] 张卓才．针灸治疗膝骨性关节炎40例疗效观察 [J]．中医药导报，2009，15（4）：64－65.

[485] 杨雅琴．不同针灸疗法治疗陈旧性踝关节扭伤临床观察 [D]．广州：广州中医药大学，2015.

[486] 蔡小莉．电针加 TDP 治疗踝关节扭伤260例 [J]．光明中医，2012，27（4）：763－764.

[487] 罗蔚，何思伟，陈永强．电针治疗慢性踝关节损伤临床观察 [J]．上海中医药杂志，2009，43（10）：43－44.

[488] 郭建斌．电针配合中药熏洗治疗踝扭伤52例 [J]．宁夏医学院学报，2008，30（6）：821.

[489] 赵义造．电针透刺治疗慢性踝关节扭伤43例 [J]．上海针灸杂志，2005，24（7）：31.

[490] 王希琳．电针治疗踝关节外侧副韧带扭伤疗效观察 [J]．现代中西医结合杂志，2005，14（2）：168.

[491] 吴天生．电针治疗踝关节扭伤43例 [J]．上海针灸杂志，1997（S1）：48.

[492] 王滢，孙懿君，吴耀持，等．电针后溪穴治疗急性腰扭伤临床随机对照试验 Meta 分析（英文）[J]．Journal of Acupuncture and Tuina Science，2015，13（5）：332－338.

[493] 刘静，吴耀持．正交设计筛选电针后溪穴治疗急性腰扭伤的优化方案 [J]．江苏中医药，2014，46（3）：60－1.

[494] 李学敏，王群，王岚．电针加中医护理改善急性腰扭伤疼痛的效果 [J]．上海护理，2013，13（6）：19－21.

[495] 吴耀持，张峻峰，李石胜，等．电针治疗急性腰扭伤的临床疗效与红外热像研究 [J]．上海针灸杂志，2010，29（11）：716－718.

[496] 陈玉琴．电针后溪穴加药物治疗急性腰扭伤的临床观察 [J]．社区医学杂志，2010，8（13）：39.

[497] 吴耀持，张必萌，汪崇森，等．电针后溪穴治疗急性腰扭伤的近远期疗效观察 [J]．中国针灸，2007，27（1）：3－5.

[498] 吴耀持，汪崇森，张必萌．电针后溪穴治疗急性腰扭伤的临床观察 [J]．上海针灸杂志，2005，24（12）：22－24.

[499] 李有田，李冰，李洋．电针刺后溪穴治疗急性腰扭伤45例临床观察 [J]．吉林中医药，2003，23 (4)：38．

[500] 王飞，曾祥林．电针夹脊穴和快刺腰痛穴治疗急性腰扭伤疗效分析 [J]．中医临床研究，2018，10 (34)：41 – 43．

[501] 柴广慧．电针夹脊穴和快刺腰痛穴治疗急性腰扭伤84例 [J]．中医药学报，2010，38 (5)：125 – 126．

[502] 童明欧，周厚强，张世俊，曾令川，李春雨．不同留针时间对急性腰扭伤的疗效观察 [J]．中医外治杂志，2009，18 (3)：50 – 51．

[503] 张向远，王静慧．手法配合电针治疗急性腰扭伤54例观察 [J]．中国社区医师（医学专业半月刊），2009，11 (5)：84．

[504] 杨龙，邢艳丽．超声波结合电针夹脊穴治疗急性腰扭伤 [J]．针灸临床杂志，2007，23 (10)：16 – 17．

[505] 史春娟，姜中华．电针结合呼吸吐纳治疗急性腰扭伤67例 [J]．中国民间疗法，2005，13 (10)：44 – 45．

[506] 刘成信，刘勇筑．电针夹脊穴治疗急性腰扭伤61例 [J]．陕西中医，1988 (5)：200．

[507] 王林，潘良德，孙亚林，等．电针阿是穴配合傍针刺法对急性腰扭伤患者疼痛及腰椎活动度的影响 [J]．湖北中医杂志，2016，38 (4)：67 – 69．

[508] 潘钦关，李以德，马必委．舒筋活血膏联合电针推拿治疗急性腰扭伤临床研究 [J]．中国中医急症，2014，23 (11)：2083 – 2085．

[509] 杨海洲．用电针疗法治疗27例急性腰扭伤患者的疗效观察 [J]．求医问药（下半月），2013，11 (11)：154 – 155．

[510] 徐斌，谭龙旺．消肿止痛膏结合电针治疗急性腰扭伤临床疗效观察 [J]．亚太传统医药，2018，14 (12)：181 – 182．

[511] 屈菲，关红丽，罗燕君，等．电针腰三针治疗急性腰扭伤临床疗效观察 [J]．中医临床研究，2017，9 (16)：39 – 40．

[512] Chou R, Qaseem A, Snow V, et al. Diagnosis and treatment of lowback pain: ajoint clinical practice guideline from the AmericanCollege of Physicians and theAmerican Pain Society [J]. Ann InternMed, 2007, 147 (7): 478.

[513] Walsh D, Cotterell M, Griffiths M, et al. Low back pain: early management of persistent non – specific lowback pain [C]. National Institute for Health and CareExcellence, 2009. (Clinical guideline 88)

[514] Burton AK. How to prevent low back pain [J]. Best Pract Res ClinRheumatol, 2005, 19 (4): 541.

[515] 朱汉章．针刀医学原理 [M] 北京：人民卫生出版社．1992：663．

[516] 皱贤飞，赵亮，李继荣等．腰肌劳损的综合治疗 [J]．检验医学与临床，2011，17 (8)：170 – 172．

[517] 陈自强，蔡光先．中西医结合内科学 [M]．中国中医药出版社，2012：816 – 819．

[518] 吴勉华，王新月．中医内科学 [M]．北京：中国中医药出版社，2012：373 – 377．

[519] 姜少伟．2种电针疗法治疗腰肌劳损的疗效观察 [J]．河北中医．2016，38 (9)：1389 – 1391．

[520] 廖晓红. 电针华佗夹脊穴治疗慢性腰肌劳损 40 例 [J]. 河南中医. 2015, 35 (8): 1866.

[521] 来鸽飞. 电针夹脊穴治疗腰肌劳损 75 例临床——附电针常规选穴治疗 75 例对照 [J]. 浙江中医杂志. 2001, 36 (10): 454.

[522] 章世葛. 电针配合推拿治疗慢性腰肌劳损疗效观察 [J]. 中医药临床杂志. 2013, 25 (10): 897.

[523] 黄外军. 电针腰部夹脊穴治疗慢性腰肌劳损的临床研究 [D]. 北京: 中国中医科学院. 2015.

[524] 励瑞芬. 电针治疗腰肌劳损疗效的对比研究 [J]. 全科医疗与社区护理. 2012, 33 (8): 33-34.

[525] 张志云. 冲击波配合电针治疗慢性腰肌劳损 60 例 [C] 甘肃省中医药学会. 甘肃省中医药学会学术年会论文集. 临夏: 甘肃省中医药学会: 甘肃省中医药学会, 2017: 163-165

[526] 李会新. 电针配合强腰功治疗腰肌劳损 53 例 [J]. 中国针灸, 1998 (6): 373-374.

[527] 谢可永. 电针为主治疗急性腰扭伤和慢性腰肌劳损 [J]. 上海针灸杂志. 1987 (2): 26-27.

[528] 存伊娜. 电针治疗腰肌劳损 48 例疗效观察 [J]. 重庆医学. 2007, 36 (2): 162-163.

[529] 尹兰山. 红外线照射下电针参数变化对疗效的影响 [J]. 中华医疗杂志. 2001, 24 (6): 368-369.

[530] 康超, 王全胜. 电针联合托特罗定预防性治疗经尿道前列腺电切术后膀胱过度活动症的临床研究 [J]. 北方药学, 2018, 15 (12): 195-196.

[531] 晏江会. 电针联合中药敷脐治疗经尿道前列腺电切术后膀胱过度活动症的疗效观察 [J]. 现代诊断与治疗, 2018, 29 (22): 3601-3603.

[532] 冯小军, 周云, 吴建贤, 等. 电针治疗对脊髓损伤后逼尿肌过度活动患者疗效的影响 [J]. 生物医学工程与临床, 2018, 22 (6): 628-632.

[533] 包瑞, 尹洪娜, 师帅, 等. 电针肾俞、次髎穴改善膀胱过度活动症患者生活质量的临床研究 [J]. 世界中西医结合杂志, 2018, 13 (9): 1194-1197.

[534] 杨文渊. 电针中髎、会阳穴治疗膀胱过度活动症临床疗效观察 [D]. 北京: 北京中医药大学, 2016.

[535] 苗广占, 贾民, 张晓宇. 电针联合盆底肌训练治疗女性膀胱过度活动症的疗效观察 [J]. 中国中医急症, 2015, 24 (11): 2054-2056.

[536] 陈翔, 陈洁, 唐顺利. 电针联合托特罗定治疗女性膀胱过度活动症 48 例疗效观察 [J]. 海南医学, 2015, 26 (1): 127-128.

[537] 陈佐龙, 韩春, 王广武. 电针治疗膀胱过度活动症 24 例 [J]. 针灸临床杂志, 2009, 25 (8): 22.

[538] 李桂香. 电针刺激八髎穴治疗女性膀胱过度活动症的临床观察 [D]. 福州: 福建中医学院, 2008.

[539] 王晶. 电针治疗脊髓源性逼尿肌活动过度尿失禁的临床疗效观察 [D]. 北京: 北京中医药大学, 2008.

[540] 高雅贤, 王翠玉. 电针配合中药治疗膀胱过度活动症的体会 [J]. 四川中医, 2007, 25 (2): 108-109.

[541] 廖小七, 唐华, 肖鹏. 电针中髎穴为主治疗膀胱过度活动症 35 例 [J]. 针灸临床杂志, 2007,

23（1）：35－36.

[542] 乐旭华，吴红军，王瑞华．电针配合盆底肌锻炼治疗女性压力性尿失禁疗效观察［J］．上海针灸杂志，2008，27（10）：18－19.

[543] 于春晓，张东磊，陈朝明．电针联合盆底肌训练治疗女性压力性尿失禁38例临床观察［J］．江苏中医药，2017，49（6）：51－53.

[544] 叶小缅，高诗倩，宫敬，等．电针与穴位埋线治疗压力性尿失禁疗效的比较研究［J］．中国医学工程，2013，21（2）：72－73.

[545] 崔岩．电针结合金匮肾气丸治疗女性压力性尿失禁疗效观察［J］．广西中医药，2015，38（1）：43－44.

[546] 徐晓红，郑鹏，吕婷婷，等．电针阴部神经刺激与传统针灸穴位治疗老年女性真性压力性尿失禁效果对比［J］．中国老年学杂志，2015，35（24）：7164－7166.

[547] 束彦页．电针治疗女性单纯性压力性尿失禁有效性及安全性的临床观察［D］．南京：南京中医药大学，2014.

[548] 洪领俊，赵晋．电针阴部神经刺激疗法治疗压力性尿失禁的临床观察［J］．中华中医药杂志，2016，31（7）：2857－2860.

[549] 熊修安，姚启明，毕丽华，等．电针结合盆底肌锻炼治疗压力性尿失禁疗效观察［J］．中华物理医学与康复杂志，2005，27（7）：432－433.

[550] 王琳琳，任志欣，朱敬云，等．电针联合透灸治疗产后压力性尿失禁疗效观察［J］．中国针灸，2019，39（6）：599－603.

[551] 许国杰，赵蓓，黄殿祺，等．电针深刺八髎穴结合盆底肌训练治疗女性压力性尿失禁20例临床观察［J］．浙江中医杂志，2014，49（8）：605－606.

[552] 陈国珍．电针配合中药治疗妇女压力性尿失禁的临床研究［D］．广州：暨南大学，2007.

[553] 陈申旭，张馥晴，汪司右．电针阴部神经刺激疗法治疗女性压力性尿失禁临床研究［J］．针灸临床杂志，2014，30（3）：5－8.

[554] 何朝霞，李昕．电针治疗女性轻中度压力性尿失禁［J］．新疆中医药，2011，29（1）：19－21.

[555] 毕伟莲．电针治疗女性压力性尿失禁［J］．中华中医药学刊，2007，25（6）：1284－1285.

[556] 周倩，高维滨．电针治疗女性压力性尿失禁20例［J］．上海针灸杂志，2010，29（2）：124.

[557] 河恩惠，陈胤希，田鸿芳，等．电针治疗女性压力性尿失禁不同针刺疗程的疗效观察［J］．中国针灸，2016，36（4）：351－354.

[558] 孙小卉．电针治疗女性压力性尿失禁的疗效观察［D］．武汉：湖北中医药大学，2014.

[559] 莫倩．电针治疗女性压力性尿失禁的临床观察［D］．北京：北京中医药大学，2012.

[560] 周倩．电针治疗女性压力性尿失禁的临床研究［D］．哈尔滨：黑龙江中医药大学，2010.

[561] 杨廷辉，周清毅，赵开祝．电针治疗女性压力性尿失禁临床研究［J］．四川中医，2004，22（6）：90－91.

[562] 郑慧敏，徐世芬，尹平，等．电针治疗轻中度女性压力性尿失禁的近远期疗效观察［J］．世界中西医结合杂志，2015，10（2）：191－193，209.

[563] 史金环．电针治疗压力性尿失禁的临床研究［D］．哈尔滨：黑龙江中医药大学，2007.

[564] 史金环，高维滨. 电针治疗压力性尿失禁的临床观察 [J]. 针灸临床杂志，2007（4）：33.

[565] 汤康敏，沈睿，江帆，等. 针刺治疗女性单纯性压力性尿失禁临床疗效评价 [J]. 上海针灸杂志，2016，35（12）：1439－1441.

[566] 赵永智. 针药结合治疗女性压力性尿失禁临床观察 [J]. 辽宁中医药大学学报，2014，16（5）：209－211.

[567] 王锦泉，张小晋. "骶四针"治疗压力性尿失禁30例 [J]. 上海针灸杂志，2010，29（6）：400－401.

[568] 1Liu Z, Liu Y, Xu H, et al. Effect of Electroacupuncture on Urinary Leakage Among Women With Stress Urinary Incontinence：A Randomized Clinical Trial. [J]. Jama, 2017, 317（24）：2493.

[569] 陈斌，黎娜，沈慈敏，等. 电针加手法针刺治疗肾虚型急迫性尿失禁临床研究 [J]. 亚太传统医药，2018，14（4）：151－153.

[570] 高志强，姚俊丽. 电针与手法针刺治疗女性急迫性尿失禁疗效观察 [J]. 中国针灸，2013，33（S1）：37－40.

[571] 王惠霞，崔海. 电针治疗老年急迫性尿失禁疗效观察 [J]. 中国中医药信息杂志，2008，15（2）：70.

[572] 刘志顺，彭唯娜，马晓晶. 电针治疗神经源性急迫性尿失禁5年随访观察 [J]. 辽宁中医杂志，2006，33（1）：96－97.

[573] 哈力甫，陈跃来，梁燕，等. 骶穴电针疗法治疗急迫性尿失禁临床疗效评价 [J]. 中西医结合学报，2004，2（3）：219－221.

[574] 刘志顺，刘保延，杨涛，等. 电针治疗老年急迫性尿失禁临床研究 [J]. 中国针灸，2001，21（10）：5－8.

[575] 刘志顺，邵淑娟，叶永铭，等. 电针次髎、会阳治疗老年尿失禁疗效分析 [J]. 上海针灸杂志，1998（3）：16－17.

[576] 陈胤希，河恩惠，田鸿芳，等. 电针对女性混合性尿失禁患者生活质量的影响 [J]. 中国针灸，2016，36（3）：256－258.

[577] 洪领俊，赵晋，郑国红. 电针治疗混合性尿失禁的临床研究 [J]. 针灸临床杂志，2015，31（11）：1－4.

[578] 陈胤希，河恩惠，田鸿芳，等. 电针治疗女性混合性尿失禁临床研究 [J]. 现代中医临床，2016，23（1）：24－28.

[579] 王琼，薛玉婷，唐健，等. 电针治疗女性中重度混合性尿失禁的随机对照试验 [J]. 针灸临床杂志，2017，33（10）：27－30.

[580] 杜骏，王建民. 电针联合脐贴敷治疗肛肠疾病术后尿潴留30例 [J]. 陕西中医药大学学报，2019，42（2）：88－90.

[581] 高寅秋，时金华，李辛洁，等. 电针治疗腰麻后尿潴留的疗效观察 [J]. 世界中医药，2017，12（10）：2280－2283，2287.

[582] 赵学宇，邱玲，何流. 电针结合温和灸治疗肛肠病术后急性尿潴留疗效观察 [J]. 实用中医药杂志，2016，32（11）：1119－1120.

[583] 卢秉慧. 电针结合艾灸治疗宫颈癌术后尿潴留的临床观察 [J]. 内蒙古中医药，2016，35

(13)：134.

[584] 吴兰珍，凌黎明．针刺配合电针治疗混合痔术后尿潴留的临床观察 [J]．新疆中医药，2016，34（5）：45-47．

[585] 李呈新，关玲．电针加盆底肌训练治疗术后尿潴留临床观察 [J]．上海针灸杂志，2015，34（6）：550-552．

[586] 安明伟，杨欢，杜薇．电针治疗痔术后尿潴留临床疗效评估 [J]．微量元素与健康研究，2012，29（6）：90．

[587] 包永欣，葛书翰，乔峰．电针白环俞治疗妇科肿瘤术后尿潴留53例的疗效观察 [J]．临床军医杂志，2012，40（4）：991-992．

[588] 朱雪飞，黄蒂娜．电针配合温灸治疗妇科盆腔肿瘤术后尿潴留30例 [J]．福建中医药，2011，42（5）：43．

[589] 李尚芝．电针治疗肛肠术后尿潴留86例疗效观察 [J]．内蒙古中医药，2011，30（17）：84．

[590] 支晨阳，周建华．电针白环俞、膀胱俞治疗肛门病术后尿潴留的临床观察 [J]．中国医学工程，2011，19（7）：154，157．

[591] 周鑫，吴英．电针治疗宫颈癌术后尿潴留35例 [J]．中医药导报，2010，16（1）：54-55．

[592] 裘小玲，谢文霞，陈勇，等．电针加康复训练对宫颈癌根治术后膀胱功能障碍的影响 [J]．中华中医药学刊，2010，28（1）：92-93．

[593] 彭海东，孙华，赵圣佳．电针配合隔姜灸治疗宫颈癌根治术后尿潴留疗效观察 [J]．上海针灸杂志，2009，28（4）：195-196．

[594] 陈亮，王茂楠．电针白环俞、膀胱俞预防肛门病术后尿潴留35例 [J]．长春中医药大学学报，2007，23（6）：68．

[595] 陈学农，张世忠，赵开祝．电针治疗宫颈癌术后尿潴留60例疗效观察 [J]．上海针灸杂志，2006，25（3）：13-14．

[596] 朱洁．电针结合温灸治疗肛肠病术后尿潴留疗效观察 [J]．上海针灸杂志，2005，24（7）：17-18．

[597] 郑新杰．电针治疗宫颈癌术后尿潴留97例 [J]．中国临床康复，2004，8（29）：6497．

[598] 李岩．电针治疗广泛子宫切除术后尿潴留 [J]．山东中医杂志，2004，23（5）：286-287．

[599] 罗雪琴，刘国敏，成联软，等．电针治疗术后尿潴留的临床观察 [J]．护理研究，2004（7）：625．

[600] 周一敏，冷钰玲．电针治疗宫颈癌术后尿潴留40例 [J]．针灸临床杂志，2003，19（6）：25-26．

[601] 谢新平，徐崇明．电针配合音频治疗妇科肿瘤术后尿潴留疗效观察 [J]．现代康复，1999（12）：1491．

[602] 温跃明．电针治疗肛肠病术后急性尿潴留93例 [J]．新中医，1998（4）：29-30．

[603] 周凌云，李杰，李春梅，等．电针八髎、会阳治疗脊髓损伤性尿潴留疗效观察 [J]．中国针灸，2006，26（4）：237-239．

[604] 赵小康．电针联合间歇导尿治疗脊髓损伤后尿潴留30例 [A]．甘肃省中医药学会．甘肃省中医药学会2017年学术年会论文集 [C]．临夏：甘肃省中医药学会：甘肃省中医药学会，

2017：166 – 168.

[605] 吴伯涛，李娟娟. 电针联合间歇导尿治疗脊髓损伤后尿潴留 68 例 [J]. 中医研究，2012，25（11）：68 – 70.

[606] 付金鸿. 电针治疗脊髓损伤性尿潴留疗效观察 [J]. 内蒙古中医药，2012，31（9）：62.

[607] 陈黛琪，李瑾. 膀胱电针治疗脊髓病变神经源性尿潴留的疗效观察 [J]. 神经损伤与功能重建，2016，11（6）：504 – 505，508.

[608] 侯金鑫. 中医综合康复治疗对脊髓损伤后神经源性膀胱尿潴留患者生活质量的影响 [D]. 长春：长春中医药大学，2017.

[609] 高燕玲，陈星，程熙，等. 电针任督二脉经穴治疗不完全性脊髓损伤后尿潴留的疗效观察 [J]. 医学理论与实践，2017，30（16）：2355 – 2356，2354.

[610] 黄佳美，邓聪，励雄，等. 电针配合中药熏蒸对慢性前列腺炎患者疗效和前列腺液中 IL – 17、TNF – α 水平的影响 [J]. 现代生物医学进展，2019，19（8）：1541 – 1545.

[611] 王建华，董鑫园，丁益群，等. 阴部神经低频电针疗法治疗Ⅲ型前列腺炎慢性盆腔疼痛的临床疗效 [J]. 临床医药文献电子杂志，2019，6（34）：55 – 56.

[612] 周敏杰，应荐，沈雪勇，等. 电针白环俞、会阳治疗慢性前列腺炎临床观察 [J]. 世界中西医结合杂志，2016，11（1）：49 – 51.

[613] 王悦，刘峰，许小林，等. 电针"三阴"穴结合 α 受体阻滞剂治疗Ⅲ型前列腺炎的疗效 [J]. 上海医学，2014，37（11）：975 – 977.

[614] 何乐中，李俊纬，黄克勤，等. 电针配合中药熏蒸对慢性非细菌性前列腺炎患者前列腺液中 IL – 8 和 TNF – α 的影响 [J]. 上海针灸杂志，2012，31（3）：154 – 156.

[615] 陈佐龙，王广武，杨若娅. 电针配合中药治疗慢性非细菌性前列腺炎 [J]. 针灸临床杂志，2011，27（8）：35 – 36.

[616] 朱伟. 针药结合治疗慢性非细菌性前列腺炎临床疗效观察 [A]. 中华中医药学会外科分会. 2011 年中医外科学术年会论文集 [C]. 上海：中华中医药学会外科分会：中华中医药学会，2011：351 – 354.

[617] 张杰，刘朝东，丁燕，等. 电针治疗慢性前列腺炎疗效观察及对患者尿道括约肌肌电图的影响 [J]. 中国针灸，2010，30（1）：13 – 17.

[618] 张兰杰，谢程. 电针与药物结合治疗慢性前列腺炎临床观察 [J]. 光明中医，2009，24（6）：1201.

[619] 王凤艳，高琳，刘岩，李庆，周凌云，刘滨. 电针治疗慢性前列腺炎的临床观察 [J]. 中医药学报，2009，37（1）：35 – 36.

[620] 鲍招丹. 电针治疗原发性痛经（寒凝血瘀型）的临床疗效观察 [D]. 哈尔滨：黑龙江中医药大学. 2016

[621] 张云. 电针治疗原发性痛经的临床研究 [J]. 湖北中医药大学学报. 2017，19（6）：80 – 82.

[622] 黎家明. 电针次髎穴治疗原发性痛经的临床研究 [D]. 广州：广州中医药大学. 2012

[623] 任蓉. 庄礼兴. 电针对原发性痛经子宫动脉血流动力学和血液流变学的影响 [J]. 中华中医药学刊. 2010. 28（3）：649 – 651

[624] 杨丽娟. 电针加特定电磁波治疗原发性痛经 30 例 [J]. 中国民进疗法. 2016. 14（7）：6 – 7

［625］刘斌．电针治疗原发性痛经疗效观察［J］．山西中医．2016.32（5）：36

［626］简嘉良．电针治疗原发性痛经的临床研究［D］．广州：广州中医药大学．2011

［627］乾维德．电针治疗原发性痛经的研究进展［J］．湖北中医杂志．2017.39（4）．．：64－66

［628］Che Y，Cleland J．Infertility in Shanghai：prevalence，treatment seeking and impact［J］．Obstet Gynaecol，2002，22（6）：643－648.

［629］纪春艳．电针干预治疗排卵障碍性不孕症的临床与实验研究．［J］湖北中医药大学学报．2017，19（6）：80－82.

［630］尹德辉．电针治疗排卵障碍性不孕症40例临床研究［J］．海南医学，2011，22（11）：20－21.

［631］Teng Hui．Therapeutic Efficacy Observation on Electroacupuncture for Ovulatory Dysfunctional Infertility［J］．J．Acupunct．Tuina．Sci．2012，10（2）：81－84

［632］刘莉莉．电针治疗在IVF-ET中对卵细胞质量及妊娠结局影响的研究［D］．济南：山东中医药大学．2005

［633］连方．电针对提高肾虚型不孕患者卵细胞质量的研究［J］．中国针灸2015，35（2）：109－113

［634］陈军．电针干预对卵巢低反应患者体外受精胚胎移植的影响［J］．中国针灸．2009，29（10）：775－778

［635］刘菲．电针对肾虚高龄患者卵细胞质量及卵颗粒细胞Bcl-2、Bax的影响［D］．济南：山东中医药大学．2007

［636］崔薇．电针对多囊卵巢综合征患者体外受精－胚胎移植中卵细胞质量及妊娠的影响［J］．中国针灸．2011，31（8）：681－691.

［637］崔薇．超促排卵过程中加用电针干预对体外受精—胚胎移植患者妊娠结局的影响［J］．山东医药．2012.52（37）：7－10.

［638］李静．电针治疗对肾虚型PCOS患者IVF-ET妊娠结局的影响［J］．中国性科学．2009，18（7）：28－30.

［639］Serebrovska ZA，Serebroskaya TV，Pyle RL，et al．Transmission of male infertility and intracytoplasmic sperm injection［J］．Fiziol Zh，2006，52（3）：110－118.

［640］曹静，丁德光，项翔，等．电针合口服羊藿巴戟口服液治疗男性少弱精症的临床观察［J］．世界最新医学信息文摘．2018，18（73）：109－110

［641］周雪塬．电针与中药联合治疗对少弱精子症患者精子质量的影响［J］．中国中西医结合杂志．2018，38（7）：809－813

［642］潘程程．生精散联合电针治疗特发性少弱精子症不育效果观察［J］．山东医药．2019，59（13）：52－54

［643］刘建新，张文平，连其深．蛇床子的植物雌激素样作用［J］．中国临床康复，2005，9（23）：186－189.

［644］单利娜．电针为主治疗肾虚肝郁型PCOS不孕效果及机制研究［D］．广州：广州中医药大学．2018.

［645］虞莉青．电针联合克罗米芬干预多囊卵巢综合征促排卵助孕的疗效研究［J］中国针灸．2018，

3（3）：263－268

[646] 钟金妍，鲁强，孙炜．电针配合达英－35治疗多囊卵巢综合征30例［J］．光明中医．2016，31（8）：1139－1141

[647] 李琳．电针配合中药治疗肥胖症疗效观察［J］．中国美容医学，2015（4）：66－68.

[648] 罗树华．针灸治疗单纯性肥胖60例临床观察［J］．针灸临床杂志，2007（9）：17－18.

[649] 张林，周雪雷，张洪茂，等．电针治疗单纯性肥胖的临床疗效观察［J］．四川中医，2012（11）：134－136.

[650] 金罗妍．电针治疗单纯性肥胖的临床观察［J］．中国中医药现代远程教育，2010，8（12）：43－44.

[651] 艾炳蔚．电针治疗单纯性肥胖30例临床观察［J］．江苏中医药，2004，25（11）：44－45.

[652] 杨晋红．电针治疗单纯性肥胖症68例疗效观察［J］．中国针灸，2007，27（S1）：29－30.

[653] 陈丹，江桥．基于人体成分分析观察电针结合有氧运动对单纯性肥胖的临床疗效［J］．内蒙古医科大学学报，2019，41（1）：95－97.

[654] 张晓东，任丽平．电针刺治疗单纯性肥胖100例疗效观察［J］．吉林医药学院学报，2007，28（3）：154－155.

[655] 闫利敏，刘志诚，袁锦虹，等．电针对胃肠腑热型单纯性肥胖病患者内脏脂肪的作用［J］．中国针灸，2016，36（9）：897－900.

[656] He J，Gu D，Chen J，et al. Premature deaths attributable to bloodpressure in China：a prospective cohort study［J］. Lancet，2009，374（9703）：1765－1772.

[657] 冯虹，汪娅莉，张娜，等．电针治疗女性胃热滞脾型2型糖尿病临床观察［J］．中国中医基础医学杂志，2014，20（7）：964－966.

[658] 汪娅莉，张娜，冯虹，等．电针治疗2型糖尿病肺热津伤型的疗效观察［J］．中华中医药杂志，2014，29（6）：1818－1821.

[659] 陈婷，杨春，陶涛，等．电针联合体针治疗2型糖尿病100例［J］．中国针灸，2017，37（12）：1285－1286.

[660] 李丽霞，林国华．电针治疗Ⅱ型糖尿病36例［J］．中国组织工程研究，2000，4（10）：1593.

[661] 赵兰风．电针结合西药治疗糖尿病胃轻瘫的临床研究［D］．广州：广州中医药大学，2011.

[662] 何永昌，刘剑辉，李泳瑶，等．电针治疗2型糖尿病胃肠功能障碍25例近期疗效观察［J］．新中医，2003，35（2）：46－47.

[663] 张欣．电针背俞穴治疗糖尿病胃轻瘫25例疗效观察［J］．湖南中医杂志，2018，34（10）：86－87.

[664] 聂斌，NIEBin．电针治疗糖尿病胃轻瘫30例［J］．安徽中医药大学学报，2006，25（4）：26－28.

[665] 张家林，裴瑞霞．针灸配合电针治疗糖尿病胃轻瘫40例［J］．河南中医，2013，33（12）：2199－2200.

[666] 万兴富，黎传宝．"固本通络"电针治疗糖尿病周围神经病变的疗效观察［J］．针灸临床杂志，2017，33（12）：41－44.

[667] 赵凌艳，陈雄，王娜娜，等．电针结合药物治疗2型糖尿病周围神经病疗效观察［J］．上海针

灸杂志，2014，33（11）：1005－1007.

［668］叶翔，秦波，张玮，等 . 电针开四关法治疗糖尿病周围神经病变 30 例［J］. 中国中医药现代远程教育，2014，12（2）：45－47.

［669］叶翔，秦波，张玮，等 . 电针开四关法治疗糖尿病周围神经病变 30 例［J］. 中国中医药现代远程教育，2014，12（2）：45－47.

［670］张子谦，姚红，陈建雄，等 . 电针治疗糖尿病周围神经病 92 例临床观察［J］. 广州医学院学报，2006，34（5）：45－47.

［671］薛莉，吉学群，于颂华，等 . 电针治疗糖尿病周围神经病变 34 例临床观察［J］. 天津中医药大学学报，2004，23（3）：152－153.

［672］李永方，李尚丽，郭秀英，等 . 固本通络电针法治疗糖尿病周围神经病变 96 例临床观察［J］. 河北中医，2004，26（1）：40－41.

［673］李俊 . 电针肺俞穴对支气管哮喘（急性发作期）平喘作用的疗效评价［D］. 北京：北京中医药大学，2005.

［674］陈万里 . 电针肺俞穴对支气管哮喘（急性期）平喘作用的临床观察［D］. 北京：北京中医药大学，2006.

［675］李巍，谭洛，苗林艳，等 . 电针肺俞穴对支气管哮喘患者（急性发作期）临床症状与肺功能的影响［J］. 针灸临床杂志，2010，26（1）：4－8.

［676］李俊，赵吉平 . 电针肺俞穴为主治疗支气管哮喘急性发作期 30 例［J］. 中国民间疗法，2005，13（5）：15.

［677］王品，冯文杰，杨环玮 . 电针灸疗法联合微波照射治疗支气管哮喘急性发作期临床观察［J］. 中国中医急症，2015，24（11）：2020－2022.

［678］陈昊，王艳，顾一煌，等 . 电针结合口服雷公藤片治疗类风湿关节炎临床研究［J］. 安徽中医药大学学报，2012，31（3）：40－43.

［679］段生艳，赵云龙，陈广超 . 电针治疗肝肾阴虚型类风湿关节炎临床疗效及对关节功能的影响［J］. 针灸临床杂志，2019，35（6）：37－40.

［680］杜娜，冯林 . 电针合来氟米特治疗肝肾阴虚型类风湿关节炎效果评价［J］. 实用中西医结合临床，2017，17（9）：66－67.

［681］周殷，朱俊，李连波，等 . 电针对肝肾阴虚型类风湿关节炎患者关节功能的影响［J］. 针刺研究，2016，41（5）：440－446.

［682］臧雪莲 . 电针联合甲氨蝶呤治疗类风湿性关节炎的临床疗效分析［J］. 中国医疗器械信息，2016，22（24）：111－112.

［683］程丽华 . 电针配合白芍总苷治疗类风湿性关节炎 33 例疗效观察［J］. 云南中医中药杂志，2006，27（5）：25.

［684］艾宙，刘媛媛，杨廉，等 . 电针配合药物治疗类风湿关节炎活动期疗效观察［J］. 中国针灸，2005，25（8）：531－533.

［685］肖艳，敖敏，李世林 . 电针配合中药治疗风湿性关节炎的疗效及对血清炎性因子水平的影响［J］. 临床医药文献电子杂志，2016，3（40）：7936－7937.

［686］许建新 . 电针治疗类风湿性关节炎的临床观察［J］. 中国中医药科技，2018，25（6）：

144 – 146.

[687] 臧雪莲. 甲氨蝶呤联合刺针治疗类风湿性关节炎患者的临床疗效［J］. 中国药物经济学，2015，10（S1）：46 – 47.

[688] 戴婷. 电针联合药物治疗急性类风湿性关节炎临床效果分析［J］. 中国现代医药杂志，2018，20（9）：63 – 64.

ICS 11.120
C 05

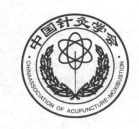

团 体 标 准

T/CAAM 0022—2019

循证针灸临床实践指南
穴位贴敷疗法

Evidence – based guidelines of clinical practice
Acupoint application therapy

2019-12-11 发布   2019-12-31 实施

中 国 针 灸 学 会 发布

前　言

　　《循证针灸临床实践指南·针灸疗法》包括：艾灸、电针、火针、拔罐、刺络放血、穴位贴敷、针刀等常用针灸疗法的临床应用指南。

　　本部分为《循证针灸临床实践指南　穴位贴敷疗法》。

　　本部分按照 GB/T 1.1—2009 给出的规则起草。

　　本部分由中国针灸学会提出。

　　本部分由中国针灸学会标准化工作委员会归口。

　　本部分主要起草单位：长春中医药大学。

　　本部分参与起草单位：成都中医药大学、长春市中医院、江西省南昌市洪都中医院、吉林省艾络康医药科技开发有限公司。

　　本部分主要起草人：王富春、王朝辉、李铁、周丹、闫冰、曹迪、蒋海琳。

　　本部分参与起草人：哈丽娟、刘晓娜、刘成禹、石云舟、胡秀武、刘柏岩、丁冰、王鹤、王甜甜、陈立园、袁月、孙亚超、刘武。

　　本部分指导专家：常小荣、贾春生、东贵荣、武晓冬、徐斌。

　　本部分审议专家：刘保延、喻晓春、武晓冬、贾春生、麻颖、景向红、赵京生、赵吉平、刘存志、房繄恭、彭维娜、董国锋、储浩然、陈泽林、孙建华、徐斌。

引　言

　　循证针灸临床实践指南是根据针灸临床优势，针对特定临床情况，参照古代文献、名医经验以及现代最佳临床研究证据，结合患者价值观和意愿，系统研制的帮助临床医生和患者做出恰当针灸处理的指导性意见。

　　循证针灸临床实践指南制定的总体思路是：在针灸实践与临床研究的基础上，遵循循证医学的理念与方法，紧紧围绕针灸临床的特色优势，综合专家经验、目前最佳证据以及患者价值观，将国际公认的证据质量评价和推荐方案分级规范，与古代文献及现代、当代名老针灸专家临床证据相结合，并将临床研究证据与大范围专家共识相结合，旨在制定出能保障针灸临床疗效和安全性，并具有科学性与实用性的可有效指导针灸临床实践的指导性意见。

　　循证针灸临床实践指南推荐等级主要采用世界卫生组织（WHO）等推荐的 GRADE（Grading of Recommendations Assessment, Development and Evaluation）系统，即推荐分级评价、制定与评估系统，其中推荐等级分为强推荐与弱推荐两级。强推荐的方案是估计变化可能性较小、个性化程度低的方案，而弱推荐方案则是估计变化可能性较大、个性化程度高、患者价值观差异大的方案。

　　循证针灸临床实践指南的证据质量分级和推荐等级如下：

◇ 证据质量分级（GRADE 分级）

　　证据质量高：　　A

　　证据质量中：　　B

　　证据质量低：　　C

　　证据质量极低：D

◇ 推荐强度等级

　　支持使用某项干预措施的强推荐：　1

　　支持使用某项干预措施的弱推荐：　2

　　《循证针灸临床实践指南·针灸疗法》是用于指导和规范针灸疗法在临床应用的系列规范性文件。根据针灸实践、学科发展与市场化需求，中国针灸学会标准化工作委员会在广泛调研与征集专家意见的基础上，经过筛选，对艾灸、电针、火针、拔罐、刺络放血、穴位贴敷、针刀 7 种常用针灸疗法的临床实践指南提案开展了立项评审，该 7 种常用针灸疗法循证临床实践指南提案经中国针灸学会立项后，历经 3 年完成了研制工作。

　　区别于针灸技术操作规范、病症循证针灸临床实践指南、针灸养生保健服务规范，循证针灸临床实践指南突出不同针灸疗法的临床优势，以常用针灸疗法为手段，以临床优势病种为目标，将针灸技术操作规范与临床病症相衔接，指导临床医师正确使用不同针灸疗法治疗其优势病种，促进针灸疗法临床应用规范化，提高临床疗效与安全性，使之更好地为人民大众健康服务。

　　《循证针灸临床实践指南·针灸疗法》的编写，凝聚着全国针灸标准化科研人员和管理人员的辛勤汗水，是参与研制各方集体智慧的结晶，是辨证论治的个体化诊疗模式与循证医学有机结合的创造性探索。《循证针灸临床实践指南·针灸疗法》在研制过程中，得到了四川大学华西临床医学院循证医学与临床流行病学中心吴泰相教授、兰州大学循证医学中心刘雅丽副教授在方法学上的大力支持和帮助，在此深表感谢。同时，还要感谢各位专家的通力合作。

循证针灸临床实践指南 穴位贴敷疗法

1 推荐方案摘要

1.1 治疗原则

1.1.1 支气管哮喘

穴位贴敷治疗支气管哮喘急性发作期以宣肺化痰止哮为主；慢性持续期和临床缓解期以补肺健脾益肾为主。两期各有侧重，但均应标本同治。

取穴时采用前后配穴方法，选取膀胱经、心经、肾经、脾经的穴位为主，亦可配伍经验效穴治疗。用药以化痰止咳平喘药为主，常可配伍解表药进行治疗，常用《张氏医通》方加减。贴敷介质采用生姜汁。

1.1.2 慢性支气管炎

穴位贴敷治疗慢性支气管炎发作期以宣肺止咳，化痰平喘为主；缓解期以补肺健脾益肾为主。

取穴时采用局部和远部相结合的方法，选取膀胱经的穴位为主，亦可配伍经验效穴治疗。用药以化痰止咳平喘药为主，常可配伍解表药进行治疗，以《张氏医通》方加减。贴敷介质采用生姜汁。

1.1.3 过敏性鼻炎

穴位贴敷治疗过敏性鼻炎的原则是：急则治其标，缓则治其本；扶正祛邪，宣肺通窍。

穴位贴敷治疗过敏性鼻炎在辨病选穴的基础上，发作期以对症配穴，缓解期重以辨证配穴。选取膀胱经、肺经、肾经、脾经的穴位为主，亦可配伍经验效穴治疗。用药以化痰止咳平喘药为主，常可配伍解表药进行治疗，以《张氏医通》天灸方加减。贴敷介质采用生姜汁。

1.1.4 泄泻

穴位贴敷治疗泄泻应在明确病因的基础上，以对症处理为主，总体原则为益气温中散寒，健脾和胃利湿。

取穴多选取任脉、膀胱经、胃经的穴位，以腹部腧穴为主，亦可根据经络理论远端取穴配伍治疗，多采用神阙穴单穴治疗。用药可根据不同证型辨证选择，以温里药为主，常配伍消食药、祛湿药。贴敷介质采用醋。

1.1.5 便秘

穴位贴敷治疗便秘的原则是，应在明确病因的基础上，以对症处理为主，总体原则为通腑导滞。

取穴多选取任脉、胃经的穴位，以腹部腧穴为主，亦可根据经络理论远端取穴配伍治疗。用药以泻下药为主，常配合理气药进行治疗。贴敷介质采用醋。

1.1.6 面瘫

穴位贴敷治疗面瘫以祛风驱邪，活血通络为主，恢复期以活血化瘀，培补脾胃，荣肌养筋为主。

取胃经、大肠经的穴位，取穴多以局部选穴为主，循经选穴和辨证选穴为辅，同时可采用经验效穴，亦可采用贴敷翳风穴单穴治疗。用药以解表药、理血药、平肝息风药为主，常用牵正散方加减。贴敷介质采用生姜汁。

1.1.7 原发性失眠

穴位贴敷治疗失眠的原则是，应在明确病因的基础上，以对症处理为主，总体原则为镇静安神，宁心定志为主。

取穴时采用上下配穴的方法，以心经、肾经、肝经、脾经的穴位为主，用药以安神药为主，根据辨证加减不同类型药物。用药以安神药为主，根据辨证加减不同类型药物。贴敷介质采用醋。

1.1.8 高血压

穴位贴敷治疗高血压的原则应在明确病因的基础上，以对症处理为主，总体原则为安神醒脑，平肝潜阳为主。

取穴时以涌泉穴最为常用，以心经、肾经、肝经的穴位相辅，用药以平肝潜阳、滋阴补肾为主，吴茱萸最为常用，根据辨证加减不同类型药物以及穴位。贴敷介质采用生姜汁。

1.1.9 痛经

穴位贴敷治疗痛经的原则是，应在明确病因的基础上，以对症处理为主，总体原则为调和冲任，行气活血，调经止痛为主。

取穴多选取任脉的穴位，取穴以局部选穴为主，辨证选穴为辅，同时可采用经验效穴。用药根据不同证型辨证选择，以活血化瘀药、温里药为主。贴敷介质采用生姜汁。

1.1.10 腰椎间盘突出症

穴位贴敷治疗腰椎间盘突出症的原则是，应在明确病因的基础上，以对症处理为主，总体原则为祛风散寒，活血止痛，疏通经络，补肝肾，强筋骨。

取穴以背部督脉、膀胱经、胆经腧穴和阿是穴为主。用药以活血化瘀，祛风散寒，通络止痛药物为主，根据辨证加减不同类型药物。贴敷介质采用生姜汁。

1.2 主要推荐意见

表1 主要推荐意见

推荐方案	推荐强度等级
1.2.1 呼吸系统类疾病 **1.2.1.1 支气管哮喘** a）慢性持续期和缓解期：贴敷药物选用白芥子、细辛、甘遂、延胡索，药物比例为1:1:1:1。交替贴敷"大椎、肾俞、肺俞、脾俞""天突、膻中、气海、关元、足三里"两组穴位治疗	强推荐
b）发作期：寒哮贴敷药物选用麻黄10g，细辛10g，射干10g，五味子10g，杏仁10g，半夏10g，甘遂10g，延胡索10g，白芥子30g。热哮贴敷药物选用麻黄10g，桑白皮10g，黄芩10g，紫苏子10g，地龙10g，鱼腥草10g，半夏10g，葶苈子10g，白芥子30g。贴敷肺俞、定喘、膈俞、风门、大椎、膻中、天突治疗	弱推荐
1.2.1.2 慢性支气管炎 a）发作期：贴敷药物选用白芥子21g，延胡索21g，甘遂12g，细辛12g。贴敷肺俞、心俞、膈俞、丰隆、脾俞治疗	弱推荐
b）缓解期：贴敷药物选用元胡、桑白皮、白前、莱菔子、白芥子、洋金花、川贝母。药物比例为1:1:1:1:1:1:1。贴敷肺俞、膏肓、太溪、肾俞、丰隆治疗	强推荐
1.2.1.3 过敏性鼻炎 a）缓解期：贴敷药物选用白芥子、延胡索、细辛、甘遂。药物比例为1:1:1:1。交替贴敷"肺俞、胃俞、志室""脾俞、风门、膏肓俞""肾俞、定喘、心俞"三组穴位治疗	强推荐
1.2.2 消化系统类疾病 **1.2.2.1 泄泻** a）6岁以下儿童泄泻：贴敷药物选用山楂5g，麦芽5g，神曲5g，鸡内金10g，党参5g，山药5g，吴茱萸5g。贴敷神阙治疗	弱推荐
b）成人慢性泄泻：贴敷药物选用白胡椒5g，白芥子10g，白豆蔻10g，吴茱萸15g，干姜4g，藿香5g，厚朴10g，细辛3g。贴敷以神阙为主穴，食滞胃肠加胃俞、建里；肝气郁滞加肝俞、期门；脾气亏虚加脾俞、中脘；肾阳亏虚加肾俞、关元治疗	强推荐

推荐方案	推荐强度等级
c）1 岁以下婴幼儿泄泻：寒性腹泻药物选用白术、苍术、干姜、吴茱萸；湿热腹泻药物选用黄连、吴茱萸、木香；伤食腹泻药物选用吴茱萸、桔梗、麦芽、山楂、神曲，鸡内金、莱菔子。以上药物各等份。贴敷神阙治疗	强推荐
1.2.2.2 便秘 a）实秘：贴敷药物选用大黄、芒硝、枳实、厚朴、冰片、槟榔，药物比例为 1：1：1：1：1：1。贴敷神阙、天枢治疗	强推荐
b）虚秘：贴敷药物选用大黄、厚朴、木香、白术、决明子。药物比例为 1：2：1：3：3。贴敷神阙、涌泉治疗	弱推荐
1.2.3 神经系统类疾病 **1.2.3.1 面瘫** a）风寒袭络型：贴敷药物选用麻黄 6g、细辛 3g，川芎 6g，制川乌 3g，制草乌 3g，马钱子 0.5g。贴敷翳风治疗	强推荐
b）风痰阻络型：贴敷药物选用全蝎 10g，僵蚕 12g，蜈蚣 6 条、地龙 15g，防风 15g，制附子 6g，马钱子 6g，乳香 12g，没药 12g，血竭 30g，天南星 30g。贴敷太阳、下关、翳风、颊车、地仓治疗	弱推荐
1.2.3.2 原发性失眠 a）心脾两虚型：贴敷药物选用酸枣仁、远志、茯神、石菖蒲、当归、白芍药、黄芪、艾叶、龙骨、珍珠。药物比例为 2：2：2：2：2：2：2：2：1：1。贴敷神门、三阴交治疗	强推荐
b）心肾不交型：贴敷药物选用朱砂、黄连、吴茱萸，药物比例为 2：2：1。贴敷内关、涌泉治疗。	弱推荐
1.2.4 循环系统类疾病 **1.2.4.1 高血压** a）肝阳上亢型：贴敷药物选用吴茱萸、肉桂，药物比例为 1：1。贴敷涌泉、太冲治疗	弱推荐
b）肝肾阴虚型：贴敷药物选用细辛 3g，沙苑子 10g，白芥子 10g，决明子 15g，菊花 15g，枸杞子 15g，生地黄 20g，女贞子 20g。贴敷涌泉、三阴交、曲池、内关、太溪治疗	弱推荐
1.2.5 生殖系统类疾病 **1.2.5.1 痛经** a）寒湿凝滞型：贴敷药物选用吴茱萸 2g，肉桂 4g，细辛 2g，当归 4g，没药 3g，艾叶 4g，延胡索 4g，白芥子 3g。贴敷中极、神阙、次髎、三阴交治疗	强推荐
b）气滞血瘀型：贴敷药物选用五灵脂、蒲黄、香附、丹参、乌药，药物比例为 1：1：1：1：1。贴敷神阙、气海、关元治疗	强推荐
1.2.6 运动系统类疾病 **1.2.6.1 腰椎间盘突出症** a）寒湿型：贴敷药物选用制川乌、独活、防风、秦艽、桑寄生、杜仲、川牛膝、当归、川芎、熟地黄、白芍药、党参、茯苓，药物各等份。贴敷阿是穴、肾俞、大肠俞、环跳、殷门治疗	弱推荐
b）血瘀型：贴敷药物选用乳香、没药、甘遂、皂刺、威灵仙、全蝎、地龙、肉桂、巴戟天、雄黄、冰片，药物各等份。贴敷阿是穴、华佗夹脊穴、环跳、承扶、委中、承筋、阳陵泉治疗	强推荐

2 简 介

2.1 穴位贴敷疗法概述

2.1.1 术语和定义

穴位贴敷疗法 Acupoint application

在穴位上贴敷某种药物以达到治疗疾病目的的疗法。

2.1.2 疗法概述

穴位贴敷疗法，为中医代表性的外治疗法，是传统针灸疗法和药物疗法的有机结合，其实质是一种融经络、穴位、药物通过局部和全身作用为一体的复合性治疗方法，因其历史悠久，疗效卓越，不良反应少，在临床被广泛应用。

运用穴位贴敷疗法治疗内外诸疾，其古代理论依据是"调节经脉，平衡阴阳"。十二经脉内属于脏腑，外络于肢节，同时又能行气血、营阴阳、濡筋骨、利关节、温腠理，因此，调经脉之虚实，可以治百病。敷贴之药，"切于皮肤，彻于肉理，摄于吸气，融于津液"（《理瀹骈文》），通过不同药物之气味，直接作用于病所或由经脉入脏腑，直至病所。近代文献指出，药物外用，可通过皮肤的渗透和吸收作用而弥漫体内，通达全身，发挥其药理作用。同时，现代研究表明，药物对体表某一部位的刺激，可通过反馈原理将刺激信息传入体内相应的部位，而起到生理或治疗效应。本疗法作用主要有扶正祛邪、平衡阴阳、升降复常三个方面。穴位敷贴疗法之所以能够起到上述作用，主要依赖于药物刺激穴位所产生的局部刺激作用，以及经络的调节作用，即穴效和药效双重效应的结果。穴位敷贴疗法既有药物本身的治疗作用，又有药物对穴位的刺激作用，二者相互影响、相互补充，共同发挥整体叠加作用。因此，腧穴和药物是影响本疗法的关键因素。

自20世纪80年代之后，穴位贴敷疗法，迅速被应用到内、外、妇、儿、五官、皮肤各科，用于治疗各种急性病、难治病。据统计，近十余年来，我国医学刊物所报道过的用穴位贴敷疗法治疗的病证种类有100余种，覆盖针灸治疗有效病种的大部分。穴位贴敷疗法应用范围广，安全有效，简便经济，可单独使用，又可与其他治法联用，更宜于患者自我治疗，值得进一步研究和推广。穴位贴敷疗法虽适用于内、外、妇、儿诸科疾病，但必须在中医理论指导下辨证施治。

穴位贴敷疗法除有良好的治疗效果外，还可应用于养生保健和亚健康状态的调理，在应用时常选用补阴壮阳、益气活血、温经通络的药物，穴位多选用关元、膏肓、气海、足三里、五脏的背俞等具有强壮作用的穴位，起到增强人体正气，提高抗病能力，预防疾病的作用。对支气管哮喘、慢性支气管炎、过敏性鼻炎等呼吸系统病证，采取冬病夏治、夏病冬治之法，常能事半功倍。目前，本疗法已将预防对象进一步扩展至痛经、纠正胎位以预防难产等更多方面。从现有趋势看，穴位贴敷疗法防治病种尚在增加之中。

2.2 指南制定目标和目的

本标准制定的目标是为临床医生提供穴位贴敷治疗常见疾病的优选方案。本标准制定的目的是提供穴位贴敷治疗常见疾病的规范化方案及可靠证据，以确保治疗的有效性及安全性。

2.3 指南适用人群和应用环境

本标准适用人群主要为执业医师、执业中医师、执业中西医结合医师等各级各类医务人员。本标准可应用于各级各类中医院、西医院及中医保健机构。

2.4 指南适用的疾病范围

通过检索中英文数据库中穴位贴敷临床文献报道，进行归纳、分类并结合专家调查问卷，最终确定了各系统中文献收载数目最多、临床报道最为常见的10种疾病为本标准适用疾病范围。包括支气管哮喘、慢性支气管炎、过敏性鼻炎、泄泻、便秘、面瘫、失眠、高血压、原发性痛经、腰椎间盘突出症。

3 穴位贴敷疗法操作规范

3.1 体位

以患者舒适、医者便于操作的治疗体位为宜。

3.2 环境

应选择清洁卫生的环境。

3.3 消毒

3.3.1 部位消毒

用75%乙醇或0.5%~1%碘伏棉球或棉签在施术部位消毒。

3.3.2 术者消毒

医者双手应用肥皂水清洗干净。

3.4 施术方法

3.4.1 贴法

将已制备好的药物直接贴压于穴位上，然后外覆医用胶布固定；或先将药物置于医用胶布粘面正中，再对准穴位粘贴。

硬膏剂可直接或温化后将硬膏剂中心对准穴位贴牢。

3.4.2 敷法

将已制备好的药物直接涂搽于穴位上，外覆医用防渗水敷料贴，再以医用胶布固定。

使用膜剂者可将膜剂固定于穴位上或直接涂于穴位上成膜。

使用水（酒）浸渍剂时，可用棉垫或纱布浸蘸药液，然后敷于穴位上，外覆医用防渗水敷料贴，再以医用胶布固定。

3.4.3 填法

将药膏或药粉填于脐中，外覆纱布，再以医用胶布固定。

3.4.4 熨贴法

将熨贴剂加热，趁热外敷于穴位。或先将熨贴剂贴敷于穴位上，再用艾火或其他热源在药物上温熨。

3.5 施术后处理

3.5.1 换药

贴敷部位无水疱、破溃者，可用消毒干棉球或棉签蘸温水、植物油或石蜡油清洁皮肤上的药物，擦干并消毒后再贴敷。

贴敷部位起水疱或破溃者，应待皮肤愈后再贴敷。

3.5.2 水疱处理

小的水疱一般不必特殊处理，让其自然吸收。大的水疱应以消毒针具挑破其底部，排尽液体，消毒以防感染。破溃的水疱应做消毒处理后，外用无菌纱布包扎，以防感染。

3.6 禁忌

a）贴敷部位有创伤、溃疡者禁用。

b）对药物或敷料成分过敏者禁用。

3.7 皮肤反应及处理办法

3.7.1 正常皮肤反应及处理

色素沉着、潮红、微痒、烧灼感、疼痛、轻微红肿、轻度出水疱属于穴位贴敷的正常皮肤反应。

3.7.2 不良皮肤反应及处理

贴敷后若出现范围较大、程度较重的皮肤红斑、水疱、瘙痒现象，应立即停药，进行对症处理。出现全身性皮肤过敏症状者，应及时到医院就诊。

3.8 注意事项

a）久病、体弱、消瘦以及有严重心肝肾功能障碍者慎用。

b）孕妇、幼儿慎用。

c）颜面部慎用。

d）糖尿病患者慎用。

e）对于所贴敷之药，应将其固定牢稳，以免移位或脱落。

f）凡用溶剂调敷药物时，需随调配随敷用，以防挥发。

g）若用膏剂贴敷，膏剂温度不应超过 45℃，以免烫伤。

h）对胶布过敏者，可选用低过敏胶布或用绷带固定贴药物。

i）对于残留在皮肤上的药膏，不宜用刺激性物质擦洗。

j）贴敷药物后注意局部防水。

4 穴位贴敷临床应用优势病种及推荐方案

4.1 呼吸系统疾病

4.1.1 概述

穴位贴敷治疗呼吸系统疾病的总体原则是补肺健脾，益肾固表，扶正祛邪。取穴以肺俞、定喘穴最为常见，经络主要集中在膀胱经、任脉和经外奇穴上。用药以白芥子、细辛、甘遂、延胡索四味药为主，介质以生姜汁最为常用。药性多温、寒，药味多辛、苦。穴位贴敷治疗呼吸系统疾病具有明显优势，临床应用十分广泛，尤以治疗支气管哮喘、慢性支气管炎、过敏性鼻炎等疾病的效果最为明显。本类疾病的穴位贴敷治疗可有效改善人体肺部功能，缓解其临床症状，减少激素等西药的临床应用剂量，并减少该类疾病的临床发病率。本治疗方法适用于临床各期，适宜的介入最佳时期是疾病的慢性持续期和临床缓解期，贴敷时间可在每年的夏季三伏、冬季三九期间，治疗疗程可连续贴敷三年以上。

4.1.2 支气管哮喘

4.1.2.1 疾病简介

支气管哮喘（Bronchial asthma，BA），简称哮喘，是常见的慢性呼吸道疾病之一，是由多种细胞和细胞组分参与的气道慢性炎症性疾病。根据临床表现，本病分为三期，即急性发作期、慢性持续期、临床缓解期。支气管哮喘属于中医"哮病"的范畴，是一种常见的反复发作的肺系疾患。多因宿痰伏肺，复因外邪、饮食、情志、劳倦等因素，致气滞痰阻，气道挛急、狭窄而发病。以发作性喉中哮鸣有声，呼吸困难，甚则喘息不能卧为主要表现。支气管哮喘是世界范围内的主要慢性疾病之一，也是导致死亡的主要原因之一。全世界大约 3 亿人患病，中国约有 3000 万患者。成人的患病率 3%～6%。过去 20 年，支气管哮喘的发病率显著增加。本病的病死率为 1/10～20/10 万，全世界每年约有 25 万哮喘患者死亡，其中年轻人占很大比例。

4.1.2.2 推荐方案

方案一

取穴：大椎、肾俞（双）、肺俞（双）、脾俞（双）；天突、膻中、气海、关元、足三里（双）。两组穴位交替使用。

药物组成：白芥子、细辛、甘遂、延胡索。药物比例为 1：1：1：1。

药物制备：药物磨至 100 目细粉混合，称取适量药粉，用生姜汁调和成糊状，做成直径 2cm，厚 2mm 大小的圆形药饼，用直径 4cm×4cm 无纺布将药饼固定于所选穴位。

贴敷时机及疗程：每次贴敷时间为 4～6h，每隔 3～4 天贴 1 次，共治 8 次，治疗 4 周为 1 个疗程。

『推荐』

> 推荐建议：成人支气管哮喘慢性持续期和缓解期的哮喘发作较剧，日间哮喘症状明显，短气息促，少气懒言，咳痰清晰色白，喉中有轻度哮鸣音，证属肺脾肾虚弱，痰邪伏肺者，推荐采用本方法贴敷治疗。[GRADE 1B]

解释：共纳入相关支撑文献 27 篇，经综合分析形成证据体发现，本方法通过对人体背俞穴贴敷，可促进人体脏腑功能活动的良性运转。通过对任脉和胃经贴敷，既可以调理气机，又可调理脾胃，起到运湿化痰的作用。贴敷药物具有辛温散寒、化痰通络的作用，从而宣肺平喘，培土生金，固肾纳气，降逆平咳。以姜汁调和，可加强药物温经通络的作用，促进对穴位的刺激。本方法能有效控制成人支气管哮喘缓解期临床症状，稳定患者日间哮喘症状，减少支气管哮喘症状发作，提高哮喘生命质量问卷评分。但纳入的文献偏倚风险较高，根据纳入现代文献偏倚风险、证据体质量等级，经GRADE 评价后，因其纳入文献设计质量高，一致性强，精确性低，最终证据体质量为中等。推荐方案切合临床，取穴精当，药物配方组成为《张氏医通》代表方药，在专家共识的基础上，认为对成人支气管哮喘缓解期临床症状改善有明显的效果，其操作简便，临床安全有效，可作为成人支气管哮喘缓解期的治疗方法，结合专家调查问卷结果，予以强推荐。

方案二

取穴：肺俞（双）、定喘（双）、膈俞（双）、风门（双）、大椎、膻中、天突。

药物组成：Ⅰ号方：麻黄 10g，细辛 10g，射干 10g，五味子 10g，杏仁 10g，半夏 10g，甘遂 10g，延胡索 10g，白芥子 30g。Ⅱ号方：麻黄 10g，桑白皮 10g，黄芩 10g，紫苏子 10g，地龙 10g，鱼腥草 10g，半夏 10g，葶苈子 10g，白芥子 30g。根据中医辨证分型，寒哮予以Ⅰ号方，热哮予以Ⅱ号方。

药物制备：以上各药分别用微型粉碎机研为粉末，配合生姜汁和氮酮，以 5∶1∶0.3 比例搅拌均匀配制成膏状。将配好的敷贴药膏，取 1cm×1cm 大小，厚 2mm，放在 3cm×3cm 胶布正中待用。

贴敷时机及疗程：每周贴敷 2 次，每次贴敷 3~4h。治疗 8 次为 1 个疗程。

『推荐』

> 推荐建议：成人支气管哮喘发作期的哮喘发作较剧，肺功能减低，呼吸急促，喉中哮鸣有声，或喉中痰鸣如吼，证属冷哮、热哮者，推荐采用本方法辨证贴敷治疗。[GRADE 2B]

解释：本标准小组共纳入相关支撑文献 3 篇，经综合分析形成证据体发现，本方法采用辨证贴药治疗哮喘，其穴位处方的选用多为历代医家常用的经验穴，通过对人体膀胱经上的背俞穴、任脉及胃经上的腧穴进行贴敷，可达到治疗哮喘的作用。用药上，寒哮方可以起到外散风寒，温化水饮的作用，以致肺气得舒，宣降有权；热哮方可以起到外散风邪，内清痰热，宣降肺气，使肺热得清的作用，以外邪散，逆气降，痰浊化而咳喘得平。本方法能缓解成人支气管哮喘发作期临床症状，贴敷后可有效提高哮喘患者的生命质量问卷评分。根据纳入现代文献偏倚风险、证据体质量等级，经GRADE 评价后，因其纳入文献设计质量高，一致性强，精确性低，最终证据体质量为中等。推荐方案切合临床，在专家共识的基础上，认为对成人支气管哮喘发作期临床症状改善有一定的效果，其操作简便，取穴和用药具有一定的针对性，可作为成人支气管哮喘发作期的辅助治疗方法，予以推荐。

4.1.3 慢性支气管炎

4.1.3.1 疾病简介

慢性支气管炎（Chronic bronchitis，CB），简称慢支，是严重危害人类健康的多发病、常见病。慢性支气管炎是由于感染或非感染因素引起气管、支气管黏膜及其周围组织的慢性非特异性炎症，其病理特点是支气管腺体增生、黏液分泌增多。慢性支气管炎属于中医学的"咳嗽""痰证""饮证"

及"喘证"等范畴。其内因为肺、脾、肾三脏不足，痰饮内伏，外因为六淫、饮食、劳倦及七情等因素，风痰之邪趁机侵入而发病，以咳嗽、咯痰为主要症状或伴有喘息为主要表现。目前国外对于慢性支气管炎发病率的流行病学统计资料较少，而多用慢性阻塞性肺疾病（COPD）的发病率来概括慢性支气管炎和肺气肿的发病情况。近年来 COPD 的发病率和死亡率呈上升趋势。在我国由于地域不同其患病率有差别，平均患病率为 4%。北方较南方高，40 岁以上患病率更高，老年人可达 15% ~ 30%，特别是占全国人口 80% 的农村地区发病率更高。

4.1.3.2 推荐方案

方案一

取穴：肺俞（双）、心俞（双）、膈俞（双）、丰隆（双）、脾俞（双）。

药物组成：白芥子 21g，延胡索 21g，甘遂 12g，细辛 12g。

药物制备：上药共研细末。每次用 1/3 药面，加生姜汁调成膏状，做成直径 2cm，厚 2mm 大小的圆形药饼，用直径 4cm×4cm 无纺布将药饼固定于所选穴位。

贴敷时机及疗程：每天 1 次，连续 7 天，留置 4h 后取下，7 天为 1 个疗程。

『推荐』

> 推荐建议：老年慢性支气管炎患者发作期咳、痰、喘症状明显，发作频次高，咳吐白稀痰，形寒怕冷，证属痰湿蕴肺者，推荐采用本方法贴敷治疗。［GRADE 2C］

解释：本标准小组纳入相关文献 12 篇，经综合分析形成证据体发现，本方法通过对人体背俞穴贴敷，可促进人体脏腑功能活动的良性运转，胃经穴位的贴敷，又可达到止咳化痰的作用。贴敷药物具有辛温散寒、化痰止咳的作用，以生姜汁调和，可加强药物温经通络的作用，促进对穴位的刺激。本方法能够很好地控制老年慢性支气管炎发作期病情，提高慢性支气管炎患者机体免疫力。但纳入的文献偏倚风险较高，根据纳入现代文献偏倚风险、证据体质量等级，经 GRADE 评价后，因其纳入文献设计质量低，一致性强，精确性高，最终证据体质量为低等。推荐方案切合临床，在专家共识的基础上，认为对老年慢性支气管炎发作期临床症状改善有明显的治疗效果，其操作简便，临床安全有效，可作为慢性支气管炎发作期，证属痰湿蕴肺者的治疗方法，结合专家调查问卷结果，予以推荐。

方案二

取穴：肺俞（双）、膏肓（双）、太溪（双）、肾俞（双）、丰隆（双）。

药物组成：元胡、桑白皮、白前、莱菔子、白芥子、洋金花、川贝母。药物比例为 1:1:1:1:1:1:1。

药物制备：取药末加蜂蜜少许调匀成膏状，制成厚 2mm，直径约 2cm 的圆形药饼，用直径 4cm×4cm 无纺布将药饼固定于所选穴位。

贴敷时机及疗程：夏月头伏、二伏、三伏第 1 天为敷药时间，每次贴敷 6~8h 后取下。1 年 3 次，3 年为 1 疗程。

『推荐』

> 推荐建议：慢性支气管炎缓解期患者咳嗽、咳痰等临床症状和体征明显，短气息促，呼吸困难，咳嗽痰多，形体消瘦，神疲乏力，证属肺肾两虚者，推荐本方法贴敷治疗。［GRADE 1B］

解释：本标准小组纳入相关文献 5 篇，经综合分析形成证据体发现，本方法通过对人体背俞穴贴敷，可促进人体脏腑功能活动的良性运转。通过对肾经和胃经穴位的贴敷，既可以补肾气，又可达到运湿化痰的作用。贴敷药物具有化痰止咳，理气平喘的作用，以蜂蜜调和。本方法能有效控制慢性支气管炎临床缓解期患者的临床症状，降低证候积分。但纳入的文献偏倚风险较高，根据纳入现代文献偏倚风险、证据体质量等级，经 GRADE 评价后，因其纳入文献效应值无影响、混杂因素改变效应小、剂量及其效应量大小无关联，最终证据体质量为中等。推荐方案切合临床，在专家共识的基础上，认为对慢性支气管炎临床缓解期的患者临床症状有明显的治疗效果，其操作简便，临床安全有效，可作为慢性支气管炎临床缓解期，证属肺肾两虚者的治疗方法，结合专家调查问卷结果，予以强推荐。

4.1.4 过敏性鼻炎

4.1.4.1 疾病简介

过敏性鼻炎，又称变应性鼻炎（Allergic rhinitis，AR），是指机体暴露于变应原后主要由 IgE 介导的鼻黏膜非感染性慢性炎性疾病。过敏性鼻炎以阵发性鼻痒、连续喷嚏、鼻塞、鼻涕清稀量多为主要症状，伴有失嗅、眼痒、咽喉痒等症。发作时最主要的体征是双侧鼻黏膜苍白、肿胀，下鼻甲水肿，鼻腔有多量水样分泌物。过敏性鼻炎属于中医学"鼻鼽""鼽喷""鼽嚏""鼽水""鼽""嚏"等范畴，现广泛使用"鼻鼽"一名。中医认为本病多因禀质特异，邪犯鼻窍所致。过敏性鼻炎是耳鼻咽喉头颈外科临床最常见的疾病之一，保守估计全球的过敏性鼻炎患者超过 5 亿。在我国大陆地区人口中的患病率为 4%～38%，由于不同地区环境因素、气候因素以及经济水平等差距较大，可能导致过敏性鼻炎患病状况出现差异。

4.1.4.2 推荐方案

方案

取穴：肺俞（双）、胃俞（双）、志室（双）；脾俞（双）、风门（双）、膏肓俞（双）；肾俞（双）、定喘（双）、心俞（双）。每次 1 组穴位，3 组穴位交替使用。

药物组成：白芥子、延胡索、细辛、甘遂，药物比例为 1：1：1：1。

药物制备：药物磨粉，将白芥子粉、延胡索粉、细辛粉、甘遂粉按等份比例称取，用生姜汁调和成糊状，做成 1cm×1cm 大小药饼，用直径 5cm 胶布将药饼固定于所选穴位。

贴敷时机及疗程：于夏季初伏起进行贴敷，每隔 10 天贴 1 次，每次贴药 1～2h，如患者感觉灼热难受，可提前将药物自行除去。治疗 3 个月，共 9 次。

『推荐』

推荐建议：过敏性鼻炎证属肺虚感寒、脾气虚弱、肾阳亏虚，喷嚏、流涕、鼻堵、鼻痒等症状明显，伴鼻甲、鼻底、鼻中隔改变等体征者，推荐采用本方法贴敷治疗。［GRADE 1B］

解释：本标准小组共纳入相关支撑文献 14 篇，经综合分析形成证据体发现，本方法经公认量化评价指标临床验证有良好疗效，能有效缓解过敏性鼻炎病情。贴敷取穴以足太阳膀胱经经穴为主，背部统辖全身阳脉，阳气皆归于此，腧穴类型多为背俞穴。背为阳，背俞穴为五脏六腑之气输注之地，故穴位贴敷产生的药力和热力可通过穴位透入机体，通过经络而刺激全身，全面调整脏器功能，提升正气，促进人体脏腑功能活动的良性运转。贴敷药物多采用辛温之品，能够发挥温经散寒，温阳化痰，利气开窍之功，通过宣肺补肾益中，以达扶正祛邪目的，以生姜汁调和可加强对穴位的刺激。本方法治疗肺虚感寒型、脾气虚弱型、肾阳亏虚型过敏性鼻炎，均能够减轻喷嚏、流涕、鼻堵、鼻痒等症状，对下鼻甲肿胀等体征亦能起到改善作用。但纳入的文献偏倚风险较高，根据纳入现代文献偏倚风险、证据体质量等级，经 GRADE 评价后，因其纳入文献设计质量高，一致性强，精确性低，最终证据体质量为中等。推荐方案切合临床，在专家共识的基础上，认为对过敏性鼻炎临床症状改善有明显的治疗效果，其操作简便，临床安全有效，可作为过敏性鼻炎的治疗方法，结合专家调查问卷结果，予以强推荐。

4.2 消化系统疾病

4.2.1 概述

穴位贴敷治疗消化系统类疾病的总体原则是温阳益气，健脾补肾，清热利湿，舒肝和胃。取穴以神阙最为常见，经络主要集中在任脉上。用药根据具体病症的不同证型各有不同，介质以醋最为常用。药性多温，药味多辛、甘。穴位贴敷治疗消化系统疾病具有明显优势，是临床治疗消化系统疾病的常用外治法，尤其在治疗泄泻、便秘等疾病中有较显著疗效。穴位贴敷治疗消化系统疾病在对症治疗的同时改善消化系统功能紊乱，减少西药临床应用剂量。本治疗方法可用于疾病发生的各阶段，贴敷时长根据药物组成不同各不相同，多在 12 小时以内，贴敷时间不拘，治疗疗程因病因不同也不尽相同，一般以急性发病 3 日，慢性发病 10 日为多。

4.2.2 泄泻

4.2.2.1 疾病简介

腹泻（diarrhea），粪便水分及大便次数异常增加，通常 24 小时之内 3 次以上。腹泻常见于小儿，尤其是 6 个月~2 岁幼儿或 6 个月以下人工喂养儿，具有发病率高，起病急骤，症状鲜明的临床特点，极易诱发小儿营养不良、佝偻病等，严重影响患儿身高和体重的生长发育，甚至威胁生命。腹泻属于中医学"泄泻""濡泄""飧泄""洞泄""鹜溏""后泄""遗矢"等范畴。因感受外邪，或饮食内伤，致脾失健运，传导失司，以大便次数增多，质稀溏或如水样为主要表现的病症。全球每年约有 17 亿腹泻病例发生，其中有 220 万例患者因严重腹泻而死亡，5 岁以下儿童平均每年约发生 3 次急性腹泻，每年约有 190 万死于腹泻，在我国，感染性腹泻的发病率一直位居肠道传染病的首位。

4.2.2.2 推荐方案

方案一

取穴：神阙。

药物组成：山楂 5g，麦芽 5g，神曲 5g，鸡内金 10g，党参 5g，山药 5g，吴茱萸 5g。

药物制备：将以上药物烘干研细粉，过 200 目筛后密封备用，每次取 5g 药粉用 3mL 醋调成糊状，做成直径 2cm，厚 2mm 大小的圆形药饼，制成消食止泻膏，用直径 4cm×4cm 无纺布将药饼固定于神阙穴。

贴敷时机及疗程：每日 1 次，每次 6~8h，3 天为 1 个疗程。

『推荐』

> 推荐建议：6 岁以下儿童出现腹泻导致排便次数增多，粪便稀薄，大便酸臭，或如败卵，伴有腹部胀满，口臭纳呆，泻前腹痛哭闹，恶心呕吐，证属伤食型腹泻者，推荐采用本方法贴敷治疗。［GRADE 2C］

解释：本标准小组纳入相关文献 7 篇，经综合分析形成证据体发现，本方法通过对神阙穴贴敷，贴敷药物药效易透皮深入，通过神经-体液的作用直达泄泻脏腑，改善脾胃等脏腑器官的功能，起到温肾健脾，大补元阳的功效。贴敷药物具有消食健脾，温中止泻的作用，用醋调成糊状，加强收敛的功效。本方法可以有效改善酸臭或败卵便，有效减少小儿伤食腹泻排便次数，减少粪便中的水分。但纳入的文献偏倚风险较高，根据纳入现代文献偏倚风险、证据体质量等级，经 GRADE 评价后，因其纳入文献设计质量低、一致性强，精确性高，最终证据体质量为低等。推荐方案切合临床，在专家共识的基础上，认为对小儿伤食型腹泻症状的改善具有明显的治疗效果，且简便安全，疗效显著，无不良反应，易被患儿及家长接受，结合专家调查问卷结果，予以推荐。

方案二

取穴：主穴神阙。辨证配穴，食滞胃肠加胃俞（双）、建里；肝气郁滞加肝俞（双）、期门

（双）；脾气亏虚加脾俞（双）、中脘；肾阳亏虚加肾俞（双）、关元。

药物组成：白胡椒5g，白芥子10g，白豆蔻10g，吴茱萸15g，干姜4g，藿香5g，厚朴10g，细辛3g。

药物制备：将上述药物按比例配置，共研细末，贮瓶备用，每次用时称取适量药粉，取10mL食醋调和成糊状，做成直径2cm，厚2mm大小的圆形药饼，用直径4cm×4cm无纺布将药饼固定于所选穴位。

贴敷时机及疗程：每次贴敷2~3h，每日1~2次。10次为1个疗程，疗程间休息3~5天，不愈者可进行下一个疗程。至腹泻次数减少，大便成形，改为每周1~2次至愈。

『推荐』

> 推荐建议：慢性泄泻出现稀薄或水样便，排便次数多，伴有腹胀、腹痛，证属食滞胃肠、肝气郁滞、脾气亏虚、肾阳亏虚者，推荐采用本方法贴敷治疗。[GRADE 1D]

解释：本标准小组纳入相关文献6篇，经综合分析形成证据体发现，本方法所选主穴神阙穴和脏腑、经络有广泛的联系，通过对其持续刺激，可达到疏通经络、调理气血、补虚泻实、调整脏腑等作用。贴敷药物具有温补肾阳，健脾利气的作用，用醋调成糊状，加强收敛的功效和对穴位的刺激。本方法能改善慢性泄泻时出现稀薄或水样便情况，减少患者排便次数，并改善腹胀、腹痛症状。但纳入的文献偏倚风险较高，根据纳入现代文献偏倚风险、证据体质量等级，经GRADE评价后，因其纳入文献设计质量低、一致性强，精确性高，最终证据体质量为低等。推荐方案切合临床，在专家共识的基础上，认为对慢性泄泻症状的改善具有明显的治疗效果，安全可靠，结合专家调查问卷结果，予以强推荐。

方案三

取穴：神阙。

药物组成：止泻Ⅰ号：白术、苍术、干姜、吴茱萸，药物比例为1:1:1:1；止泻Ⅱ号：黄连、吴茱萸、木香，药物比例为1:1:1；止泻Ⅲ号：吴茱萸、桔梗、麦芽、山楂、神曲、鸡内金、莱菔子，药物比例为1:1:1:1:1:1:1。寒性腹泻采用Ⅰ号方药，湿热腹泻采用Ⅱ号方药，伤食腹泻采用Ⅲ号方。

药物制备：将上药研成细面，用时每取3g，取3mL醋调成糊状，做成直径2cm，厚2mm大小的圆形药饼，用直径4cm×4cm无纺布将药饼固定于所选穴位。

贴敷时机及疗程：每10个月贴敷1次，每次贴敷11~12h。

『推荐』

> 推荐建议：1岁以下的婴幼儿腹泻出现的排便次数增多，粪便稀薄，伴有腹胀、臭味、呃逆、呕吐，证属婴幼儿寒性腹泻、湿热腹泻、伤食腹泻者，推荐采用本方法贴敷治疗。[GRADE 1B]

解释：本标准小组纳入相关文献8篇，经综合分析形成证据体发现，本方法通过贴敷神阙穴可调整神经功能，激发抗病能力，增强免疫机制，起到回阳固脱，振奋中阳，温补下元的作用。贴敷药物具有止泻，运温血脉，散寒祛邪的作用，用醋调成糊状，加强收敛的功效和对穴位的刺激。Ⅰ号方适用于婴幼儿寒性腹泻，可改善因腹部受寒导致的婴幼儿大便稀薄，大便色黄如蛋花汤样，每日排便次数增多，并伴有呕吐等相关症状；Ⅱ号方适用于婴幼儿湿热腹泻，可改善因喂养炙烤食物导致的婴幼儿大便出现泻如水状，色黄而臭，小便短黄，肛门灼热等症状；Ⅲ号方适用于婴幼儿伤食腹泻，可改善因喂养不当导致的婴幼儿大便溏泻，每日排便次数增多，伴有肚腹胀满、呃逆、呕吐等症状。止泻方敷脐穴位贴敷能有效减少婴幼儿腹泻的排便次数，改善全身症状及大便镜检结果。但纳入的文献偏倚风险较高，根据纳入现代文献偏倚风险、证据体质量等级，经GRADE评价后，因其纳入文献设计质量低、一致性强，精确性高，最终证据体质量为中等。推荐方案切合临床，在专家共识的基础上，认为对婴幼儿寒性腹泻、湿热腹泻和伤食腹泻有明显的治疗效果，予以强推荐。

4.2.3 便秘

4.2.3.1 疾病简介

便秘（Constipation）是一种由多因素诱发的胃肠道症状，可作为疾病的伴随症状，也可作为独立疾病的诊断。以排便周期延长，或周期不长，但粪质干结，排出艰难，或粪质不硬，虽有便意，但便而不畅为主要表现的疾病。便秘为中西医通用病名，中医认为，便秘是一种由饮食不节、情致失调、外邪犯胃、禀赋不足等因素引起的常伴发于各种急慢性疾病的大肠病症，一般可分为实秘和虚秘，虚实之间又可见寒、热、气等多种病理性质。根据近年来的流行病学资料，便秘的发病率在全球各地及各年龄、各阶层均有不同，根据不同的诊断标准所做出的调查亦呈现出高低不同的患病率，但基本呈现女性多于男性，老年多于青年。国内一项调查显示，在我国不同地区的发病率也有不同，虽然发病率在增加，但增长趋势略有不同，人群总的患病率为 9.18%，其中男性 7.28%，女性 11.24%，老年总患病率为 11.5%。患病率有随年龄增长升高的趋势，且北方高于南方、女性高于男性、农村高于城市。

4.2.3.2 推荐方案

方案一

取穴：神阙、天枢（双）。

药物组成：大黄、芒硝、枳实、厚朴、冰片、槟榔。药物比例为 1∶1∶1∶1∶1∶1。

药物制备：上述药物磨至 100 目细粉混合，称取适量药粉，用醋调和成糊状，做成直径 2cm，厚 2mm 大小的圆形药饼，用 4cm×4cm 无纺布将药饼固定于所选穴位。

贴敷时机及疗程：每贴 4~6h，每日 1 次，2 周 1 疗程，连续治疗 2 个疗程。

『推荐』

> 推荐建议：便秘症见便质干结、肠鸣矢气、腹中胀痛、嗳气频作，证属热结肠腑，气机郁滞者，推荐采用本方法贴敷治疗。［GRADE 1B］

解释：本标准共纳入相关支撑文献 11 篇，经综合分析形成证据体发现，本方法通过对腹部腧穴进行贴敷，直击便秘病位，增强疗效。贴敷药物具有清热散结，行气通降的作用，以醋进行调和，可促进药物透皮吸收。本方法具有缩短首次排便时间，调节排便频率，改善便质及排便通畅程度的作用。但纳入的文献偏倚风险较高，根据纳入现代文献偏倚风险、证据体质量等级，经 GRADE 评价后，因其纳入文献效应值无影响、混杂因素改变效应小、剂量及其效应量大小无关联，最终证据体质量为中等。推荐方案切合临床，在专家共识的基础上，认为对实证便秘患者具有较好的治疗效果，结合专家调查问卷结果，予以强推荐。

方案二

取穴：神阙、涌泉（双）。

药物组成：大黄、厚朴、木香、白术、决明子。药物比例为 1∶2∶1∶3∶3。

药物制备：上药共研细末，药物磨至 100 目细粉混合，称取 2g 药粉，用凡士林调和成糊状，用 4cm×4cm 无纺布将药饼固定于所选穴位。

贴敷时机及疗程：每日 8h，2 周 1 疗程，连续治疗 2 个疗程。

『推荐』

> 推荐建议：老年人、体质虚弱及罹患多种慢性疾病者症见便质干或不干、排出困难、排便间隔及排便时间长者，证属脾气虚弱，肠失濡润者，推荐采用本方法贴敷治疗。［GRADE 2D］

解释：本标准共纳入相关支撑文献 2 篇，经综合分析形成证据体发现，本方法通过对任脉及肾经井穴的贴敷，脾肾同调，共奏理气导滞，润肠通便之功。贴敷药物具有补气理气，润肠导滞的作用，以凡士林进行调和，可增强润肠通便的作用。本方法具有软化便质，缓解排便费力，缩短排便间隔及排便时间的作用。但纳入的文献偏倚风险较高，根据纳入现代文献偏倚风险、证据体质量等级，经GRADE 评价后，因其纳入文献设计质量低、一致性低，精确性低，最终证据体质量为极低。推荐方案切合临床，在专家共识的基础上，认为对老年人、体质虚弱、罹患多种慢性疾病者疗效显著，且操作简便，可作为虚证或老年便秘的治疗方法，结合专家调查问卷结果，予以推荐。

4.3 神经系统疾病

4.3.1 概述

穴位贴敷善于治疗周围性神经和中枢性神经疾病。其中，穴位贴敷治疗周围神经疾病以面瘫为主，治疗中枢性神经疾病以失眠为主，临床应用十分广泛。穴位贴敷治疗周围性神经疾病面瘫的总体原则是通经活血，调节脏腑。取穴以地仓、颊车最为常见，经络主要集中在胃经、胆经和三焦经上。用药以麻黄、川芎、细辛、马钱子为主，药性多温、热，味多辛、苦。介质以生姜汁最为常用。本类疾病治疗方法可有效改善面部神经功能，缓解其临床症状，减少治疗周期，本治疗方法可适用于临床各期，适宜的介入最佳时期是疾病的急性期，早期合理的治疗可以加快面瘫的恢复，减少并发症。穴位贴敷治疗失眠的总体原则是镇静安神，养心定志，益气生血。取穴以涌泉穴最为常见，经络主要集中在足少阴肾经，手少阴心经。用药上，以吴茱萸、朱砂为主，介质以醋最为常用。药性多热、微寒，味多辛、苦、甘。本类疾病治疗方法可有效改善睡眠质量，减少对镇静催眠、抗抑郁等西药的应用剂量和依赖性。本治疗方法可适用于临床各期，适宜的介入最佳时期是疾病的发病期和缓解期。

4.3.2 面瘫

4.3.2.1 疾病简介

面瘫（Facial paralysis），又称面神经麻痹，是常见的脑神经单神经病变，国外报道发病率在11.5～53.3/万。该病确切病因未明，可能与病毒感染或炎性反应等有关。临床特征为急性起病，多3 天左右达到高峰。属于中医学"口喎僻""口眼歪斜"等范畴，发病根于正气不足，络脉空虚，卫外不固；外邪入侵于面部经络，气血阻滞，经脉失养，以致肌肉弛缓不收。头为诸阳之会，百脉之宗。阳经易受外邪侵袭，风属阳邪，具有向上、向外散发的作用，所以风邪伤人易侵犯人体的高位，是以口角歪斜，眼睑闭合不全为主要症状的一种病症。我国特发性面神经麻痹的患病率较高，国内城市发病率为38.00/10 万人口，国内标化率为34.10/万人口；农村发病率26.00/10 万人口，国内标化率 26.00/10 万人口。

4.3.2.2 推荐方案

方案一

取穴：翳风（患侧）。

药物组成：麻黄 6g，细辛 3g，川芎 6g，制川乌 3g，制草乌 3g，马钱子 0.5g。

药物制备：将上药分别遵守药性进行炮制后共研细末备用，用时取备用蓖麻油适量调匀，做成直径 1cm，厚 0.5cm 大小的圆形药饼，用直径 1.5cm × 1.5cm 的无纺布将药饼固定于所选穴位。

贴敷时机及疗程：每天 1 次，每次贴敷 4～6h，直至痊愈。

『推荐』

> 推荐建议：口眼歪斜、痛、肿、胀，面部血液循环不畅，面神经水肿明显，面神经受压，伴恶风寒，发热，肢体拘紧，肌肉关节酸痛，属于风寒袭络者，推荐本方法贴敷治疗。 ［GRADE 1D］

解释：本标准小组纳入相关支撑文献 5 篇，本方法穴位处方的选用多为历代医家常用的经验穴，通过对翳风（患侧）穴的药物渗透作用达到效果。用药上以辛温发散药为主达到温经散寒的功效。经综合分析形成证据体发现，单穴穴位贴敷可明显提高不同时期面瘫患者的愈显率。但纳入的文献偏倚风险较高，根据纳入现代文献偏倚风险、证据体质量等级，经 GRADE 评价后，因其纳入文献设计质量低、一致性强，精确性低，最终证据体质量为中等。推荐方案切合临床，在专家共识的基础上，认为对面瘫临床症状改善有明显的治疗效果，其操作简便，临床安全有效，可作为面瘫的治疗方法，结合专家调查问卷结果，予以强推荐。

方案二

取穴：太阳（患侧）、下关（患侧）、翳风（患侧）、颊车（患侧）、地仓（患侧）。

药物组成：全蝎 10g，僵蚕 12g，蜈蚣 6 条，地龙 15g，防风 15g，制附子 6g，马钱子 6g，乳香 12g，没药 12g，血竭 30g，天南星 30g。

药物制备：取适量药末，用生姜汁调和成膏，做成饼，直径 1.5cm，厚 0.5cm，置放在直径 1.5cm×1.5cm 无纺纱布上。

贴敷时机及疗程：每天 1 次，每次贴敷 4~6h，直至痊愈。

『推荐』

> 推荐建议：口眼歪斜、面肌痉挛伴头晕、恶心、身重、乏力、脾胃运化不良等症状，舌胖大，脉浮滑，证属风痰阻络者，推荐本方法贴敷治疗。[GRADE 2B]

解释：本标准小组纳入相关支撑文献 4 篇，本方法选穴以足阳明胃经为主，通过对胃经上的穴位进行刺激而达到治疗的目的，用药上多以祛风化痰药为主，适用于风痰阻络型面瘫。经综合分析形成证据体发现，局部穴位贴敷能促进成人与儿童不同时期面瘫患者面部外观及功能的恢复。但纳入的文献偏倚风险较高，根据纳入现代文献偏倚风险、证据体质量等级，经 GRADE 评价后，因其纳入文献效应值无影响、混杂因素改变效应小、剂量及其效应量大小无关联，最终证据体质量为中等。推荐方案切合临床，在专家共识的基础上，认为对成人和儿童面瘫均有明显的治疗效果，其操作简便，临床安全有效，可作为成人和儿童面瘫各期的治疗方法，结合专家调查问卷结果，予以推荐。

4.3.3 失眠

4.3.3.1 疾病简介

失眠（Insomnia）是指对睡眠质量的不满意状况。其症状包括难以入睡、睡眠不深、易醒、多梦、早醒、醒后不易再睡、醒后不适感、疲乏或白天困倦等，容易引发焦虑、抑郁或恐惧心理，导致精神活动效率下降，妨碍社会功能。失眠属中医"不寐"范畴，指不能经常获得正常睡眠为特征的一种病证。多因外感邪气、内伤情志、饮食劳逸、病后年迈而发病，多见入睡困难，或睡而不酣，或时睡时醒，或醒后不能再睡，或整夜不能入睡。流行病学调查显示，失眠在成年人中的患病率为 30% 左右。WHO 全球睡眠中国区调查结果显示，中国人失眠的患病率大约为 21.5%，且有日益上升的趋势。

4.3.3.2 推荐方案

方案一

取穴：神门（双）、三阴交（双）。

药物组成：酸枣仁、远志、茯神、石菖蒲、当归、白芍药、黄芪、艾叶、龙骨、珍珠。药物比例为 2:2:2:2:2:2:2:2:1:1。

药物制备：取产品配方中药材，加 6 倍量水煎煮两次，每次 2h，合并煎液，滤过，滤液浓缩至相对密度 1.30~1.35（80℃）的稠膏，按照配料表比例（药材提取稠膏 35%，甘油 35%，明胶

29.7%，山梨醇 0.05%，丙二醇 0.05%，氮酮 0.05%，尼泊金甲酯 0.1%，吐温 -80 0.05%）加入其他基质，混合均匀，涂膏，切割，即得。

贴敷时机及疗程：于睡前 1h 贴，贴敷时间为 9~12h。每日 1 次，14 天为 1 疗程，疗程间休息 2 天，共观察 2 个疗程。

『推荐』

> 推荐建议：成人入睡困难和睡眠质量下降，常伴随心悸怔忡、失眠多梦、健忘、食少、腹胀、大便稀溏、倦怠乏力等，证属心脾两虚者，推荐采用本方法贴敷治疗。[GRADE 1B]

解释：本标准小组纳入相关文献 3 篇，经综合分析形成证据体发现，本方法采用上下配伍取穴方法，通过对穴位的刺激，发挥通调三焦原气，调理心、脾、肾、肝经之经气，以火生土，养心益脾从而以调理心神而治疗失眠的作用。贴敷药物具有镇静安神，养心定志，益气生血的作用。本方法能有效缓解心脾两虚型失眠患者的睡眠质量、入睡时间、睡眠时间，睡眠障碍以及催眠方面，中医症状积分有改善及 PSQI 各项积分降低。但纳入的文献偏倚风险较高，根据纳入现代文献偏倚风险、证据体质量等级，经 GRADE 评价后，因其纳入文献设计质量低、一致性强，精确性低，最终证据体质量为低等。推荐方案切合临床，在专家共识的基础上，认为对心脾两虚型失眠患者的病情有明显的治疗效果，其操作简便，临床安全有效，结合专家调查问卷结果，予以强推荐。

方案二

取穴：内关（双）、涌泉（双）。

药物组成：朱砂、黄连、吴茱萸。药物比例为 2∶2∶1。

药物制备：药物磨至 100 目细粉混合，称取适量药粉，用食醋适量调和成糊状，做成直径 2cm，厚 2mm 大小的圆形药饼，用直径 4cm×4cm 无纺布将药饼固定于所选穴位。

贴敷时机及疗程：连用 7 次为一个疗程，间隔 3 天开始下一个疗程。3 个疗程后统计疗效。

『推荐』

> 推荐建议：成人常有入睡困难，时寐时醒，甚至彻夜不能入睡的症状，常伴随心烦不安，腰膝酸软，头晕耳鸣，咽干少津，手足心热等，证属心肾不交者，推荐采用本方法贴敷治疗。[GRADE 2B]

解释：本标准小组纳入相关文献 6 篇，经综合分析形成证据体发现，本方法采用足少阴肾经和手厥阴心包经的腧穴，通过对穴位的刺激可以激发经络之气。由表而入里，循经络传至脏腑，引心热下行，心肾相交而水火相济。贴敷药物具有益精补肾、温补肾阳、安神催眠、固本培元、滋养五脏六腑的作用。本方法能缓解成人心肾不交型失眠的临床症状，提高睡眠质量，改善白天身体功能，减少助眠药物的用量，提高患者的生活质量。但纳入的文献偏倚风险较高，根据纳入现代文献偏倚风险、证据体质量等级，经 GRADE 评价后，因其纳入文献效应值无影响，改变效应小，剂量及其效应量大小无关联，最终证据体质量为中等。推荐方案切合临床，在专家共识的基础上，认为对心肾不交型失眠有一定的治疗效果，其操作简便，取穴和用药具有一定的针对性，临床安全有效，可作为心肾不交型失眠的治疗方法，予以推荐。

4.4 循环系统疾病

4.4.1 概述

高血压是穴位贴敷治疗循环系统疾病中最为常见的疾病，临床应用十分广泛。穴位贴敷治疗本疾病的总体原则以安神醒脑，平肝潜阳为主。取穴以涌泉穴最为常见，经络主要集中在足少阴肾经、手少阴心经、足阳明胃经。用药以吴茱萸、肉桂、白芥子为主，介质以姜汁最为常用。药性多温、寒，味多辛、苦、甘。本贴敷疗法可有效控制和降低患者血压，提高高血压患者的生活质量，从而减少患者应用口服药及静脉注射药的剂量及次数。可适用于高血压临床各期，即患者处于何种程度及发病阶段均可应用。

4.4.2　高血压

4.4.2.1　疾病简介

高血压（Hypertensive，HTN），2010 年修订的《中国高血压防治指南》中定义，在未使用降压药物的情况下：SBP≥140mmHg 和（或）DBP≥90mmHg；根据血压升高水平，又进一步将高血压分为 1 级、2 级和 3 级。一般需要测量 3 次非同日血压来判断血压升高及其分级，尤其是轻、中度血压升高者。高血压属于中医"眩晕""头痛"的范畴，是一种常见的心脑血管疾病。多因肝脾肾三脏亏虚或肝阳上亢、肝风内动兼有风、痰、热等因素所致脉络阻滞，气血极虚不能濡养全身各脏腑器官的虚性代偿。以头痛、眩晕、心悸、胸闷、气短等为主要表现。我国人群 50 年来高血压患病率呈明显上升趋势。根据 2002 年调查数据，我国 18 岁以上成人高血压患病率为 18.8%，按 2006 年我国人口的数量与结构估算，目前我国约有 2 亿高血压患者，约占全球高血压总人数的 1/5。2016 年国家卫生计生委发布的数据显示：我国 18 岁及以上成人高血压患病率为 25.2%。尽管近些年我国人群的高血压知晓率、治疗率、控制率已有改善，但仍处于较低水平。全国每年因血压升高所致的过早死亡人数高达 200 余万，每年直接医疗费用达 366 亿。

4.4.2.2　推荐方案

方案一

取穴：涌泉（双）、太冲（双）。

药物组成：吴茱萸、肉桂。药物比例为 1∶1。

药物制备：药物磨至 100 目细粉混合，称取适量药粉，用生姜汁调和成糊状，做成直径 2cm，厚 2mm 大小的圆形药饼，用直径 4cm×4cm 无纺布将药饼固定于所选穴位。

贴敷时机及疗程：每次贴敷时间为 4~6h，每日治疗 1 次，每 10 次为 1 个疗程，共治疗 3 个疗程。

『推荐』

> 推荐建议：高血压患者表现为头痛、性情急躁、失眠、口干苦、面红目赤，证属肝阳上亢者，推荐采用本方法贴敷治疗。[GRADE 2D]

解释：本标准共纳入相关支撑文献 7 篇，经综合分析形成证据体发现，本方法通过对足底涌泉穴以及太冲穴贴敷，有效地调节肝肾阴阳平衡，加强心肾相交，水火既济之功。所选药物相合可入肝、肾两经而潜阳气，再配合生姜汁增强其对穴位的刺激作用。本方法能有效控制高血压，患者眩晕、头痛、急躁易怒等主要症状得到有效缓解，从而达到治疗高血压的作用。但纳入的文献偏倚风险较高，根据纳入现代文献偏倚风险、证据体质量等级，经 GRADE 评价后，因其纳入文献设计质量低、一致性强、精确性低，最终证据体质量为低等。推荐方案切合临床，在专家共识的基础上，认为对高血压肝阳上亢型临床症状改善有明显的治疗效果，其操作简便，临床安全有效，可作为肝阳上亢型高血压的治疗方法，结合专家调查问卷结果，予以推荐。

方案二

取穴：涌泉（双）、三阴交（双）、曲池（双）、内关（双）、太溪（双）。

药物组成：细辛 3g，沙苑子 10g，白芥子 10g，决明子 15g，菊花 15g，枸杞子 15g，生地黄 20g，女贞子 20g。

药物制备：药物磨至 100 目细粉混合，称取适量药粉，加入适量醋汁调和成糊状，做成直径

2cm，厚2mm 大小的圆形药饼，用直径4cm×4cm 无纺布将药饼固定于所选穴位。

贴敷时机及疗程：每次贴敷时间为3~5h，间隔4天，治疗8次为1个疗程。

『推荐』

> 推荐建议：高血压患者表现为头部空虚感、头痛、眩晕、耳鸣、面部潮红、手足心热，证属肝肾阴虚者，推荐采用本方法贴敷治疗。[GRADE 2D]。

解释：本标准共纳入相关支撑文献4篇，经综合分析形成证据体发现，通过对上述腧穴贴敷，可滋阴益肾、调和气血，同时交通肝脾肾三脏。贴敷药物具有平肝潜阳、滋阴补肾的作用，以醋汁调和，可助药物入肝经，增强药物疏肝解郁作用，促进对穴位的刺激。本方法能有效控制肝肾阴虚型高血压患者临床头痛、耳鸣、手足心热等症状，有助于提高患者生活的质量。但纳入的文献偏倚风险较高，根据纳入现代文献偏倚风险、证据体质量等级，经GRADE 评价后，因其纳入文献设计质量低、一致性强、精确性低，最终证据体质量为低等。推荐方案切合临床，在专家共识的基础上，认为对肝肾阴虚型高血压临床症状改善有明显的治疗效果，其操作简便，临床安全有效，可作为肝肾阴虚型高血压的治疗方法，结合专家调查问卷结果，予以推荐。

4.5 生殖系统疾病

4.5.1 概述

穴位贴敷治疗生殖系统疾病以女性痛经最为常见。痛经的治疗原则以调和冲任，行气活血，调经止痛为主。取穴以任脉穴为主，腧穴以中极、神阙最为常见。用药类型多以活血化瘀，调经止痛的药物为主。介质以生姜汁最为常用。药性多温，药味多辛、苦。穴位贴敷治疗痛经可有效缓解疼痛，改善其临床症状，减少激素等西药的临床应用剂量，并减少该疾病的临床发病率。本治疗方法可适用于痛经的临床各期，介入的最佳时期是疾病的慢性持续期。贴敷时间多在月经来潮前5天至月经停止，治疗疗程多为连续治疗3个月经周期以上，或每年的夏季三伏、冬季三九期间，治疗疗程多为连续贴敷3年以上。

4.5.2 痛经

4.5.2.1 疾病简介

痛经（Dysmenorrhea）是指妇女在月经期或月经前后出现周期性小腹疼痛，或痛引腰骶，甚者痛剧难忍，有时伴有恶心、呕吐的病证。本病以未婚年轻女性多见。现代医学将痛经分为原发性痛经和继发性痛经两类。原发性痛经属于中医"痛经"的范畴，为最常见的妇科病症之一。本病的发生与冲任、胞宫的周期性生理变化密切相关。多因邪气内伏或精血素亏，更值经期前后冲任二脉气血的生理变化急骤，导致胞宫的气血运行不畅，"不通则痛"，或胞宫失于濡养，"不荣则痛"，故使痛经发作。流行病学研究表明，痛经是目前最常见的妇科病，尤其多见于年轻女性。

4.5.2.2 推荐方案

方案一

取穴：中极、神阙、次髎（双）、三阴交（双）。

药物组成：吴茱萸2g，肉桂4g，细辛2g，当归4g，没药3g，艾叶4g，延胡索4g，白芥子3g。

药物制备：将药物制成粉剂，过100目筛，然后将药粉用鲜姜汁、香油调成药膏，做成直径2cm，厚2mm 大小的圆形药饼，再将药饼粘在医用通气胶带（5cm×5cm）中央的圆芯上备用。

贴敷时机及疗程：于经前1周开始贴敷，每日1次，每次贴敷6~8h，经来2天停止。3个月经周期为1个疗程，连续贴敷1~2个疗程。

『推荐』

> 推荐建议：原发性痛经的经行小腹冷痛，得热痛减，经色紫暗有块，证属寒湿凝滞者，推荐采用本方法贴敷治疗。[GRADE 1C]

解释：本标准共纳入相关支撑文献5篇，经综合分析形成证据体发现，本方法通过对任脉、膀胱经及脾经腧穴贴敷，可调理冲任，通经活络，从而使瘀滞得通，通则不痛。贴敷药物具有温经通络，散寒止痛的作用，以生姜调和，可辛热祛寒，使寒去而阴血不伤。本方法能有效缓解寒湿凝滞型原发性痛经的临床症状，降低痛经程度积分，降低发病率。但纳入的文献偏倚风险较高，根据纳入现代文献偏倚风险、证据体质量等级，经GRADE评价后，因其纳入文献设计质量低、一致性强、精确性低，最终证据体质量为低等。推荐方案切合临床，在专家共识的基础上，认为对寒湿凝滞型原发性痛经临床症状改善有明显的治疗效果，其操作简便，临床安全有效，可作为寒湿凝滞型原发性痛经发作时止痛及发作前的预防性治疗，结合专家调查问卷结果，予以强推荐。

方案二

取穴：神阙、气海、关元。

药物组成：五灵脂、蒲黄、香附、丹参、乌药各等份。

药物制备：以上各药加工碾碎为细末，过100目筛，然后将药粉用甘油调成药膏，做成直径2cm，厚2mm大小的圆形药饼，用直径4cm×4cm无纺布将药饼固定于所选穴位上。

贴敷时机及疗程：于每次月经2~3天开始贴敷，每日1次，每次贴敷6~8h，至月经来潮第2日停止，1个月经周期为1个疗程，连续贴敷3个疗程。

『推荐』

推荐建议：原发性痛经的经行小腹胀痛，疼痛拒按，伴乳房胀痛，经行不畅，血块排出后痛减，证属气滞血瘀者，推荐采用本方贴敷治疗。［GRADE 1D］

解释：本标准共纳入相关支撑文献2篇，经综合分析形成证据体发现，本方法通过对任脉穴贴敷，可调理冲任，通经活络，行气止痛。贴敷药物具有调理气血，祛瘀止痛的作用，以甘油调和，润肤生肌，防止皮肤发疱。本方法能有效缓解气滞血瘀型原发性痛经临床症状和疼痛程度，加快经期瘀血的排出，提高患者的生活质量。但纳入的文献偏倚风险较高，根据纳入现代文献偏倚风险、证据体质量等级，经GRADE评价后，因其纳入文献设计质量低、一致性强、精确性低，最终证据体质量为极低等。推荐方案切合临床，在专家共识的基础上，认为对改善原发性痛经临床症状有明显的治疗效果，其操作简便，临床安全有效，可作为原发性痛经发作时止痛及发作前的预防性治疗，结合专家调查问卷结果，予以强推荐。

4.6 运动系统疾病

4.6.1 概述

穴位贴敷治疗运动系统疾病的总体原则是祛风散寒，活血止痛，疏通经络，补肝肾，强筋骨。取穴以背部督脉腧穴、膀胱经背俞穴、胆经腧穴和阿是穴为主。用药以活血化瘀，祛风散寒，通络止痛药物为主，介质以生姜汁最为常用。药性多温，药味多辛、苦。穴位贴敷治疗运动系统疾病具有明显优势，临床应用十分广泛，尤以治疗腰椎间盘突出症、颈椎病、急性腰扭伤等疾病的效果最为明显。穴位贴敷治疗本类疾病可有效缓解疼痛，改善其临床症状，减少激素等西药的临床应用剂量，并减少该类疾病的临床发病率。可适用于临床各期。药物刺激局部经络腧穴，可以激发全身经气，刺激神经末梢和特殊感受器及效应器，促进神经、体液调节，减轻神经根及周围组织的充血水肿，从而减轻脊神经根或硬脊膜囊的压迫，消除或缓解腰腿痛等症状。穴位贴敷治疗腰椎间盘突出症主要是减轻患者腰腿疼痛的症状。

4.6.2 腰椎间盘突出症

4.6.2.1 疾病简介

腰椎间盘突出症（Lumbar disc herniation，LDH）是临床常见疾病之一，主要是因为腰椎间盘各部分（髓核、纤维环及软骨板，尤其是髓核），不同程度退行性改变后，在外力因素的作用下，椎间盘的纤维环破裂，髓核组织从破裂之处突出（或脱出）于后方或椎管内，导致相邻脊神经根遭受刺激或压迫，从而产生腰部疼痛，一侧下肢或双下肢麻木、疼痛等一系列临床症状。腰椎间盘突出症以腰4～5、腰5～骶1的发病率最高，约占95%。15～24岁人群检出率最低，25～39岁人群检出率最多，40～55岁人群检出率与25～39岁人群检出率相似。有研究报道，住院治疗的患者中80%以上由于重体力劳动损伤所致。重体力劳动者由于重力集中在脊柱，较易造成脊椎和椎间盘的损伤，使脊柱的稳定性下降，进而发生椎间盘突出。腰椎间盘突出检出率最高的人员是车辆驾驶人员、教师、农活劳动者、电脑操作员。

4.6.2.2 推荐方案

方案一

取穴：阿是穴、肾俞（双）、大肠俞（双）、环跳（双）、殷门（双）。

用药：制川乌、独活、防风、秦艽、桑寄生、杜仲、川牛膝、当归、川芎、熟地黄、白芍药、党参、茯苓各等份。

药物制备：药物焙干，混合粉碎过100目筛，再将药粉密闭保存。用鲜姜汁配适量甘油，将药粉调和成药膏，做成直径2cm，厚2mm大小的圆形药饼，用直径4cm×4cm无纺布将药饼固定于所选穴位。

贴敷时机及疗程：每3日换药1次，每次贴敷4～6h，连续5次为1个疗程。

『推荐』

> 推荐建议：腰椎间盘突出症发作期患者弯腰及行走活动受限，腰部冷痛重着，转侧不利，卧床疼痛不减，阴雨天加重，证属寒湿型的患者，推荐采用本方法治疗。[GRADE 2C]

解释：本标准小组纳入相关文献2篇，经综合分析形成证据体，贴敷药物具有祛风除湿，活血通络的作用，能够改善患者腰部冷痛的症状。通过药物刺激膀胱经和胆经腧穴，有效控制腰椎间盘突出症患者腰部疼痛和下肢部麻木疼痛等临床症状，减轻脊神经根或硬脊膜囊的压迫，消除或缓解腰腿痛等。但纳入的文献偏倚风险较高，根据纳入现代文献偏倚风险、证据体质量等级，经GRADE评价后，因其纳入文献设计质量中等、一致性强，精确性低，最终证据体质量为中等。推荐方案切合临床，在专家共识的基础上，认为对腰椎间盘突出症的临床症状改善有明显的治疗效果，其操作简便，临床安全有效，可作为腰椎间盘突出症的治疗方法，结合专家调查问卷结果，予以弱推荐。

方案二

取穴：阿是穴、华佗夹脊穴（双）、环跳（双）、承扶（双）、委中（双）、承筋（双）、阳陵泉（双）。

用药：乳香、没药、甘遂、皂刺、威灵仙、全蝎、地龙、肉桂、巴戟天、雄黄、冰片各等份。

药物制备：超微粉碎，外加皮肤透入剂，用温水调糊状，制成每个直径1cm，厚0.5cm的药饼，用5cm×5cm空白贴布将药饼固定在相应的穴位上。

贴敷时机及疗程：每日外敷1次，每次4～8h，5天为1个疗程。初次贴敷时间不宜过长。

『推荐』

> 推荐建议：腰椎间盘突出症患者腰痛如刺，痛有定处，日轻夜重，腰部板硬，俯仰转侧受限，痛处拒按，证属血瘀型的患者，推荐采用本方法治疗。[GRADE 1B]

解释：本标准小组纳入相关文献2篇，经综合分析形成证据体，选用活血通络的中药穴位贴敷能明显改善血瘀型腰椎间盘突出症患者腰腿疼痛不适感，使下肢神经反射恢复正常。本方法可改善腰椎间盘突出症患者腰腿痛、臀部疼痛、下肢放射性麻木伴疼痛的症状，能够提高患者生活质量。贴敷药物具有活血化瘀，通络止痛的功效。通过药物刺激胆经和膀胱经腧穴，促进经脉运行。但纳入的文献偏倚风险较高，根据纳入现代文献偏倚风险、证据体质量等级，经 GRADE 评价后，因其纳入文献设计质量、一致性强，精确性低，最终证据体质量为中等。推荐方案切合临床，在专家共识的基础上，认为对腰椎间盘突出症的临床症状改善有明显的治疗效果，其操作简便，临床安全有效，可作为腰椎间盘突出症的治疗方法，结合专家调查问卷结果，予以强推荐。

参 考 文 献

［1］ GB/T 21709.9—2008 针灸技术操作规范 第9部分：穴位贴敷.

［2］ Bateman E D, Hurd S S, Barnes P J. Global strategy for asthma management and prevention (update 2012)：Global Initiative for Asthma (GINA) ［OL］. Available from http：//www. ginasthma. org.

［3］ 郑筱萸. 中药新药临床研究指导原则（2002年试行版） ［M］. 北京：中国医药科技出版社，2002.

［4］ 张建华. 支气管哮喘的流行病学及高危因素 ［J］. 实用儿科临床杂志，2008，4（23）：241.

［5］ 刘春涛. 哮喘管理和预防袖珍指南（2006年修订版）根据哮喘管理和预防的全球策略 ［J］. 中国呼吸与危重监护杂志，2007，2（6）：148.

［6］ 赵欲晓，庞青民，王承惠. "三穴五点法"伏九贴敷治疗哮喘的临床研究 ［J］. 中国民间疗法，2016，24（5）：26 - 27.

［7］ 魏丽媛，田海燕. 无泡穴位贴敷治疗支气管哮喘264例 ［J］. 实用中西医结合临床，2014，14（8）：62 - 63.

［8］ 贾红玲，张学伟，张永臣. 益肺定喘散敷贴穴位治疗支气管哮喘106例 ［J］. 江西中医药，2014，45（1）：28 - 29.

［9］ 金艳芳. 伏九贴敷治疗支气管哮喘196例 ［J］. 中国民间疗法，2013，21（11）：15 - 16.

［10］ 李丽萍. 穴位贴敷防治支气管哮喘临床观察 ［J］. 上海针灸杂志，2013，32（2）：96 - 98.

［11］ 奚晓英. 穴位贴敷防治咳嗽变异性哮喘68例疗效观察 ［J］. 内蒙古中医药，2012，31（13）：79 - 80.

［12］ 朱现民，陈煦. 冬病夏治"华盖贴"治疗支气管哮喘72例临床观察 ［J］. 西部中医药，2012，25（3）：75 - 77.

［13］ 邓红卫，魏巍，陈煜华，等. 穴位敷贴治疗支气管哮喘54例 ［J］. 中国康复，2011，26（2）：154.

［14］ 苟晓红. 白芥子散穴位贴敷治疗支气管哮喘66例 ［J］. 青海医药杂志，2010，40（7）：91.

［15］ 黄晓彦. 芥遂膏天灸治疗哮喘72例疗效观察 ［J］. 山西中医，2010，26（5）：32，37.

［16］ 李英豪，宣丽华. "治未病"贴膏防治哮喘76例疗效观察 ［J］. 国医论坛，2010，25（1）：21 - 22.

［17］ 姚红，童娟，张盘德，等. 穴位贴敷治疗支气管哮喘：多中心随机对照研究 ［J］. 中国针灸，2009，8（29）：609 - 612.

［18］ 赵百宝. 穴位敷贴治疗哮喘病33例 ［J］. 光明中医，2008（4）：438.

［19］ 张舒雁，马泽云. 穴位贴敷法防治哮喘88例 ［J］. 中华中医药学刊，2007（3）：547.

［20］ 袁维真. 哮喘贴治疗支气管哮喘100例疗效观察及护理 ［J］. 吉林中医药，2006（9）：21 - 22.

［21］ 张浩. 平喘贴治疗支气管哮喘150例 ［J］. 实用中医内科杂志，2006（1）：90.

［22］ 余建伟. 白芥子散敷贴穴位治疗支气管哮喘60例疗效观察 ［J］. 云南中医中药杂志，2005（5）：28.

［23］ 王玮. 防喘膏穴位贴敷预防支气管哮喘发作疗效观察 ［J］. 河南中医，2004（12）：58.

［24］曹春梅，叶芳．三伏天穴位贴敷治疗支气管哮喘580例［J］．中国民间疗法，2004（11）：19 -
20．

［25］孔凡平．麻芥止咳定喘膏穴贴法防治支气管哮喘1000例疗效观察［J］．四川中医，2002（11）：
43．

［26］汪波，谢小兰．敷贴法治疗哮证32例［J］．陕西中医，2002（4）：342．

［27］董松南．白芥子饼贴治支气管哮喘500例疗效观察［J］．浙江中西医结合杂志，2001
（12）：51．

［28］周红．麻辛方穴位敷贴治疗哮喘［J］．中医文献杂志，2001（4）：45．

［29］徐重明，汪自源，吴循敏．平喘散敷贴治疗哮喘86例［J］．中医外治杂志，2000（6）：19．

［30］张克礼．伏贴疗法防治哮喘1000例总结报告［J］．陕西中医，1988（6）：277．

［31］蔡丽娜，陈应龙，施能云．天灸法治疗哮喘病1330例临床分析［J］．福建中医药，1992（2）：
23 - 25．

［32］苏宏．辨证穴位贴药对支气管哮喘患者的生活质量影响的观察［J］．健康必读，2012（11）1：
3 - 5．

［33］常佳婧．"喘敷贴"三伏穴位贴敷预防冷哮证的临床研究［J］．中西医结合研究，2013，5
（1）：5 - 8．

［34］王俊伏．穴位敷贴治疗过敏性哮喘的临床研究［J］．河南中医学院学报，2006（5）：38 - 39．

［35］张育，顾健，朱妍．内科学［M］．北京：科学出版社，2016．

［36］杨艳明．中医药治疗慢性支气管炎研究进展［J］．中国医学创新，2013，10（16）：160 - 162．

［37］杨艳华，苏庆珠，隋学斌，等．三伏贴防治慢性支气管炎的临床疗效及安全性评价［J］．中国
实用医药，2010，5（1）：131．

［38］杨艳平，赵颖．慢性支气管炎防治指南［M］．北京：人民卫生出版社，1999：1 - 2．

［39］冯维斌，刘伟胜．呼吸科专病中医临床诊治［M］．北京：人民卫生出版社，2000：80．

［40］曾慧莲，李雅琴，毛敏华．冬病夏治膏治疗老年慢性支气管炎360例疗效观察［J］．浙江中医
学院学报，1999，23（2）：29 - 30．

［41］王超，刘辉．三伏天穴位贴敷法治疗慢性支气管炎90例［J］．中国民间疗法，2009，17
（8）：15．

［42］张春燕．冬病夏治慢性支气管炎及哮喘300例观察［J］．实用中医药杂志，2000，16
（10）：32．

［43］韩晚生．冬病夏治消喘膏治疗慢性气管病变130例临床观察［J］．基层医学论坛，2014（17）：
2264 - 2265．

［44］吴琛，徐美云．穴位敷贴治疗咳喘症189例疗效观察［J］．安徽中医临床杂志，1994，6（1）：
10 - 11．

［45］徐海燕，张国全，桑洪生，等．中药贴敷治疗慢性支气管炎与支气管哮喘［J］．北京中医1995
（5）：40 - 41．

［46］彭平，史桂莲，王静懿，等．冬病夏治膏治疗喘息型气管炎1884例临床观察［J］．中原医刊
1985（6）21 - 22．

［47］崔静，咳喘贴敷膏治疗慢性支气管炎126例临床观察发表杂志［J］．内蒙古中医药，2008

（1）：41.

[48] 金丛兰."伏九贴"治疗慢性支气管炎的护理体会 [J].中国民间疗法，2015，23（11）：79-80.

[49] 殷惠玉.白芥子贴敷治疗支气管哮喘、慢性支气管炎60例 [J].江苏中医，1993，252（6）：12.

[50] 霍慧兰.穴位敷贴治疗慢性咳喘251例 [J].湖北中医杂志，1999，21.113.

[51] 陆平.穴位贴敷疗法治疗慢性支气管炎50例 [J].中国社区医师（医学专业），2011，13（12）：180.

[52] 马春.三伏天"中药穴位贴敷疗法"防治老年慢性支气管炎的疗效 [J].中国老年学杂志，2013，33（19）：4869-4870.

[53] 萨仁."冬病夏治"穴位贴敷治疗慢性支气管炎临床观察 [J].黑龙江中医药，2015（6）：45-46.

[54] 廖庆华，黄玉娟，廖桂华.三伏天穴位贴敷治疗慢性支气管炎疗效观察及护理 [J].中国民族民间医药，2013（9）：138.

[55] 李萍，王梅生.三伏贴治疗慢性支气管炎200例观察 [J].实用中医药杂志，2011，27（10）：711-712.

[56] 姜水玉.冬病夏治法治疗慢性支气管炎96例 [J].浙江中医学院学报，2006，30（1）：82.

[57] 中华耳鼻咽喉头颈外科杂志编辑委员会鼻科组，中华医学会耳鼻咽喉头颈外科学分会鼻科学组.变应性鼻炎诊断和治疗指南（2015年，天津）[J].中华耳鼻咽喉头颈外科杂志，2016，51（1）：6-24.

[58] 米建平，余焯燊.天灸治疗变应性鼻炎临床观察 [J].上海针灸杂志，2010，29（12）：773-775.

[59] 陈丽仪.三伏天穴位贴敷治疗过敏性鼻炎连续3年疗效观察 [J].针灸临床杂志，1999，15（8）：7-8.

[60] 张夏玲.穴位贴药治疗过敏性鼻炎34例 [J].福建中医药，1994，25（6）：30.

[61] 邓桂珠，王宁宁，黎剑锋，等.三伏灸治疗变应性鼻炎的临床疗效及生活质量改善观察 [J].四川中医，2012，30（3）：124-126.

[62] 王英波，裴厚忠，梁润，等.冬病夏治穴位敷贴治疗变应性鼻炎350例 [J].中医外治杂志，2011，20（1）：22-23.

[63] 许凤丽，周艳霞，李建超，等.穴位贴敷治疗发作期过敏性鼻炎的临床报道 [J].针灸临床杂志，2011，27（7）：46-47.

[64] 刘娟.穴位贴敷治疗变应性鼻炎30例 [J].河北中医，2013，35（3）：404-405.

[65] 陈静，刘雄，邓桂珠，等.三伏灸与安慰剂对变应性鼻炎患者临床表现的比较研究 [J].上海针灸杂志，2012，31（6）：375-377.

[66] 赵铭辉，谯凤英，申昕，等.三伏贴疗法治疗变应性鼻炎130例临床观察 [J].中医杂志，2012，53（19）：1661-1663.

[67] 胡楠，邓桂，冼培凤，等.穴位贴敷对常年变应性鼻炎患者生活质量的影响 [J].上海针灸杂志.2012，31（2）：100-102.

[68] 温木生，刘莉，周定伟．冬病夏治防治过敏性鼻炎疗效观察 [J]．实用中医药杂志，2014，30（6）：540 – 541.

[69] 郭彩华．三伏天穴位天灸治疗变应性鼻炎550例临床观察 [J]．中国药物与临床，2013，13（7）：941 – 942. [J]．针灸临床杂志，1999，15（8）：7 – 8.

[70] 文琼．冬病夏治治疗护理过敏性鼻炎的临床观察 [J]．湖北中医杂志，2010，32（10）：26 – 27.

[71] 孔亚明．天灸法治疗过敏性鼻炎的临床观察 [J]．湖北中医杂志，2010，32（9）：49 – 50.

[72] 世界卫生组织．腹泻治疗：医生和高年资卫生工作者使用手册 [M]．2005.

[73] 叶礼燕，陈凤钦．腹泻病诊断治疗指南 [J]．实用儿科临床杂志，2009，24（19）：1538 – 1540.

[74] Kosek M，Bem C，Guerrant RL. The global burden of diarrhoeal disease, as estimated from studies published between 1992 and 2000 [J]. Bull World Health Organ, 2003, 81: 197 – 204.

[75] Thielman NM，Guerrant RL. Clinical practice. Acute infectious diarrhea [J]. N Engl J Med, 2004, 350: 38 – 47.

[76] 世界胃肠病学组织．2012年成人和儿童急性腹泻：全球观点 [M]．2012.

[77] 林玫，董柏青．感染性腹泻流行病学研究现况 [J]．中国热带医学，2008，8（4）：675 – 677.

[78] 缪晓辉．对感染性腹泻的新认识 [J]．中华传染病杂志，2006，24（4）：217 – 219.

[79] 尚兰英．消食止泻膏敷脐治疗小儿伤食型腹泻临床应用研究 [J]．中国社区医师（医学专业），2011，13（15）：183 – 184.

[80] 闵继瑛．吴茱萸敷脐治疗小儿腹泻 [J]．中国农村医学，1996（1）：50.

[81] 杨春，程惠，黄思坚．中药贴脐治疗小儿秋季腹泻56例 [J]．中医外治杂志，1996（5）：48.

[82] 胡爱香，宋风琴，李富臻，等．中药穴贴治疗小儿秋季腹泻40例 [J]．陕西中医，2001（12）：747.

[83] 裘利英，马立海．温中止泻散敷脐治疗小儿腹泻100例 [J]．浙江中医杂志，2012，47（5）：317.

[84] 孙仲云．中药脐穴贴敷治疗小儿腹泻95例 [J]．医学理论与实践，1991（3）：34 – 35.

[85] 刘小英，王金权．温脐止泻散贴脐治疗小儿腹泻56例 [J]．中医外治杂志，2005（4）：25.

[86] 齐梦霁，袁汉杰．自制暖脐散敷脐治疗老年慢性泄泻57例 [J]．安徽中医临床杂志，1998（6）：343.

[87] 张惠鸣，杨如意．干姜黄连方敷脐治疗婴幼儿慢性腹泻51例 [J]．山东中医杂志，2009，28（8）：543 – 544.

[88] 夏景富．自拟小儿温脾散贴脐治疗小儿慢性腹泻100例观察 [J]．内蒙古中医药，2009，28（15）：62 – 63.

[89] 易兰英．中药贴脐疗法治疗慢性泄泻脾胃虚弱型临床疗效观察 [J]．亚太传统医药，2013，9（9）：79 – 80.

[90] 刘广霞．中药贴敷神阙穴治疗慢性泄泻42例疗效观察 [J]．安徽中医临床杂志，2003（3）：201 – 202.

[91] 梅希玲，杨玲，郭淑梅．中药外敷治疗艾滋病慢性腹泻20例 [J]．中医临床研究，2014，6（9）：142，144.

[92] 黄焕琼，周双伦. 脐疗主治婴幼儿腹泻疗效观察 [J]. 实用中医内科杂志，1996（2）：48.

[93] 周玉生. 中药敷脐治疗婴幼儿腹泻47例 [J]. 中国民间疗法，1998（1）：16.

[94] 陈华，高斌. 敷脐治疗婴幼儿腹泻84例 [J]. 江西中医药，1998（4）：12.

[95] 靳立民. 敷脐疗法分型论治婴幼儿泄泻疗效观察 [J]. 中国中医药科技，1998（5）：291.

[96] 王剑发，伊佃勇. 贴脐止泻膏治疗婴幼儿腹泻232例疗效分析 [J]. 黑龙江中医药，1999（4）：43.

[97] 焦平，倪蔼然，赵艳娥，等. 敷脐疗法治疗婴幼儿腹泻864例临床观察 [J]. 光明中医，1996（1）：31 – 33.

[98] 陈庚玲. 中药敷脐治疗婴幼儿腹泻232例 [J]. 陕西中医，1990（8）：352.

[99] 吕明远. 止泻散敷贴神阙穴治疗婴幼儿腹泻随机平行对照研究 [J]. 实用中医内科杂志，2015，29（2）：142 – 144.

[100] 张伯臾. 中医内科学 [M]. 上海：上海科学技术出版社，1985：170.

[101] 熊理守，王艺霖，陈旻湖. 慢性便秘的定义和流行病学 [J]. 临床消化病杂志，2013，25（4）：230 – 235.

[102] 李桂荣，王英凯，唐岚. 功能性便秘的研究进展 [J]. 中国老年学杂志，2011，12：2372 – 2375.

[103] 张青梅，王华琳. 中药穴位贴敷治疗鼓胀便秘患者的疗效及护理 [J]. 中国伤残医学，2016，24（6）：137 – 138.

[104] 李爱云. 中药脐贴治疗维持性血液透析患者便秘的护理观察 [J]. 中国现代药物应用，2015，9（4）：162 – 163.

[105] 邓海燕，陈信义，刘丹，等. 中药穴位贴敷神阙穴治疗阿片类药物所致便秘的临床观察 [J]. 中国医刊，2016，51（7）：110 – 112.

[106] 许春丽，刘拥军. 中药穴位贴敷防治肛肠疾病术后便秘的疗效观察 [J]. 新疆中医药，2015，33（4）：38 – 39.

[107] 余选锋. 大黄芒硝敷脐治疗骨科术后便秘患者临床疗效观察 [J]. 世界中西医结合杂志，2014，9（6）：614 – 616.

[108] 邓海燕，陈信义，郑丽平，等. 自拟中药通便散敷脐治疗阿片类止痛药所致便秘的临床观察 [J]. 中国医刊，2013，48（12）：96 – 98.

[109] 金珍. 生大黄加芒硝调米醋贴敷神阙穴治疗老年人便秘36例疗效分析 [J]. 中国社区医师（医学专业），2013，15（6）：243.

[110] 李琛. 大承气汤神阙穴贴敷治疗老年便秘临床观察 [J]. 实用中医内科杂志，2013，27（1）：29 – 30.

[111] 黄佑娟. 穴位贴敷治疗便秘100例 [J]. 云南医药，2008，29（6）：618 – 619.

[112] 杨中，王笑民，徐咏梅，等. 中药穴位贴敷对美施康定所致便秘的疗效观察 [J]. 北京中医药，2008（5）：334 – 336.

[113] 刘斌，王学勋，王宝龙. 大承气方贴脐治疗便秘100例 [J]. 中医外治杂志，2008（2）：23.

[114] 彭敬师，吴楠. 自制通便贴治疗老年功能性便秘120例 [J]. 中国中医药现代远程教育，2012，10（21）：13.

[115] 吴楠，彭敬师. 自制通便贴穴位贴敷治疗气机郁滞型老年功能性便秘临床观察60例 [J]. 大

家健康（学术版），2014，8（13）：173－174.

[116] Baugh R F, Basura G J, Ishii L E, et al. Clinical Practice Guideline：Bell's Palsy Executive Summary [J]. Otolaryngology – Head and Neck Surgery, 2013, 149 (5)：656－663.

[117] 李世绰. 神经系统疾病流行病学：第一版 [M]. 北京：人民卫生出版社，2000：265.

[118] 王俊伏. "正面贴" 贴敷治疗面瘫 [A]. 中华中医药学会. 中华中医药学会第六次民间医药学术年会暨首批民间特色诊疗项目交流会论文集 [C]. 中华中医药学会，2013：3.

[119] 万艳芳. 中医穴位贴敷治疗急性周围性面瘫的疗效观察及护理配合全科护理，2015（8）：725－725.

[120] 杨真志. 祛风活络膏治疗周围性面瘫 50 例观察 [J]. 时珍国医国药，1998（6）：501－502.

[121] 张雪梅. 中医穴位贴敷治疗急性面瘫的疗效及护理配合 [J]. 世界最新医学信息文摘，2016（22）：114.

[122] 戚其华. 中药穴位贴敷治疗周围性面瘫的文献分析 [J]. 中医外治杂志，2014，08（4）：59－60.

[123] 张亚玲，毛艮芳. 中药穴位外敷治疗面瘫 100 例 [J]. 山西医科大学学报，2001，32（5）：431－432.

[124] 王周淳，张庆萍. 穴位敷贴治疗周围性面瘫现状 [J]. 光明中医，2017，32（18）：2735－2736.

[125] 李惠玲. 穴位贴敷治疗面神经麻痹 69 例 [J]. 中国民间疗法，2014，22（4）：22.

[126] 焦福全，周修子. 面瘫膏穴位贴敷治疗特发性面神经麻痹 590 例临床观察 [J]. 中国中西医结合耳鼻喉科杂志，1999（2）：57－59.

[127] 中华医学会精神科分会. 中国精神障碍分类与诊断标准：第 3 版 [M]. 济南：山东科学技术出版社，2011.

[128] 中华中医药学会. 中医内科常见病诊疗指南 [M]. 北京：中国中医药出版社，2008.

[129] Thomas Roth. Insomnia：Definition, Prevalence, Etiology, and Consequences [J]. Clin Sleep Med, 2007, 3 (5)：7－10.

[130] Ohayon MM. Prevalence of DSM－IV diagnostic criteria of insomnia：distinguishing insomnia related to mental disorders from sleep disorders [J]. J Psychiatr Res, 1997, 31：333－346.

[131] 赵晖. 针灸治疗失眠的临床研究概况 [J]. 湖北中医杂志，2008，30（7）：60－62.

[132] 刘洪艳. 镇静安神贴治疗心脾两虚型失眠症的临床研究 [D]. 长春中医药大学，2014.

[133] 乔飞. 景衣安神散穴位贴敷治疗失眠患者 61 例临床疗效观察 [D]. 新疆医科大学，2010.

[134] 李恒飞，李勇. 中药穴位贴敷治疗失眠的临床效果 [J]. 中国当代医药，2017，24（15）：117－119.

[135] 许幸仪，王春雷. 足底穴位贴敷治疗失眠 60 例 [J]. 现代中西医结合杂志，2003（21）：2344.

[136] 陆晓秀. 吴茱萸贴敷涌泉穴治疗心肾不交型失眠的临床应用 [J]. 临床医药文献电子杂志，2018，5（95）：171.

[137] 石佶颖，王鹏琴. 涌泉穴治疗心肾不交型失眠 [J]. 实用中医内科杂志，2015，29（5）：78－80.

[138] 张敦欣，宋连花. 中药敷涌泉穴治疗失眠 32 例体会 [J]. 中医外治杂志，2012，21（5）：62.

[139] 刘亚波. 中药涌泉穴贴敷治疗老年患者失眠症疗效观察 [J]. 中华护理杂志, 2010, 45 (1): 43-44.

[140] 徐静茹. 穴位贴敷疗法治疗失眠症临床观察 [J]. 中西医结合心血管病电子杂志, 2018, 6 (9): 143, 146.

[141] 中国高血压防治指南修订委员会. 中国高血压防治南 [M]. 中国医学前沿杂志, 2011.3 (5): 42-93.

[142] 郑冰元, 梁可, 乔铁, 等. 高血压古代文献研究 [J]. 辽宁中医药大学学报, 2016, 18 (8): 185-188.

[143] 国家卫生计生委合理用药专家委员会, 中国医师协会高血压专业委员会. 高血压合理用药指南: 第2版 [J]. 中国医学前沿杂志 (电子版), 2017, 9 (7): 28-126.

[144] 曹玉琴, 张生凤, 成璇. 吴茱萸穴位贴敷涌泉穴及指压降压沟治疗高血压性眩晕的疗效观察 [J]. 世界最新医学信息文摘, 2019, 19 (21): 140-141.

[145] 江茜芸. 吴茱萸涌泉穴贴敷联合耳穴埋豆治疗高血压 33 例 [J]. 云南中医中药杂志, 2016, 37 (11): 69-70.

[146] 薛慧, 张永刚. 吴茱萸贴敷涌泉穴治疗高血压疗效观察 [J]. 世界最新医学信息文摘, 2016, 16 (87): 171.

[147] 孙静, 于玲. 吴茱萸贴敷涌泉穴治疗原发性高血压 40 例 [J]. 云南中医中药杂志, 2015, 36 (11): 26-27.

[148] 陈汉英, 谢丽珍. 吴茱萸粉调蜂蜜敷涌泉穴治疗高血压的效果观察 [J]. 白求恩医学杂志, 2015, 13 (6): 647-648.

[149] 张洁, 李莉. 吴茱萸治疗高血压 [J]. 中国民间疗法, 2014, 22 (9): 74.

[150] 强建新. 中药敷贴疗法治疗高血压随机对照研究 [J]. 实用中医内科杂志, 2012, 26 (13): 33-34.

[151] 张文举, 李立波, 王兴国. 中药穴位贴敷治疗老年性高血压的效果及临床护理体会 [J]. 中西医结合心血管病电子杂志, 2017, 5 (17): 68, 70.

[152] 牛兰香. 穴位贴敷治疗老年性高血压 50 例 [J]. 河南中医, 2014, 34 (2): 344-345.

[153] 郑剑波. 三子养阴汤合并穴位贴敷治疗原发性高血压患者临床分析 [J]. 中国医学创新, 2016, 13 (2): 90-95.

[154] 焦宁. 三子养阴方穴位贴敷治疗原发性高血压临床观察 [J]. 中医临床研究, 2015, 7 (31): 7-9.

[155] Dawood MY. Dysmenorrhea [J]. Clin Obstet Gynecol, 1990, 33 (1): 168.

[156] 李振联, 李艳青, 潘分乔, 等. 萸桂温经方穴位贴敷治疗寒凝型原发性痛经疗效观察 [J]. 现代中西医结合杂志, 2012.21 (5): 483-484.

[157] 徐冬艳. 痛经贴治疗寒凝血瘀型原发性痛经疗效观察 [J]. 山西中医, 2016, 32 (11): 44-45.

[158] 黄剑卫, 黄家桓, 赖东建. 三伏天穴位贴敷治疗原发性痛经临床观察 [J]. 新中医, 2013, 45 (10): 103-104.

[159] 吴冬红. 敷脐疗法治疗原发性痛经 120 例 [J]. 中医外治杂志, 2007.16 (5): 9.

[160] 黎凤玲，余德华，欧阳松山．痛经外敷散治疗痛经的疗效分析［J］．中医临床研究，2010，2（22）：41．

[161] 陈童贞，赵海艳，王承山．神阙穴贴敷治疗痛经疗效观察［J］．河北中医，2007.29（1）：73．

[162] 付曙光．中药穴位贴敷治疗原发性痛经患者的临床体会［J］．中医临床研究，2015，7（33）：147-148．

[163] 王国基，王国军，彭建民，等．腰椎间盘突出症致病因素的流行病学研究［J］．现代预防医学，2009，36（10）：2401-2403．

[164] 赵定麟．脊柱外科学［M］．上海：上海科学技术文献出版社，1996.

[165] 王治君．青壮年腰椎间盘突出症的手术治疗［J］．现代预防医学，2007，34（10）：1997．

[166] 廖鹏，郭静如．腰椎间盘突出症的病理生理及椎间盘退变的影响因素［J］．中国运动医学杂志，2002，21（4）：413．

[167] 孟志富．椎痛消膏穴位贴敷治疗腰椎间盘突出症临床研究［J］．中国城乡企业卫生，2007（5）：89-90．

[168] 王岩，杨一丁，葛倩．中药穴位外敷法治疗腰椎间盘突出症60例临床观察［J］．首都医药中医中药，2006，13（18）：50．

[169] 彭海东，费玉如，郭晓冬．筋骨疾痛消治疗腰椎间盘突出症42例的临床观察报告［J］．针灸临床杂志，2005（2）：49-50．

[170] 王志兴，杨德才．穴位药物贴敷治疗腰椎间盘突出症50例临床疗效观察［C］．第六届中国中西医结合风湿病学术会议论文汇编．2006.

本指南附录部分

《循证针灸临床实践指南　艾灸疗法》附录 A 到附录 J 二维码

《循证针灸临床实践指南　火针疗法》附录 A 到附录 J 二维码

《循证针灸临床实践指南　拔罐疗法》附录 A 到附录 J 二维码

《循证针灸临床实践指南　刺络放血疗法》附录 A 到附录 K 二维码

《循证针灸临床实践指南　针刀疗法》附录 A 到附录 J 二维码

《循证针灸临床实践指南　电针疗法》附录 A 到附录 J 二维码

《循证针灸临床实践指南　穴位敷贴疗法》附录 A 到附录 J 二维码